U0889792

生活必备中医药常识 1

主　编　郝献军

副主编　吴媛媛　郝颖煦

郝林曦　武　勇

吴永明　杨秀红

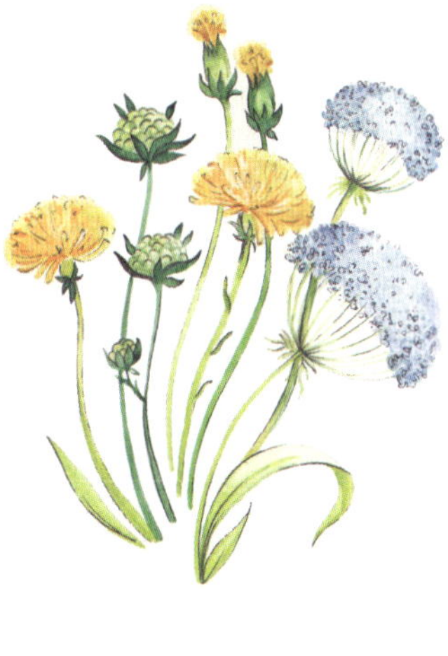

天津出版传媒集团

天津科学技术出版社

图书在版编目(CIP)数据

生活必备中医药常识 : 全3册 / 郝献军主编. 天津 : 天津科学技术出版社, 2024. 9 -- ISBN 978-7-5742-2344-8

Ⅰ. R2

中国国家版本馆CIP数据核字第2024NA5921号

生活必备中医药常识(全3册)

SHENGHUO BIBEI ZHONGYIYAO CHANGSHI (QUAN 3 CE)

责任编辑:马妍吉

出　　版:天津出版传媒集团
天津科学技术出版社

地　　址:天津市西康路35号

邮　　编:300051

电　　话:(022)23332695

网　　址:www.tjkjcbs.com.cn

发　　行:新华书店经销

印　　刷:晟德(天津)印刷有限公司

开本 670×950　1/16　印张 29.5　字数 120 000

2024年9月第1版第1次印刷

定价:168.00元(全3册)

常见中草药100种

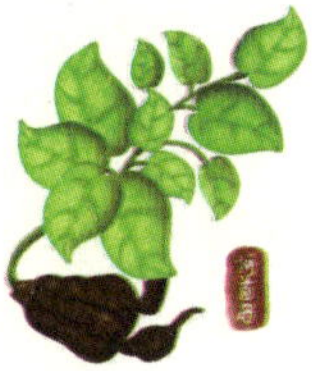

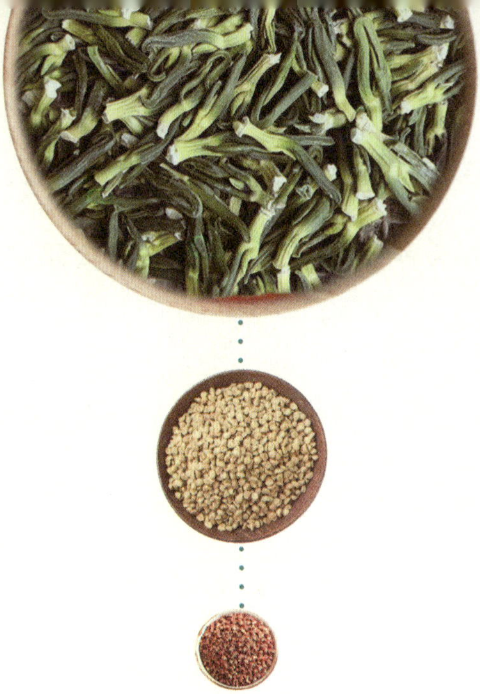

前言

中医即中华民族传统医学，这一中华民族五千年的医学瑰宝，不仅是我们中华民族独特的医疗体系，更是世界上最早、最系统、最具智慧的生命医学，具有鲜明的中国特色。中医药文化作为中华优秀传统文化的重要组成部分，蕴含着极其宝贵的精神财富和物质财富。它既体现了中华民族的哲学思想和思维模式，又体现了中华民族长期的生活习惯和健康意识，也体现了对人自身、人与客观世界关系的深刻认识。

当前，我国对中医学的重视与日俱增，提倡和推动普及中医学知识，开展中小学生中医学知识普及教育，有利于中小学生在中医学文化熏陶下，能够身心健康，茁壮成长，这是一件功在当代、惠及全民、泽被后世的长期工程，旨在让更多的人了解、认同并受益于中医的智慧。

作为一名从医四十多年的一线老中医，我秉承“医者仁心”的宗旨和“大医精诚”的理念，一方面不断研读中医典籍，另一方面不断总结临床经验，为普及中医知识、救治更多的患者，还专门开设了微信公众号，用通俗易懂的语言讲述中医药基础理论、中草药知识、防病治病和养生保健方法，取得了明显的成效。

为更广泛地普及中医药健康知识，提高全民健康意识，带动健康行为，让中医药为广大人民服务，教会人们更便捷地自我保健养生方法，经反复商议，我和同仁们计划撰写《生活必备中医药常识（全3册）》，包括“常见中草药100种”“常用方剂歌诀100首”“中医经典名言100句”。

第一册主要介绍常见中草药100种，书中选取了人们日常生活中经常食用或经常见到的100种植物草药。内容包括简单介绍、使用方法、功效、强化记忆4个部分。“简单介绍”部分语言通俗，介绍了该草药的名称、形状、颜色、采摘时期、味道、性状等。“使用方法”部分介绍了该种草药最常用的使用方法。“功效”部分介绍了该种草药的药用或食用功效。“强化记忆”部分收录了涉及该种草药的“民间谚语”“古诗词”“中医顺口溜”等。该书语言简练，配有大量的图片，以利于辨识、记忆。

第二册主要介绍常用方剂歌诀100首，书中选取了中医最常用的100首方剂歌诀，共分“解表剂”“泻下剂”“和解剂”“清热剂”“温里剂”“表里双解剂”“补益剂”“安神剂”“固涩剂”“理气剂”“理血剂”“治风剂”“治燥剂”“祛湿剂”“祛痰剂”“消食剂”“驱虫剂”“痈疡剂”等18类。每类下列有若干四句方剂歌诀，下列“注”说明该方剂歌诀的出处，配有方剂中所含中草药的图片。之后，依次有“组成”“用法”“主治”“症状”“方解”。中医里的方剂歌诀是历代中医人实践经验的结晶，朗朗上口，易记好用。

第三册主要介绍中医经典名言100句，书中选取了我国中医典籍中最精华的100句经典名言，共分“养生保健”“医德医风”“医术要言”“阴阳藏象”“精神气血”“病因病机”“辨证论治”等7类。每类下列有若干句名言，并标明其出处。“译文”部分按照“信达雅”的标准进行翻译，语言顺畅。“释读”部分是对名言的深度解读、补充和延伸，以便于更全面、更深刻地理解名言，掌握其要点和精髓。“你的收获”部分侧重于读者与名言的互动，旨在让读者记录学习名言之后的感想和心得，以强化对名言的记忆。中医经典名言凝结了古代中医大家们智慧的结晶，句句精辟，字字珠玑，为我们学习中医知识提供了捷径和指导。

中医并不深奥,中医就在我们身边,生活中处处有中医。我们衷心地期望《生活必备中医药常识(全3册)》能受到广大读者的喜爱,尤其能激发中小学生的兴趣。希望阅读之后,让中医走进我们的生活,为大家的身心健康提供有益的帮助。

目录

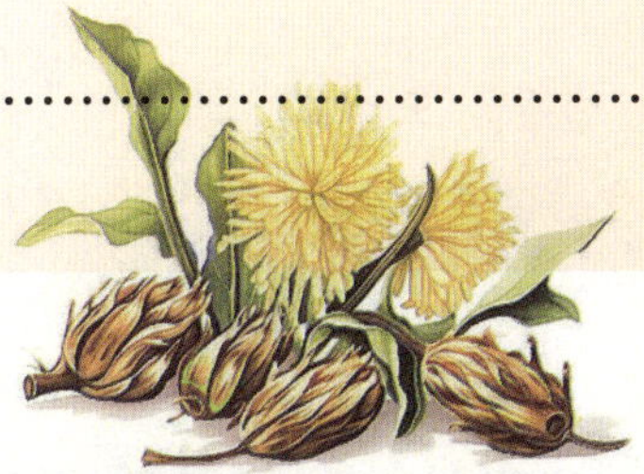

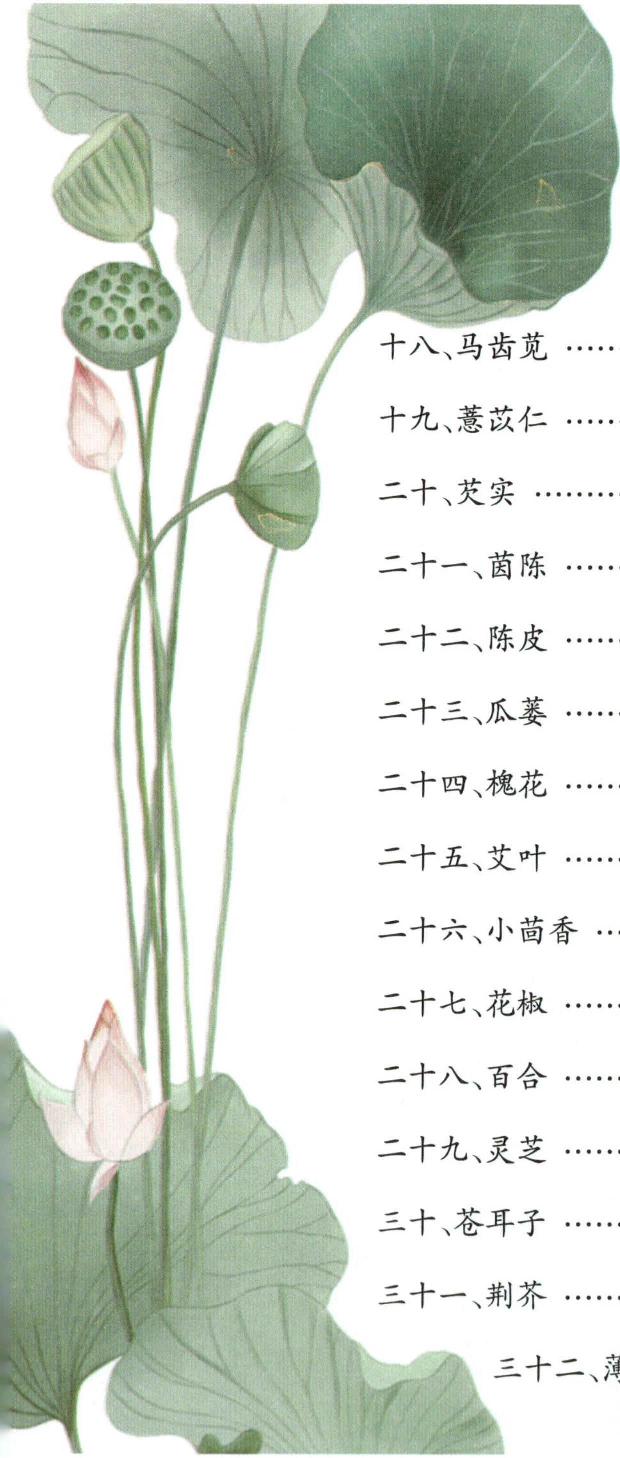

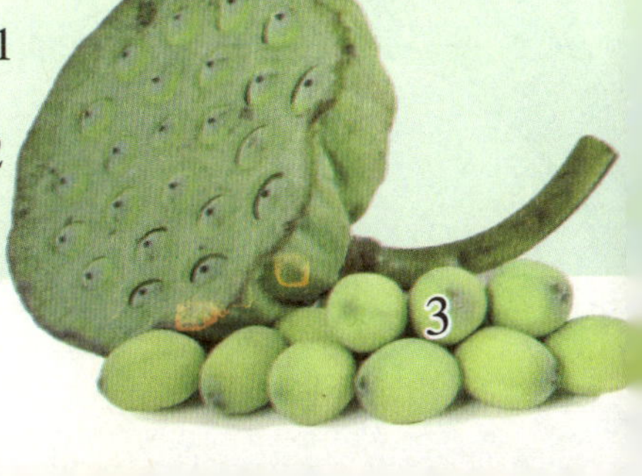

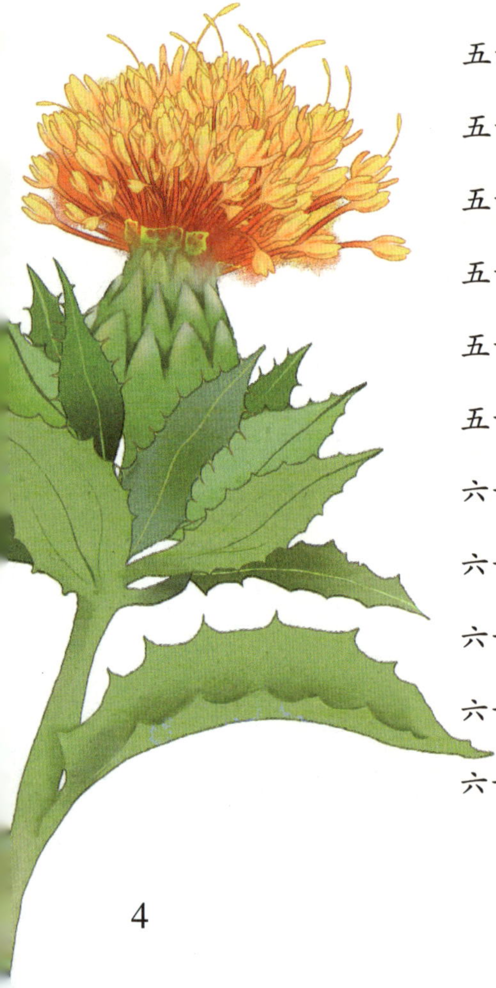

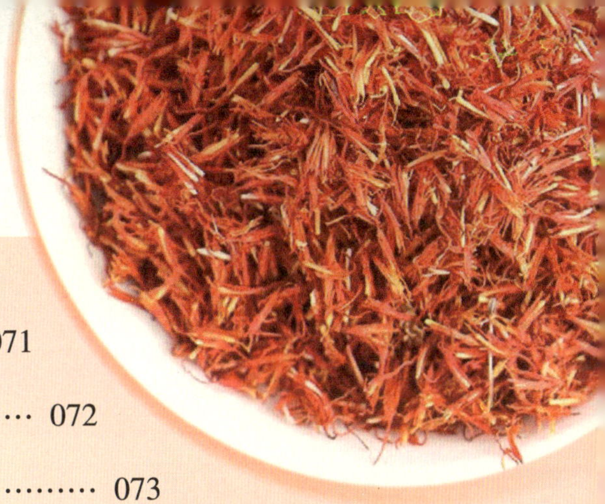

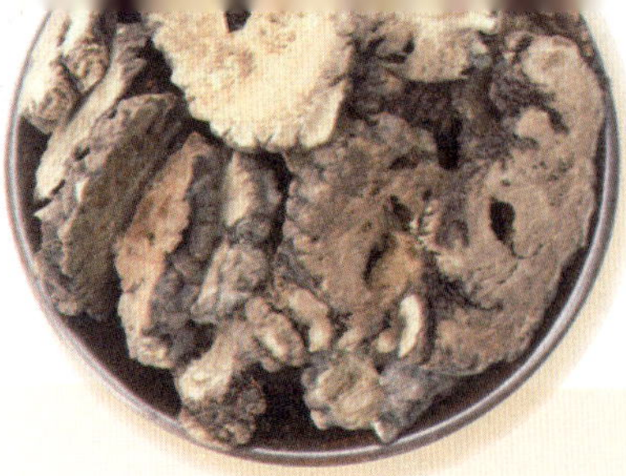

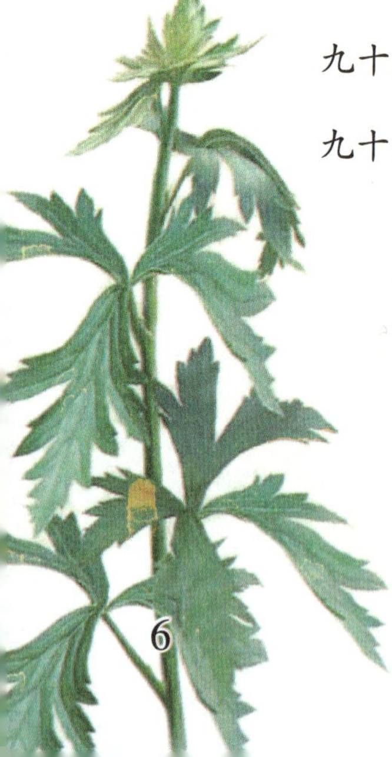

一、生姜

简单介绍

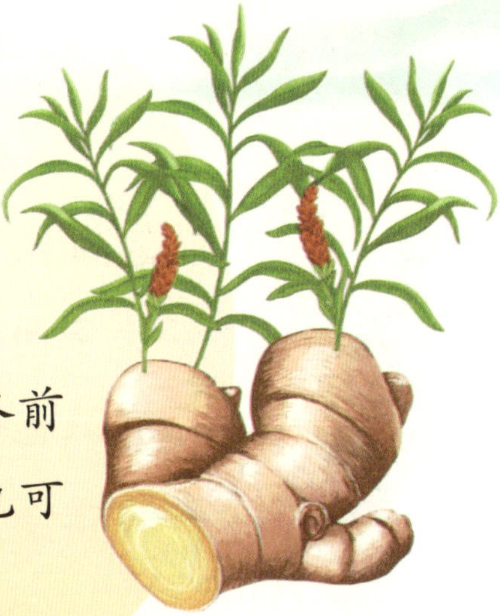

生姜，属多年生草本植物姜的新鲜根茎。呈不规则块状形，肉质肥厚，表面浅黄色。立冬前后采收。以食用为主，也可入药。味辛，性微温。

使用方法

- 1. 水煎服。
- 2. 可以切片或捣成泥状使用。
- 3. 常切片入汤药作药引。
- 4. 作调味品。

功效

- 1. 解表散寒。治疗风寒感冒，鼻塞、流清涕。
- 2. 暖胃止痛，止呕。治疗风寒和胃寒恶心呕吐。
- 3. 散寒止咳。治疗风寒和肺寒咳嗽、吐白痰。

强化记忆

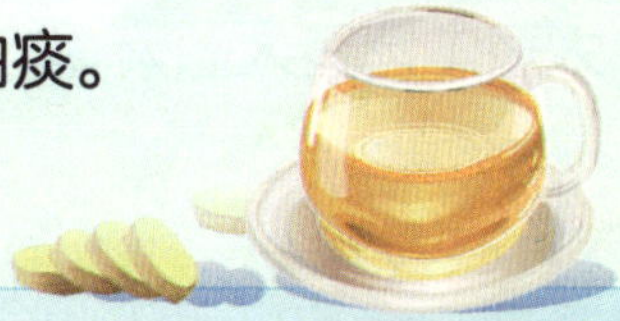

民间谚语

★ 三片生姜，一根葱，不怕感冒和伤风。

★ 早上三片姜，赛过喝参汤。

★ 冬吃萝卜夏吃姜，不用大夫开药方。

★ 家有生姜，小病不慌。

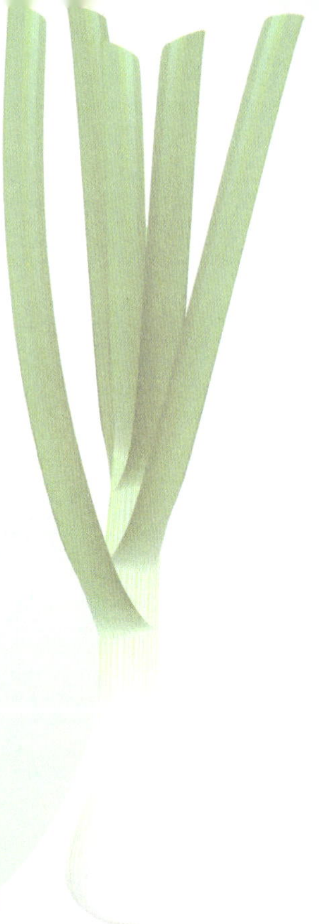

二、大葱

简单介绍

大葱，属草本植物。其葱白粗大、长而脆嫩，外形呈长条圆柱状，中空。上部长有绿色的叶子，下部为白色的根茎。以食用为主，也可入药。味辛，性微温。

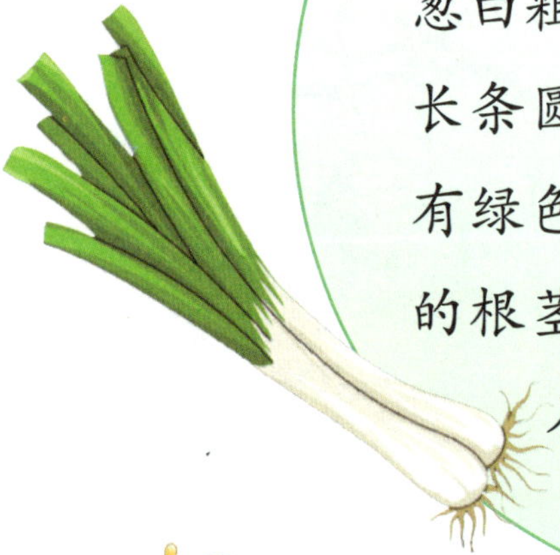

使用方法

- 1. 水煎服。
- 2. 生用或炒用。

功效

- 1. 辛温发汗，通窍。防治风寒感冒和鼻炎。
- 2. 散寒通阳。治疗寒凝气滞所致的腹胀腹痛。
- 3. 促进消化，增强食欲。治疗消化不良。
- 4. 大葱中含有大葱素，能够杀死有害细菌和病毒。

强化记忆

民间谚语

★ 管你伤风不伤风，三片生姜一根葱。

★ 鼻子不通，吃点大葱。

★ 大葱蘸酱，越吃越胖。

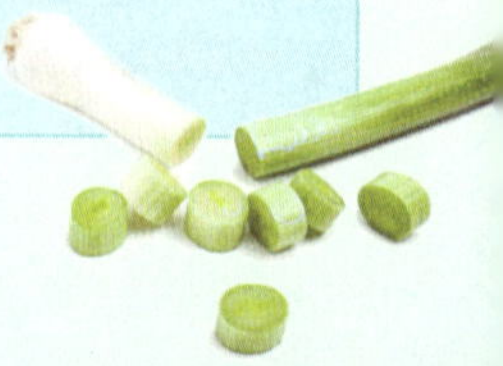

三、大蒜

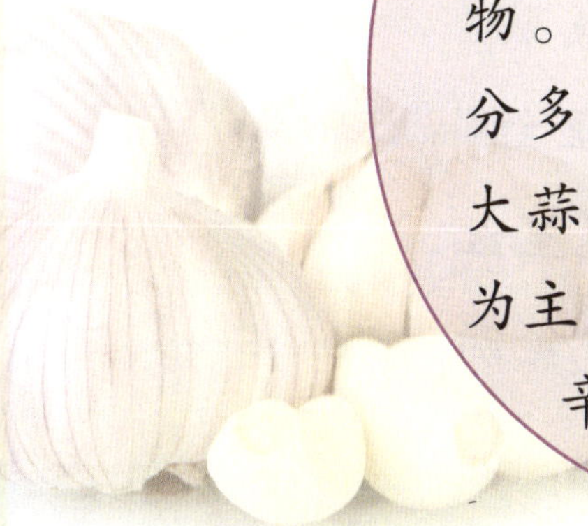

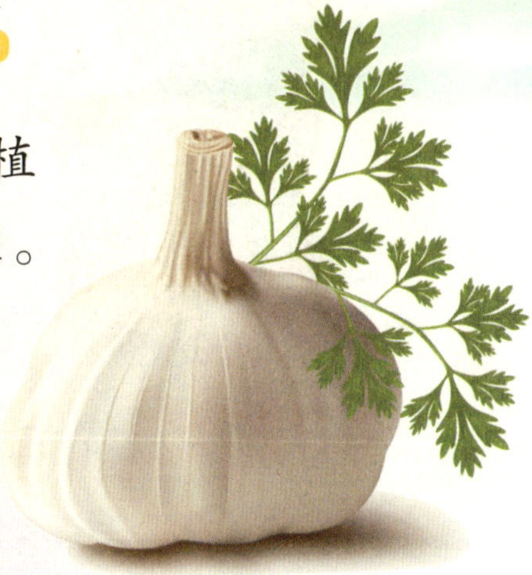

简单介绍

大蒜，属草本植物。通常呈球形状。分多瓣大蒜和独头大蒜两种。以食用为主，又可入药。味辛，性温。

使用方法

- 1. 可切成片状或捣成泥状，生食。
- 2. 炒食、煮食、烤熟食用。
- 3. 作调料用。

功效

- 1. 开胃进食，促进食欲。
- 2. 行气消积，导滞，杀虫。
- 3. 杀菌，消炎，抗病毒。

强化记忆

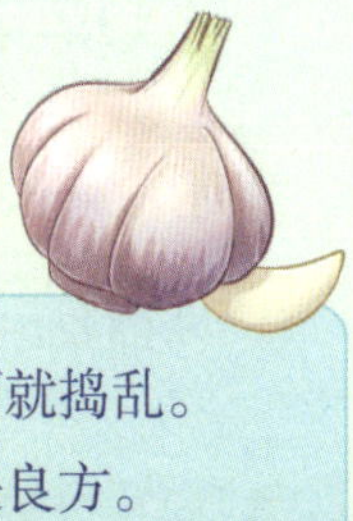

民间谚语

★ 大蒜是个宝，常吃身体好。

★ 只要三瓣蒜，痢疾好一半。

★ 吃葱不吃蒜，肚子里面就捣乱。

★ 大蒜煎汤，预防感冒是良方。

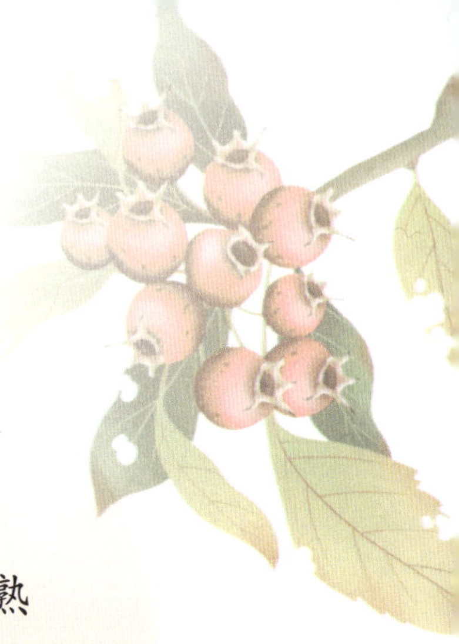

四、山楂

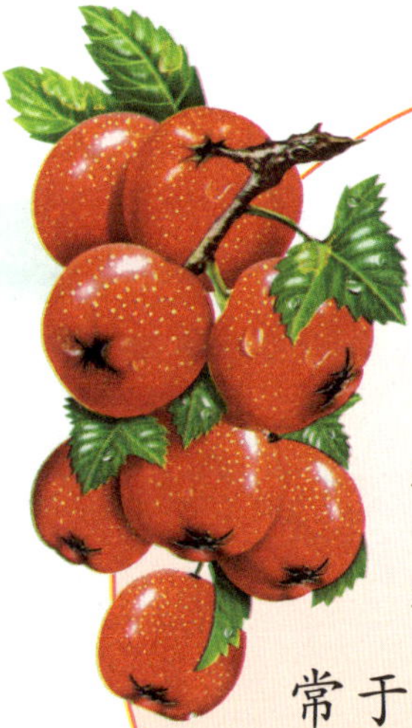

简单介绍

山楂，木本植物山楂的干燥成熟果实，俗称“山里红”。常于秋季采收。外观呈红色球形状，有核。药食两用。味酸、甘，性微温。

使用方法

- 1. 生食。
- 2. 切片后晒干或烘干，水煎服或泡茶饮用。
- 3. 将干山楂片炒黄或炒焦用，水煎服。

功效

- 1. 生用或炒焦用健胃消食。
- 2. 生用降血脂、降血压。
- 3. 生用活血化瘀。
- 4. 炒黑用能止泻、止血。

强化记忆

民间谚语

★ 寒露收山楂，霜降刨地瓜。

★ 经常吃山楂，降脂又降压。

古诗词

★ 山童负担卖红果，村女缘篱采碧花。

——宋·陆游《出游》

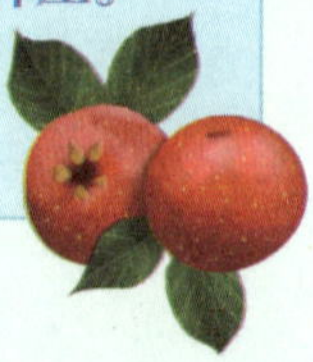

五、山药

简单介绍

山药，草本植物薯蓣的干燥根茎。茎为长圆柱形，多长须。冬季采挖。药食两用。味甘，性平。

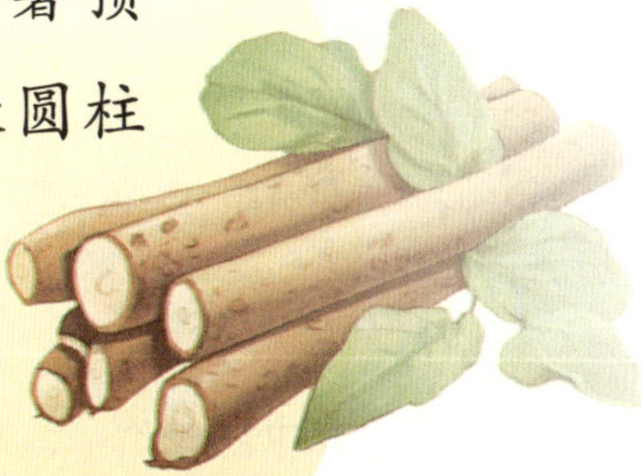

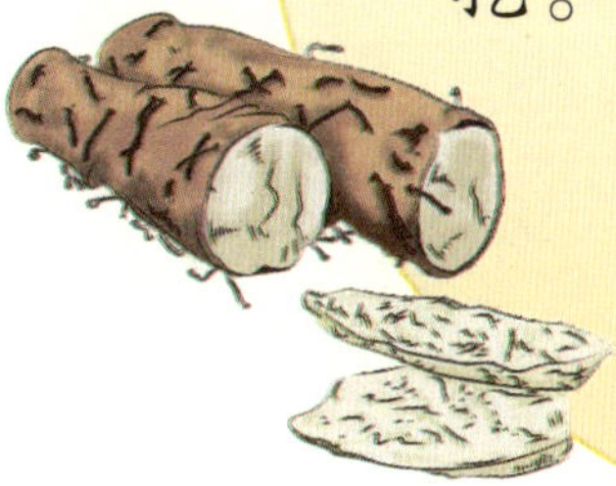

使用方法

- 1. 山药切片晒干或焙干。
- 2. 可煮食或蒸食。
- 3. 山药焙干或晒干可打粉使用。
- 4. 鲜山药可炒食用。

功效

- 1. 补脾养胃。治疗腹泻、食少、出虚汗。
- 2. 生津益肺。治疗消渴、糖尿病。
- 3. 补肾涩精。治疗带下、遗精。

强化记忆

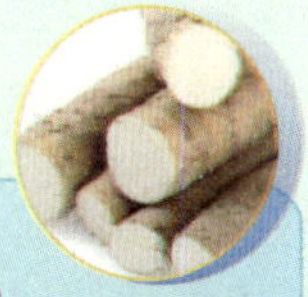

民间谚语

★ 山药是个宝，家家少不了。

★ 山药蘸蜜糖，吃了寿数长。

★ 冬吃山药胜吃补药。

★ 牛膝看条，山药看毛。

六、蒲公英

简单介绍

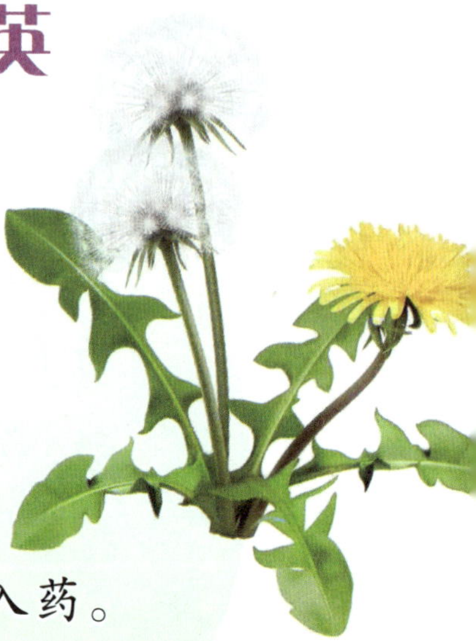

蒲公英，属草本植物。茎长而细，茎的顶端有一个黄色的花头，叶子呈羽毛状。春夏秋三季生长时连根采挖。全草均可入药。以药用为主，也可食用。味苦、甘，性寒。

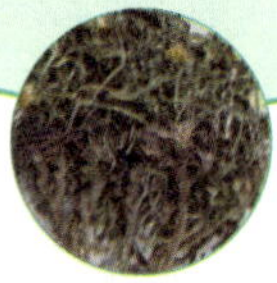

使用方法

- 1. 水煎服。
- 2. 泡茶饮用。
- 3. 通常生用、凉拌，经煮、蒸后食用。
- 4. 鲜品捣成泥状可以外敷，治疗疖肿、疮疡。

功效

- 1. 清热解毒。治疗痤疮、疮疡及淋巴结炎症。
- 2. 消肿散结。治疗痈肿疮毒、乳腺炎。
- 3. 利尿通淋。治疗尿道炎。

强化记忆

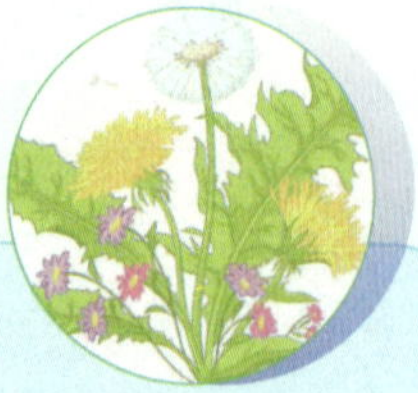

民间谚语

★ 黄花地丁蒲公英，疮毒乳痈就是行。

★ 是疔不是疔，地丁蒲公英。

七、菊花

简单介绍

菊花，草本植物菊的干燥头状花序。叶片多为羽毛复叶状，边缘呈锯齿状。花分黄色和白色，从而有黄菊花和白菊花之分。9—11月花盛开时分批采收。中药中通常用黄菊花。味甘、苦，性微寒。

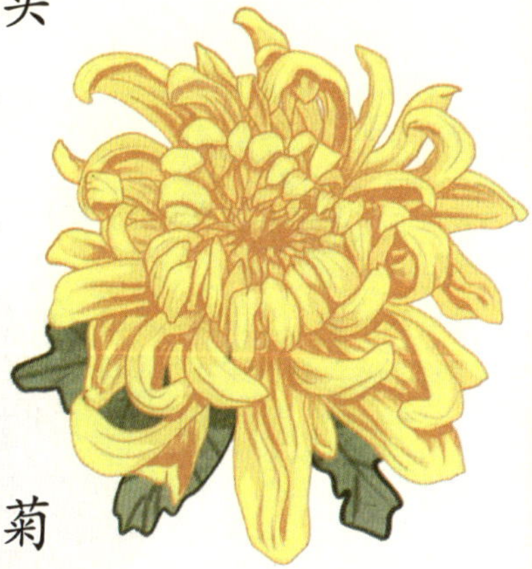

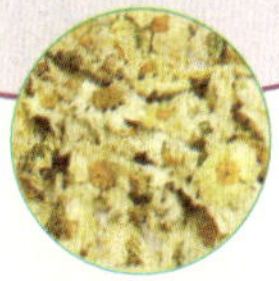

使用方法

- 1. 水煎服。
- 2. 泡茶饮用。

功效

- 1. 疏散风热。治疗风热感冒。
- 2. 平抑肝阳。治疗高血压、眩晕、头痛。
- 3. 清肝明目。治疗头晕眼花、近视、结膜炎。
- 4. 清热解毒。治疗疔疮肿毒。

强化记忆

民间谚语

★ 常饮菊花茶，老来不眼花。

古诗词

★ 采菊东篱下，悠然见南山。 ——东晋·陶渊明《饮酒·其五》

中药顺口溜

★ 枸杞配菊花，眼睛就亮了。

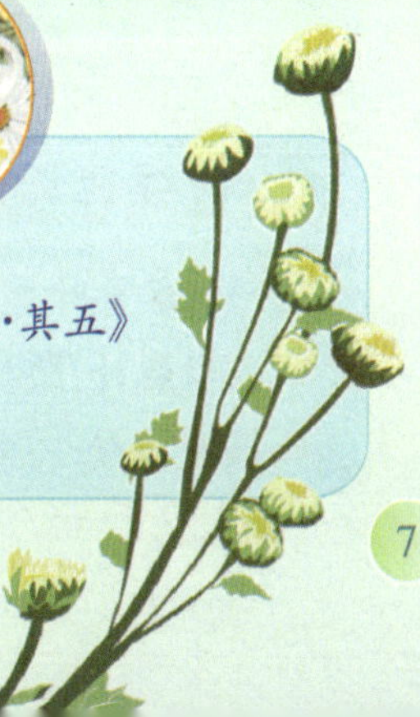

八、桑树

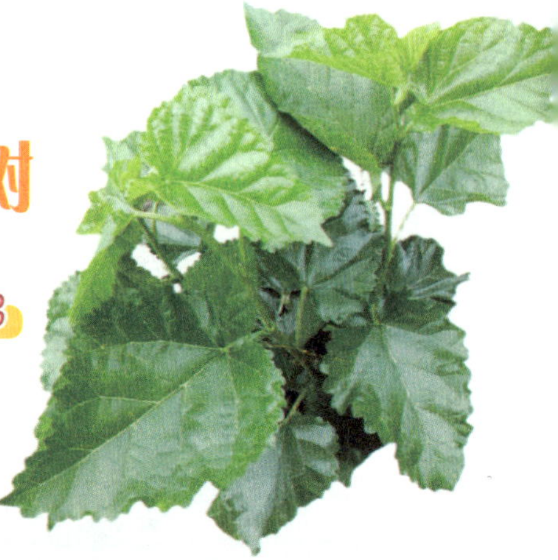

简单介绍

桑树，属木本植物。桑树的叶叫桑叶。茎直立，多分枝，叶片呈卵圆形或椭圆形。桑树的果子叫桑葚子。果实密集，呈长圆形或卵圆形。桑葚果初熟时为绿色，成熟后为红色或黑紫色。桑树根脱去外皮，里面白色的皮叫桑白皮。桑树的枝条叫桑枝。桑叶一般在霜降后采收。桑叶、桑葚、桑白皮和桑枝皆味甘，性寒。

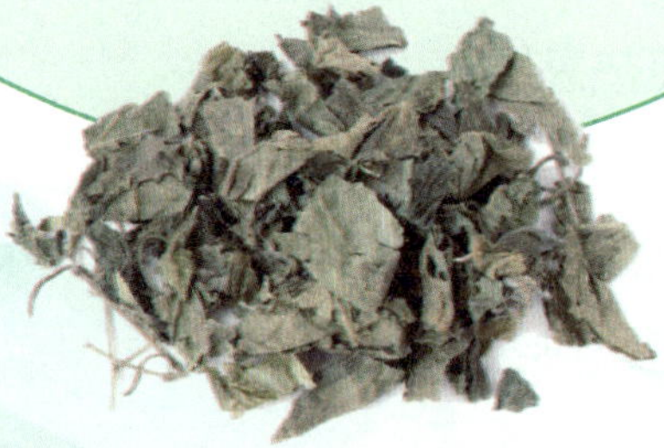

强化记忆

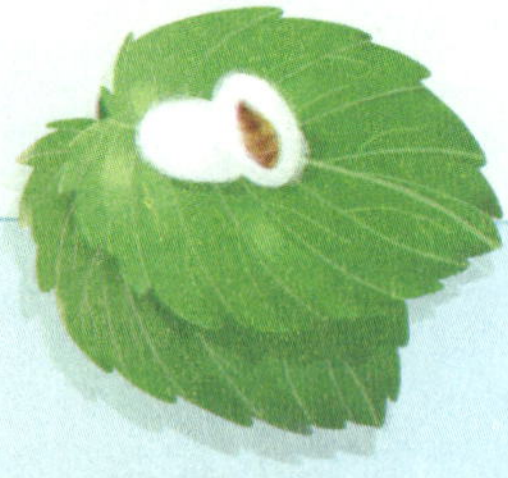

民间谚语

- ★ 霜打的桑叶是个宝。
- ★ 人参热补，桑叶清补。
- ★ 栽树养蚕，一树一桑叶一树钱。

桑叶

使用方法

- 1. 水煎服。
- 2. 生用或蜜炙用。
- 3. 泡茶饮用。
- 4. 干桑叶和黑芝麻一起研末冲服，治疗脱发。

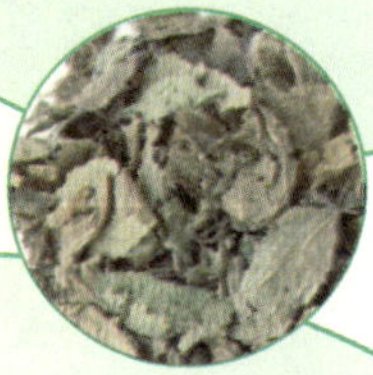

功效

- 1. 疏散风热。治疗风热感冒，温病初起。
- 2. 清肺润燥。治疗痰少，色黄而黏，或干咳少痰，咽痒。
- 3. 平抑肝阳。治疗眩晕头痛。
- 4. 清肝明目。治疗眼目昏花，视物不清。
- 5. 桑叶研末冲服，治疗出汗过多。
- 6. 桑叶煮水洗眼睛，治疗结膜炎（红眼病）。

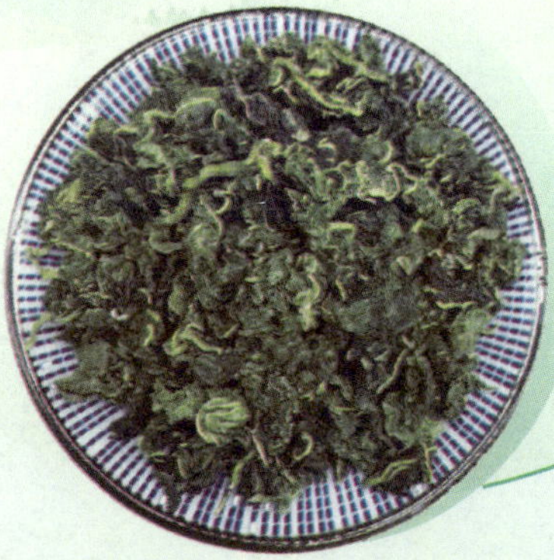

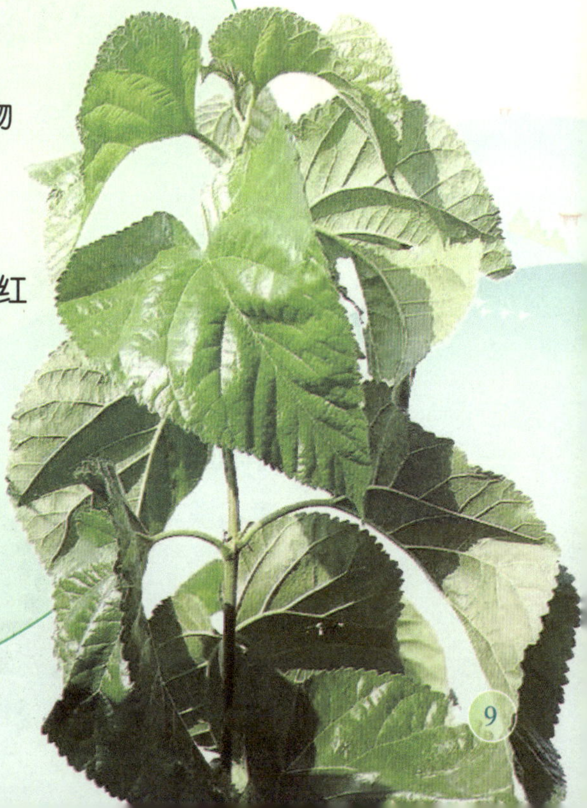

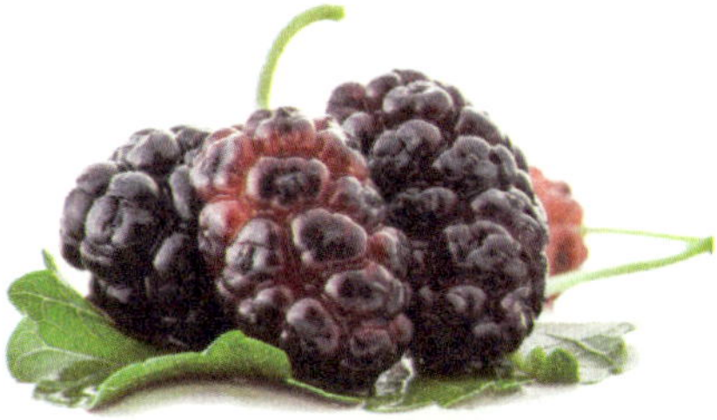

桑枝

使用方法

- 水煎服。

功效

- 1.祛风湿。
- 2.通经络。
- 3.行水气。

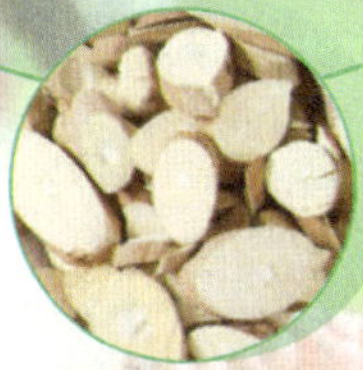

桑白皮

使用方法

- 水煎服。

功效

- 1.泻肺平喘。
- 2.利水消肿。

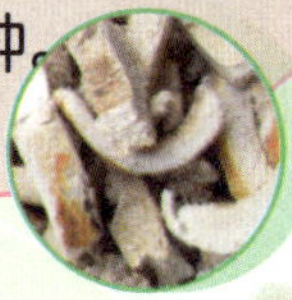

桑葚

使用方法

- 1.水煎服。
- 2.直接食用。
- 3.泡茶饮用。
- 4.桑葚泡酒。

功效

- 1.滋阴补血。
- 2.生津润燥。

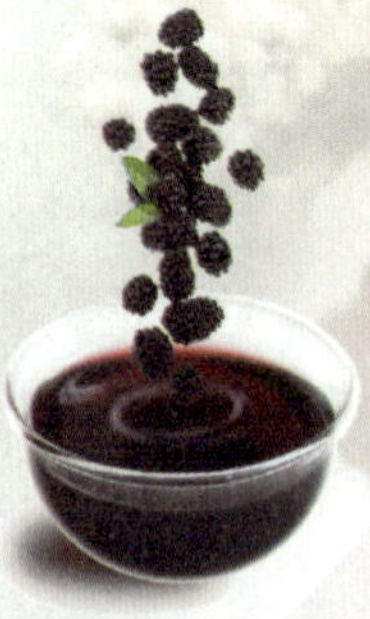

九、连翘

简单介绍

连翘，木本植物连翘的干燥果实。叶片呈卵形或椭圆形。秋季果实初熟，尚带绿色时采收。味苦，性微寒。

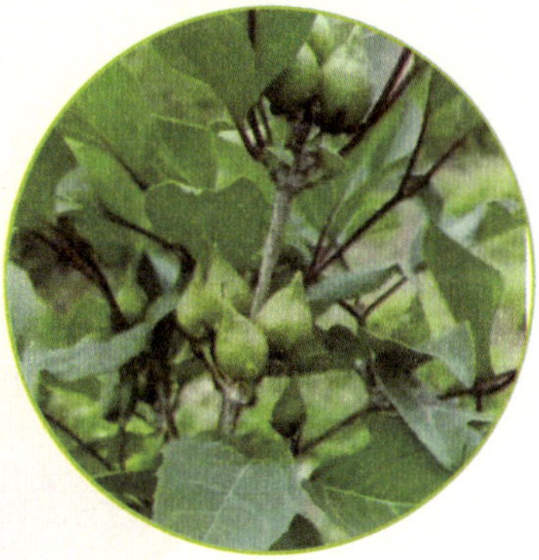

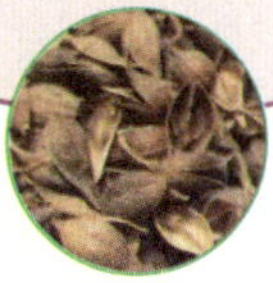

使用方法

- 1. 水煎服。
- 2. 泡茶饮用，治疗咽喉肿痛。
- 3. 熬水喝。
- 4. 鲜品捣成泥状，外敷患处，治疗疮疡肿毒结节。

功效

- 1. 清热解毒。治疗风热感冒。
- 2. 消肿散结。治疗疮疡肿毒。

强化记忆

民间谚语

★ 连翘虽苦，浑身是宝。

★ 九月中旬采菊花，十月上山采连翘。

十、金银花

简单介绍

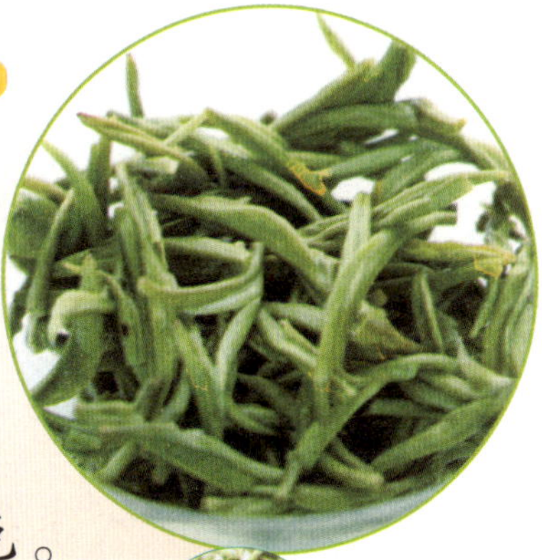

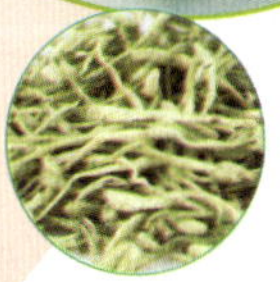

金银花，木本植物忍冬的花蕾或待初开的花。呈棒状，表面黄绿色或淡黄色。夏初花开放前采收。味甘，性寒。

使用方法

- 1. 生用、炒用或制成露剂使用。
- 2. 晒干或烘干后，泡茶饮用。
- 3. 鲜品捣成泥状，外敷患处，治疗疮疡肿毒。

功效

- 1. 清热解毒。治疗咽喉肿痛。
- 2. 疏散风热。治疗风热感冒，温病发热。

强化记忆

民间谚语

- ★ 一年金银花，三年人不老。
- ★ 金银花入药，百病消。
- ★ 金银花开，病毒退。

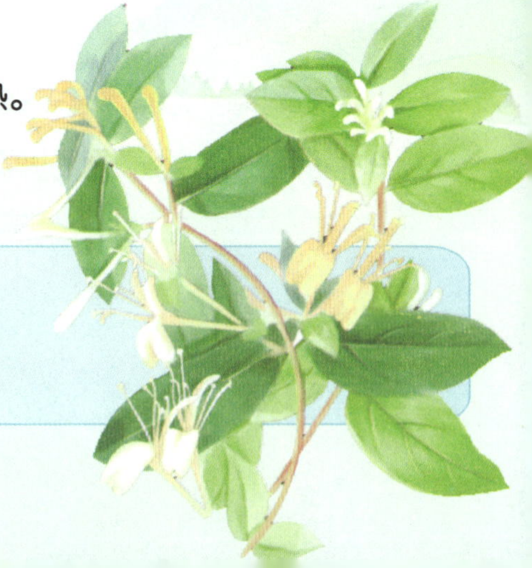

十一、黄连

简单介绍

黄连，草本植物黄连的干燥根茎。多分枝，像鸡爪一样。秋季采挖。味苦，性寒。

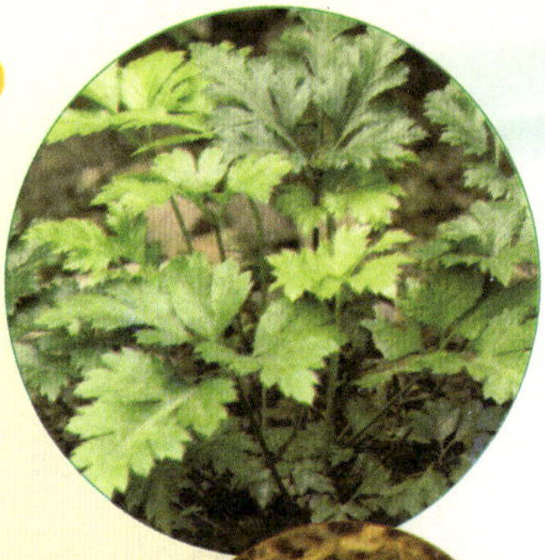

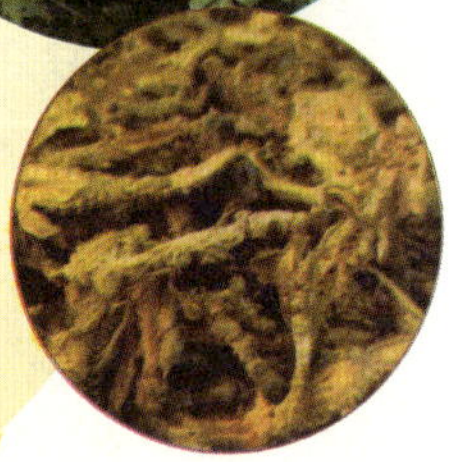

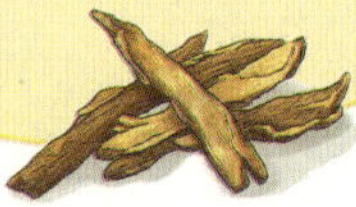

使用方法

- 1.水煎服。
- 2.生用、清炒、姜汁炙、酒炙、吴茱萸水炙用。
- 3.泡茶饮用。

功效

- 1.清热燥湿。治疗湿热痢疾，中耳炎。
- 2.泻火解毒。治疗胃火牙痛，口舌生疮。

强化记忆

民间谚语

- ★ 哑巴吃黄连，有苦说不出。
- ★ 黄连救人无功，人参杀人无过。
- ★ 世间最苦之物莫过于黄连。

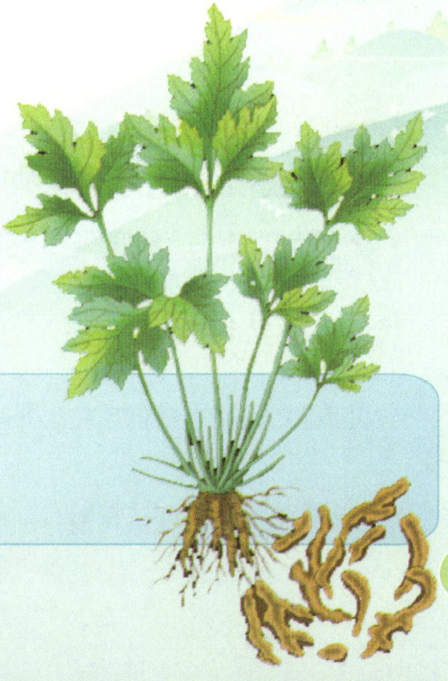

十二、紫花地丁

简单介绍

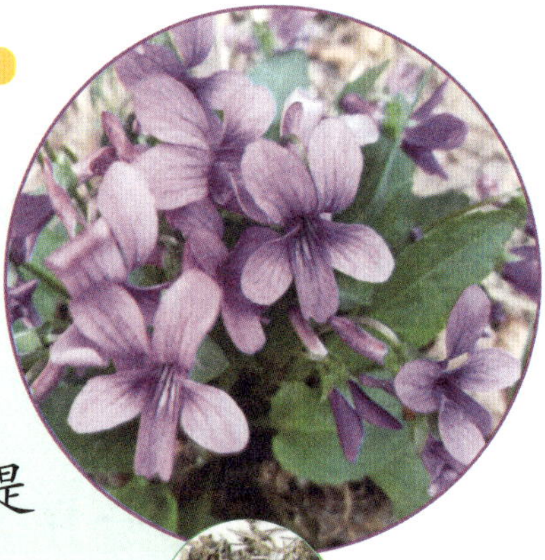

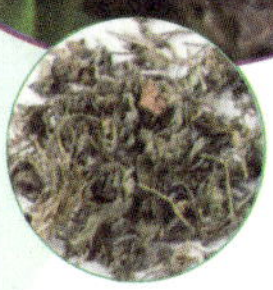

紫花地丁，属草本植物。根状茎短而垂直，叶子多簇落生，呈莲座状。叶片呈三角形或卵形，花是紫色。春、秋二季采收。全草均可入药。味苦、辛，性寒。

使用方法

- 1.生用、炒用或制成露剂使用。
- 2.晒干或烘干后，泡茶饮用。
- 3.鲜品捣成泥状，外敷患处，治疗疮疡肿毒。

功效

- 1.清热解毒。治疗咽喉肿痛。
- 2.疏散风热。治疗风热感冒，温病发热。

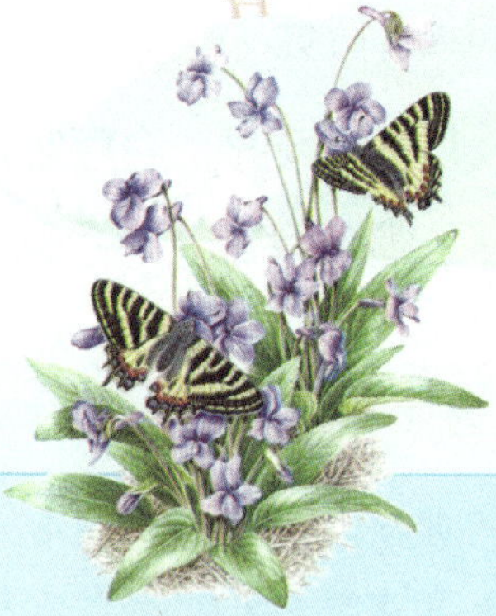

强化记忆

民间谚语

★ 公英和地丁，清热解毒痈疽平。

古诗词

★ 雪化冰消又见君，紫妆鬓首绿裁裙。 ——近现代·孙土焱《紫花地丁》

十三、莱菔子

简单介绍

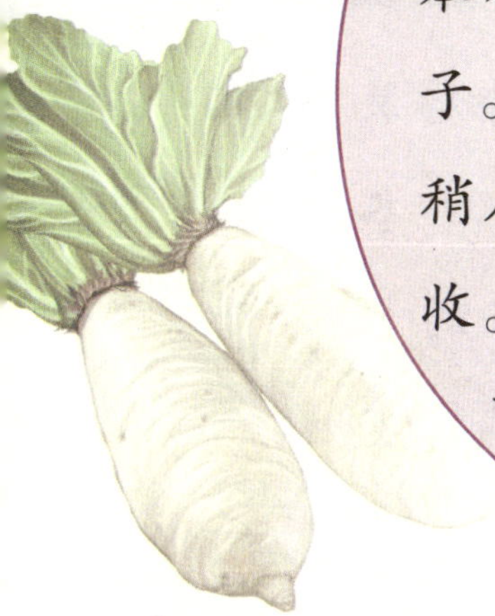

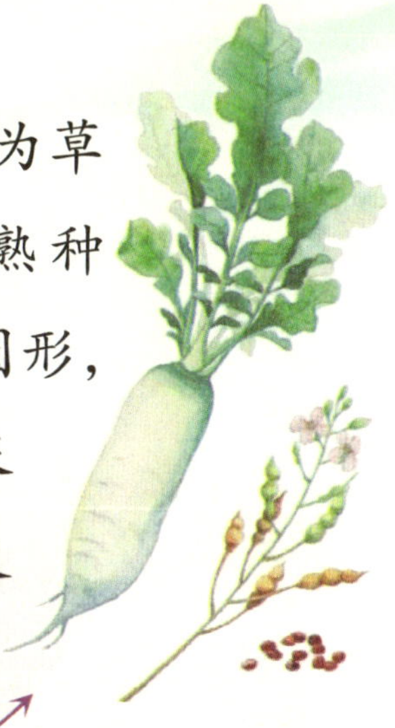

莱菔子，又名萝卜子，为草本植物白萝卜的干燥成熟种子。莱菔子呈卵圆形或椭圆形，稍扁。夏季果实成熟时采收。白萝卜以食用为主，又可入药。味辛、甘，性平。

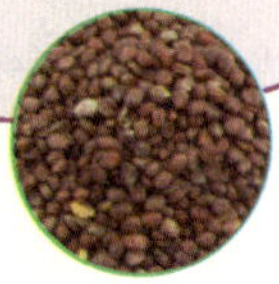

使用方法

- 1.水煎服。
- 2.生用或炒用，用时捣碎。
- 3.炒熟研末，开水冲服。

功效

- 1.消食除胀。治疗食积气滞所致的脘腹疼痛，嗳气吐酸，大便秘结。
- 2.降气化痰。治疗喘咳痰多，胸闷不舒。

强化记忆

民间谚语

- ★ 冬吃萝卜，夏吃姜，不劳医生开药方。
- ★ 初春吃萝卜，赛过小人参。
- ★ 上床萝卜下床姜。

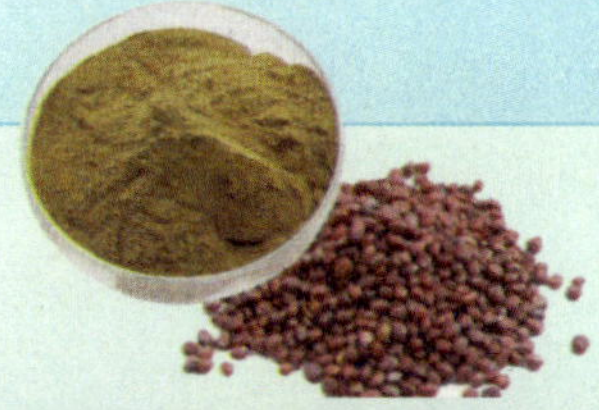

十四、冬瓜

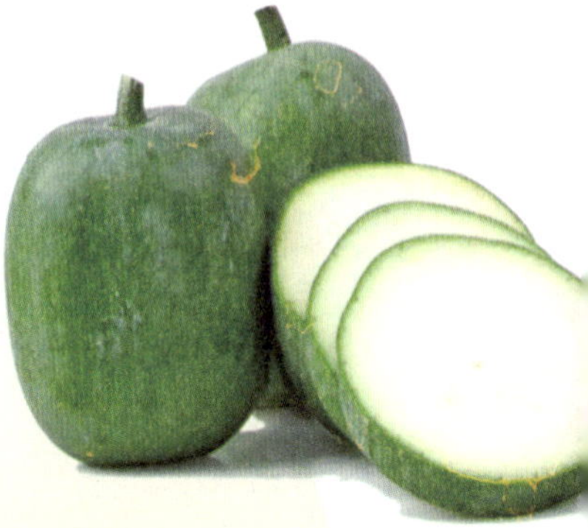

简单介绍

冬瓜，属草本植物。冬瓜的种子和皮也可入药。冬瓜皮为冬瓜的外层果皮，冬瓜外形呈肾状，近圆形。冬瓜子是冬瓜的种子，呈扁平的长卵圆形或长椭圆形。冬瓜皮和冬瓜子味甘，性凉。

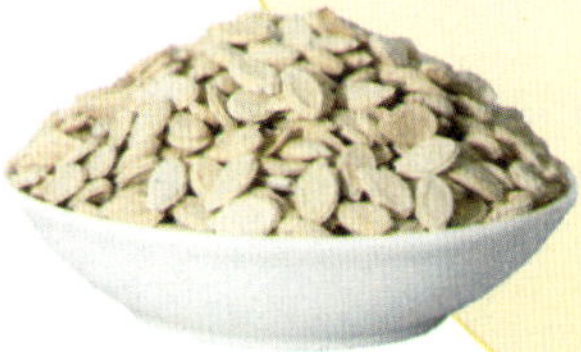

使用方法

- （冬瓜皮和冬瓜子）水煎服。

功效

- 1. 利尿消肿。治疗水肿胀满、小便不利。（冬瓜皮）
- 2. 清热解暑。治疗暑热口渴。（冬瓜皮）
- 3. 清肺化痰。治疗肺痈。（冬瓜子）

强化记忆

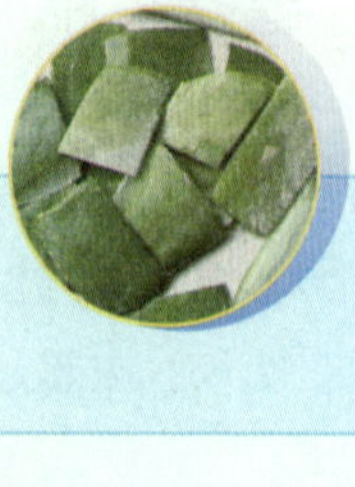

民间谚语

★ 冬瓜皮好肚里烂，香蕉无糖肚里甜。

★ 冬瓜入户，不进药铺。

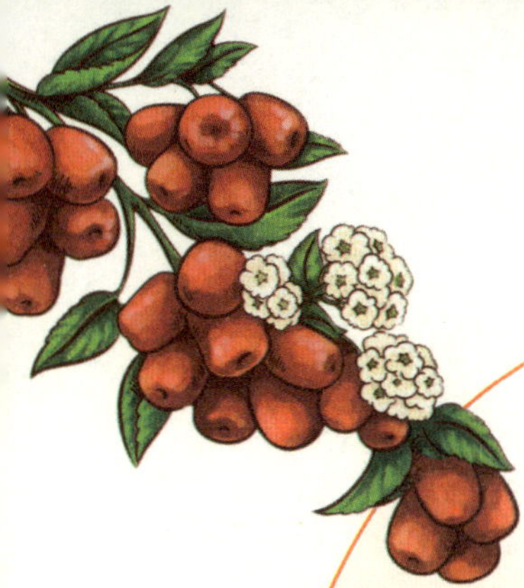

十五、大枣

简单介绍

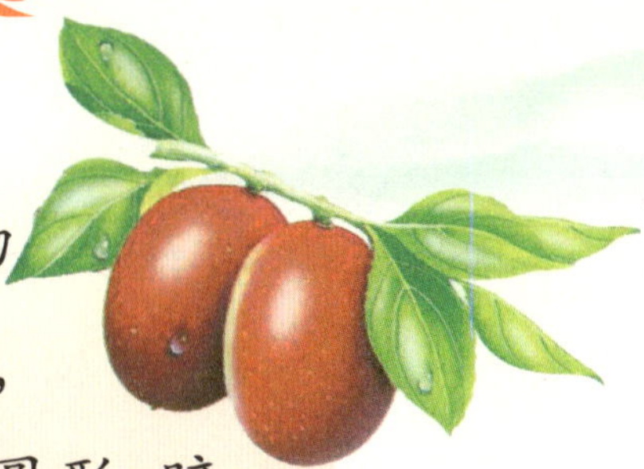

大枣，木本植物枣树的干燥成熟果实，大枣又称红枣。呈椭圆形，暗红色。秋季果实成熟时采收。以食用为主，又可入药。味甘，性温。

使用方法

- 1. 直接食用。
- 2. 晒干切片后，泡茶饮用。
- 3. 煮粥、煲汤、炖肉食用。
- 4. 常切片入汤药作药引用。

功效

- 1. 补中益气。治疗脾气虚弱、消瘦、乏力。
- 2. 养血安神。治疗失眠、多梦、心烦、贫血。
- 3. 美容养颜。
- 4. 提高免疫力。

强化记忆

民间谚语

★ 一天吃三枣，终生不显老。

★ 要想身体好，天天吃红枣。

★ 日食一枣，医生不找。

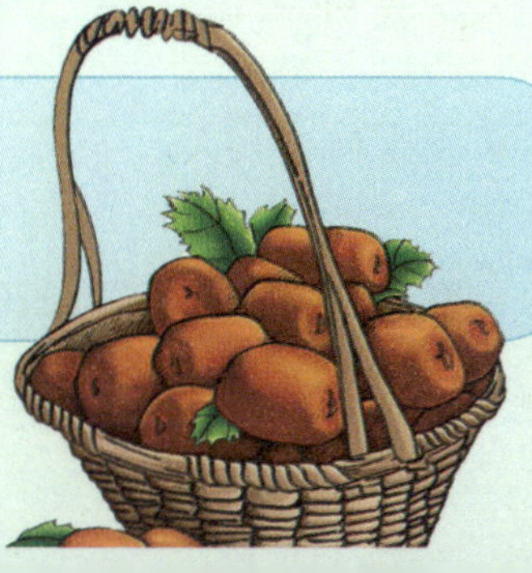

十六、苦杏仁

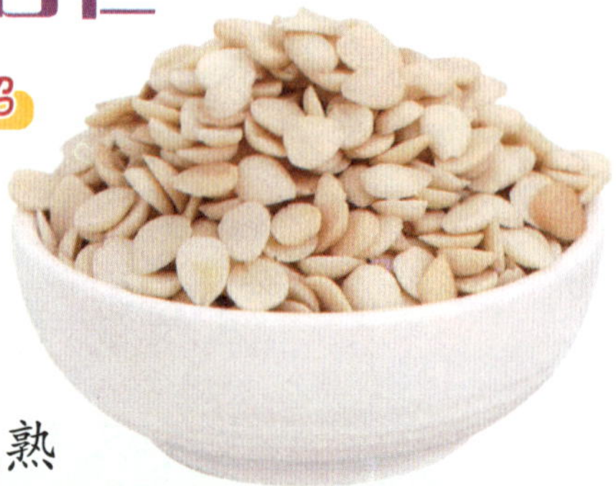

简单介绍

杏树，木本植物。杏为杏树上的成熟果实。杏仁是杏的干燥成熟种子。杏仁分苦杏仁和甜杏仁。苦杏仁呈扁心形。苦杏仁以药用为主，也可食用；甜杏仁以食用为主，也可入药。苦杏仁苦味重，甜杏仁苦味轻，均性微温。

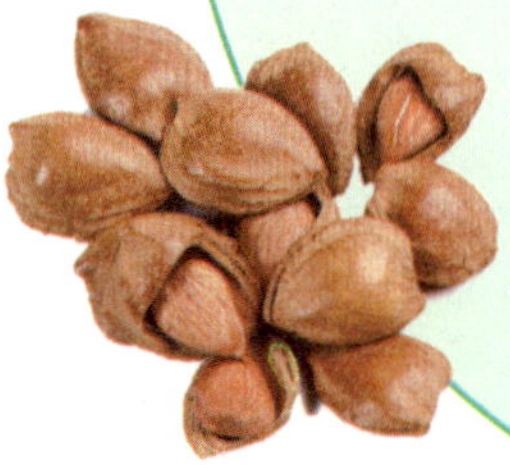

使用方法

- 生用或炒用，用时捣碎。

功效

- 1.止咳平喘。治疗咳嗽气喘，胸满痰多。
- 2.润肠通便。治疗肠燥便秘。

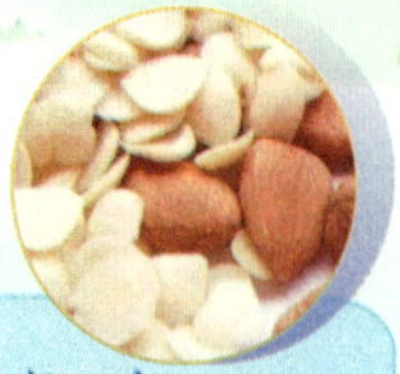

强化记忆

民间谚语

★ 桃养人，杏伤人。

★ 宁吃烂桃一筐，不吃好杏一个。

古诗词

★ 梅子金黄杏子肥，麦花雪白菜花稀。——宋·范成大《四时田园杂兴·其二十五》

十七、桃仁

简单介绍

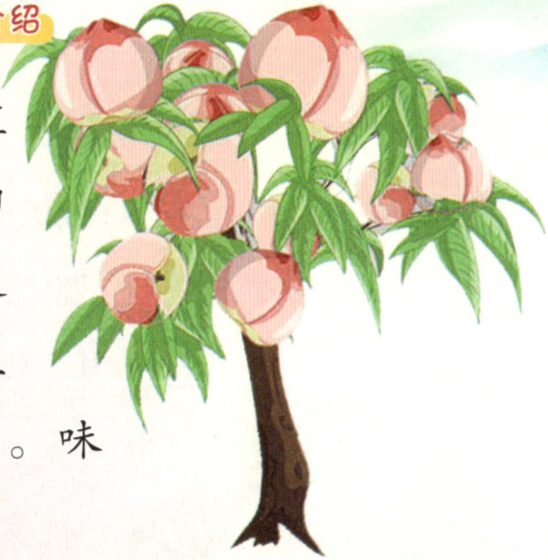

桃树，属木本植物。桃为桃树上的成熟果实。桃仁是桃的成熟种子。呈扁长卵圆形状。味苦、甘，性平。

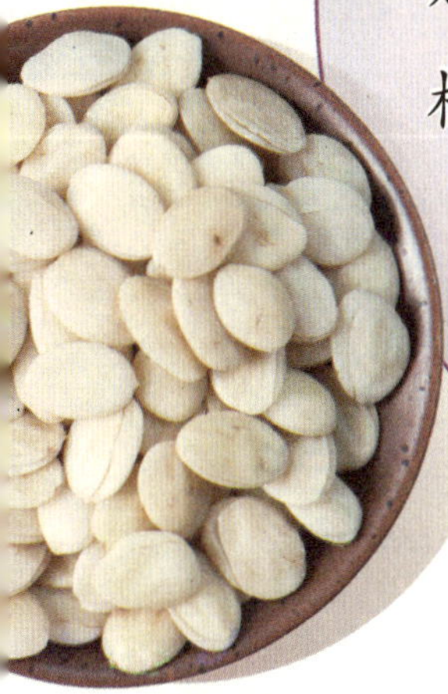

使用方法

- 生用或捣碎用。

功效

- 1. 活血祛瘀。治疗闭经、痛经、跌打损伤、瘀肿疼痛、阑尾炎。
- 2. 润肠通便。治疗便秘。
- 3. 止咳平喘。治疗咳嗽、气喘。

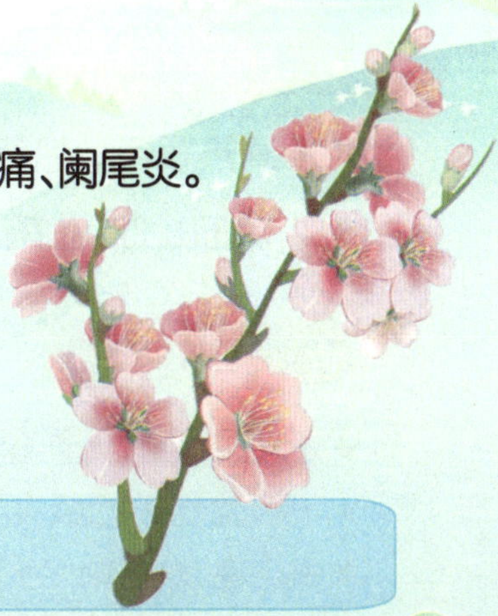

强化记忆

民间谚语

★ 桃花开，杏花败，梨花出来叫奶奶。

十八、马齿苋

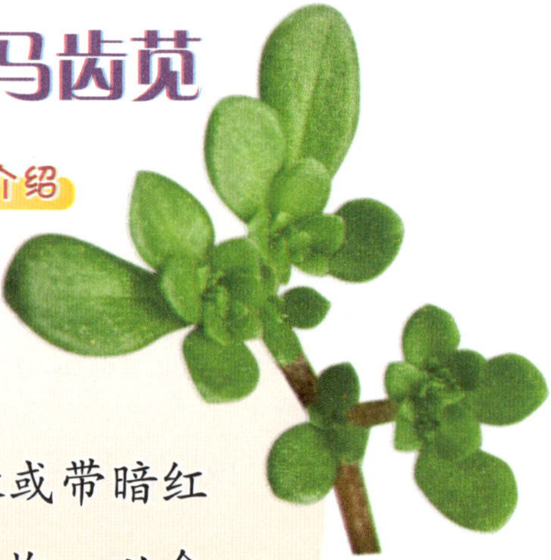

简单介绍

马齿苋，属草本植物。呈多分枝，圆柱状，淡绿或带暗红色。夏、秋二季采收。以食用为主，又可入药。味酸，性寒。

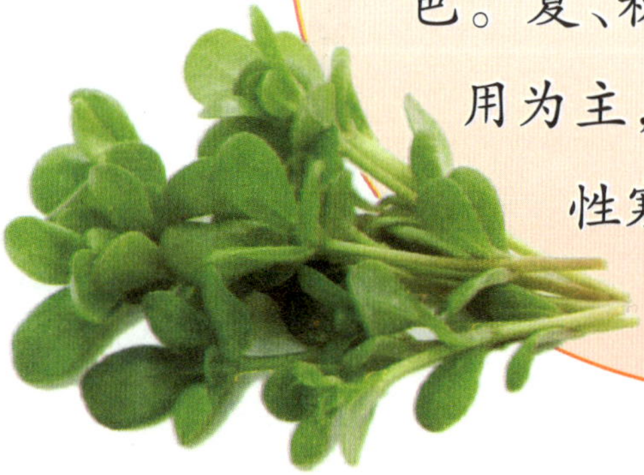

使用方法

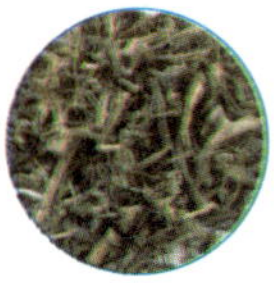

- 1.水煎服。
- 2.通常面拌蒸菜、烙饼食用。

功效

- 1.清热解毒。治疗疔疮肿毒、湿疹。
- 2.凉血止血，止痢。治疗便血、痔疮、痢疾。

强化记忆

民间谚语

★ 吃的马齿苋，到老无病患。

★ 马齿苋是个宝，痢疾不用尝百草。

★ 马齿苋，沸水炸，人们吃了笑哈哈。为了啥？丑陋的白发消失啦。

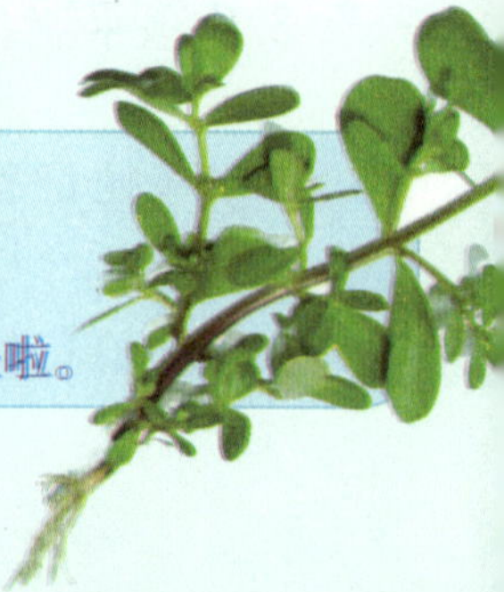

十九、薏苡仁

简单介绍

薏苡，属草本植物。薏苡仁为薏苡的成熟种仁。呈卵形或椭圆形，通常为淡黄色，包裹着白色的内仁。秋季果实成熟时采收。药食两用。味甘、淡，性凉。

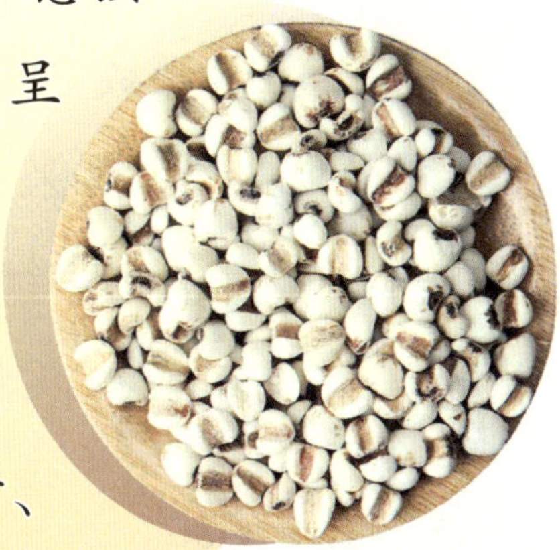

使用方法

- 1.水煎服。
- 2.生用或炒用。
- 3.熬水或煮粥食用。

功效

- 1.利水渗湿，健脾止泻。治疗脾虚腹泻、水肿。
- 2.解毒散结，排脓。治疗疣、癌肿、阑尾炎、肺脓肿、肠炎。
- 3.除痹。治疗湿邪引起的静脉拘挛、关节疼痛。

强化记忆

民间谚语

★ 薏苡胜过灵芝草，药用营养价值高。

中药顺口溜

★ 薏米炒熟泡水，健脾排湿利水！
★ 米红豆加薏米粉，赘肉就没了。

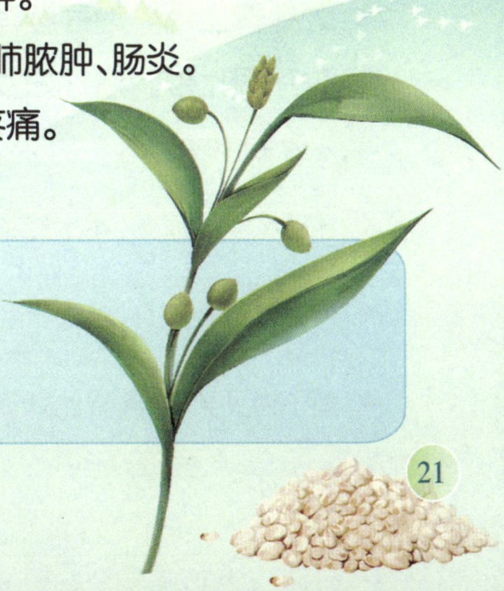

二十、芡实

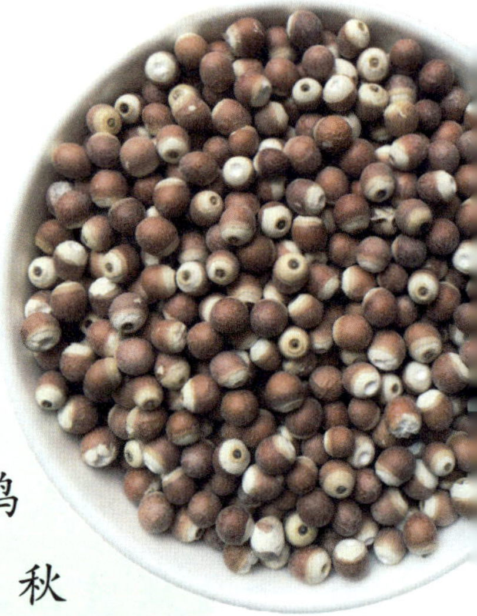

简单介绍

芡实，草本植物芡的干燥成熟种仁，又叫鸡头米。浆果圆球形，形似鸡头，淡紫红色，种子球形。秋末冬初采收成熟果实。药食两用。味甘、涩，性平。

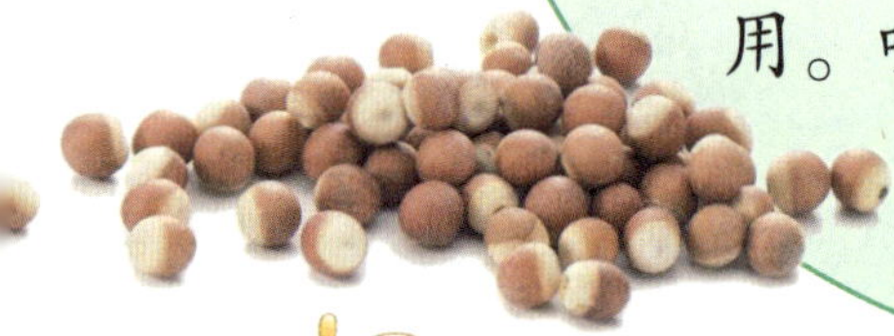

使用方法

- 1. 水煎服。
- 2. 生用或麸炒用。
- 3. 煮粥、煲汤或熬水喝。
- 4. 打成粉状冲服。

功效

- 1. 益肾固精。治疗小儿遗尿、遗精、蛋白尿。
- 2. 补脾止泻。治疗腹泻。
- 3. 除湿止带。治疗妇女白带。

强化记忆

民间谚语

★ 莲子芡实治尿频，花生青菜治不拉。

古诗词

★ 最是江南秋八月，鸡头米赛蚌珠圆。　——清·郑板桥《咏鸡头米》

中药顺口溜

★ 莲子遇见芡实，脾胃就好了。

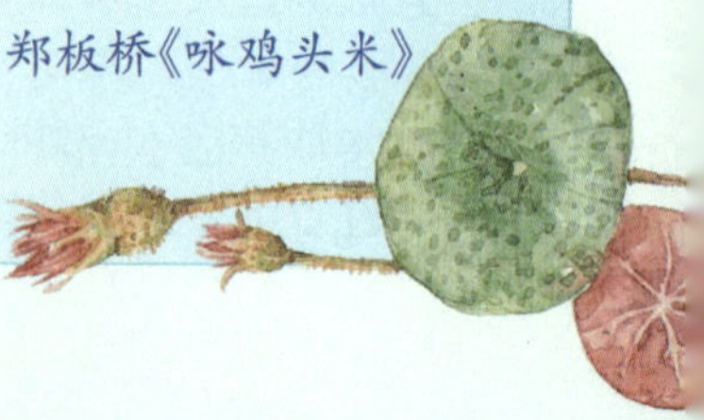

二十一、茵陈

简单介绍

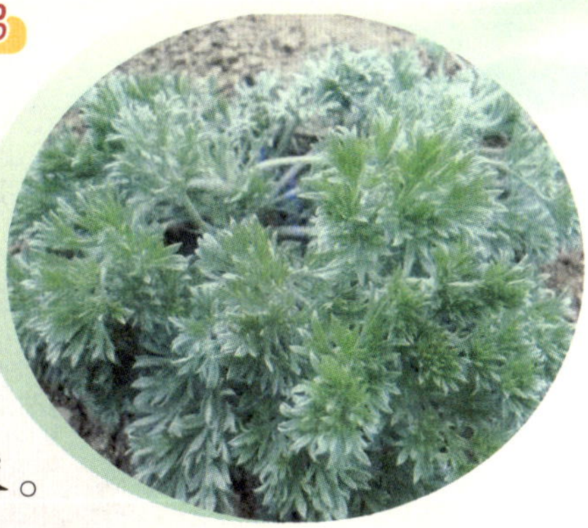

茵陈，属草本植物。为茵陈蒿的干燥地上部分。茎直立，叶常呈莲座状。春季幼苗采收。味苦、辛，性微寒。

使用方法

- 1.水煎服。
- 2.通常凉拌、蒸食。

功效

- 1.清热利湿。治疗湿疹、湿疮、湿热感冒。
- 2.利胆退黄。治疗黄疸、肝炎。

强化记忆

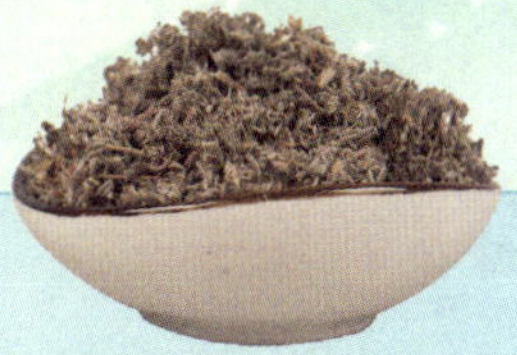

民间谚语

★ 三月茵陈四月蒿，五月六月当柴烧。

★ 春采茵陈夏采蒿，知母、黄芩全年刨。

古诗词

★ 二月二日春犹冷，家家竞作茵陈饼。 ——明·滑浩《野菜谱·青蒿儿》

二十二、陈皮

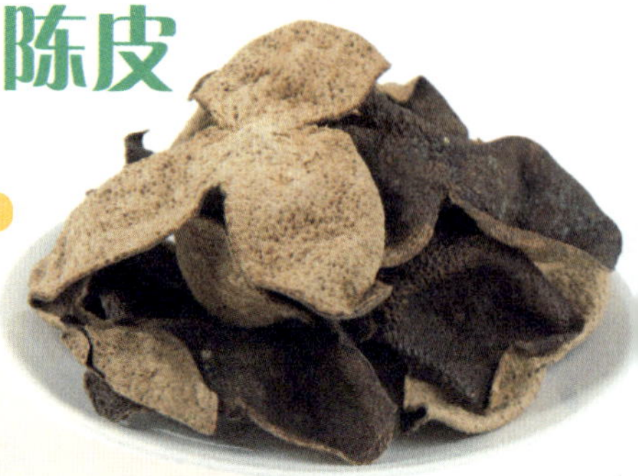

简单介绍

陈皮，木本植物橘树的成熟果实橘子的干燥外皮。味苦、辛，性温。

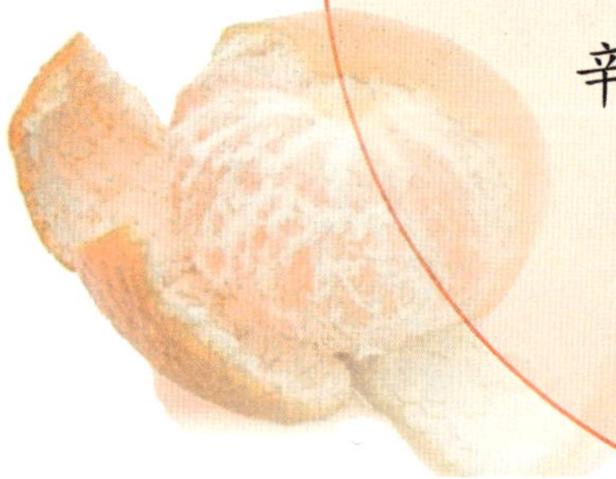

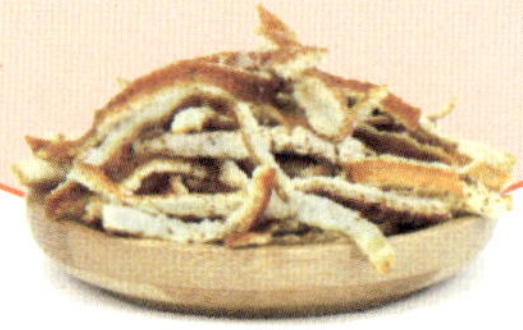

使用方法

- 1.水煎服。
- 2.泡茶饮用。
- 3.炖肉或煲汤食用。

功效

- 1.理气健脾。治疗脾胃气滞、脘腹胀满、呕吐。
- 2.燥湿化痰。治疗咳嗽痰多。

强化记忆

民间谚语

★ 一两陈皮一两金，百年陈皮胜黄金。

★ 百年陈皮，千年人参。

古诗词

★ 日长香陈皮，酒熟色如金。 ——北宋·苏轼《南乡子·和赵举人卢大夫》

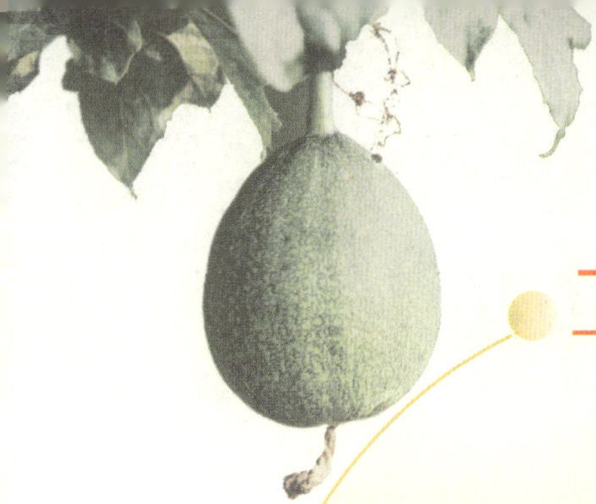

二十三、瓜蒌

简单介绍

瓜蒌，草本植物栝楼的干燥成熟果实。呈椭圆或球形，熟时橙红色。种子扁椭圆形。秋季果实成熟时采收。味甘、微苦，性寒。

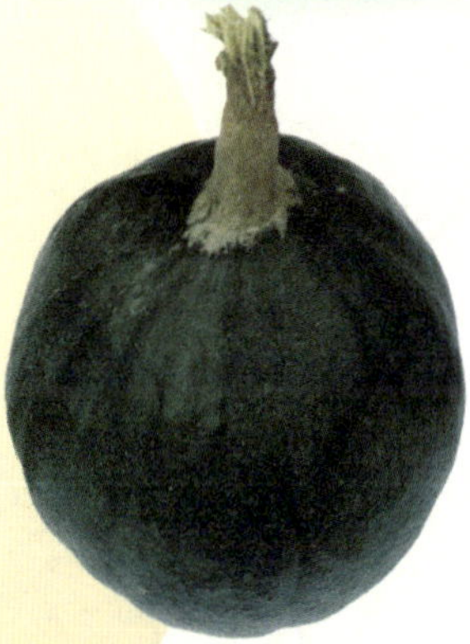

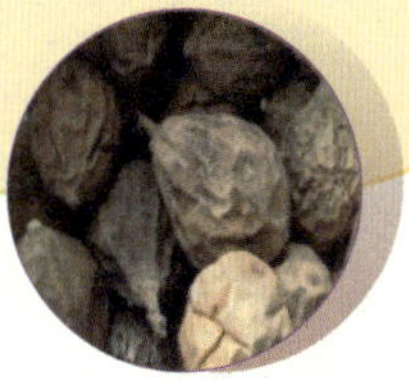

使用方法

- 1.水煎服。
- 2.鲜品熬水，趁热浸泡手足，治疗手足皲裂。

功效

- 1.清热化痰。治疗支气管炎、咳嗽、咯痰。
- 2宽胸散结。治疗冠心病、乳腺炎。
- 3.润肠通便。治疗便秘。

强化记忆

民间谚语

★ 吊着熟透的栝楼，枯意深深。

二十四、槐花

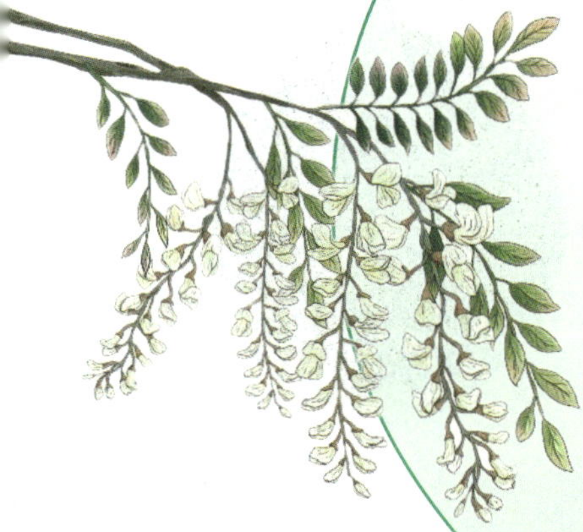

简单介绍

槐花，木本植物槐树的花朵及花蕾。夏季花开放或花蕾形成时采收。以入药为主，又可食用。味苦，性微寒。

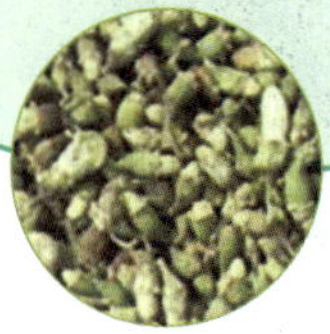

使用方法

- 1. 生用或炒用。
- 2. 泡茶饮。

功效

- 1. 清肝泻火。治疗头痛眩晕、高血压、结膜炎。
- 2. 凉血止血。治疗便血、痔疮、崩漏。

强化记忆

民间谚语

★ 槐花打坐，无病无灾。

二十五、艾叶

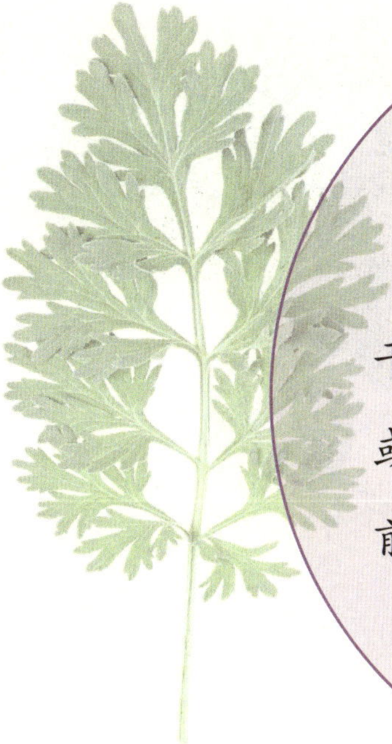

简单介绍

艾叶，草本植物艾草的干燥叶子。呈卵状三角形或椭圆形。端午节前采收。味辛、苦，性温，有小毒。

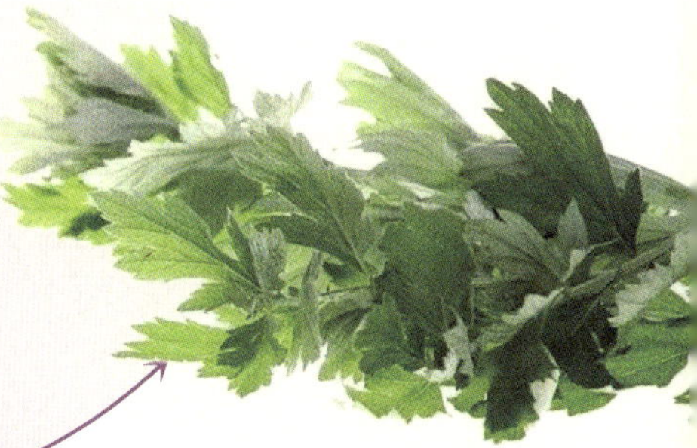

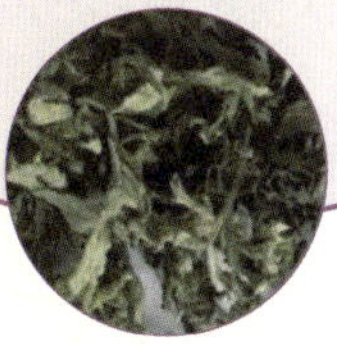

使用方法

- 1. 水煎服。
- 2. 生用或炒用。
- 3. 熬水泡脚，治疗脚气和关节炎。
- 4. 艾灸，治疗腹部冷痛、痛经。

功效

- 1. 散寒止痛。治疗脘腹疼痛、痛经、宫寒。
- 2. 温经止血。治疗崩漏、虚寒性月经过多。

强化记忆

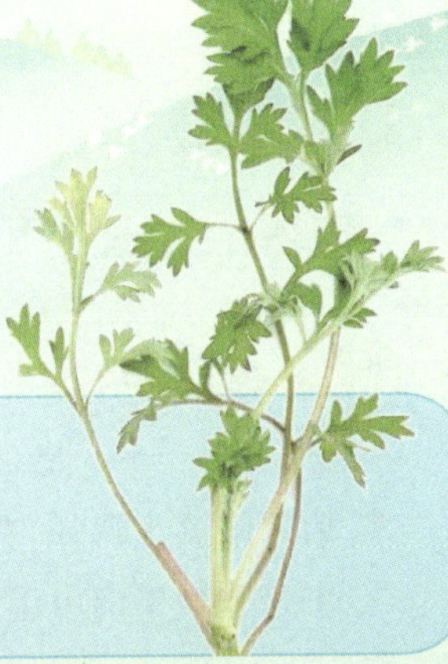

民间谚语

★ 家有三年艾，郎中不用来。

★ 七年之病，求三年之艾。

★ 清明插柳，端午插艾。

二十六、小茴香

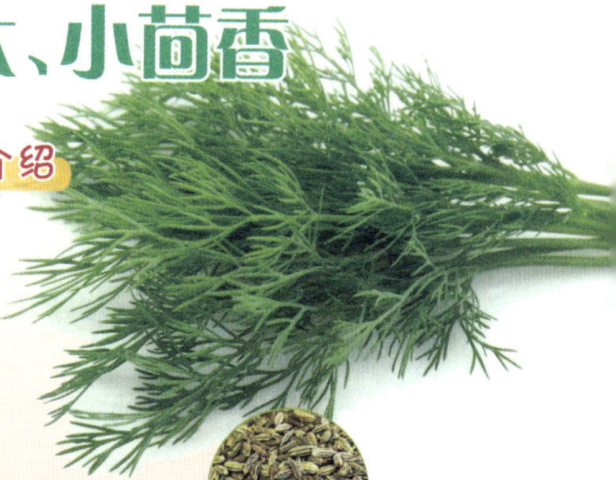

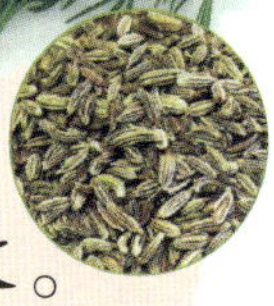

简单介绍

小茴香，草本植物茴香的干燥成熟果实。呈灰色，形如稻粒。秋季果实成熟时采收。药食两用。味辛，性温。

使用方法

- 1.水煎服。
- 2.作调味品使用。

功效

散寒止痛，理气和胃。治疗胃寒、胃痛、腰痛、疝气。

强化记忆

民间谚语

★ 猪肉微臭土味强，八角桂皮小茴香。

★ 小茴香炒牛肉可温肝暖胃，散寒止痛。

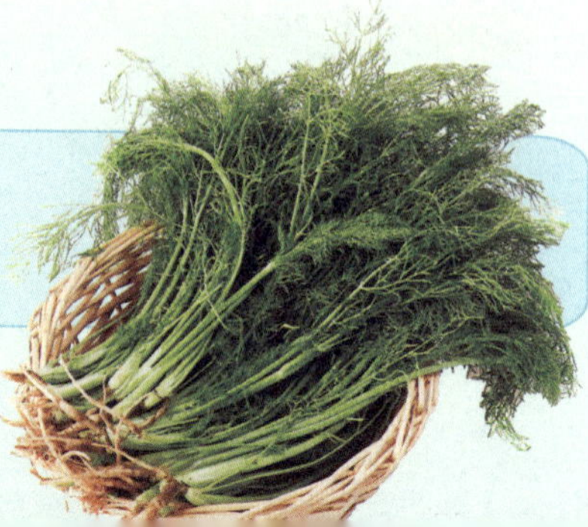

二十七、花椒

简单介绍

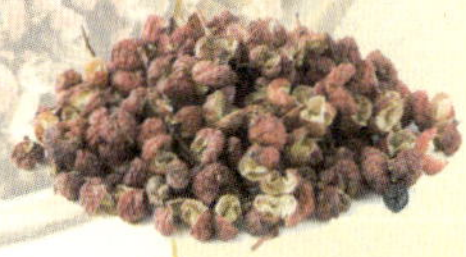

花椒为木本植物花椒的干燥成熟果实。形状较小，颜色呈暗红色。秋季采收成熟果实。以食用为主，又可入药。味辛，性温。

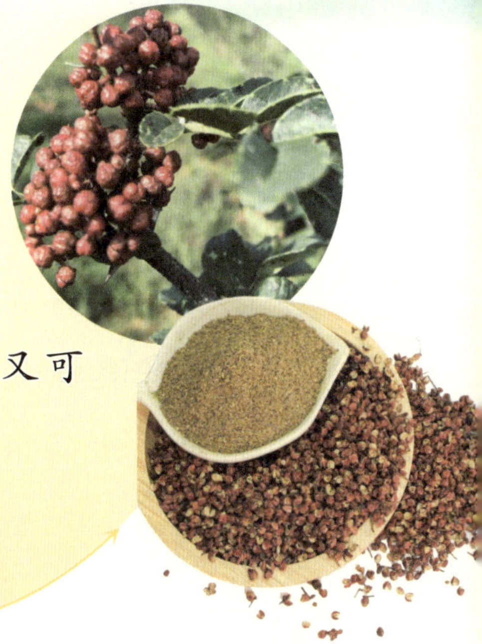

使用方法

- 1. 生用或炒用，水煎服。
- 2. 作调味品。
- 3. 熬水外洗。

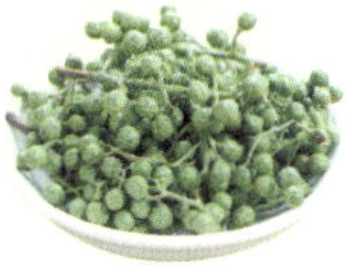

功效

- 1. 温中止痛。治疗胃寒疼痛。
- 2. 杀虫止痒。治疗蛔虫、湿疹、皮肤瘙痒。

强化记忆

民间谚语

★ 立秋采摘花椒，白露摘取胡桃！

古诗词

★ 欣忻笑口向西风，喷出元珠颗颗同。——北宋·刘子翚《花椒》

★ 乍吃黄连心自苦，花椒麻住口难开。——明·于谦《拟吴侬曲（三首）》

二十八、百合

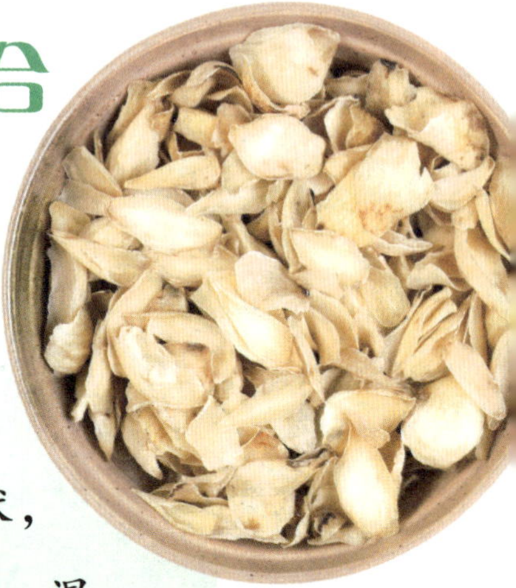

简单介绍

百合，草本植物百合的干燥肉质鳞茎。细叶百合的根茎为鳞茎球状，呈长椭圆形，表面乳白色，混有淡棕黄色。秋季采挖。药食两用。味甘，性寒。

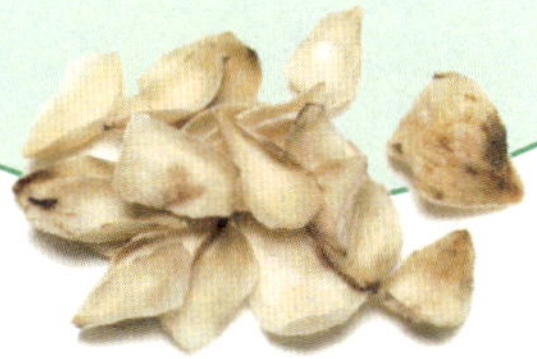

使用方法

- 1. 生用，水煎服。
- 2. 熬粥或煲汤食用。
- 3. 泡茶饮用。

功效

- 1. 养阴润肺。治疗肺燥咳嗽。
- 2. 清心安神。治疗失眠、神经衰弱、焦虑症、抑郁症。

强化记忆

民间谚语

★ 百合加绿豆，消斑不用愁。

★ 秋欲解燥，梨子百合最奇妙。

★ 若要不失眠，煮粥加百合。

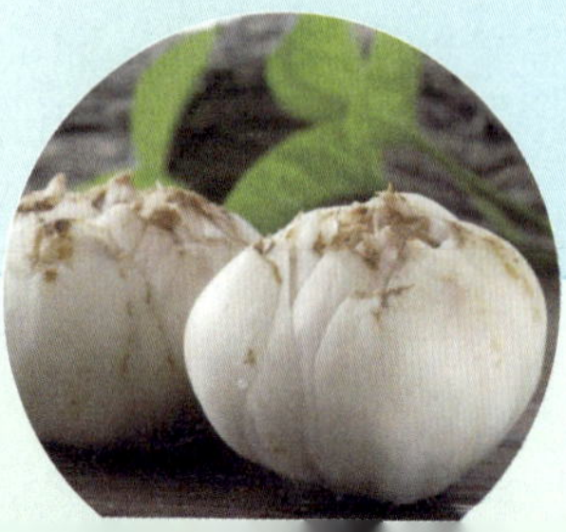

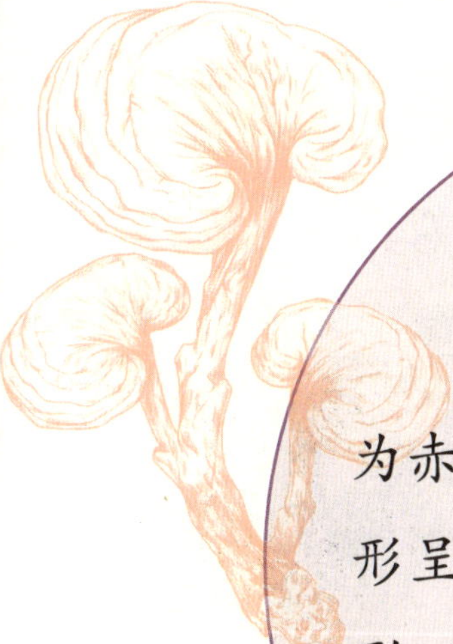

二十九、灵芝

简单介绍

灵芝，属多菌科植物。为赤芝或紫芝的全株。其外形呈伞状、蘑菇状。菌盖肾形、半圆形或近圆形。皮壳坚硬，黄褐色或红褐色。味甘，性平。

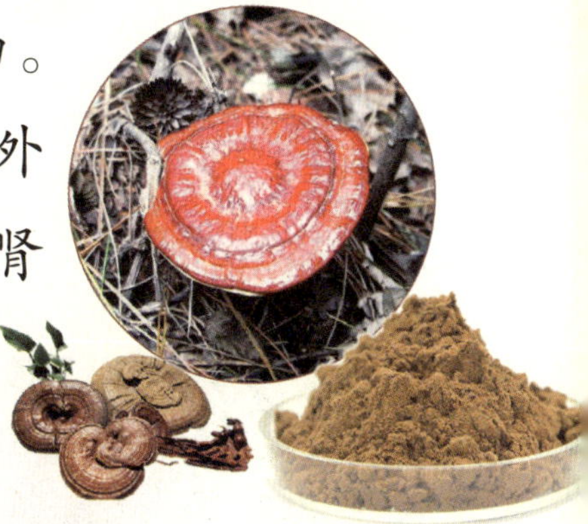

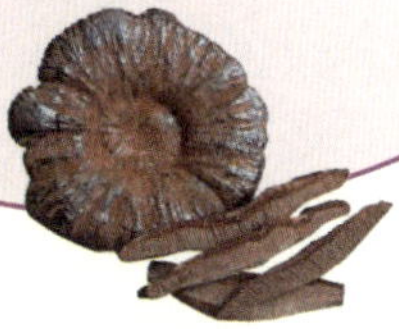

使用方法

- 1.晒干或烘干后，研磨成粉，开水冲服。
- 2.切片熬水喝。
- 3.煮粥或煲汤食用。
- 4.泡酒喝。

功效

- 1.止咳化痰。治疗气管炎。
- 2.养脑安神。治疗失眠、抑郁症、焦虑症。
- 3.提高免疫力。

强化记忆

民间谚语

- ★ 灵芝一株，疾病不来。
- ★ 若要睡得好，常服灵芝草。
- ★ 深山有灵芝，健康自然来。

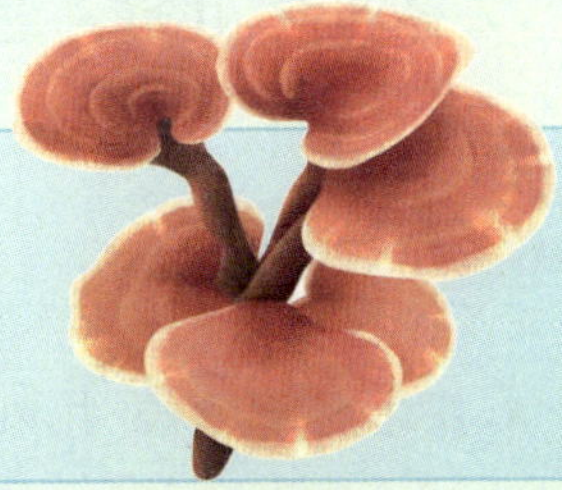

三十、苍耳子

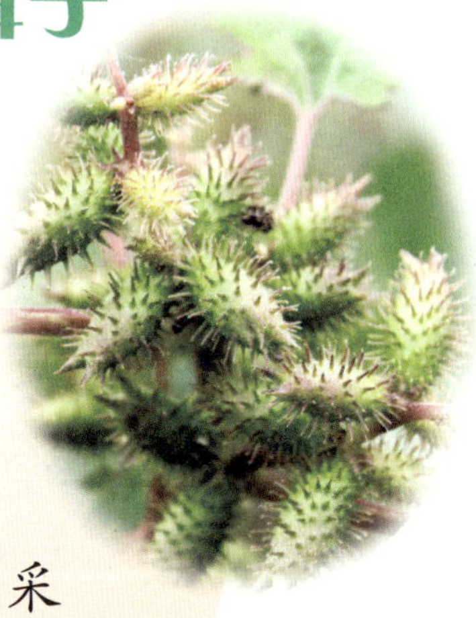

简单介绍

苍耳子，草本植物苍耳草的成熟带总苞的果实。呈卵圆形。秋季果实成熟时采收。味辛、苦，性温。

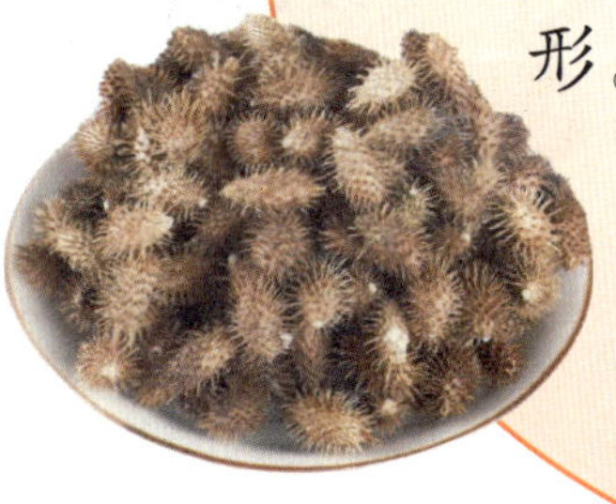

使用方法

- 1. 炒用，水煎服。
- 2. 生品煮水外洗。治疗皮肤瘙痒、关节炎。

功效

- 1. 散风寒，通鼻窍。治疗鼻炎。
- 2. 祛风湿、止痛。治疗风湿性关节炎、头痛。

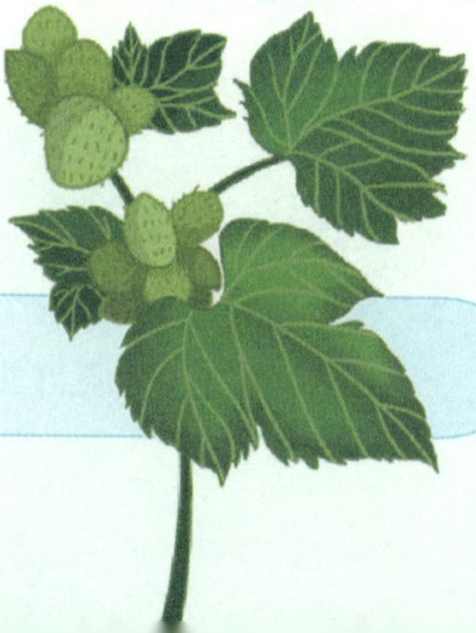

强化记忆

民间谚语

★ 苍耳子，苦辛温，祛风湿，治鼻炎。

三十一、荆芥

简单介绍

荆芥，属于草本植物，为荆芥的干燥地上部分。其叶呈卵形或三角状心形，花冠白色。夏、秋二季花开到顶，穗绿时采收。以药用为主，又可食用。味辛，性微温。

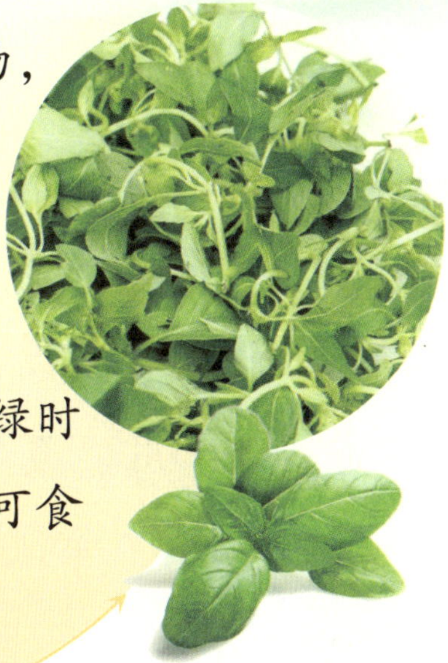

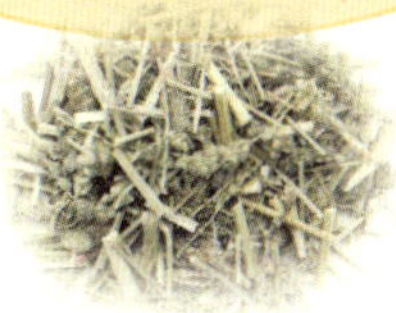

使用方法

- 1. 水煎服。
- 2. 生用或炒用。
- 3. 通常凉拌。

功效

- 1. 解表散风。治疗感冒，头痛、咽痒、咳嗽。
- 2. 透疹，消疮。治疗风疹瘙痒。
- 3. 止血。炒黑止血，治疗便血，崩漏、月经过多。

强化记忆

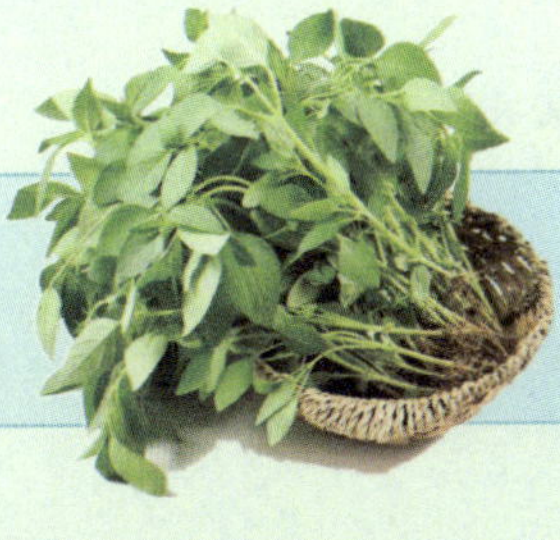

民间谚语

★ 荆芥放进面条碗，呼呼啦啦吃三碗。

★ 荆芥祛风解表，是健康好帮手。

三十二、薄荷叶

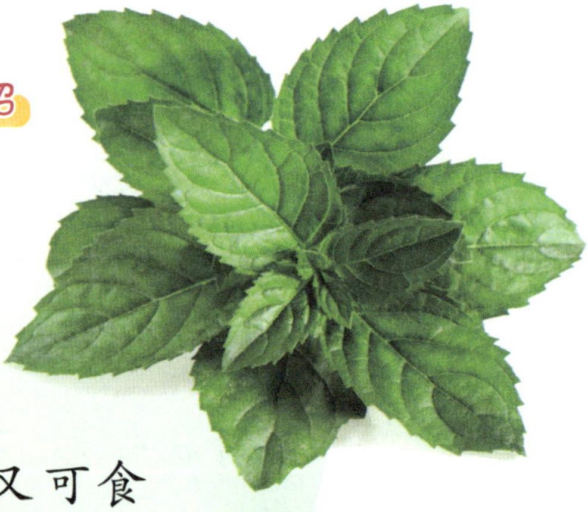

简单介绍

薄荷叶，草本植物薄荷的叶子，呈椭圆形或卵状披针形。以药用为主，又可食用。夏、秋二季采收。味辛，性凉。

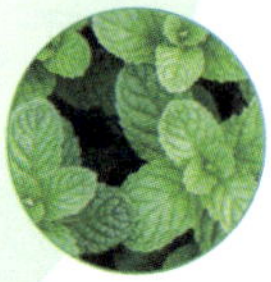

使用方法

- 1. 水煎服。
- 2. 通常凉拌食用。
- 3. 泡茶饮用。
- 4. 鲜品捣成泥状，外敷患处，治疗蚊虫叮咬。

功效

- 1. 疏风散热。治疗风热感冒。
- 2. 清利头目。治疗头脑胀痛。
- 3. 利咽喉。治疗咽喉疼痛。
- 4. 疏肝行气。治疗胸胁胀痛。

强化记忆

民间谚语

★ 清清凉凉，薄荷香。

★ 薄荷醉猫（薄荷能使猫昏迷）。

古诗词

★ 薄荷花开蝶翅翻，风枝露叶弄秋妍。——宋·陆游《题画薄荷扇》

★ 雪碗青浮薄荷叶，银匙红点葛精花。——清·汪由敦《双溪绝句七十首·其五十一》

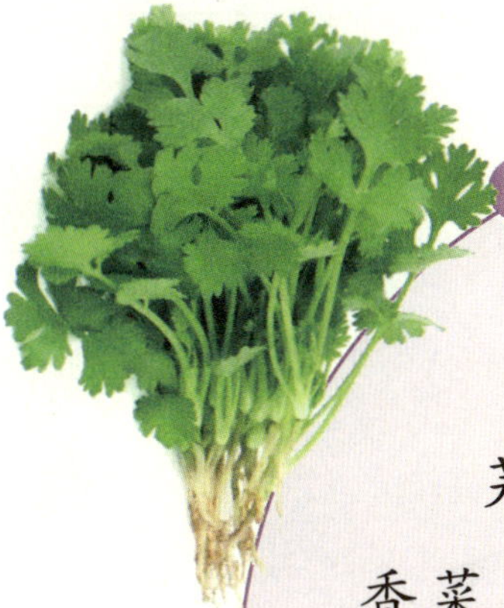

三十三、芫荽

简单介绍

芫荽，属草本植物，又叫香菜。茎多分枝和条纹，叶片呈回羽状全裂，果实呈圆球形。以食用为主，又可入药。味辛，性温。

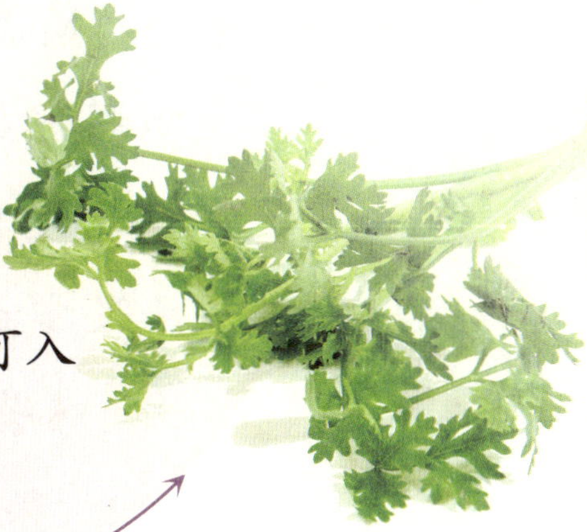

使用方法

- 1. 水煎服。
- 2. 通常凉拌、炒食。
- 3. 作调味品。

功效

- 1. 发表透疹。治疗风寒感冒、风疹。
- 2. 开胃消食。治疗厌食、消化不良。

强化记忆

民间谚语

- ★ 胡荽不结瓜，菽根不产麻。
- ★ 芫荽芳香开胃，小儿出麻疹，未透。
- ★ 芫荽油可祛风解毒，益脾健胃。
- ★ 韭菜做饺要切碎，香菜扑鼻让人醉。
- ★ 芫荽不热不种，菠菜不冷不弄。

——《食疗本草》

——《食物疗法》

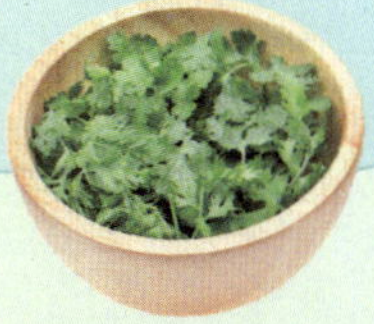

三十四、栀子

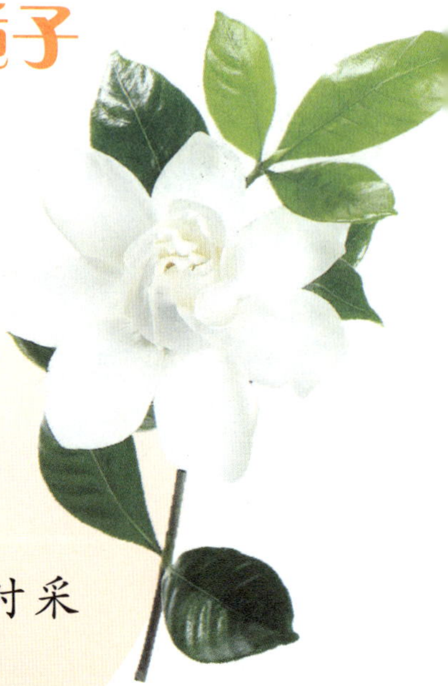

简单介绍

栀子，木本植物栀子的干燥成熟果实。呈长卵圆形或椭圆形，表面红黄色或棕红色。9—11月果实成熟呈红黄色时采收。味苦，性寒。

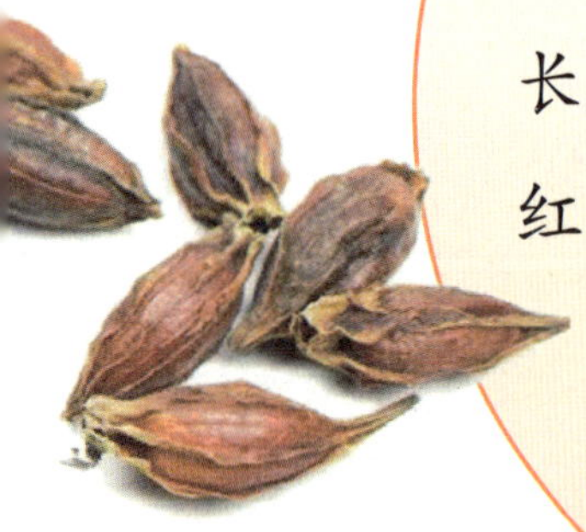

使用方法

- 1.水煎服。
- 2.生用或炒用。
- 3.泡茶饮用。
- 4.鲜品捣成泥状，外敷患处，消肿止痛。

功效

- 1.泻火除烦。治疗心烦易怒、失眠多梦、焦虑。
- 2.清热利湿。治疗黄疸性肝炎、泌尿系统感染。
- 3.凉血解毒。治疗出血、疖肿。

强化记忆

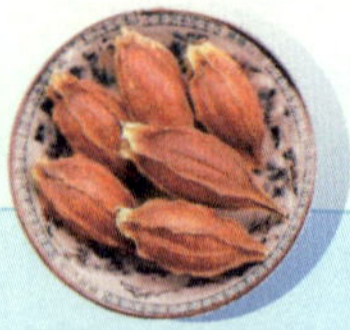

民间谚语

★ 冬不用栀子，夏不用麻黄。

古诗词

★ 尽日不归处，一庭栀子香。

——唐·张祜《信州水亭》

三十五、决明子

简单介绍

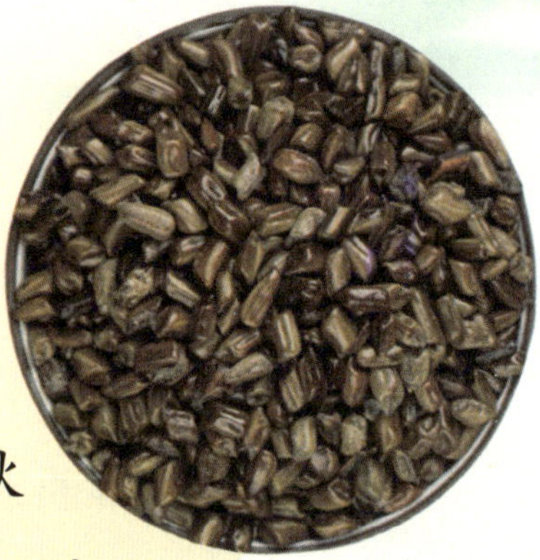

决明子，豆科植物决明的干燥成熟种子。呈菱方形或短圆柱形，表面绿棕色或暗棕色。秋季果实成熟时采收。味甘、苦、咸，性微寒。

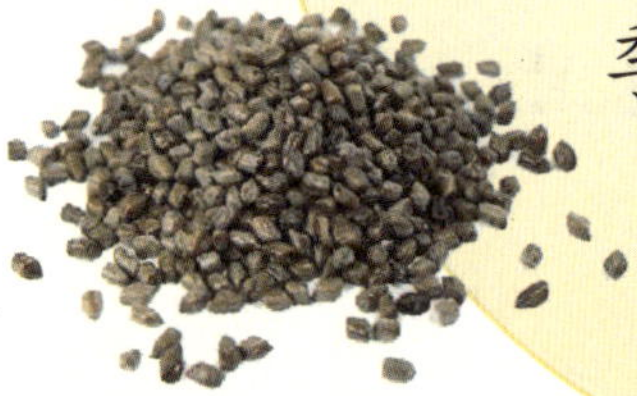

使用方法

- 1. 生用或炒用，水煎服。
- 2. 泡茶饮用。
- 3. 做枕头，能清肝明目、安神，使人睡眠香甜。

功效

- 1. 清肝明目。治疗眼睛红肿疼痛、视力模糊。
- 2. 润肠通便。治疗便秘。
- 3. 降血脂。炒熟泡茶饮用治疗高脂血症并能减肥。
- 4. 降血压。治疗高血压病。

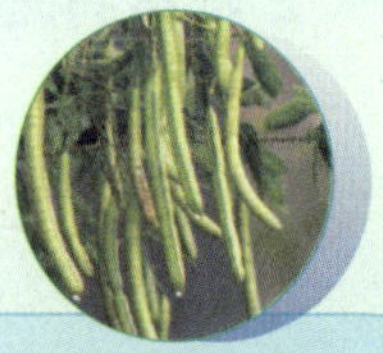

强化记忆

民间谚语

★ 愚翁八十目不瞑，日数蝇头夜点星，并非生得好眼力，只缘常年饮决明。

三十六、小蓟

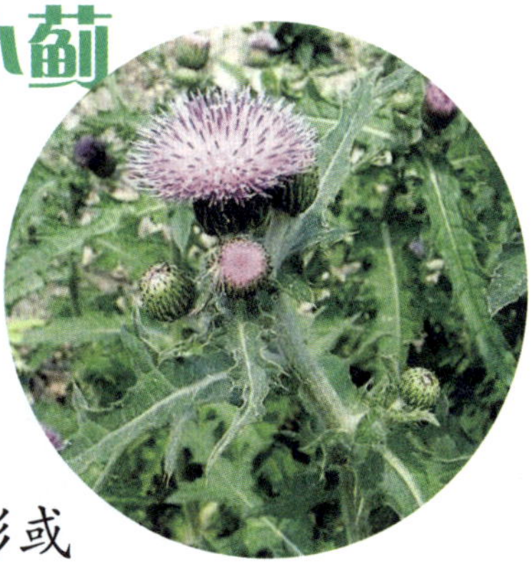

简单介绍

小蓟，属草本植物，又叫刺儿菜。茎直立，叶子有刺，呈剑形或椭圆状。夏、秋二季采收。以药用为主，又可食用。味甘、苦，性凉。

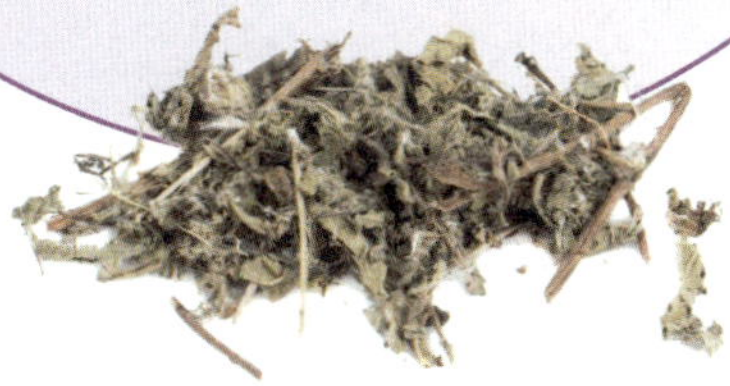

使用方法

- 1. 生用或炒用，水煎服。
- 2. 鲜品捣成泥状，外敷患处，能止血。
- 3. 鲜品打汁饮用，治疗鼻出血效果最好。

功效

- 1. 凉血止血。治疗血热出血、鼻出血和尿血。
- 2. 解毒消痈。治疗痈肿。

强化记忆

民间谚语

★ 小蓟菜露头饿不死。

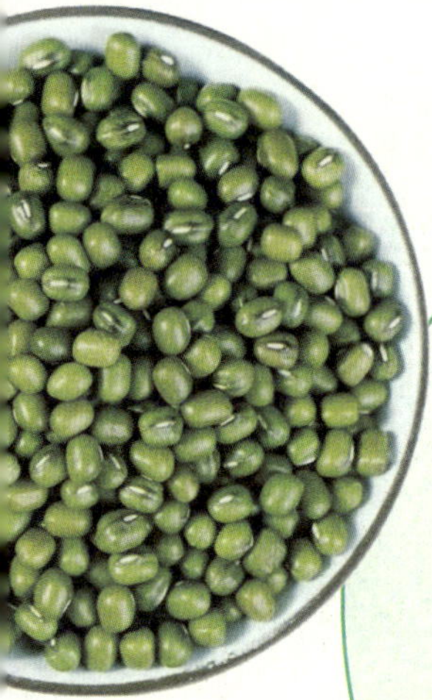

三十七、绿豆

简单介绍

绿豆，豆科植物绿豆的种子。呈椭圆形，色绿。秋后种子成熟时采收。以食用为主，又可入药。味甘，性寒。

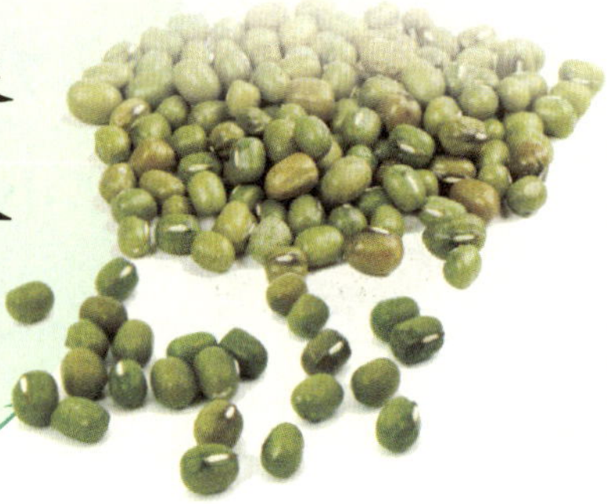

使用方法

- 1.打碎入药，水煎服。
- 2.打碎泡茶饮用。
- 3.煮粥食用。

△绿豆不解药。绿豆解药是民间误传。绿豆只解药的毒性，不解药的好处。

功效

- 1.清热解毒。易上火的人或痤疮患者，可用生绿豆捣碎配冰糖或蜂蜜泡茶饮用。
- 2.消暑。夏天绿豆熬水喝或泡水喝预防中暑。

强化记忆

民间谚语

★ 夏天一碗绿豆汤，解毒去暑赛仙方。

★ 三伏不离绿豆汤，头顶火盆身无恙。

★ 绿豆生津又止渴，清热解毒消暑湿。

三十八、侧柏叶

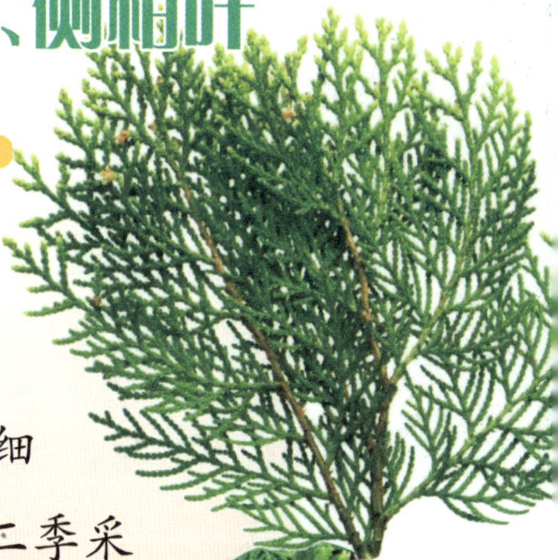

简单介绍

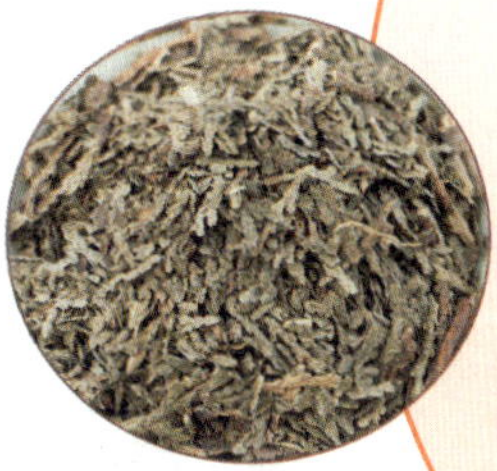

侧柏叶，木本植物侧柏的枝梢及叶。呈多分枝，细小鳞片状。夏、秋二季采收。味苦、涩，性寒。

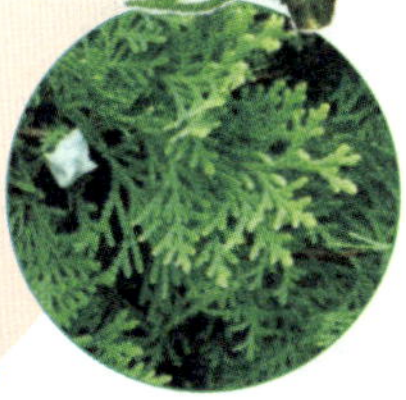

使用方法

- 1.生用或炒用，水煎服。
- 2.水煎外洗，治疗脱发、头油过多。

功效

- 1.凉血止血。治疗鼻出血、吐血、便血、崩漏。
- 2.化痰止咳。治疗肺热咳嗽、咯血。
- 3.生发乌发。治疗须发早白、血热脱发。

强化记忆

民间谚语

★ 柏树干死不下水，柳树淹死不上山。

★ 松柏长青，日月长明。

三十九、胡椒

简单介绍

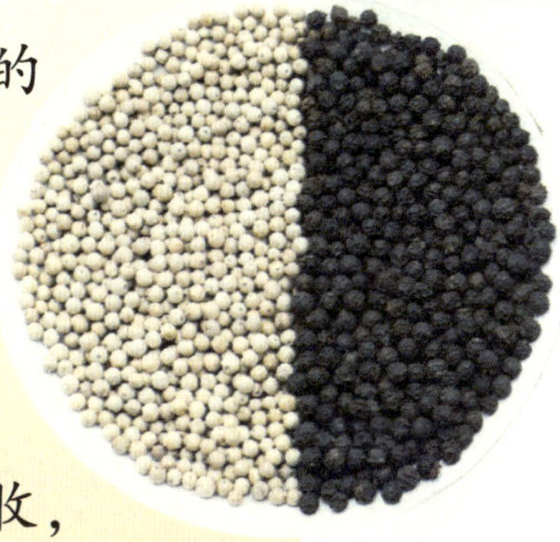

胡椒，藤本植物胡椒树的成熟果实，分黑、白两种胡椒。呈圆形。秋末至次年春果实呈暗绿色时采收，为黑胡椒；果实变红时采收，擦去果肉，为白胡椒。以食用为主，又可入药。味辛，性热。

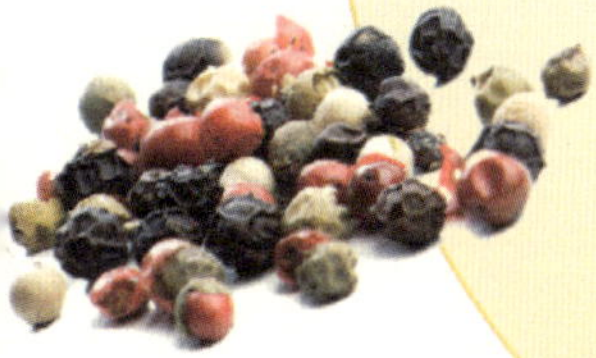

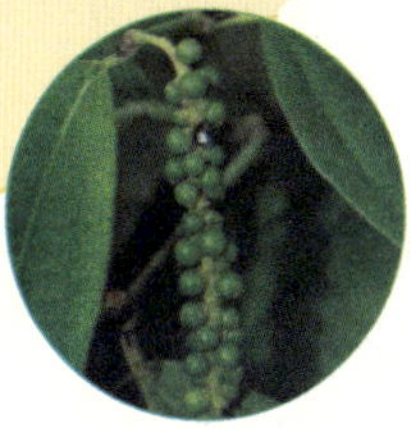

使用方法

- 1. 生用，研粉冲服。
- 2. 作为调味品使用，有开胃进食的作用。
- 3. 研粉外敷肚脐，治疗受寒引起的腹痛、腹泻。

功效

- 1. 温中散寒，止痛。
- 2. 顺气，消痰。
- 3. 增加食欲，促进消化。

强化记忆

民间谚语

★ 一滚胡椒千滚姜。

★ 秤砣小，坠千斤；胡椒小，辣人心。

★ 驱寒除湿数胡椒，葱辣姜汤治感冒。

古诗词

★ 撒手浩歌归去来，生姜胡椒果是辣。——宋·白玉蟾《快活歌二首》

四十、茜草

简单介绍

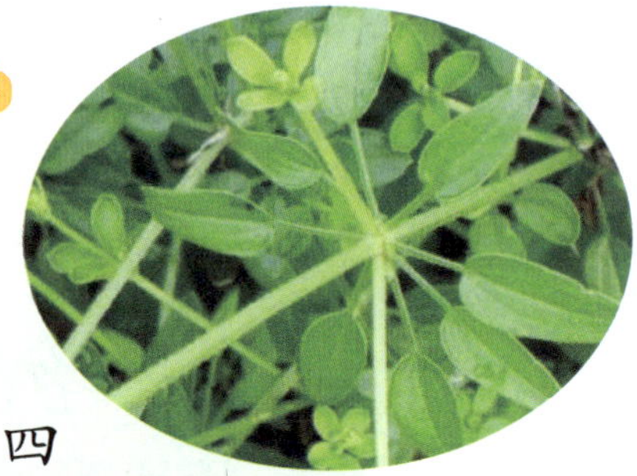

茜草，草本植物茜草的干燥根和根茎。上茎草质，细长，四棱。地下根呈圆柱形，略弯曲，表面红棕色或暗棕色。春、秋二季采挖。味苦，性寒。

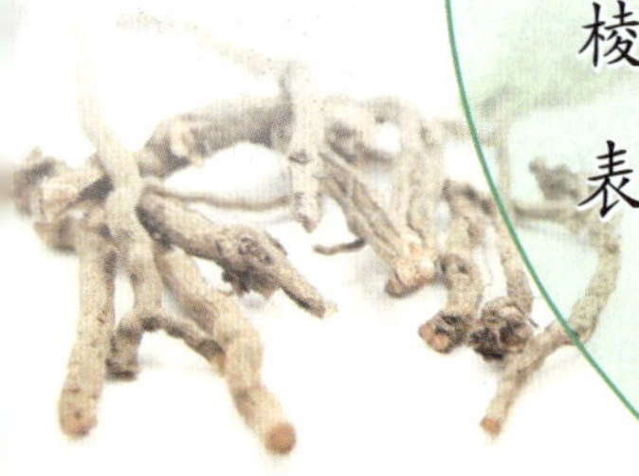

使用方法

- 1. 生用或炒用。
- 2. 水煎服。
- 3. 茜草茎叶熬水泡脚，治小儿腹泻。

功效

- 1. 凉血、祛瘀。治疗血热发斑。
- 2. 止血。治吐血、崩漏。
- 3. 活血化瘀通经。治疗闭经。

强化记忆

古诗词

★ 茜草叶交萱草叶，桃花枝映李花枝。——宋·白玉蟾《春兴·茜草叶交萱草叶》

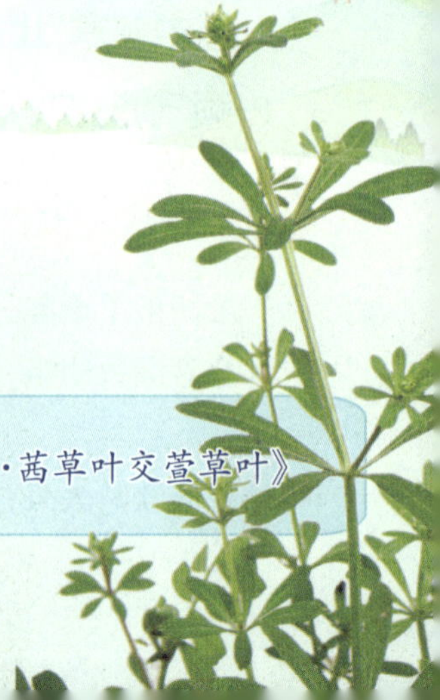

四十一、莲

简单介绍

莲，属水生草本植物。莲的不同部位，如藕、藕节、莲子、莲子心、荷叶都可以入药或者食用。莲藕属于药食两用的植物。

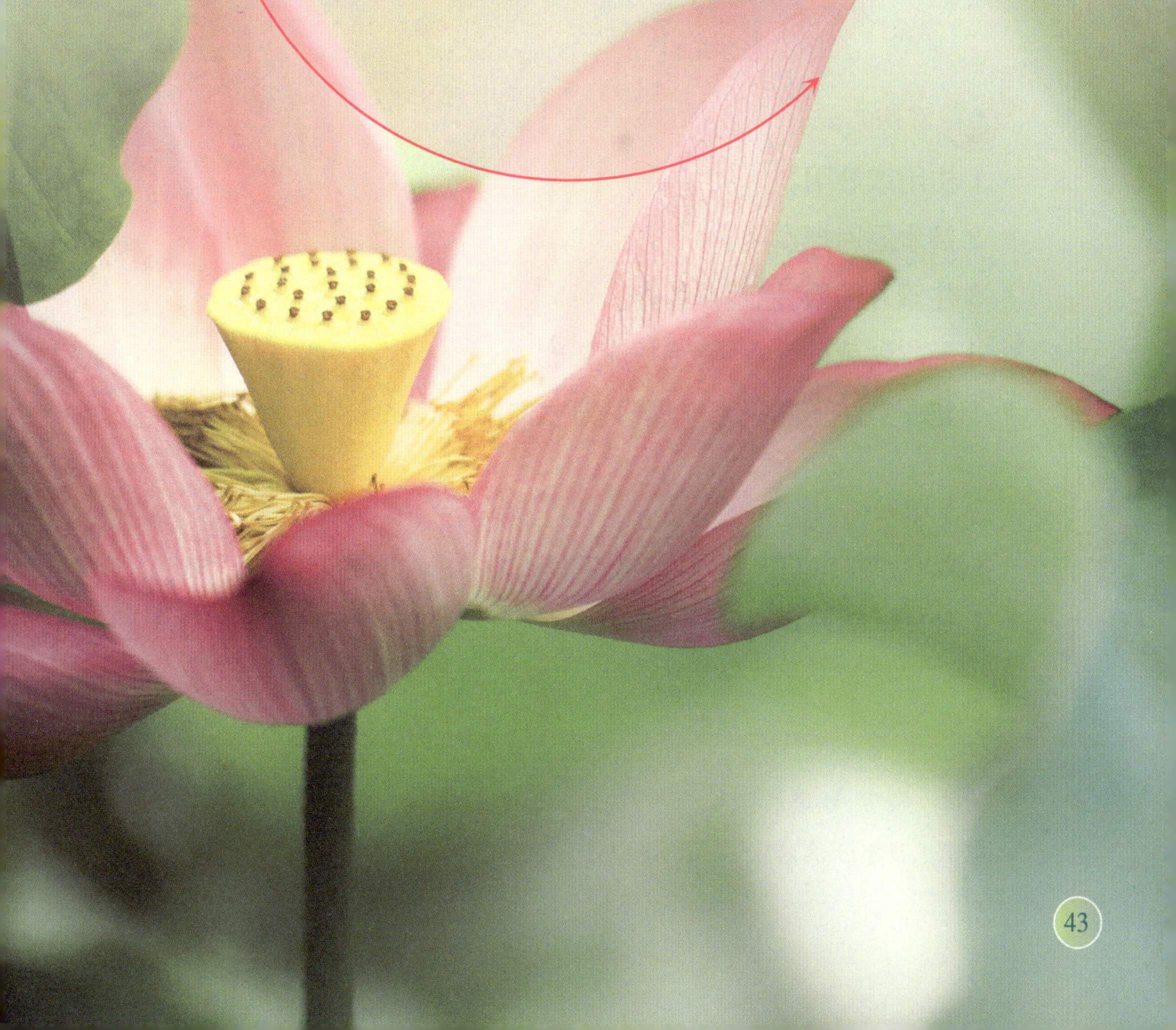

藕

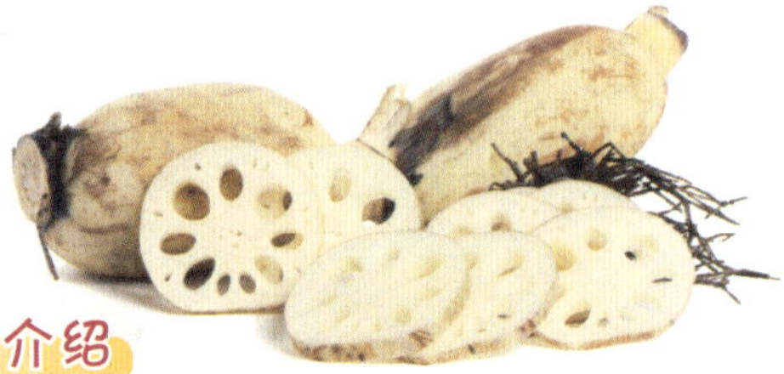

简单介绍

藕，莲的根茎。呈短圆柱形，表面灰黄色或灰棕色，中央节稍膨大。秋、冬二季采挖根茎（藕）。味甘，生藕性寒，藕粉性平。

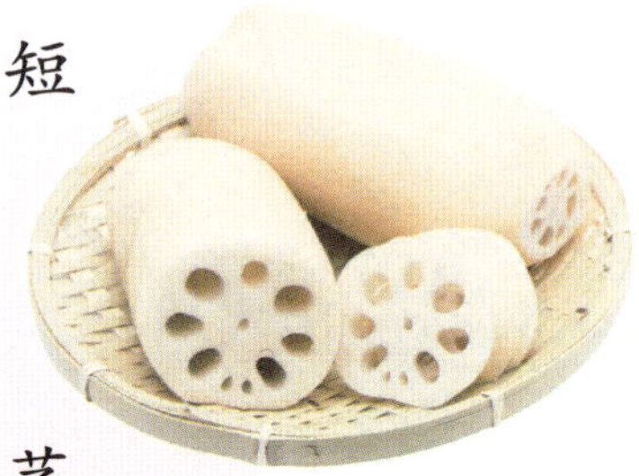

使用方法

- 1. 生用或炒用。
- 2. 焯水后凉拌食用。
- 3. 生藕汁口服，治咽喉肿痛。
- 4. 熬水喝或榨汁食用，治疗流鼻血。
- 5. 晒干或烘干后研末成藕粉，开水冲服。

功效

- 1. 清热凉血止血。治疗血热出血。
- 2. 藕粉健脾开胃，止泻。
- 3. 补血，生血。治疗贫血。
- 4. 调节情绪，养颜美容。

强化记忆

民间谚语

★ 荷莲一身宝，秋藕最补人。

★ 女子三日不断藕，男子三日不断姜。

★ 便秘补中气，藕粥很相宜。

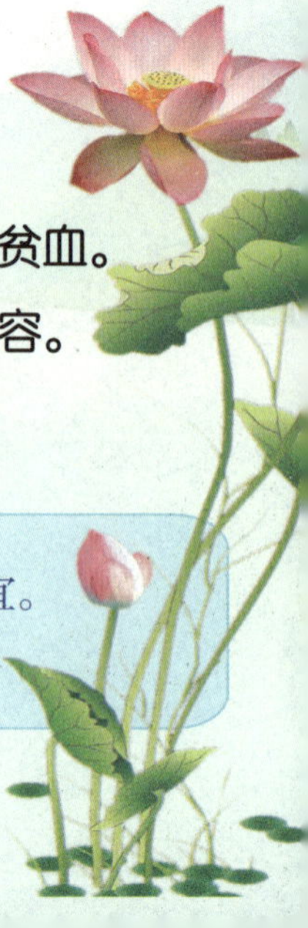

莲子

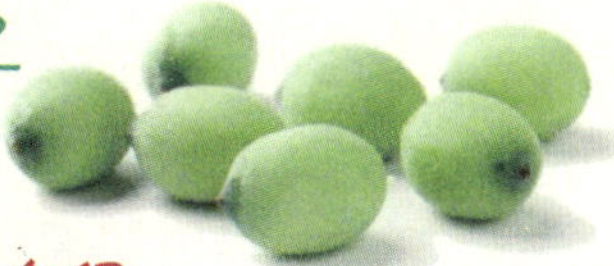

简单介绍

莲子，莲的干燥成熟种子。呈椭圆形或者卵圆形，红棕色或棕色。秋季果蔬成熟时采收。味甘、涩，性平。

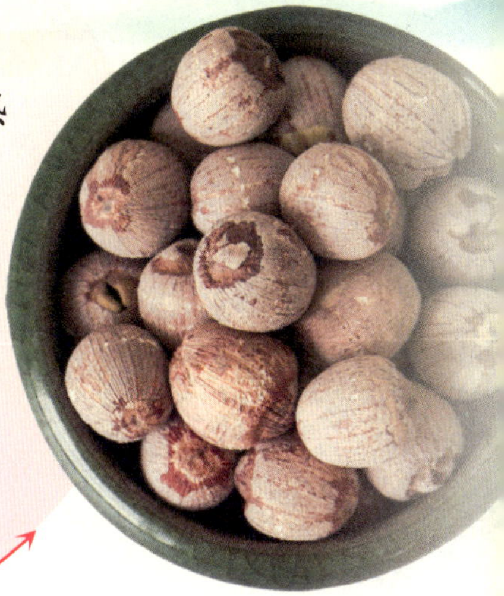

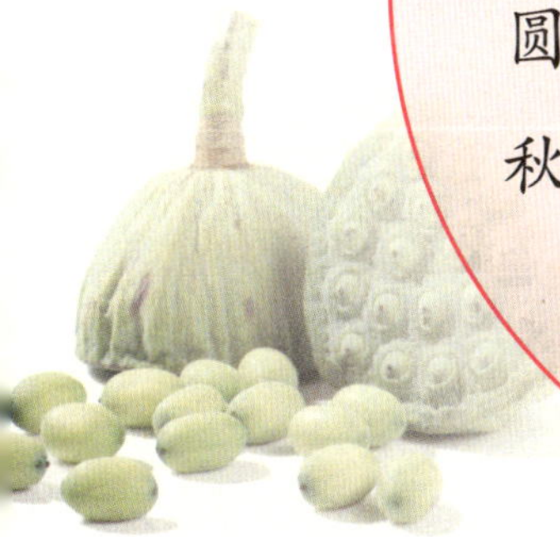

使用方法

- 1. 水煎服，研粉冲服。
- 2. 煮粥食用。

功效

- 1. 补脾止泻，止带。治腹泻，白带多。
- 2. 益肾涩精。治疗遗精、滑精。
- 3. 养心安神。治疗失眠、神经衰弱、抑郁症。

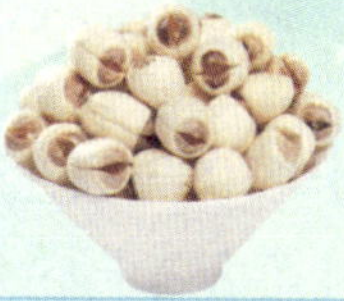

强化记忆

民间谚语

★ 夏采莲子，冬挖藕。

古诗词

★ 低头弄莲子，莲子清如水。 ——南北朝·佚名《西洲曲》

★ 秋江岸边莲子多，采莲女儿凭船歌。 ——唐·张籍《采莲曲》

莲子心

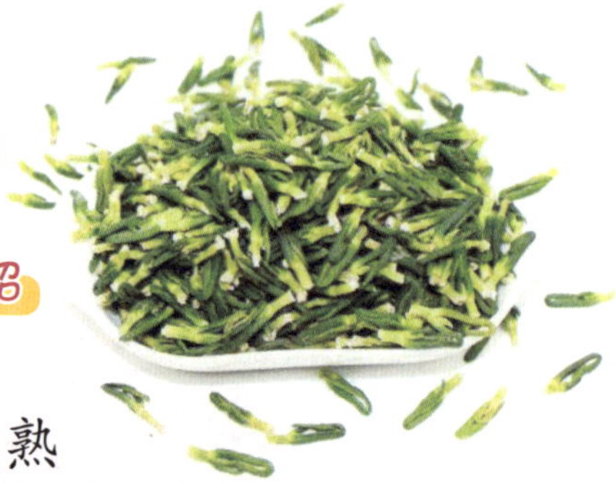

简单介绍

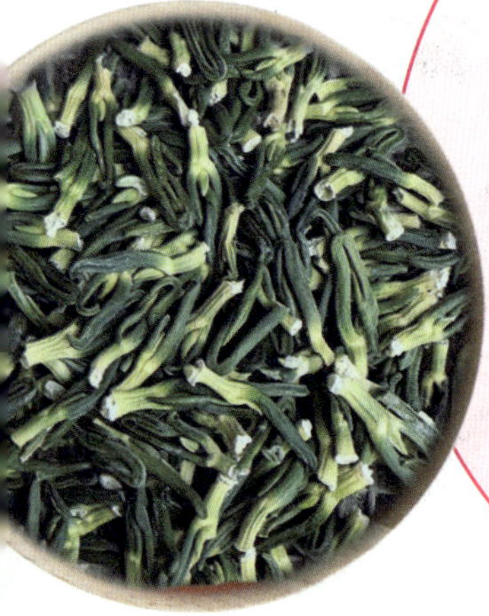

莲子心，莲的成熟种子中的幼叶及胚根。呈棒状，黄绿色或暗绿色，叶卷成箭形，芽小，胚根圆柱形。味苦，性寒。

使用方法

- 1.熬水或泡茶饮用。
- 2.研粉冲服。

功效

- 1.清心安神。治疗失眠、神经衰弱、抑郁症。
- 2.交通心肾。治疗遗精。

强化记忆

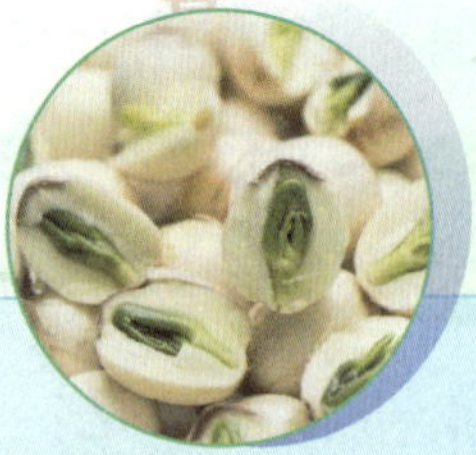

民间谚语

★ 莲子心中苦，梨儿腹内酸。

★ 荷叶莲房莲子心，解暑安胎心火平。

古诗词

★ 莲子与人长断类。无好意。年年苦在中心里。

——宋·欧阳修《渔家傲·荷叶田田青照水》

★ 郎只贪莲带露甘，可知莲子心中苦。

——明·范凤翼《采莲曲·其四》

荷叶

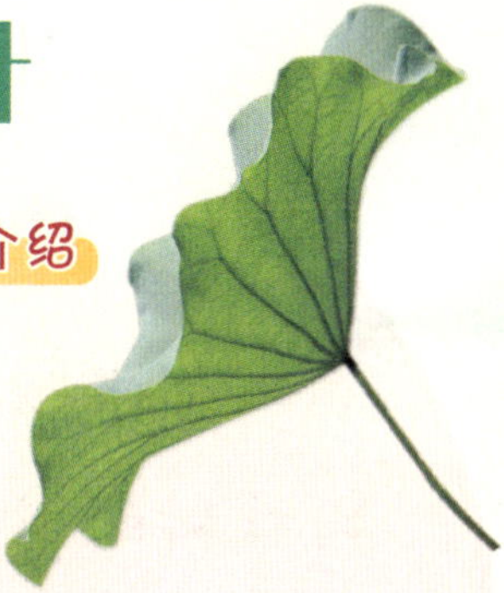

简单介绍

荷叶，莲的叶子。多折成半圆形或扇形，展开后类圆盾形，全缘或稍呈波状。味苦，性平。

使用方法

- 1. 晒干或烘干后，水煎服。
- 2. 泡茶饮用，能降血脂、减肥。

功效

- 1. 清暑化湿。防治中暑。
- 2. 升发清阳。治疗头晕。
- 3. 凉血止血。治疗血热出血。

强化记忆

民间谚语

★ 夏令防暑，荷叶用粥煮。

★ 包饭用荷叶，清香又解热。

古诗词

★ 予独爱莲之出淤泥而不染，濯清涟而不妖。 ——宋·周敦颐《爱莲说》

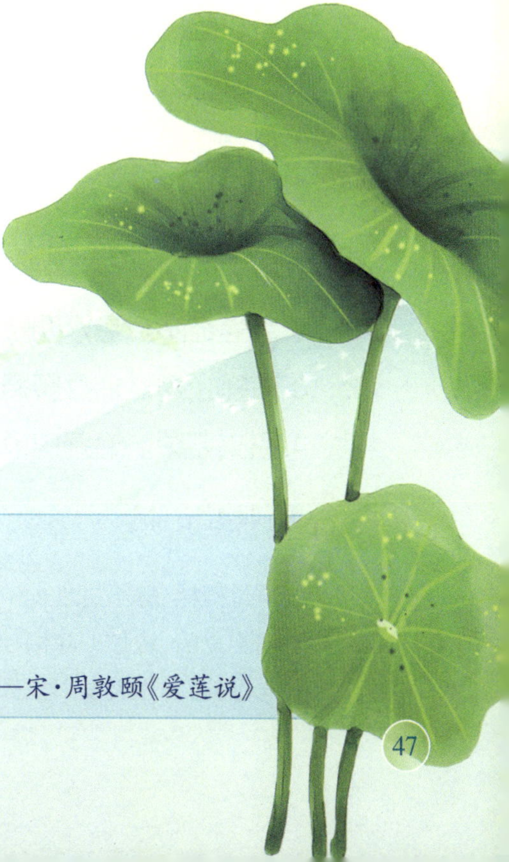

四十二、肉桂

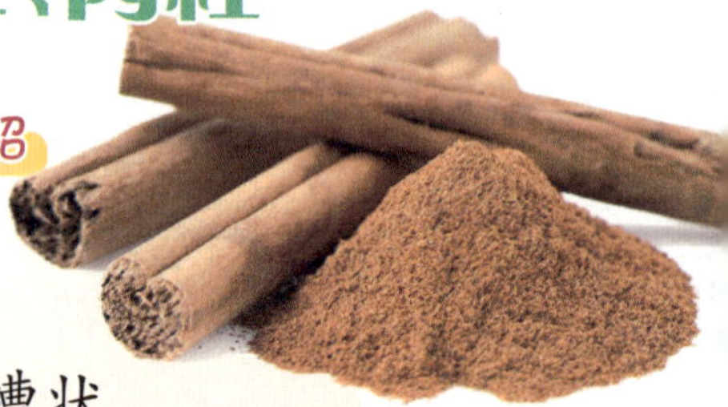

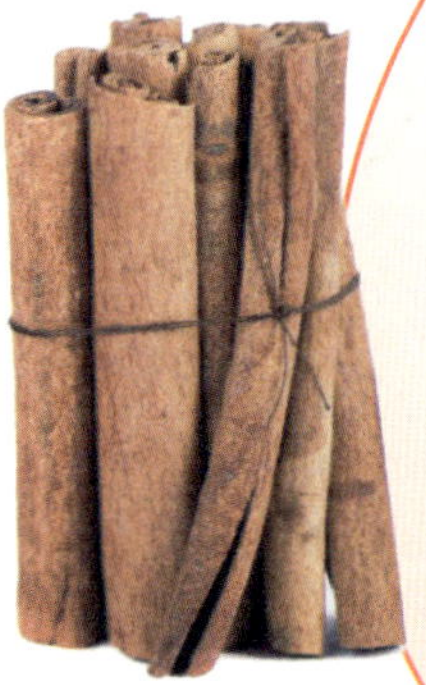

简单介绍

肉桂,木本植物肉桂树的树皮。呈槽状或卷筒状,灰褐色。秋季剥取。以药用为主,又可食用。味辛、甘,性大热。

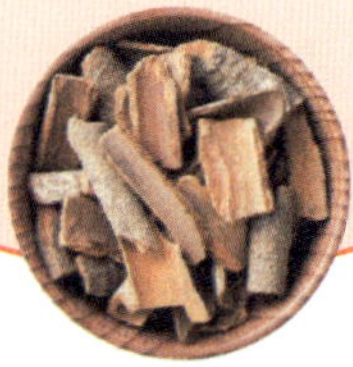

使用方法

- 1. 水煎服。
- 2. 研粉醋调贴敷涌泉穴、肚脐,治疗小儿流口水和腹泻。单独贴涌泉穴,治疗口疮。
- 3. 作调味品。

功效

- 1. 补火助阳。治疗阳痿。
- 2. 温通经脉。治疗四肢冰冷,脉管炎。
- 3. 散寒止痛。治疗腹痛,痛经。
- 4. 引火归原。治疗口疮。

强化记忆

民间谚语

- ★ 香不过肉桂,醇不过水仙。
- ★ 冬病当夏治,送你一味肉桂。
- ★ 常吃肉桂,容光焕发如童颜。

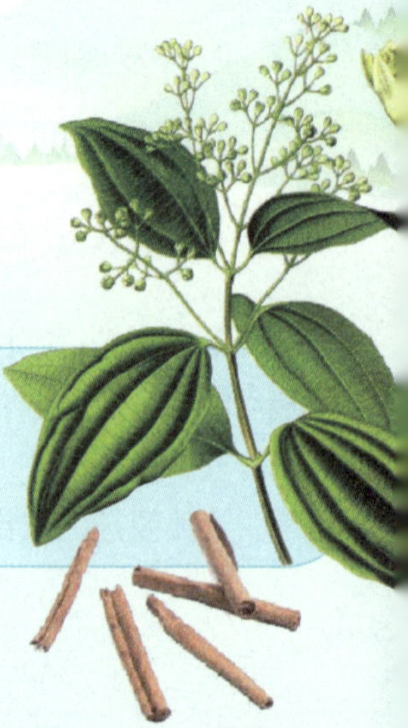

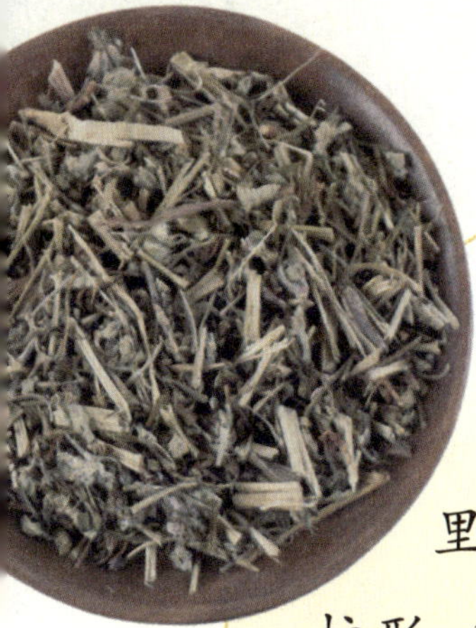

四十三、千里光

简单介绍

千里光，草本植物千里光的全草。茎呈细圆柱形，多分枝，表面灰绿色或黄棕色。叶子为长三角形，有细小的裂缝或羽毛状浅裂。花瓣呈长椭圆形，黄色，有柔毛。全年均可采收。味苦，性寒。

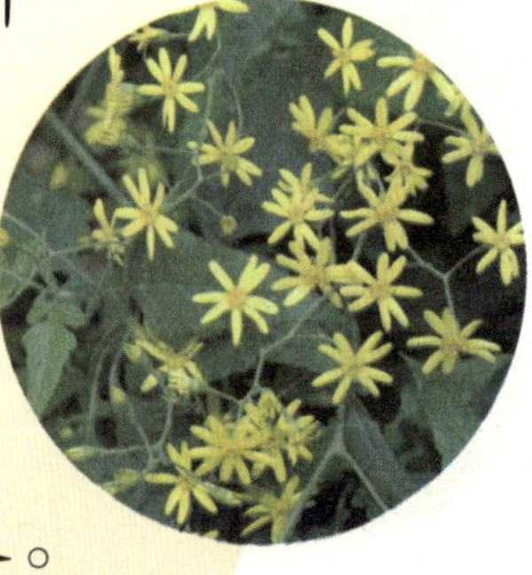

使用方法

- 1. 水煎服。
- 2. 泡茶饮用。用于治疗咽喉肿痛、口舌生疮、大便干结。
- 3. 研末外敷。用于治疗跌打损伤、痈肿疮毒。

功效

- 1. 清热解毒散结。治疗疮疡、淋巴结炎。
- 2. 杀虫止痒。治疗蛲虫病。
- 3. 清肝明目。治疗眼睛红肿眼疼。

强化记忆

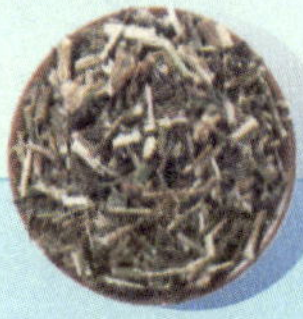

民间谚语

- ★ 识得千里光，全家不生疮。
- ★ 懂得千里光，皮癣一扫光。
- ★ 迎冬俏陌野花黄，明目清肝千里光。

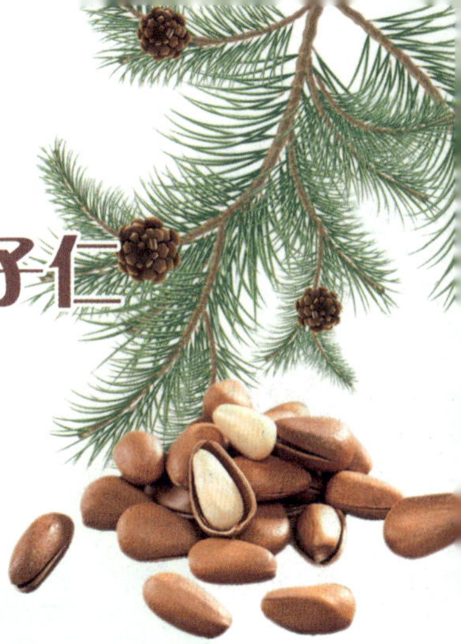

四十四、松子仁

简单介绍

松子仁，木本植物松的干燥种子，又称松子。呈卵圆形或卵扁圆形。果实成熟后采收。以食用为主，又可入药。味甘，性温。

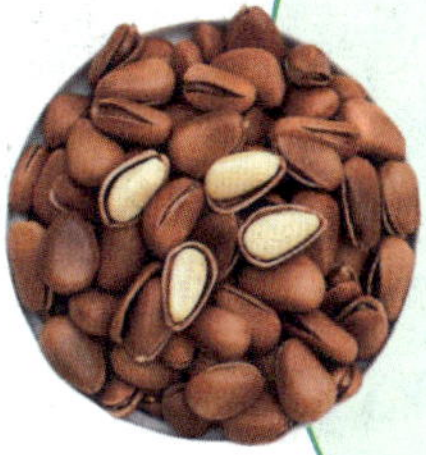

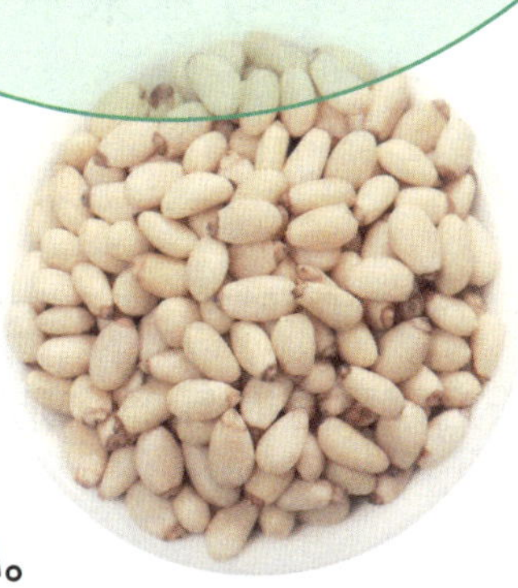

使用方法

- 1.炒熟直接食用。
- 2.煮粥食用。

功效

- 1.润肠通便。治疗便秘。
- 2.补肾健脑。预防健忘、老年痴呆、脑萎缩。
- 3.延缓衰老。
- 4.美容养颜。祛黄褐斑。

强化记忆

民间谚语

- ★ 长寿果，久服强身。
- ★ 多食松子，其寿如松。
- ★ 齿落更生，发落更出。

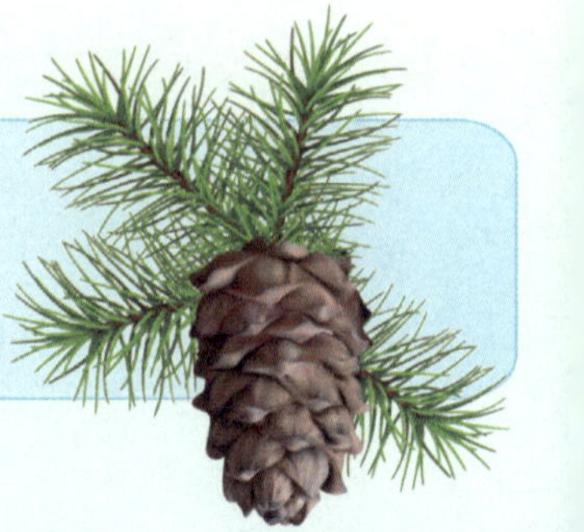

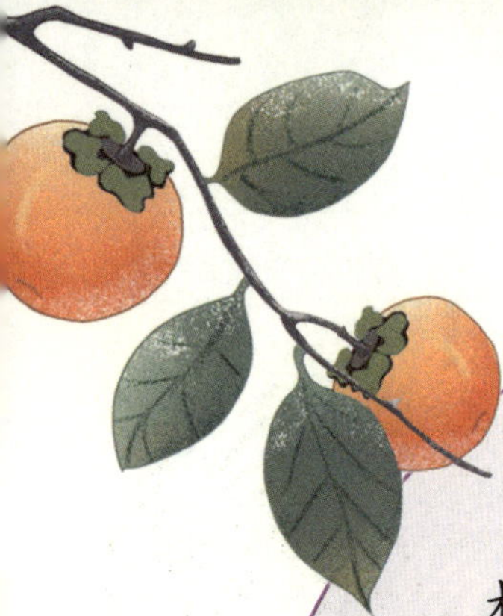

四十五、柿蒂

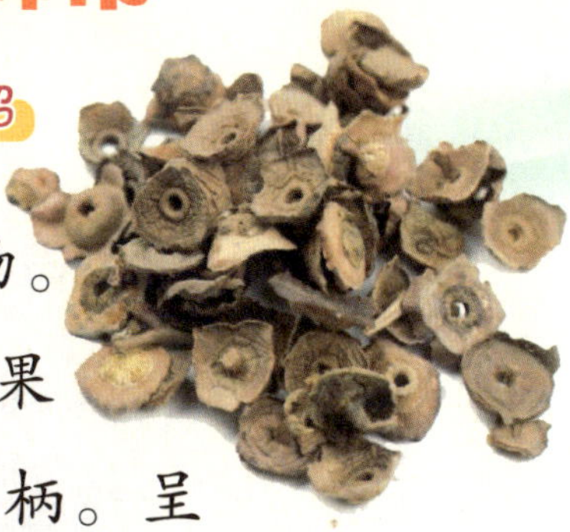

简单介绍

柿树，属木本植物。柿子为柿树成熟的果实。柿蒂为柿子上的柄。呈扁圆形，外表面黄褐色或红棕色，内表面黄棕色。秋季果实成熟时采摘。味苦、涩，性平。

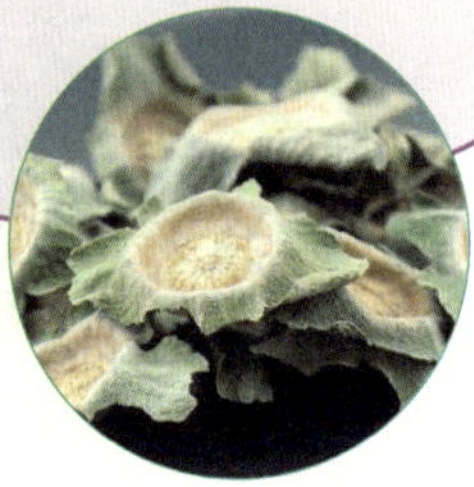

使用方法

水煎服。

功效

降气止呃。治疗呃逆。

强化记忆

民间谚语

★ 干姜柿蒂治打嗝，加上二分苦丁香。
★ 霜降吃丁柿，不会流鼻涕。
★ 柿子全身宝，秋天吃正好。

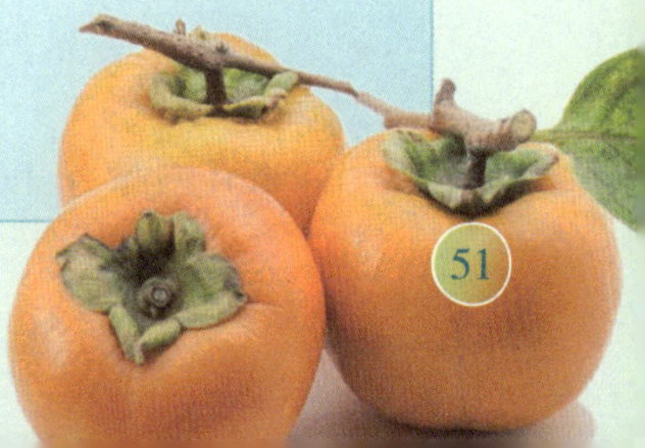

四十六、薤白

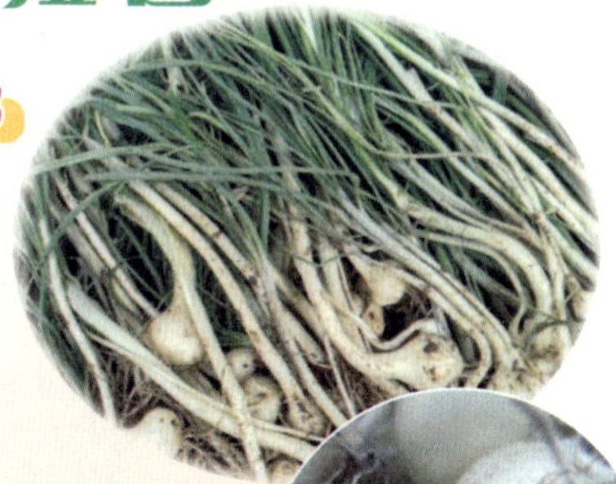

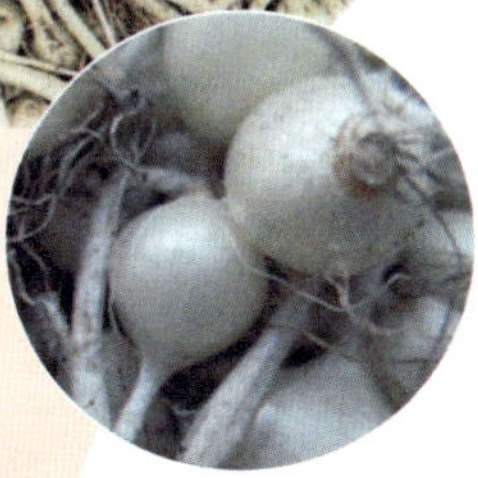

简单介绍

薤白，属草本植物小根蒜的干燥鳞茎。薤白形状近似于球形。夏、秋二季采挖。以药用为主，又可食用。味辛、苦，性温。

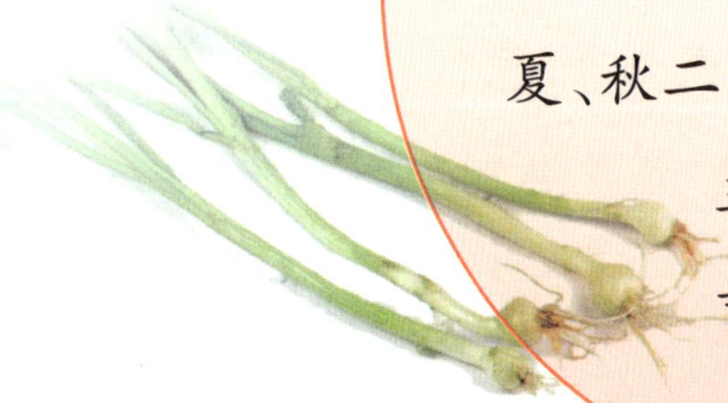

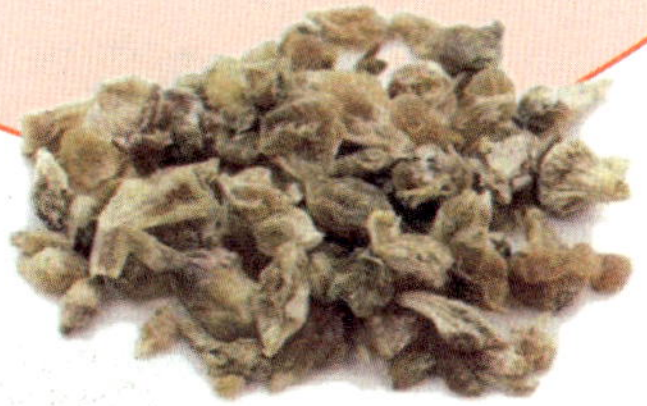

使用方法

- 1.水煎服。
- 2.炒食。

功效

- 1.通阳散结。
- 2.行气导滞。
- 3.降低血脂。
- 4.杀菌消炎。

强化记忆

民间谚语

★ 八月小蒜，香死老汉。

★ 薤白通阳宽胸又降压。

古诗词

★ 酥暖薤白酒，乳和地黄粥。

——唐·白居易《春寒》

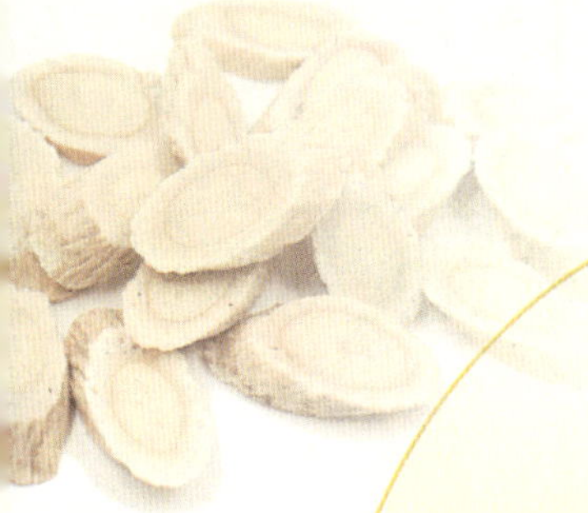

四十七、黄芪

简单介绍

黄芪，草本植物黄芪的干燥根。呈圆柱形，表面淡棕黄色或淡棕褐色。春、秋二季采挖。味甘，性温。

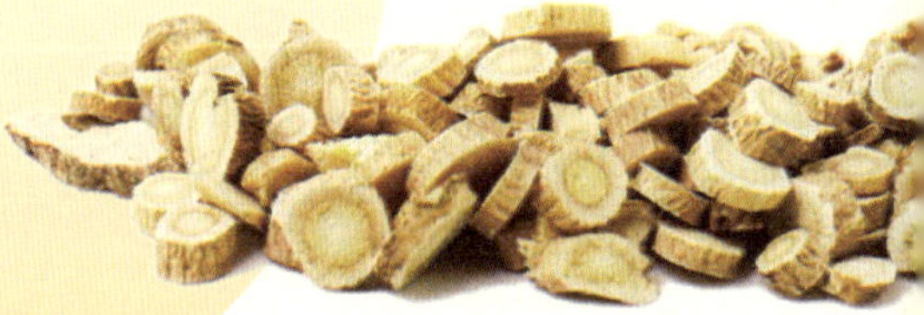

使用方法

- 1.水煎服。
- 2.生用或蜜炙用。
- 3.切片，泡茶饮用。

功效

- 1.益气升阳。
- 2.补气固表止汗。
- 3.利水消肿。
- 4.托毒生肌。

强化记忆

民间谚语

- ★ 常喝黄芪汤，防病保健康。
- ★ 穷吃黄芪，富吃参，黄芪就是土人参。
- ★ 立冬进补，黄芪当先。

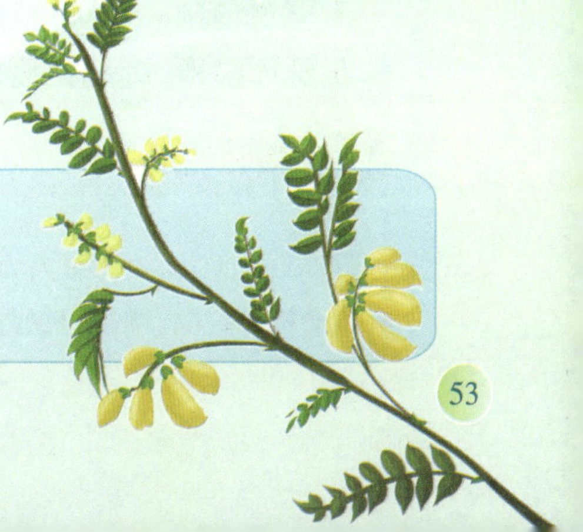

四十八、人参

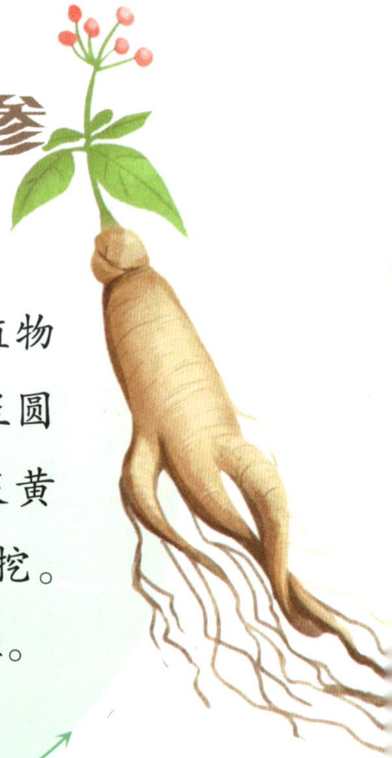

简单介绍

人参，多年生草本植物人参的干燥根和根茎。呈圆柱形或纺锤形，淡黄色。多于秋季采挖。味甘、微苦，性微温。

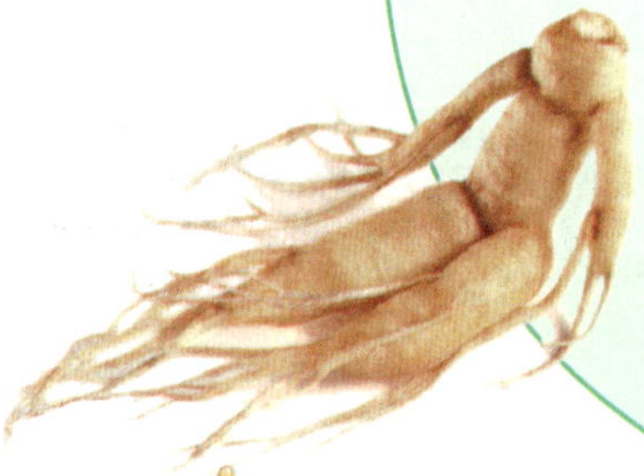

使用方法

- 1.水煎服。
- 2.切片，泡茶饮用或嚼吃。

功效

- 1.峻补元气，缓补诸脏。治疗虚脱、休克和久病虚劳。
- 2.补脾益肺。治疗咳喘。
- 3.生津止渴。治疗糖尿病。
- 4.安神益智。治疗惊悸、失眠、健忘。
- 5.延年益寿，提高免疫功能。

强化记忆

民间谚语

- ★ 黄连救人无功，人参杀人无过。
- ★ 人参提神醒脑，增强记忆力。
- ★ 人参补气养血，康复人生。
- ★ 人参补阳助阳，增强体力。

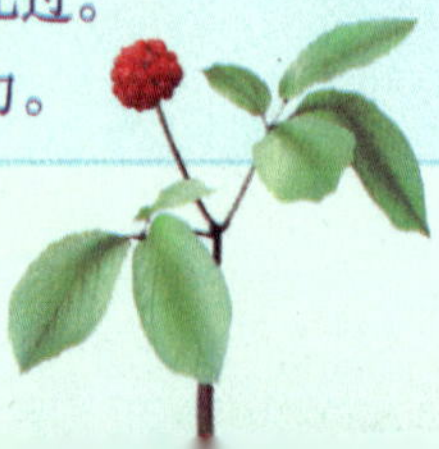

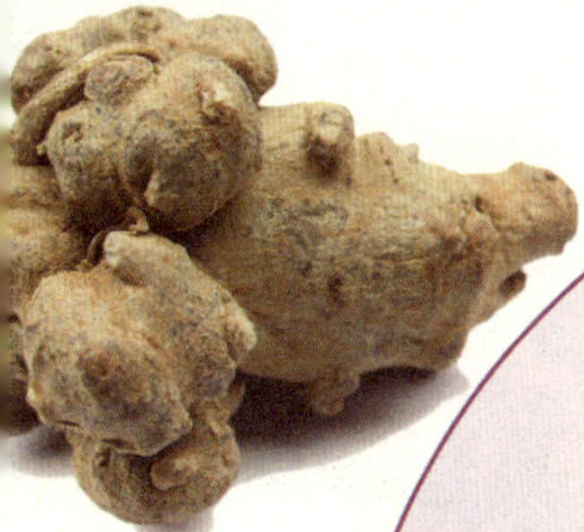

四十九、三七

简单介绍

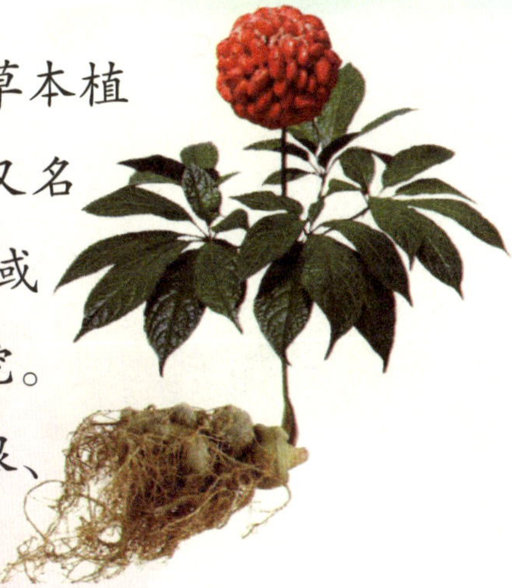

三七，五加科多年生草本植物人参的干燥根和根茎，又名田三七。外观呈类圆锥形或圆柱形。秋季花开前采挖。它的全身都是宝，花、叶、根、块、均能入药。味甘、微苦，性温。

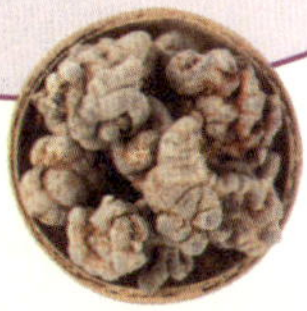

使用方法

- 研粉冲服，生用或熟用。

功效

- 1. 止血。治疗各种出血。
- 2. 活血化瘀。治疗冠心病、心绞痛、脑梗死。
- 3. 消肿止痛，治疗跌打损伤。
- 4. 补气补血。治疗贫血。
- 5. 养颜美容祛斑。
- 6. 延年益寿。

强化记忆

民间谚语

- ★ 人参补气第一，三七补血第一。
- ★ 铜皮铁骨田三七，止血化瘀数第一。
- ★ 一勺三七粉，浑身百病消。
- ★ 北有人参，南有三七。

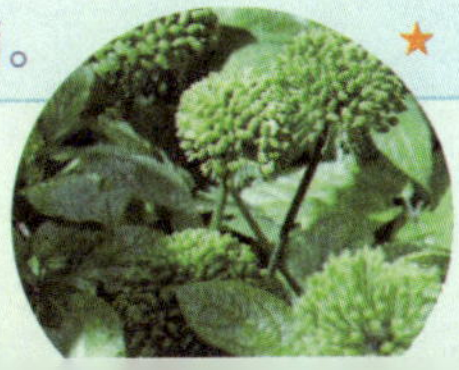

五十、党参

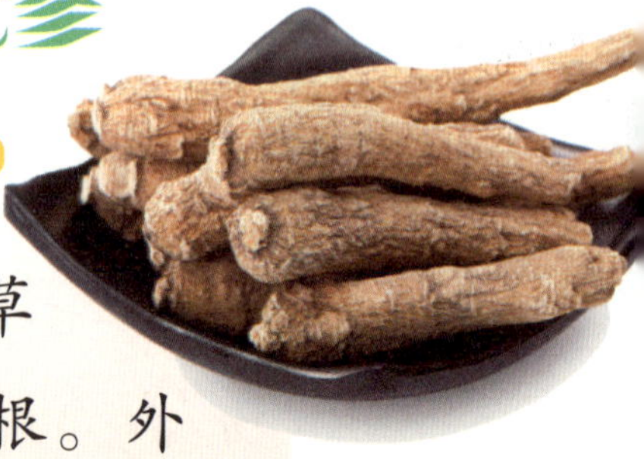

简单介绍

党参，属多年生草本植物党参的干燥根。外形呈圆柱形或纺锤形。秋季采挖。味甘，性平。

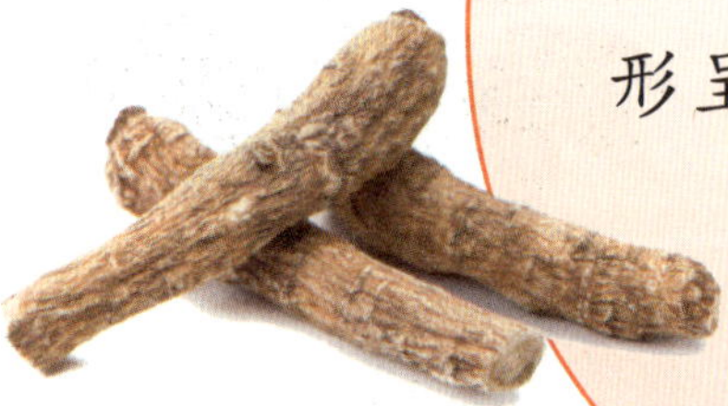

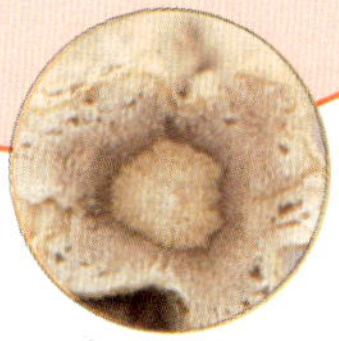

使用方法

- 1.水煎服。
- 2.泡茶饮用。

功效

- 1.补气健脾，益肺止咳。治疗脾胃虚弱，咳嗽，气短乏力。
- 2.养血生津。
- 3.补气养血。治疗贫血、面色萎黄、心慌气短、头晕、乏力。

强化记忆

民间谚语

★ 党参和人参，当知降和升。

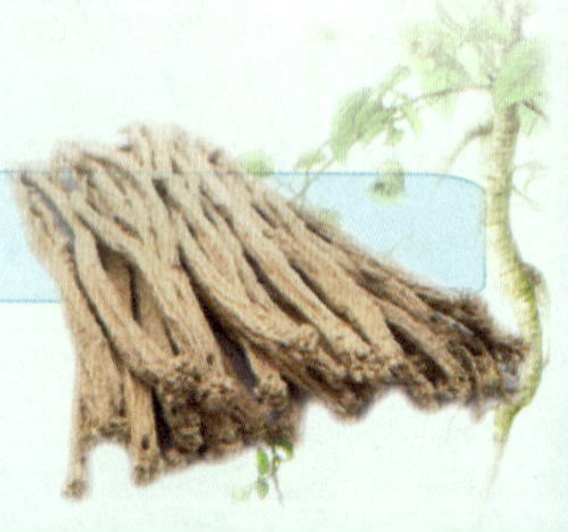

五十一、白芥子

简单介绍

白芥子，草本植物白芥的成熟种子。呈球形，表面灰白色至淡黄色。夏末秋初果实成熟时采收。味辛，性温。

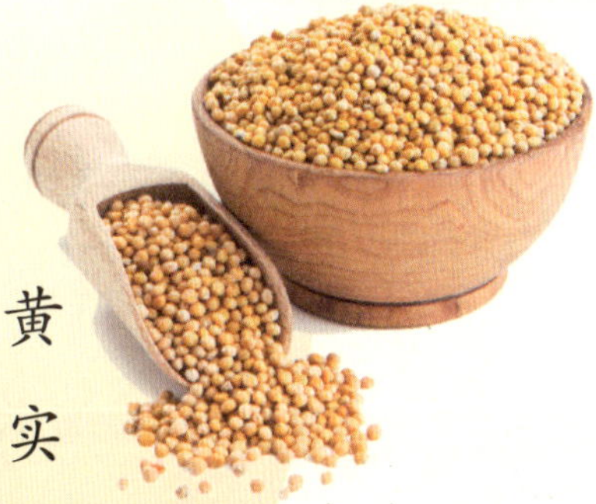

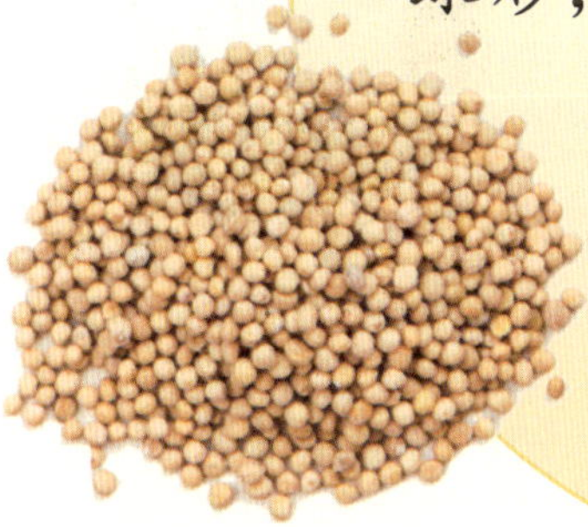

使用方法

- 1. 生用或炒用。
- 2. 研末调敷，贴背部肺俞穴、膻中穴，治疗咳嗽气喘。
- 3. 作调味品。
- 4. 芥末粉和芥末油能开窍，治疗鼻炎。

功效

- 1. 温肺豁痰利气。治疗气管炎、咳嗽痰多。
- 2. 散结通络止痛。治疗胸胁胀痛、关节麻木疼痛、囊肿、脂肪瘤。

强化记忆

民间谚语

★ 芥子贴三伏，祛风又散寒。

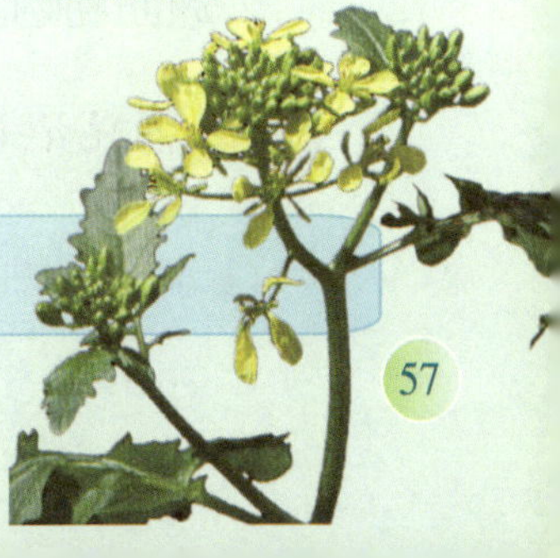

五十二、板蓝根

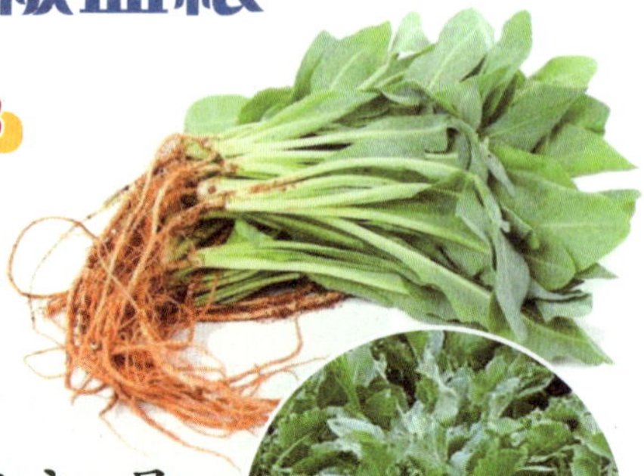

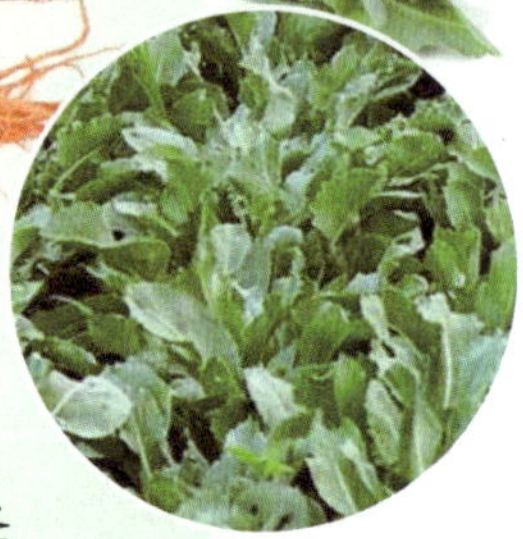

简单介绍

板蓝根，草本植物菘蓝的干燥根，又叫菘蓝。菘蓝的茎直立，呈细长圆柱形，表面淡灰黄色或淡棕黄色。秋季采挖。味苦，性寒。

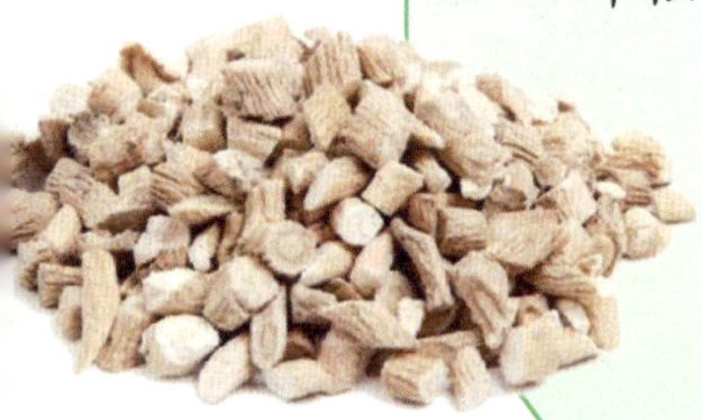

使用方法

- 1.水煎服。
- 2.泡茶饮用。
- 3.直接冲饮板蓝根冲剂。

功效

- 1.清热解毒。治疗风热感冒、腮腺炎、痤疮、疮疡。
- 2.凉血利咽。治疗上火引起的咽喉肿痛。

强化记忆

民间谚语

★ 板蓝根，解热毒，黄疸痢疾不用愁。

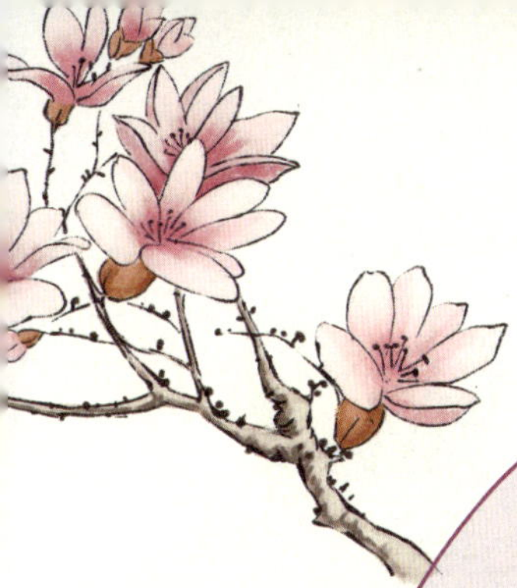

五十三、辛夷

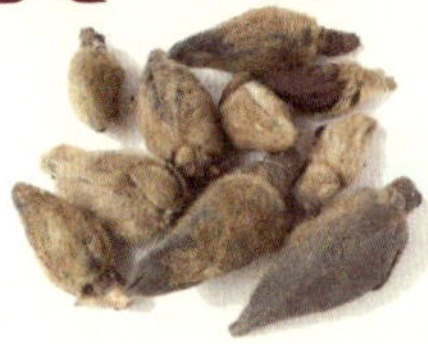

简单介绍

辛夷，木本植物辛夷树上开的花，也叫辛夷花、紫玉兰。一般以干燥的花蕾入药。呈长卵形，似毛笔头。冬末春初花未开放时采收。味辛，性温。

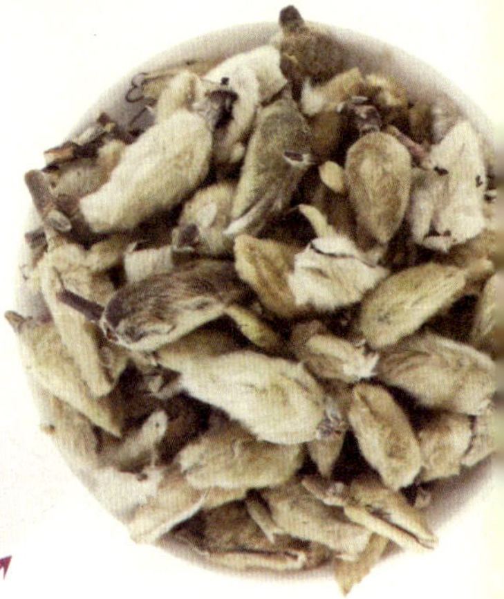

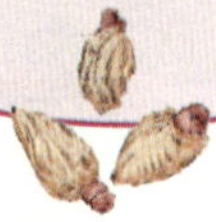

使用方法

- 1.水煎服。
- 2.打碎，泡茶饮用。

功效

- 1.发散风寒。治疗风寒感冒。
- 2.宣通鼻窍。治疗鼻炎、头痛、鼻塞、流涕。

强化记忆

古诗词

★ 溪上残春黄鸟稀，辛夷花尽杏花飞。 ——唐·钱起《晚春归山居题窗前竹》

五十四、芦荟

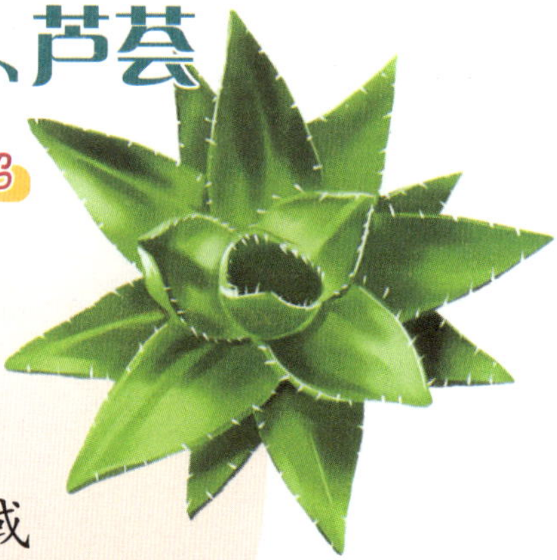

简单介绍

芦荟，属多年生草本植物。药用芦荟呈咖啡色或黑色块状固体。味苦，性寒。

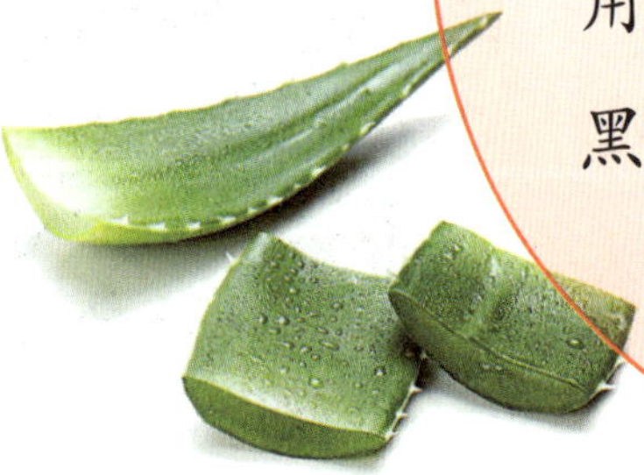

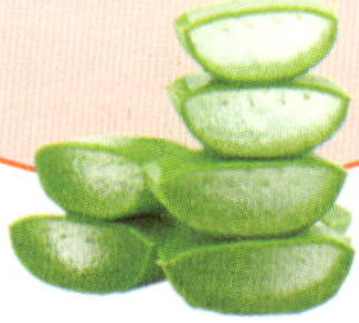

使用方法

- 1. 鲜芦荟叶捣汁，外敷面部，治疗痤疮、疮疡肿毒、雀斑，也可以美容。
- 2. 鲜品捣成泥状，外敷患处，治疗水火烫伤、加速伤口愈合、蜜蜂蜇伤、外伤出血。
- 3. 芦荟块研末，冲服，治疗便秘。

功效

- 1. 通便。治疗便秘。
- 2. 清肝泻火。
- 3. 杀虫。
- 4. 美容养颜。

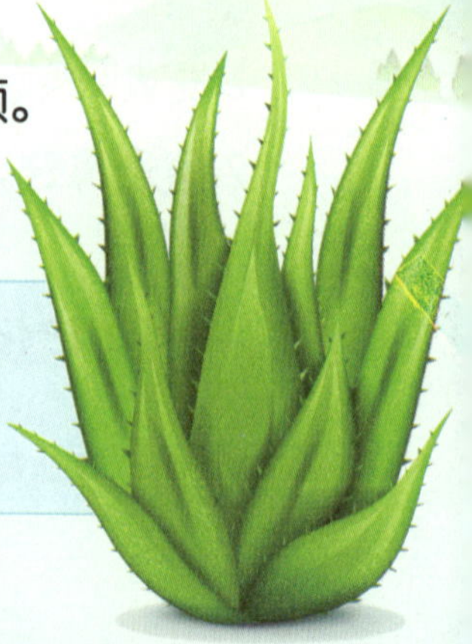

强化记忆

民间谚语

- ★ 吊兰芦荟是强手，甲醛吓得躲着走。
- ★ 家有芦荟，不用医生。
- ★ 老年便秘用芦荟，妇女美容不易老。

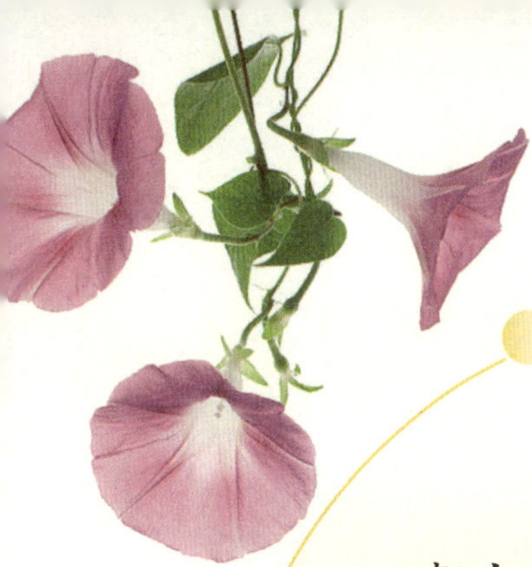

五十五、牵牛子

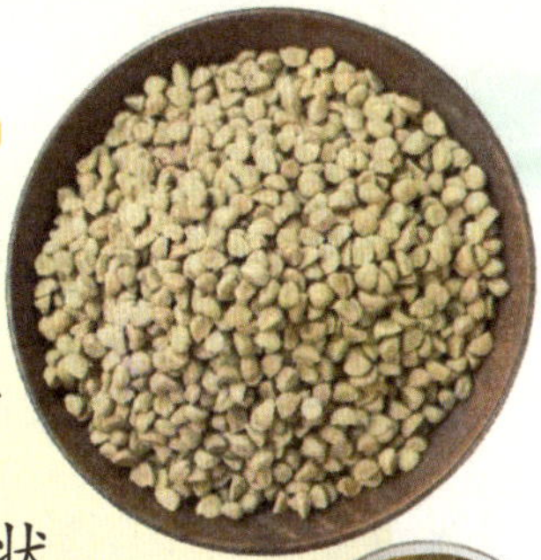

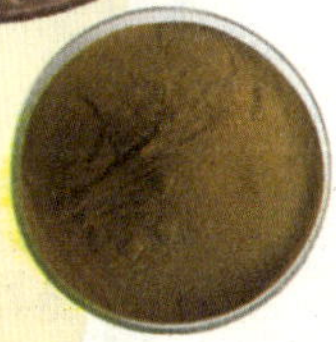

简单介绍

牵牛子，草本植物牵牛的干燥成熟种子。有黑、白两丑之分。呈橘瓣状，表面灰黑色（黑丑）或淡黄白色（白丑）。秋末果实成熟，果壳未开裂时采收。味苦，性寒。两种混合者称：二丑。

使用方法

- 1. 生用或炒用，水煎服。
- 2. 研末冲服。
- 3. 黑丑炒熟打粉，红糖搅拌内服治疗食积。

功效

- 1. 消食导滞通便。治疗食积发热、便秘。
- 2. 利尿消肿。治疗肾炎、水肿、腹水。
- 3. 杀虫。治疗肠道寄生虫病。

强化记忆

民间谚语

★ 牵牛逐水出自野老，车前止泻来于铃医。

五十六、王不留行

简单介绍

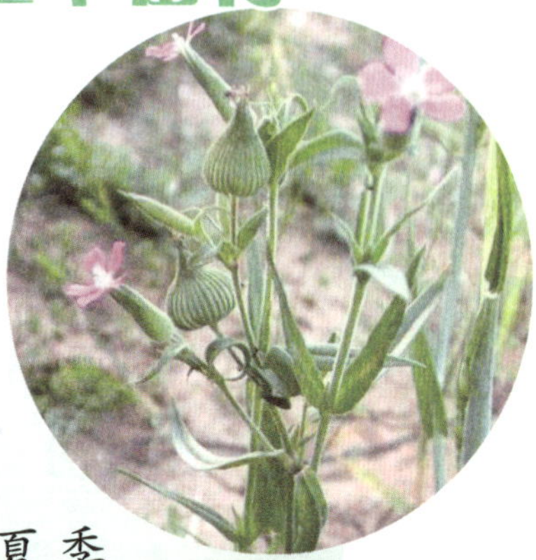

王不留行，草本植物麦蓝菜的干燥成熟种子。呈圆形，黑色，有细密颗粒状突起。夏季果实成熟，果皮尚未裂开时采收。味苦，性平。

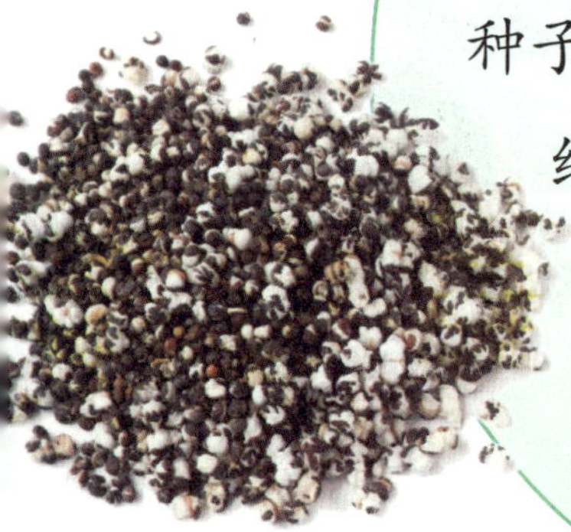

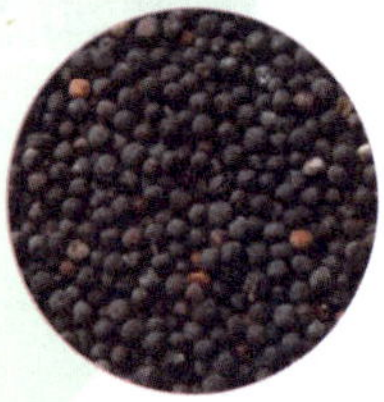

使用方法

- 1.生用或炒用，水煎服。
- 2.耳穴贴压法，治疗肥胖、失眠。

功效

- 1.活血通经。治疗闭经。
- 2.下乳消肿。治疗产妇乳汁不畅、乳腺炎。
- 3.利尿通淋。治疗泌尿系统感染。

强化记忆

民间谚语

★ 穿山甲、王不留，妇人吃了乳常流。

五十七、枇杷叶

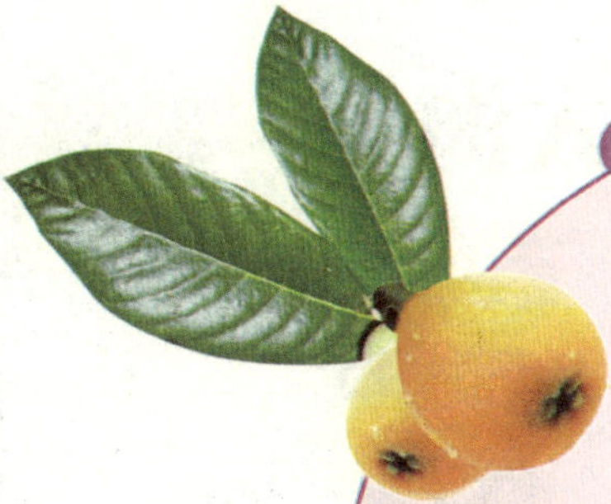

简单介绍

枇杷叶，木本植物枇杷树的干燥叶。呈长椭圆形或倒卵形。全年均可采收。味苦，性微寒。

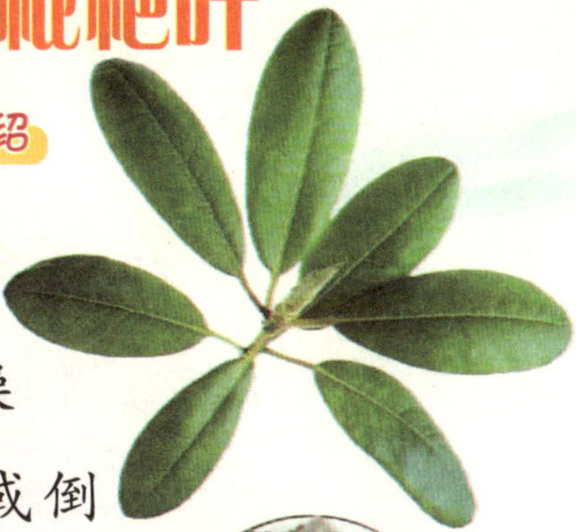

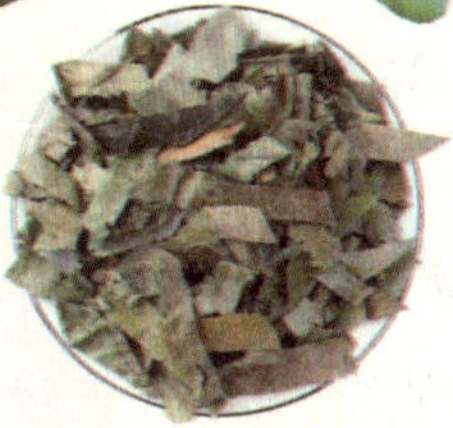

使用方法

- 1. 生用或蜜炙用，水煎服。
- 2. 泡茶饮用。

功效

- 1. 润肺止咳。治疗肺热咳喘。
- 2. 降逆止呕。治疗胃热、恶心、呕吐、呃逆。

强化记忆

民间谚语

★ 枇杷叶子润嗓肺，止咳良药古来传。 ★ 枇杷叶能润五脏，滋心肺。

古诗词

★ 五月枇杷黄似橘，谁思荔枝同此时。 ——宋·梅尧臣《依韵和行之枇杷》

五十八、胖大海

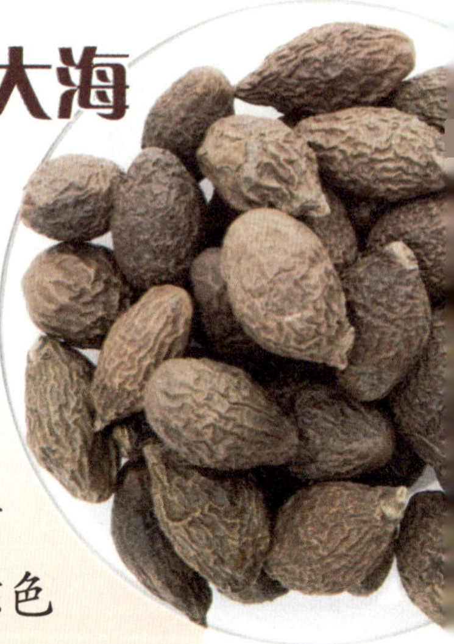

简单介绍

胖大海，木本植物胖大海树的干燥成熟种子。呈纺锤形或椭圆形，具浅色的圆形种脐，表面棕色或暗棕色。4—6月果实成熟开裂时，采收种子。味甘，性寒。

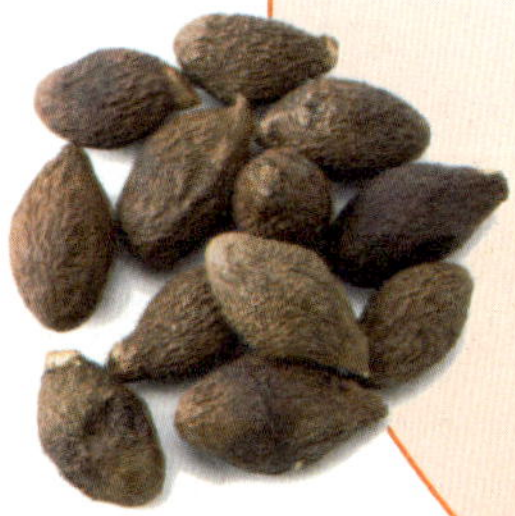

使用方法

- 1.水煎服。
- 2.泡茶饮用。

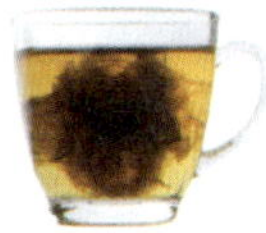

功效

- 1.清热润肺。治疗干咳无痰。
- 2.利咽开音。治疗咽喉疼痛、音哑。
- 3.润肠通便。治疗便秘。

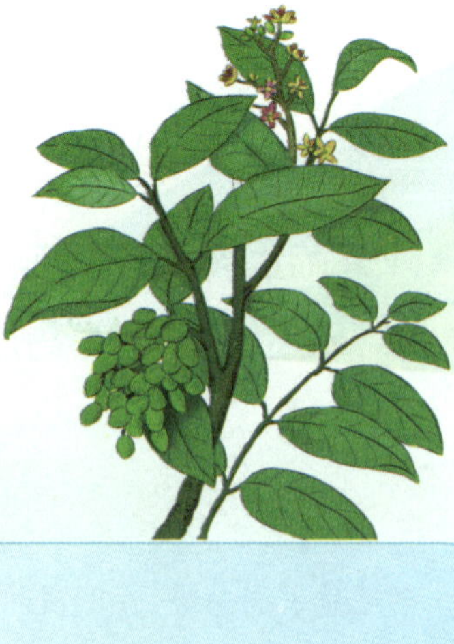

强化记忆

民间谚语

★ 茶杯里的胖大海——自我膨胀。

★ 护嗓神果胖大海。

★ 胖大海淡，清热开肺，咳嗽咽疼，音哑便秘。

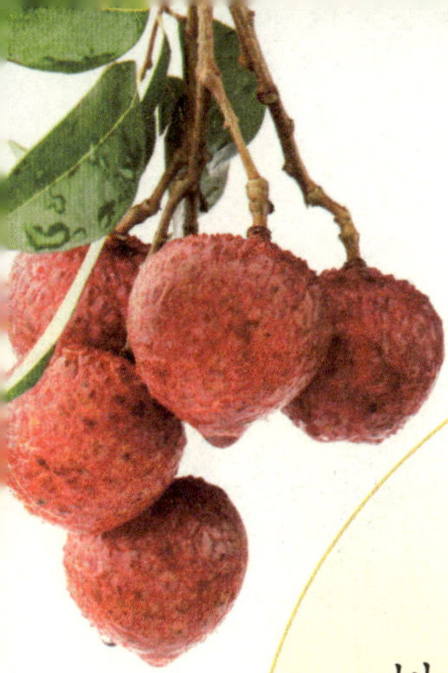

五十九、荔枝核

简单介绍

荔枝核，木本植物荔枝树上成熟的果实荔枝的干燥成熟种子。呈长圆形或卵圆形，略扁，表面棕红色或紫棕色，一端有类圆形黄棕色的种脐。夏季采摘成熟果实。味甘、微苦，性温。

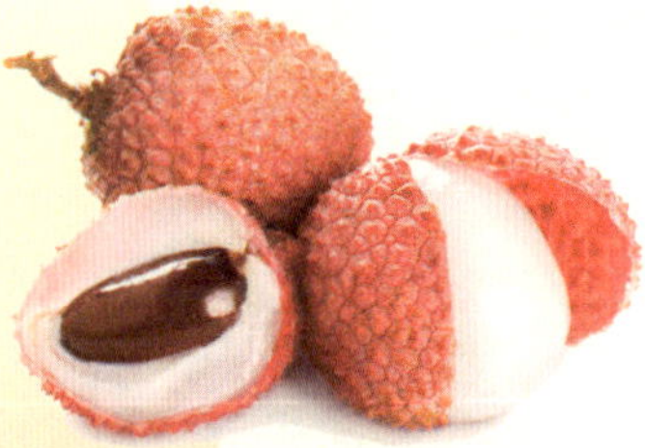

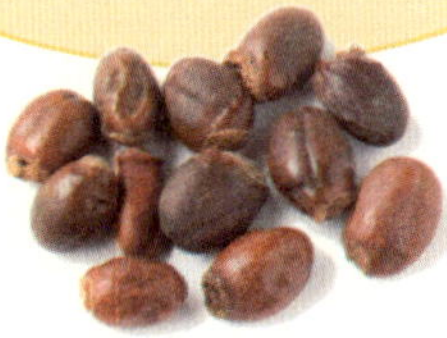

使用方法

- 水煎服。

功效

- 1. 行气散结。治疗乳腺增生、甲状腺结节、疝气腹痛。
- 2. 祛寒止痛。治疗脘腹胀痛、痛经、产后腹痛。

强化记忆

民间谚语

★ 荔枝肉养血，荔枝核散结。

古诗词

★ 一骑红尘妃子笑，无人知是荔枝来。——唐·杜牧《过华清宫绝句三首·其一》

★ 海味正思瑶柱美，夔门又见荔枝红。——宋·王十朋《拾荔枝核欲种之戏成一首》

六十、红花

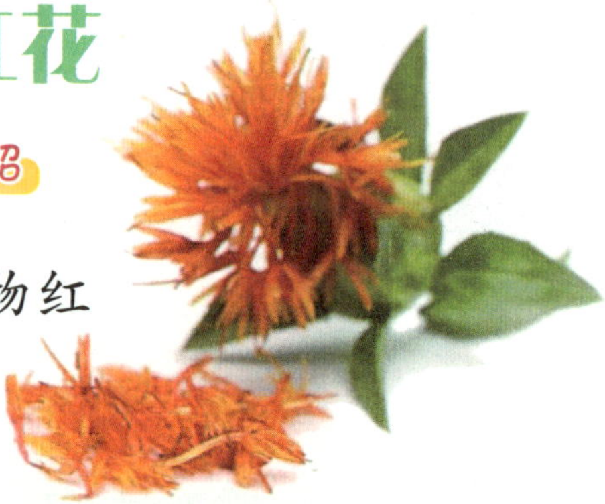

简单介绍

红花，草本植物红花的干燥花。花冠筒细长，表面红黄色或红色。夏季花由黄变红时采摘。味辛，性温。

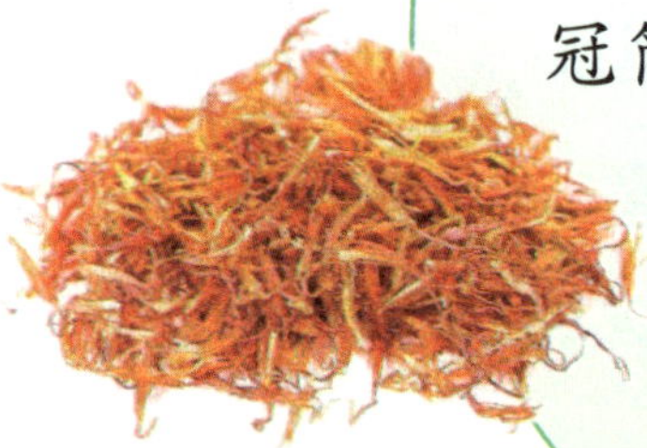

使用方法

1. 水煎服。
2. 泡茶饮。
3. 熬水泡脚。

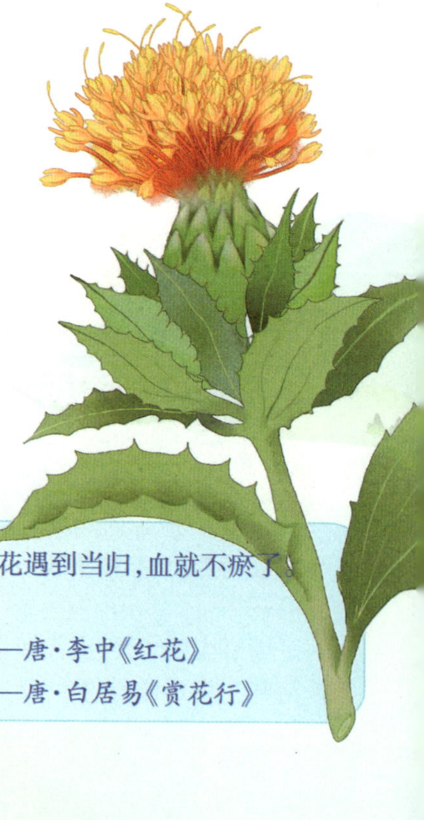

功效

1. 活血通经。治疗闭经、痛经。
2. 散瘀止痛。治疗胸胁刺痛。

强化记忆

民间谚语

★ 红花丹参淤血散，三七活血能扩冠。

★ 红花遇到当归，血就不瘀了。

古诗词

★ 红花颜色掩千花，任是猩猩血未加。——唐·李中《红花》

★ 红花绿叶长相伴，万紫千红一片春。——唐·白居易《赏花行》

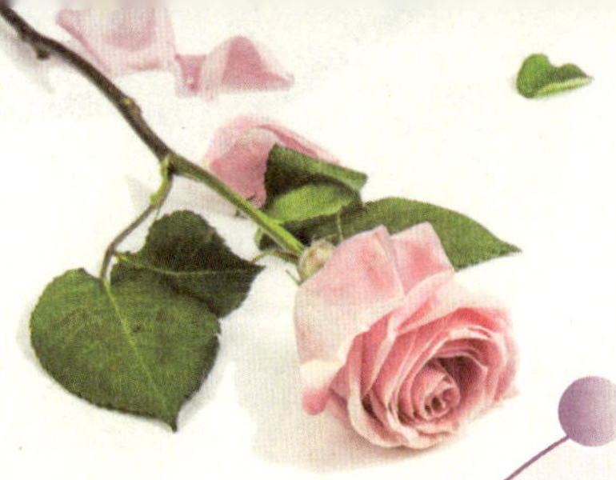

六十一、玫瑰花

简单介绍

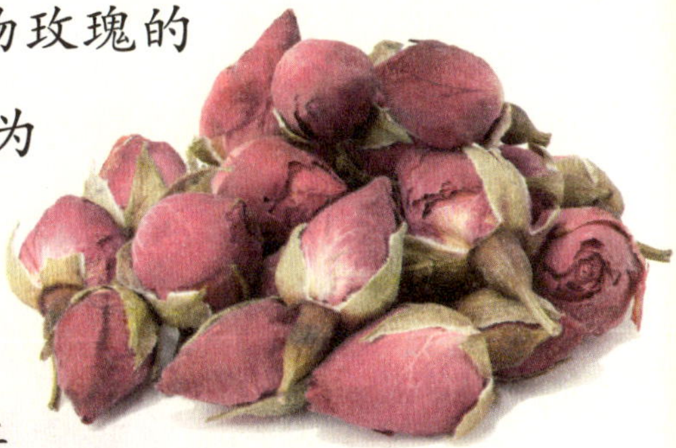

玫瑰花，木本植物玫瑰的干燥花蕾。花朵形状为杯状，花瓣层层叠叠包裹，花朵的苞片为卵形。春末夏初花将开放时分批采摘。味甘、微苦，性温。

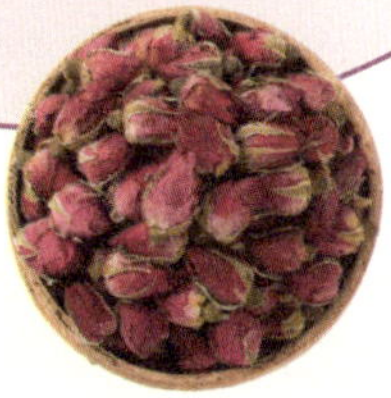

使用方法

- 水煎服。

功效

- 1. 行气解郁。治疗失眠、神经衰弱、焦虑症、抑郁症。
- 2. 和血，散瘀，止痛。治疗月经不调、痛经、乳腺炎。
- 3. 美容养颜。
- 4. 泡茶饮用治疗便秘。

强化记忆

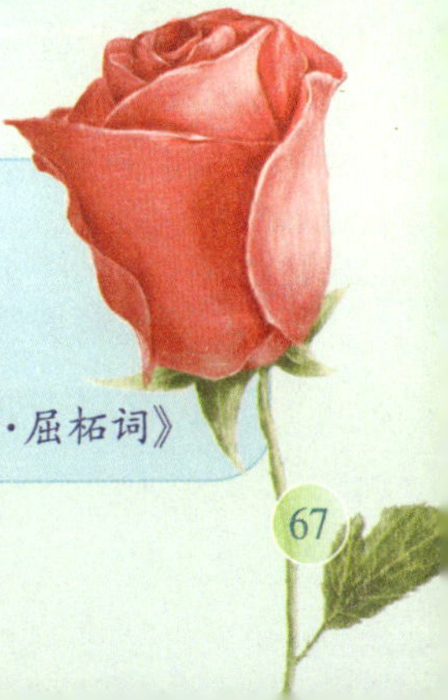

民间谚语

★ 赠人玫瑰，手留余香。

古诗词

★ 折得玫瑰花一朵，凭君簪向凤凰钗。——唐·李建勋《春词》

★ 杨柳萦桥绿，玫瑰拂地红。——唐·温庭筠《舞曲歌辞·屈柘词》

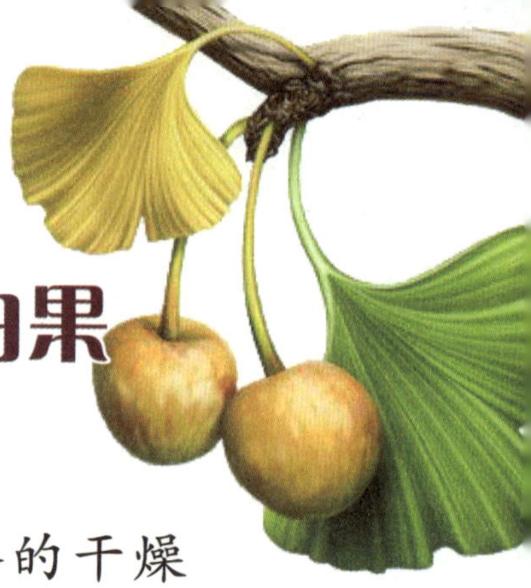

六十二、白果

简单介绍

白果，木本植物银杏的干燥成熟种子。呈椭圆形，表面黄白色或淡棕黄色，平滑。秋季果实成熟时采收，去壳取仁。白果属于坚果，煮熟后食用，生用有毒。药食两用。味甘、苦、涩，性平。

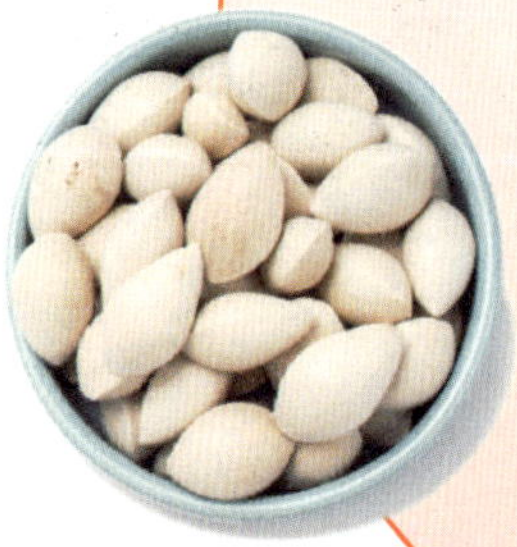

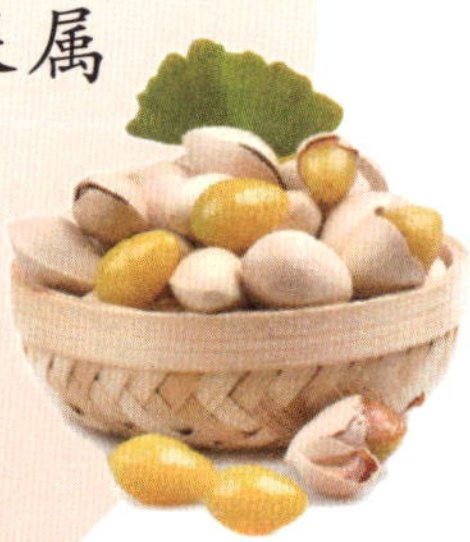

使用方法

- 1. 稍蒸或略煮后，烘干。儿童忌食。
- 2. 煮粥、煲汤、炖肉食用。

功效

- 1. 敛肺定喘。治疗咳喘痰多。
- 2. 止带缩尿。治疗带下白浊、遗尿、尿频。
- 3. 降血脂、降血压。治疗高血脂和高血压病。

强化记忆

中医顺口溜

★ 桃三杏四梨五年，想吃白果一百年。

★ 立冬吃三白，冬天病不来。

古诗词

★ 满地翻黄银杏叶，忽惊天地告成功。——宋·葛绍体《晨兴书所见》

★ 门前银杏如相待，才到秋来黄又黄。——明末清初·毛奇龄《过张六四丈草堂看菊作》

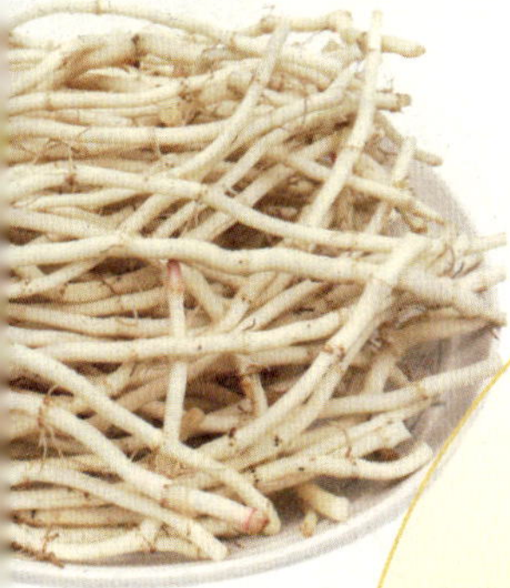

六十三、鱼腥草

简单介绍

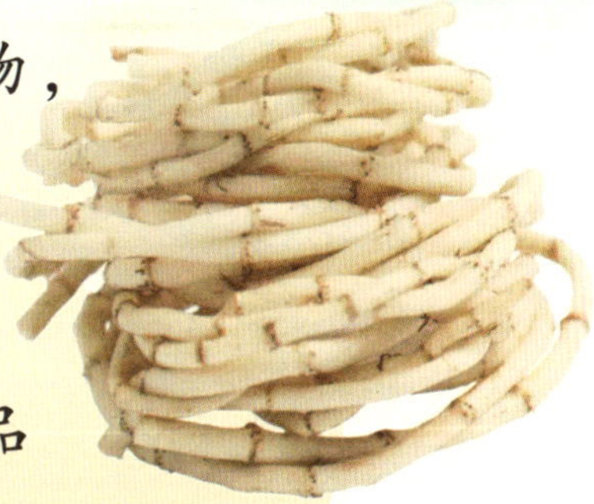

鱼腥草，属草本植物，又叫折耳根。茎部呈扁圆柱形，表面棕黄色。鲜品全年均可采收；干品应于夏季茎叶茂盛、花穗多时采收，晒干即可。药食两用。味辛，性微寒。

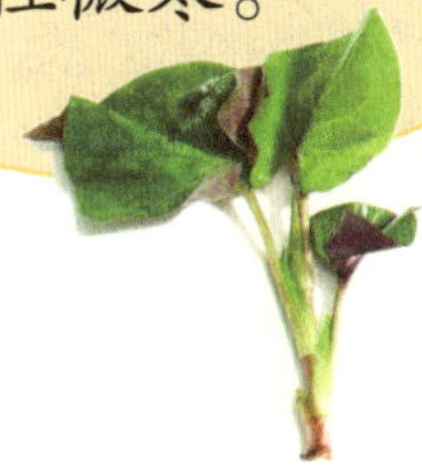

使用方法

- 1.水煎服。
- 2.泡茶饮用。
- 3.通常凉拌、炒食。

功效

- 1.清热解毒。治疗痈肿疮毒。
- 2.消痈排脓。治疗气管炎、咳吐脓血腥臭痰。
- 3.利尿通淋。治疗泌尿系感染。

强化记忆

民间谚语

- ★ 常吃鱼腥草，不会得感冒。
- ★ 红肿疼痛发热，不要小看鱼腥草。
- ★ 常吃折耳根，百病不缠身。

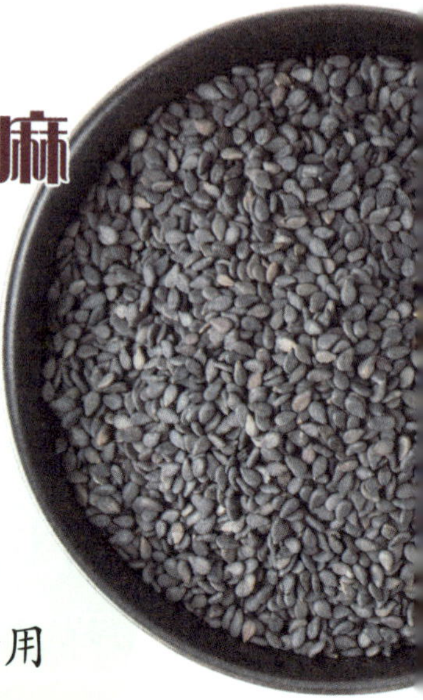

六十四、黑芝麻

简单介绍

黑芝麻，一年生草本植物脂麻的干燥成熟种子。呈椭圆形，表面黑色。秋季果实成熟时采收。以食用为主，又可入药。味甘，性平。

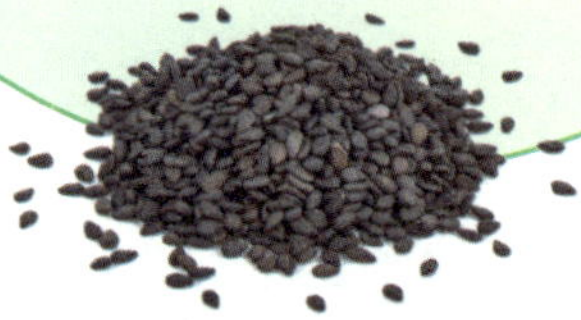

使用方法

- 1.生用或炒用。
- 2.研粉冲服。
- 3.煮粥食用。
- 4.制成酱。

功效

- 1.补肝肾，益精血。治疗腰痛、腰酸、脱发、须发早白。
- 2.润肠通便。治疗血虚便秘。

强化记忆

民间谚语

★ 嚼把黑芝麻，活到百岁无白发。

★ 霜降吃芝麻，身体顶呱呱。

古诗词

★ 苜蓿重沽酒，芝麻旋点茶。 ——宋·宋伯仁《村市》

六十五、木瓜

简单介绍

木瓜，木本植物木瓜的干燥近成熟果实。呈长椭圆形，外表面紫红色或红棕色。夏、秋二季果实绿黄时采收。味酸，性温。

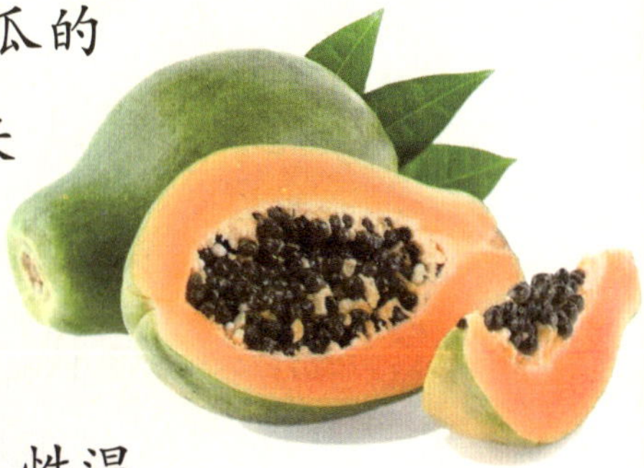

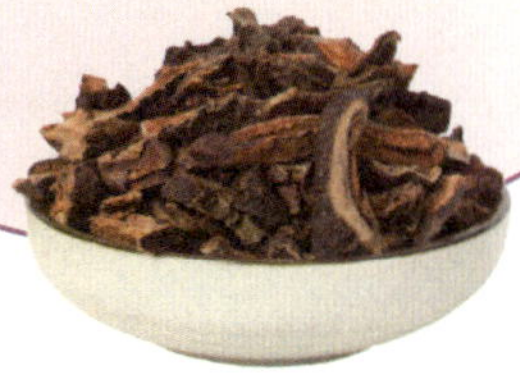

使用方法

1. 水煎服。
2. 泡茶饮用。

功效

1. 舒筋活络。治疗腰膝关节酸重、疼痛。
2. 和胃化湿。治疗腹痛、呕吐、腹泻、转筋、下肢水肿、胃炎。

强化记忆

民间谚语

★ 杏一益，梨二益，木瓜有百益。

古诗词

★ 金奏不知江海眩，木瓜屡费琼瑶重。——宋·苏轼《用前韵答西掖诸公见和》

★ 木瓜诚有报，玉楮论无实。——唐·张九龄《叙怀二首》

六十六、仙人掌

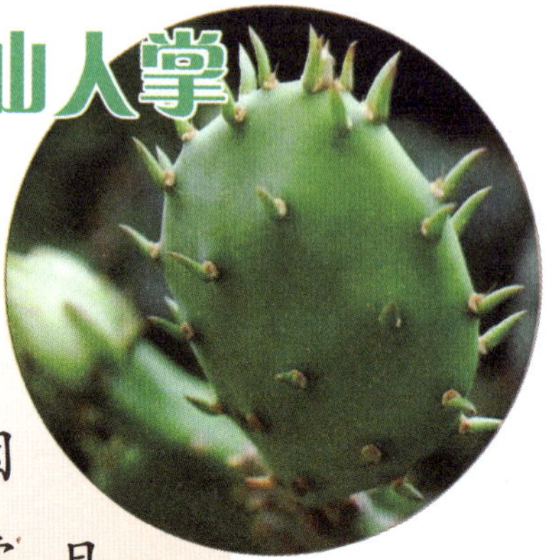

简单介绍

仙人掌，属仙人掌科草本植物。仙人掌因其形似手指并拢的手掌，且有刺，故得名。味苦，性寒。

使用方法

- 鲜品捣成泥状，加蛋清，外敷患处，治疗流行性腮腺炎、乳腺炎、烧烫伤、蛇咬伤。

功效

- 1. 清热解毒，消肿止痛。
- 2. 行气活血，凉血止血。

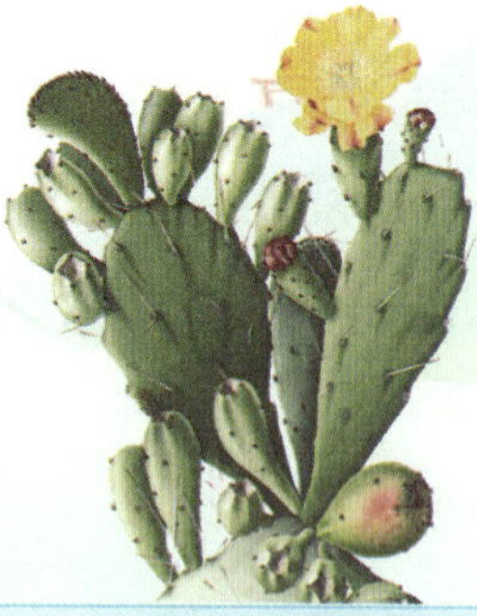

强化记忆

民间谚语

★ 一天一片仙人掌，年龄不随时间长。

古诗词

★ 曝成仙人掌，似拍洪崖肩。 ——唐·李白《答族侄僧中孚赠玉泉山仙人掌茶》

六十七、急性子

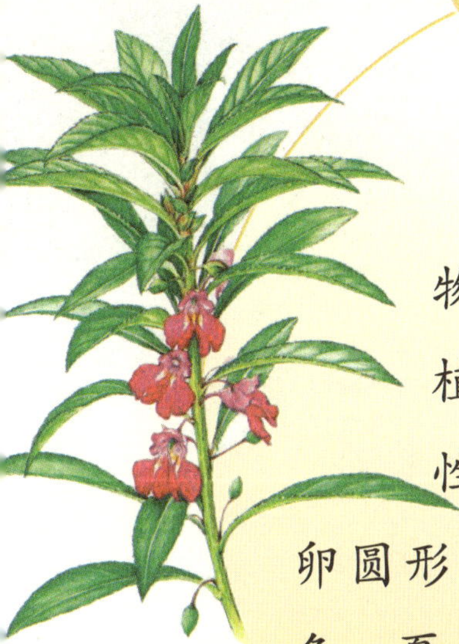

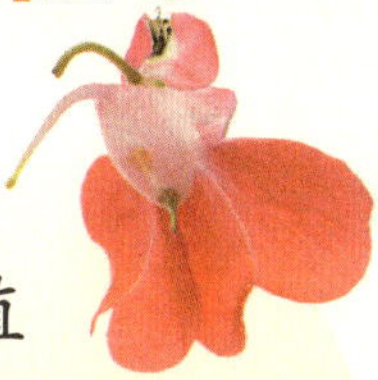

简单介绍

急性子，草本植物凤仙的干燥成熟种子。植物凤仙又叫指甲草。急性子呈椭圆形、扁圆形或卵圆形，表面棕褐色或灰褐色。夏、秋季果实即将成熟时采收。味微苦、辛，性温。

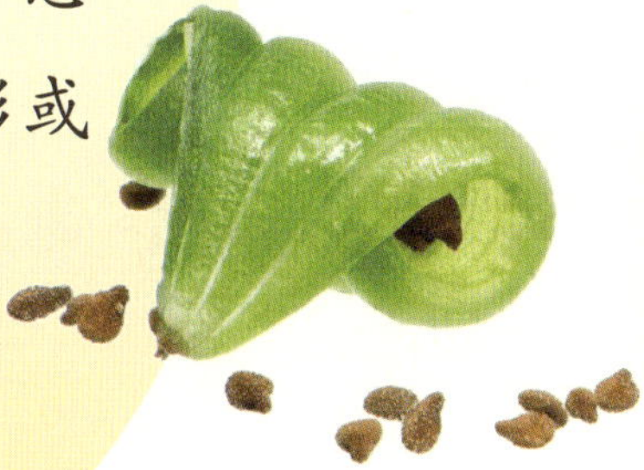

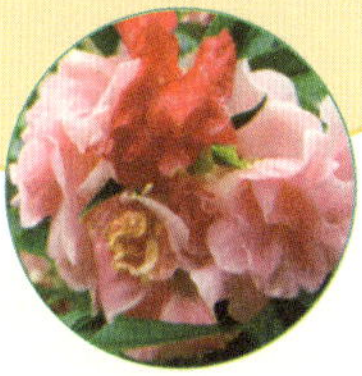

使用方法

水煎服。

功效

破血消积，软坚散结。治疗噎膈、癥瘕痞块、闭经。急性子是治疗食道癌的主药。

强化记忆

古诗词

★ 何年凤背古仙人，草木之中自化身。——宋·释文珦《凤仙花》

★ 香红嫩绿正开时，冷蝶饥蜂两不知。——唐·吴仁璧《凤仙花》

六十八、无花果

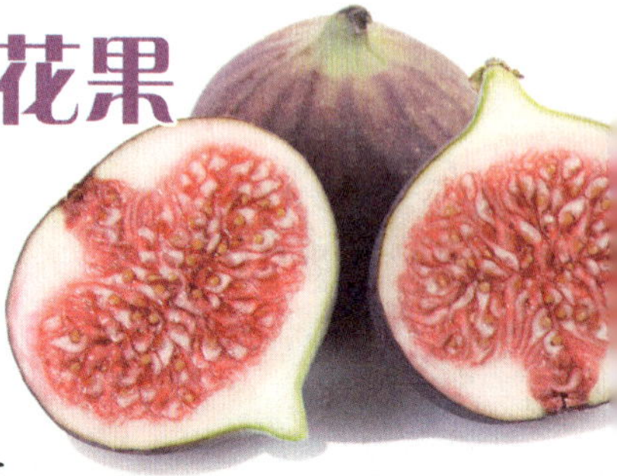

简单介绍

无花果，木本植物无花果树的果实。呈梨形，刚刚长出来的无花果是深绿色的，成熟以后的无花果是黄色的。秋季采收。以食用为主，又可入药。味甘，性凉。

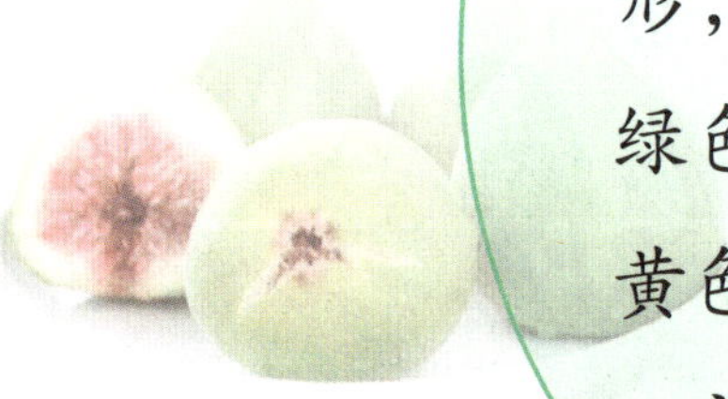

使用方法

- 1.鲜品直接食用。
- 2.烘干果脯食用。
- 3.无花果叶搓出白汁，涂抹后反复揉搓患处，治疗扁平疣。
- 4.无花果叶，熬水外洗，治疗痔疮、肛裂。

功效

- 1.健脾开胃。
- 2.解毒消肿。

强化记忆

民间谚语

★ 六月六地果(无花果)熟，七月半地果烂。

中药顺口溜

★ 健身益体无花果，果叶药用价值高。

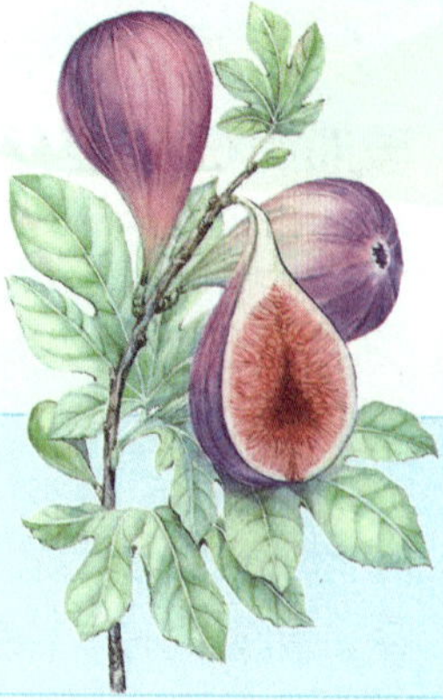

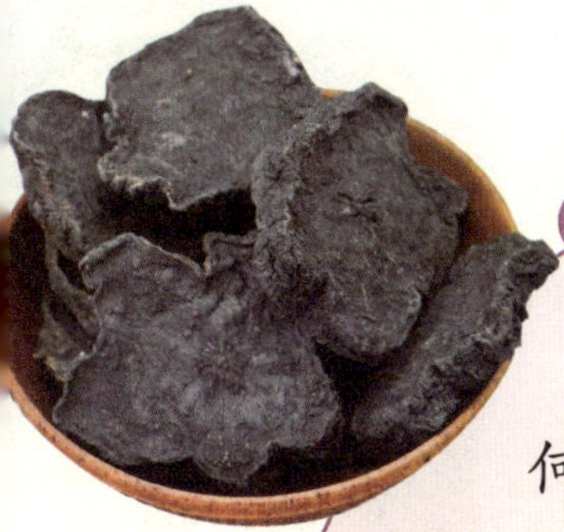

六十九、何首乌

简单介绍

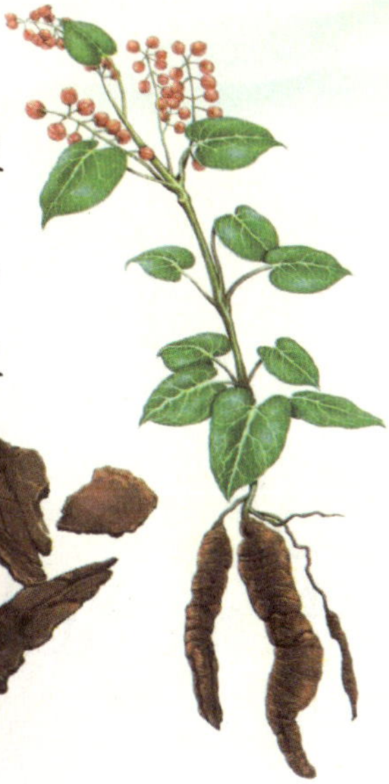

何首乌，属多年生草本植物。其干燥根块也称何首乌，呈细长的圆柱形，灰黑色或红褐色。秋、冬二季叶枯萎时采挖。何首乌的根和藤都可入药，它的藤入药被称作夜交藤。味苦、甘、涩，性微温。

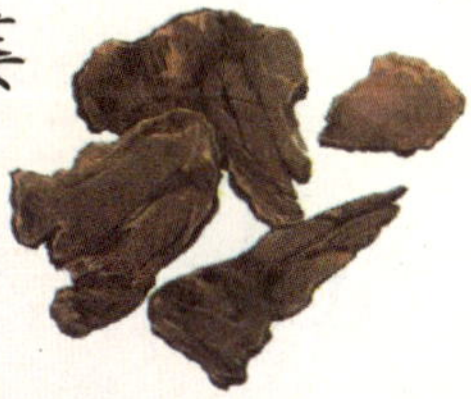

使用方法

水煎服。

功效

1. 生何首乌，解毒，消痈，截疟，润肠通便。
2. 制何首乌，补肝肾，益精血，乌须发，强筋骨。临床常用制首乌。

强化记忆

民间谚语

★ 千年首乌万年参。

中药顺口溜

★ 补益精血制首乌，生用润肠能解毒。

★ 首乌补肾乌须发，夜交养心安神宁。

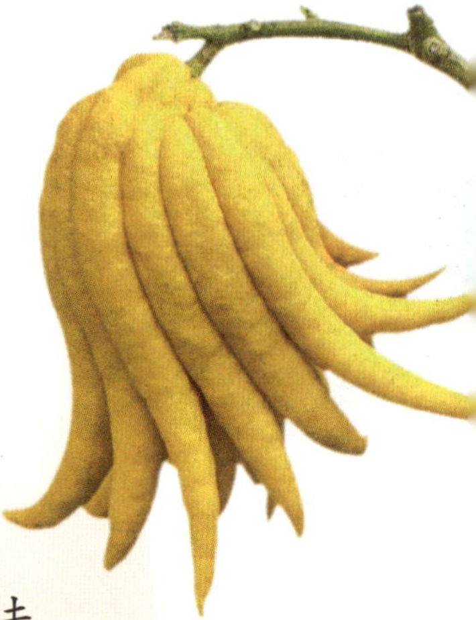

七十、佛手

简单介绍

佛手，木本植物佛手的干燥果实。形状奇特，似手，故名。秋季果实尚未变黄或刚变黄时采收。药食两用。味辛、苦、酸，性温。

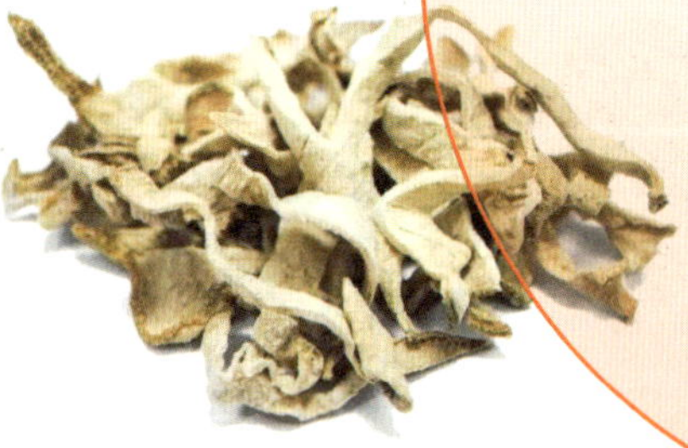

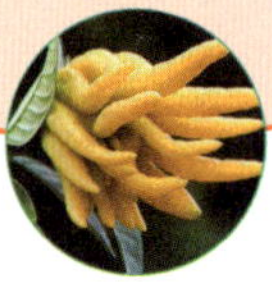

使用方法

- 通常凉拌、炒食。

功效

- 1.疏肝理气。治疗胸胁胀痛、脘腹痞满。
- 2.和胃止痛。治疗胃疼、纳呆食少、恶心呕吐。
- 3.燥湿化痰。治疗咳嗽痰多。

强化记忆

中医古籍

★ 佛手，虽味短而香芬大胜，置笥中，则数日香不歇。——《本草纲目》

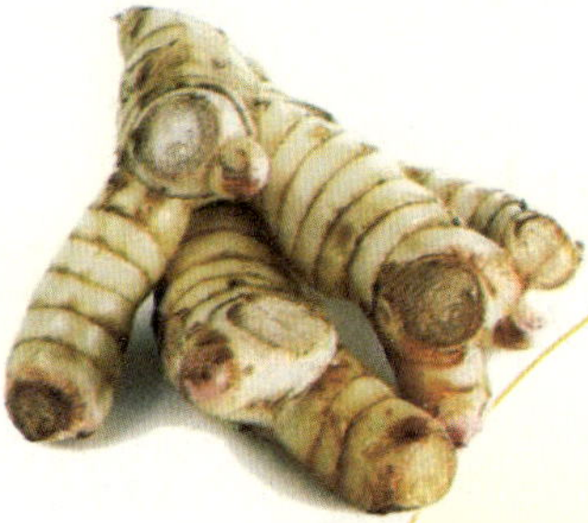

七十一 高良姜

简单介绍

高良姜，多年生草本植物山姜的干燥根茎。呈圆柱形，弯曲，多分枝，表面暗红棕色。夏末秋初采挖。味辛，性热。

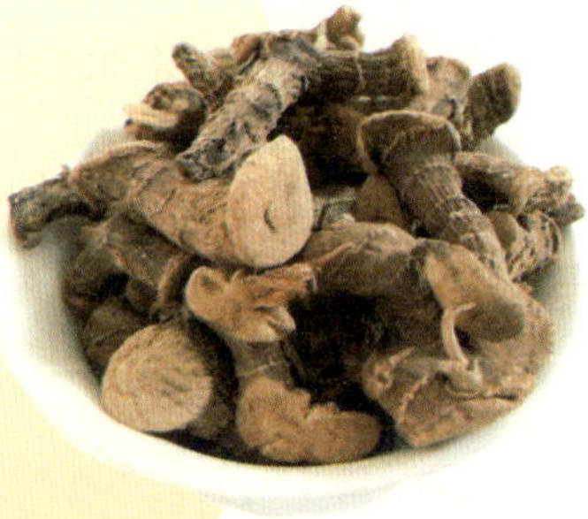

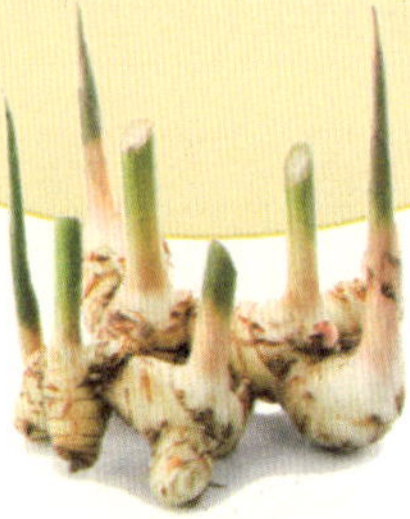

使用方法

1. 水煎服。
2. 打粉用。
3. 作香料。

功效

1. 温胃止呕。治疗胃寒呕吐。
2. 散寒止痛。治疗脘腹冷痛。

强化记忆

中药顺口溜

★ 高良姜遇到香附，胃就不痛了。

中药歌诀

★ 散寒止痛高良姜，温胃止呕用之良。

七十二、石榴皮

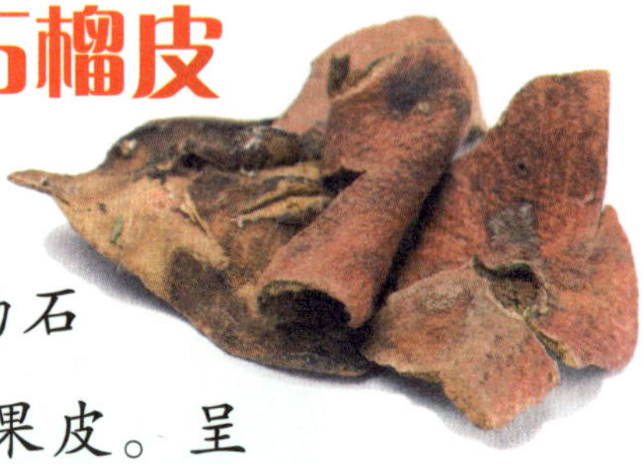

简单介绍

石榴皮，木本植物石榴树成熟果实的干燥果皮。呈不规则的片状或瓢状，大小不一，外表面红棕色、棕黄色或暗棕色。秋季果实成熟时收集果皮。味酸、涩，性温。

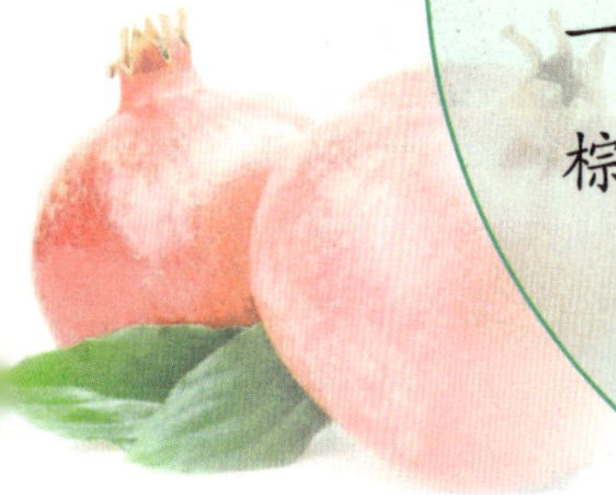

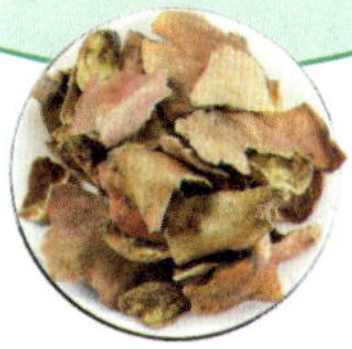

使用方法

- 生用或炒用，水煎服。

功效

- 1.止泻，止血。治疗腹泻和便血。
- 2.驱虫。治疗肠道寄生虫病。

强化记忆

民间谚语

★ 跑肚拉稀不求医，烘干搋碎石榴皮。

古诗词

★ 安石榴者，天下之奇树，九州之名果也。 ——西晋·潘岳《河阳庭前安石榴赋》

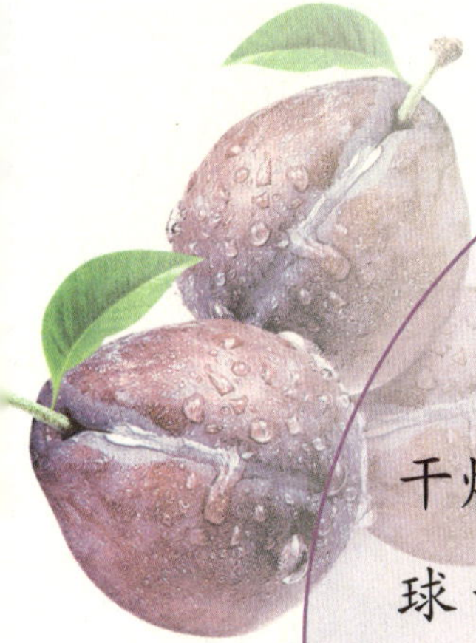

七十三、乌梅

简单介绍

乌梅，木本植物梅树的干燥成熟果实。呈类球形或扁球形，表面乌黑色或棕黑色。夏季果实近成熟时采收，低温烘干后闷至色变黑。药食两用。乌梅属于坚果。味酸、涩，性平。

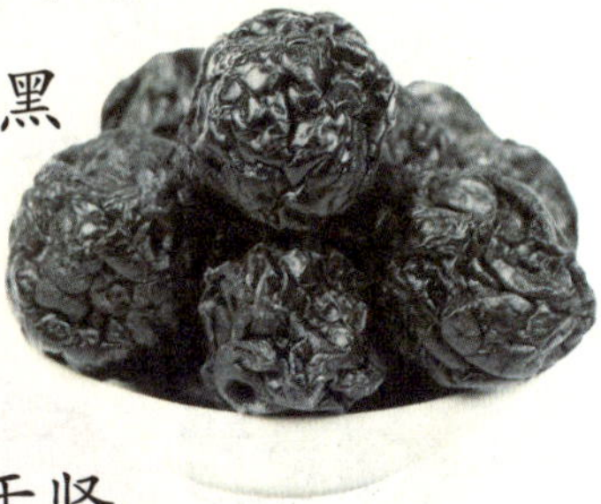

使用方法

- 1. 水煎服。
- 2. 生用、去核用或炒用。
- 3. 泡茶饮用。
- 4. 做果脯用。

功效

- 1. 敛肺，涩肠。治疗咳嗽、久泻久痢。
- 2. 生津，安蛔。治疗消渴、肠道寄生虫。

强化记忆

民间谚语

★ 生津止渴数乌梅，润肺乌发数核桃。

★ 乌梅入药，安蛔收敛又解渴。

★ 一个乌梅二个枣，七枚杏仁一处捣，男酒女醋齐送下，不害心痛直到老。

七十四、桂圆

简单介绍

桂圆，木本植物龙眼树的干燥成熟果实。桂圆是一种水果。呈圆形，种子又圆又黑，果肉是白色的。夏季采摘。药食两用。味甘，性温。

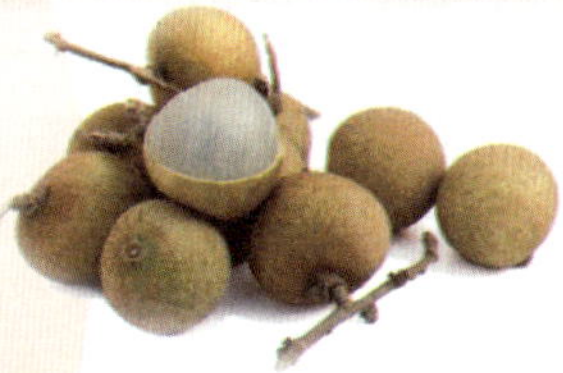

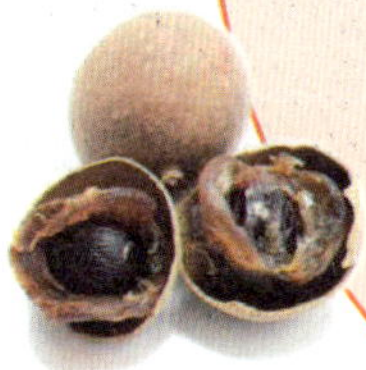

使用方法

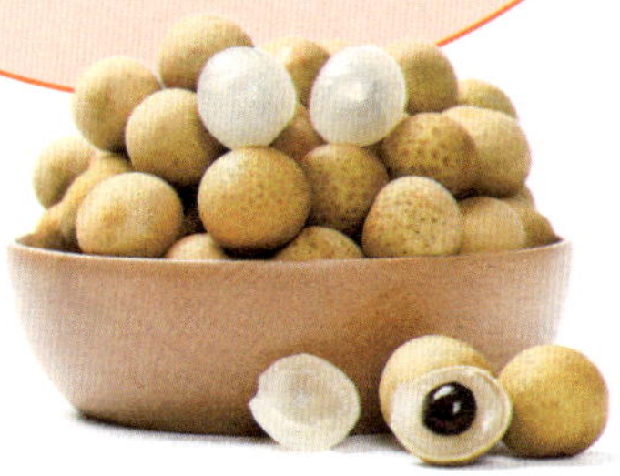

- 1. 水煎服。
- 2. 直接食用。
- 3. 泡茶饮用。
- 4. 煮粥或煲汤食用。

功效

- 1. 补气补血。治疗贫血。
- 2. 养心安神。治疗健忘、失眠多梦、近视眼。
- 3. 美容养颜。

强化记忆

民间谚语

★ 白露必吃龙眼。

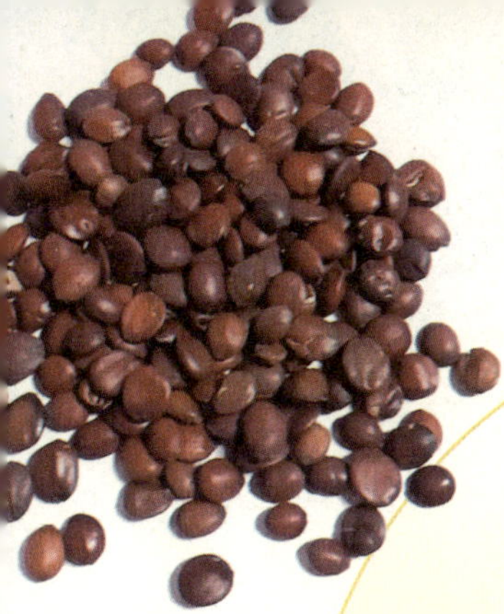

七十五、酸枣仁

简单介绍

酸枣仁，木本植物酸枣的干燥成熟种子。秋末冬初采收成熟果实，除去果肉和核壳。味甘、酸，性平。

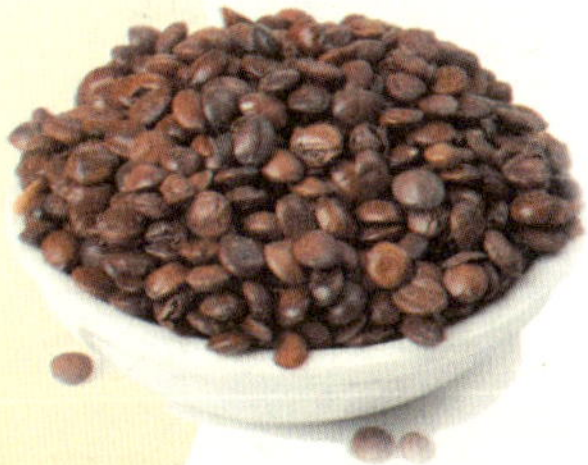

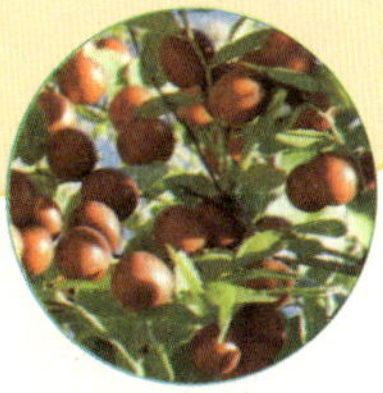

使用方法

- 1. 生用或炒用，水煎服。
- 2. 泡茶饮用。
- 3. 研粉冲服。

功效

- 1. 养血安神。治疗失眠多梦、头晕、四肢麻木、惊悸不安。
- 2. 敛汗，生津。治疗自汗、盗汗、津伤口渴。

强化记忆

民间谚语

★ 酸枣加白糖，安眠大帮忙。

古诗词

★ 酸枣垂北郭，寒瓜蔓东篱。

——唐·李白《寻鲁城北范居士失道落苍耳中见范置酒摘苍耳作》

★ 还京却要东南运，酸枣棠梨莫蓊然。 ——宋·范成大《汴河》

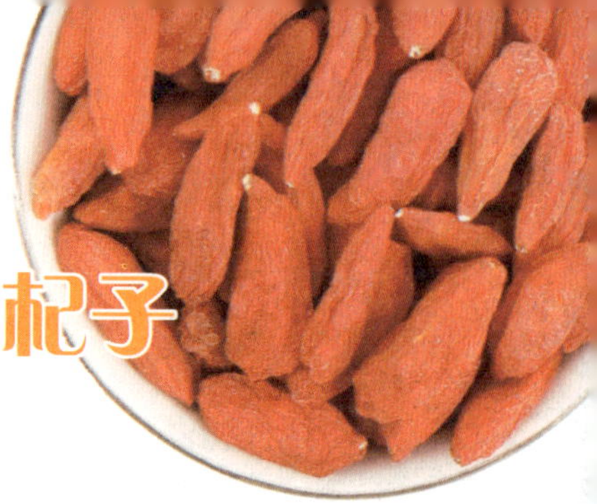

七十六、枸杞子

简单介绍

枸杞子，多年生木本植物枸杞的干燥成熟果实。呈宽椭圆形、圆柱形或近球形，成熟时红色。夏、秋二季果实呈红色时采收。药食两用。味甘，性平。

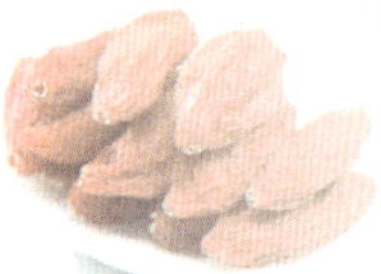

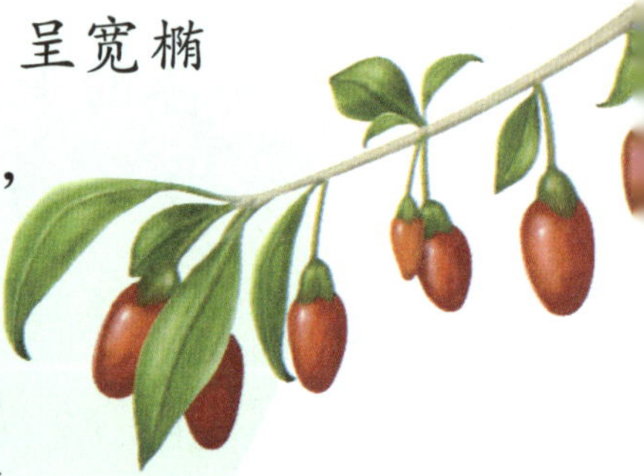

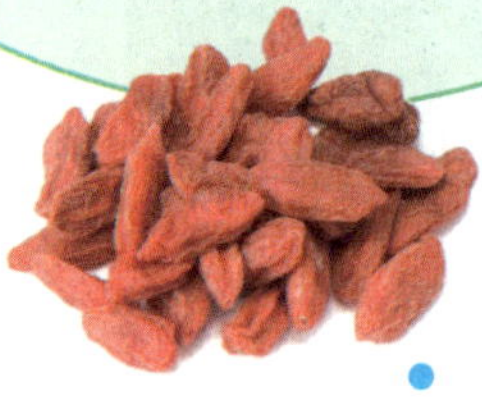

使用方法

- 1. 水煎服。
- 2. 直接食用。
- 3. 泡茶饮用。
- 4. 熬粥或煲汤食用。
- 5. 泡酒用。

功效

- 1. 滋补肝肾。治疗腰膝酸痛、眩晕耳鸣。
- 2. 益精明目。治疗两目干涩、目昏不明、近视。

强化记忆

民间谚语

★ 天天枸杞水，活到两百岁。

★ 有三分枸杞，不愁四季更衣。

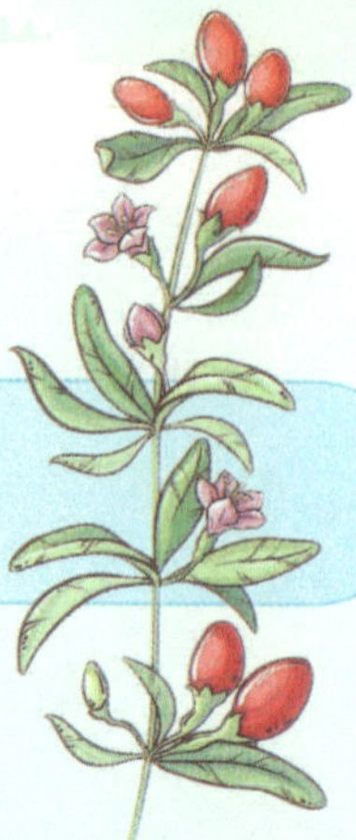

七十七、牡丹皮

简单介绍

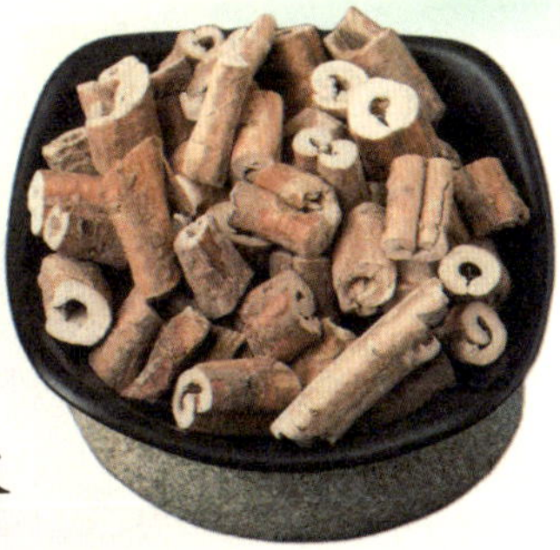

牡丹皮，木本植物牡丹的干燥根皮。呈圆筒状或半筒状，外表面灰褐色或黄褐色。秋季采挖根部，除去细根，剥取根皮。味苦、辛，性微寒。

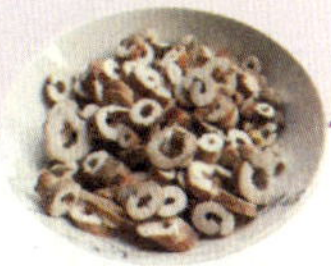

使用方法

- 1. 水煎服。
- 2. 生用或酒炙用。

功效

- 1. 清热凉血。治疗血热吐血。
- 2. 活血散瘀。治疗血瘀闭经、痛经。

强化记忆

民间谚语

★ 荷花爱洗澡，牡丹怕湿脚。

★ 春分栽芍药牡丹，到老不开花。

古诗词

★ 唯有牡丹真国色，花开时节动京城。 ——唐·刘禹锡《赏牡丹》

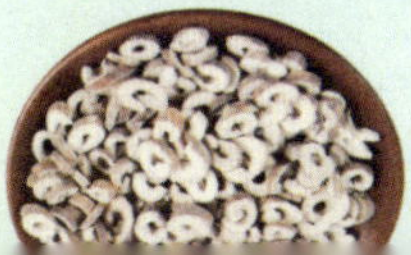

七十八、益母草

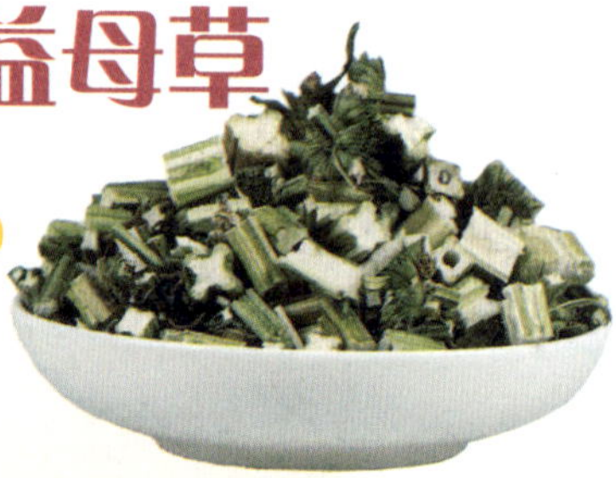

简单介绍

益母草，属草本植物，又称坤草。茎直立，方形；叶对生，略呈圆形。鲜品，春季幼苗期至初夏花前期采收；干品，夏季茎叶茂盛，花未开或初开时采收，晒干即可。味苦、辛，性微寒。

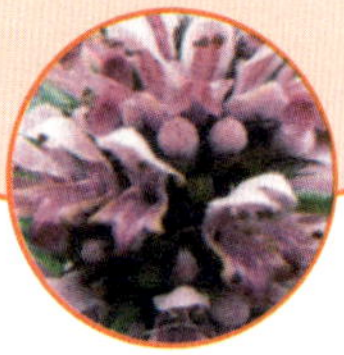

使用方法

- 水煎服。

功效

- 1. 活血调经。治疗月经不调、痛经、闭经。
- 2. 利尿消肿。治疗水肿。

强化记忆

民间谚语

- ★ 家有益母草，娃娃满地跑。
- ★ 坤草一把，胜过四物一车。
- ★ 血家圣药，经产良药。
- ★ 益母草行血不伤新血，养血而不滞瘀血。

七十九、车前子

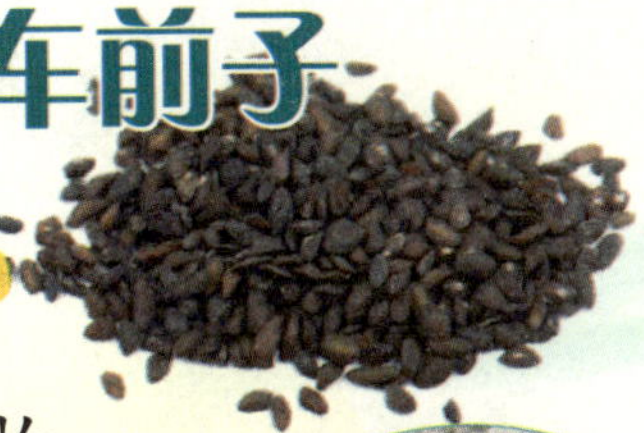

简单介绍

车前子，草本植物车前的干燥成熟种子。呈扁平椭圆形，表面棕褐色或黑紫色。夏、秋二季种子成熟时采收果穗。味甘，性寒。

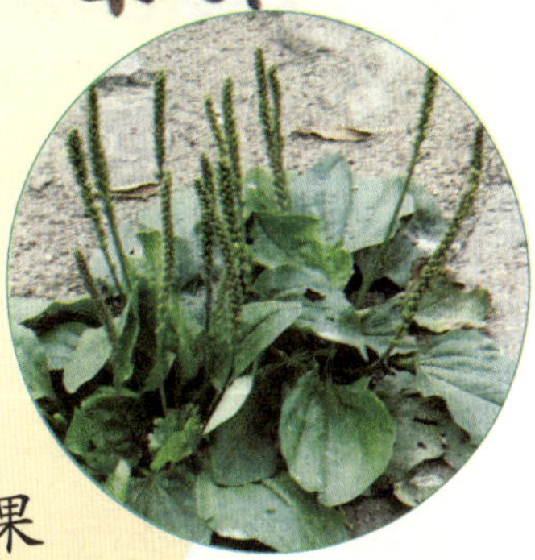

使用方法

1. 水煎服。
2. 生用、炒用或盐水炙用。
3. 泡茶饮用。

功效

1. 清热利尿通淋。治疗小便淋沥涩痛、水肿胀满。
2. 渗湿止泻。治疗暑湿泄泻。
3. 明目，祛痰。治疗目赤肿痛、目暗昏花。
4. 祛痰。治疗小儿咳嗽吐痰。

强化记忆

民间谚语

★ 利尿解毒车前草，子能明目善治泻。

★ 药用蔬菜车前草，降压良药车前子。

八十、砂仁

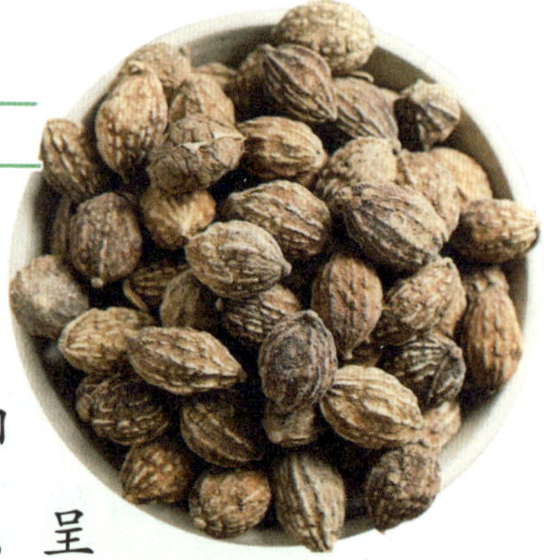

简单介绍

砂仁，草本植物阳春砂的干燥成熟果实。呈椭圆形或卵圆形，有不明显的三钝棱，表面棕褐色。夏、秋二季果实成熟时采收。味辛，性温。

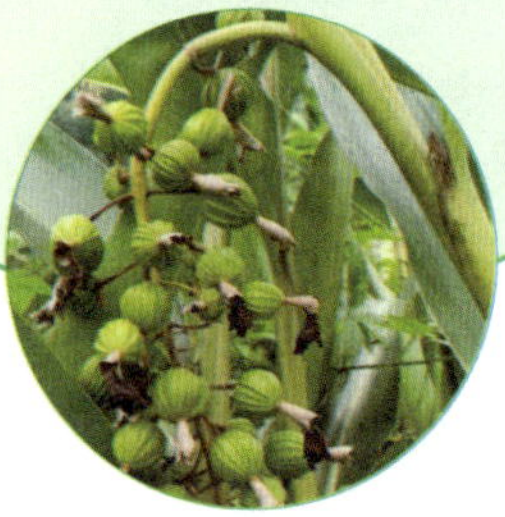

使用方法

- 1. 水煎服。
- 2. 生用，用时打碎。
- 3. 作香料。

功效

- 1. 化湿开胃。治疗食欲不振、恶心呕吐。
- 2. 温脾止泻。治疗脾胃虚弱、呕吐腹泻。
- 3. 理气安胎。治疗胎动不安。

强化记忆

中药口诀

★ 砂仁性温，养胃进食，止痛安胎，通经破滞。

★ 砂仁调胃，养胃助消化。

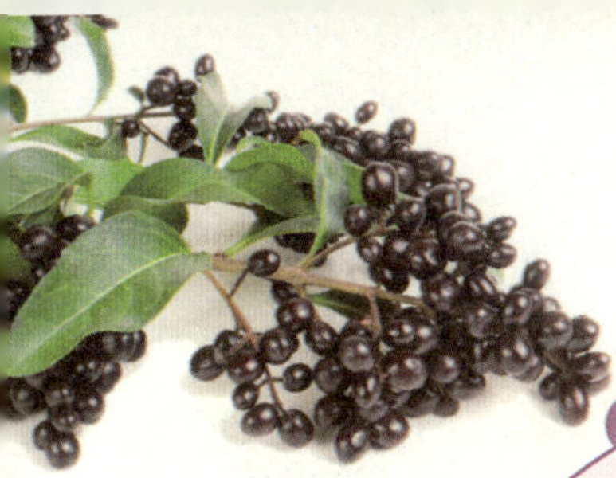

八十一、女贞子

简单介绍

女贞子，木本植物女贞的干燥成熟果实。呈卵形、椭圆形或肾形，表面黑紫色或灰黑色。冬季果实成熟时采收。味甘、苦，性凉。

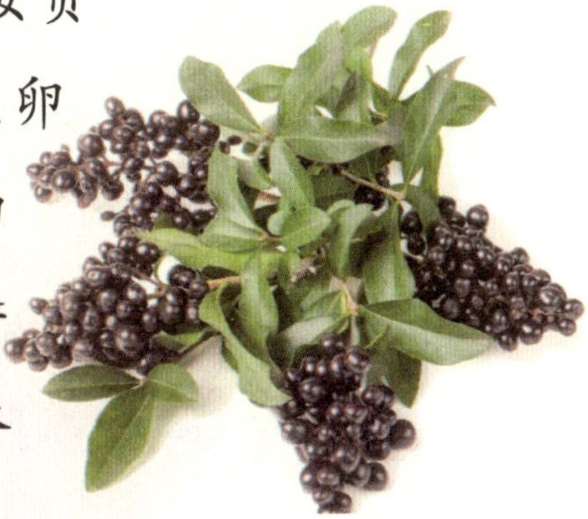

使用方法

- 1.水煎服。
- 2.生用或酒蒸法制用。
- 3.泡茶饮用。
- 4.泡酒用。

功效

- 1.滋补肝肾。治疗眩晕、耳鸣、腰膝酸软。
- 2.明目乌发。治疗须发早白、脱发、视物不清。

强化记忆

民间谚语

★ 夏至墨旱莲，冬至女贞子。

★ 女贞子遇到墨旱莲，肾阴就补足了。

中药顺口溜

★ 女贞实苦，黑发乌须。

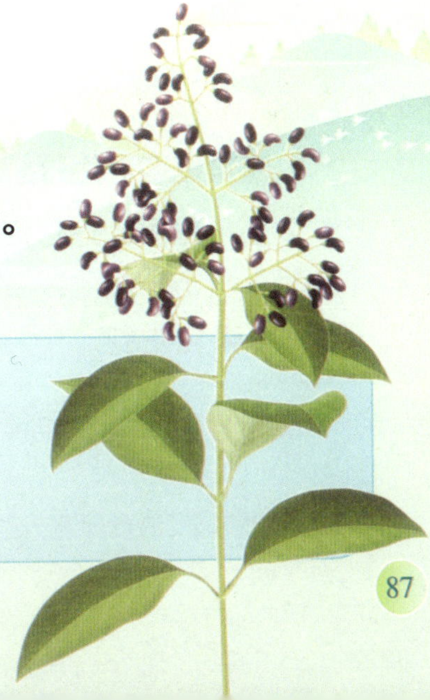

八十二、草果

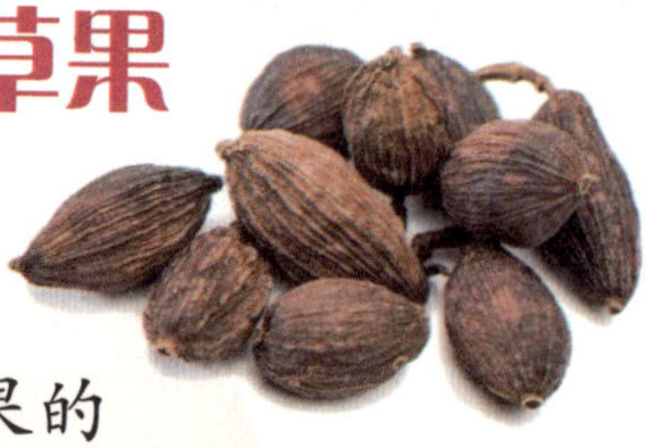

简单介绍

草果，木本植物草果的干燥成熟果实。呈长椭圆形，具三钝棱，表面灰棕色或红棕色。秋季果实成熟时采收。味辛，性温。

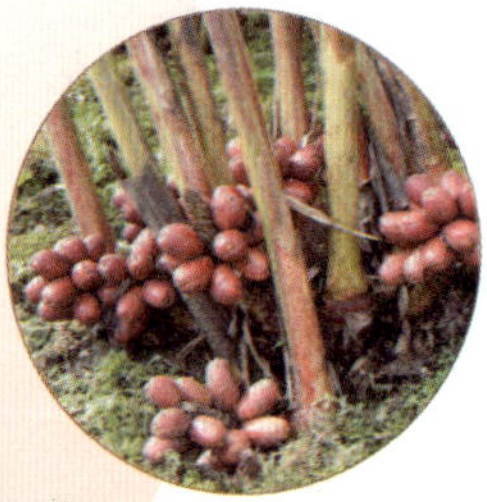

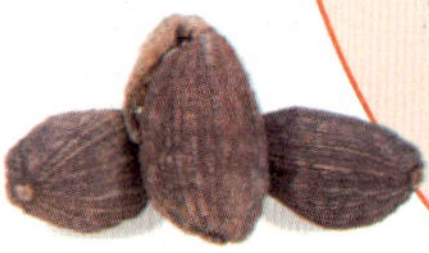

使用方法

- 1. 生用、炒用或姜汁炙用，用时捣碎。
- 2. 作香料。

功效

- 1. 燥湿温中。治疗脘腹痞满胀痛、呕吐泄泻。
- 2. 截疟除痰。治疗疟疾、瘟疫。

强化记忆

民间谚语

★ 常山与草果，摆子(疟疾)无处躲。

中药顺口溜

★ 草果味辛，消食除胀，截疟逐痰，解瘟辟瘴。

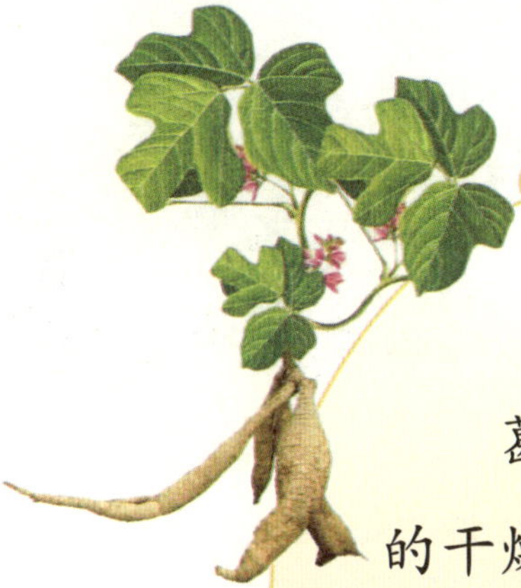

八十三、葛根

简单介绍

葛根，草本植物野葛的干燥根。呈圆柱形，表面黄褐色或灰褐色，内部为白色或淡黄色。秋、冬二季采挖。味甘、辛，性凉。

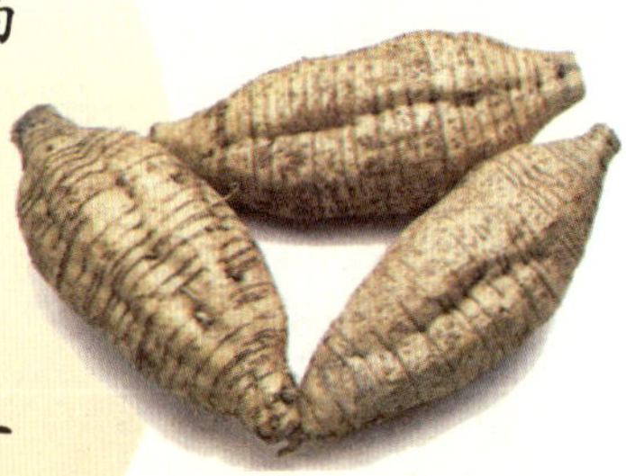

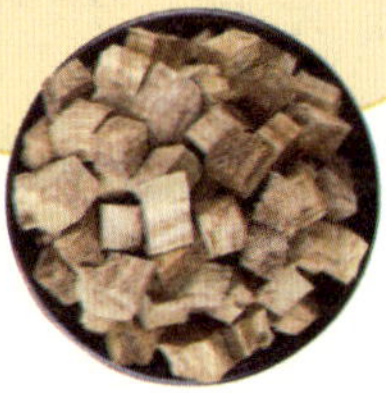

使用方法

- 1. 生用或煨用，水煎服。
- 2. 研末成粉，水冲服。

功效

- 1. 解肌退热。治疗风热感冒、项背强痛、颈椎病。
- 2. 生津止渴。治疗热病口渴、消渴。
- 3. 升阳止泻，透疹。治疗麻疹、泄泻。
- 4. 通经活络，解酒毒。治疗中风偏瘫、胸痹心痛。
- 5. 解酒毒。醒酒。

强化记忆

民间谚语

★ 北有人参，南有葛根。

中药口诀

★ 葛根项强止口渴，升阳止泻喝酒多。

★ 生津消渴升阳泻，高糖高压项背强。

★ 葛根胃脾凉甘辛，解肌退热发麻疹。

八十四、川芎

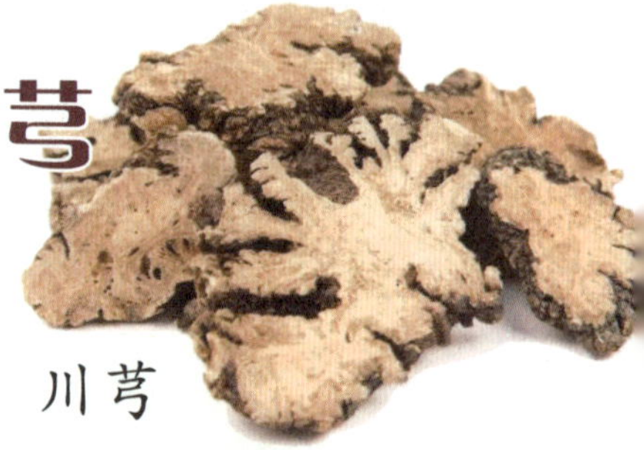

简单介绍

川芎，属草本植物。川芎为草本植物川芎的干燥根茎。地下茎呈不整齐的结节状拳形团块，表面深黄棕色。夏季当茎上的节盘显著突出，并略带紫色时采挖。味辛，性温。

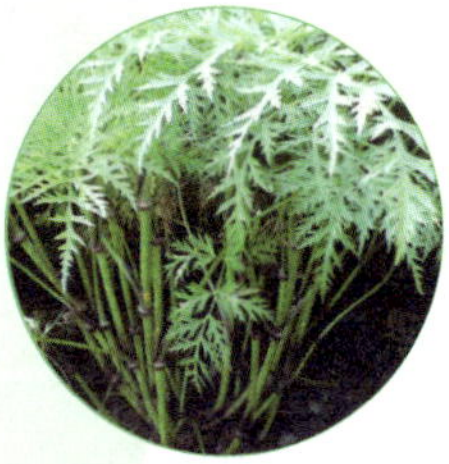

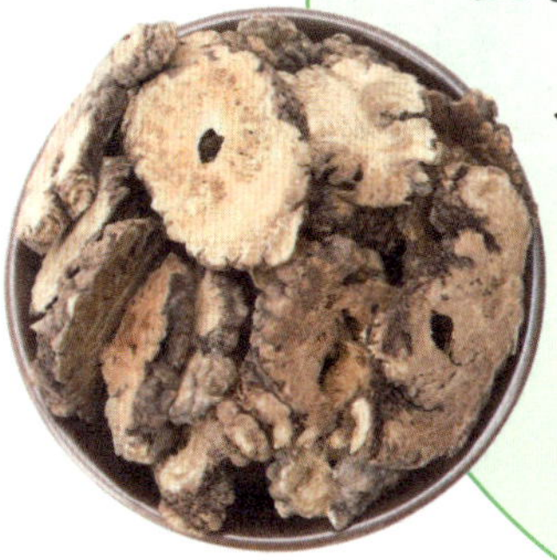

使用方法

- 水煎服。

功效

- 1. 活血行气。治疗冠心病、月经不调、闭经、痛经。
- 2. 祛风止痛。治疗头痛、肢体疼痛。

强化记忆

民间谚语

- ★ 腰痛吃杜仲，头痛吃川芎。
- ★ 厚朴宽肠，川芎理气。
- ★ 川芎配红花，活血行气止痛力强。

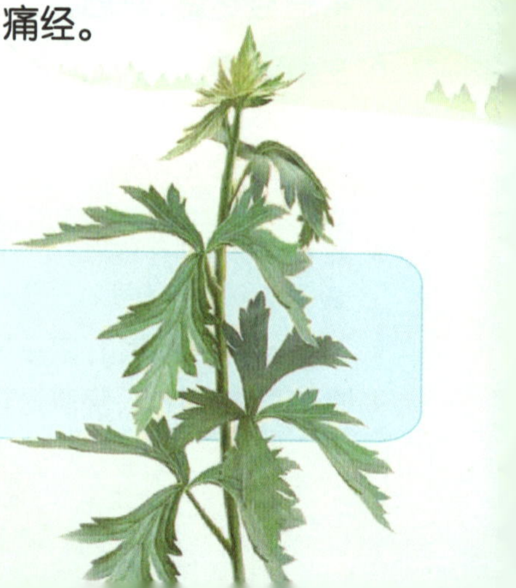

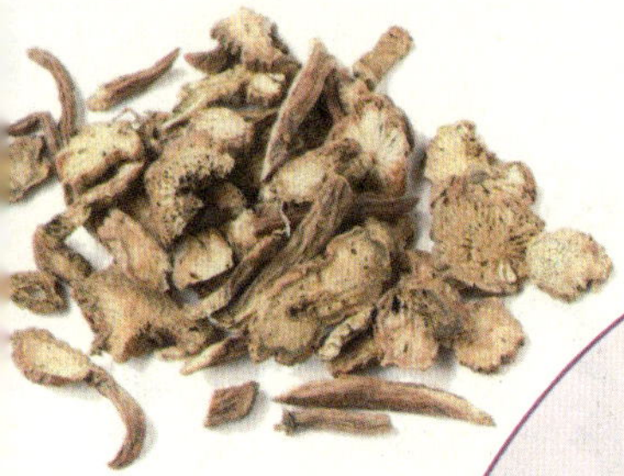

八十五、丹参

简单介绍

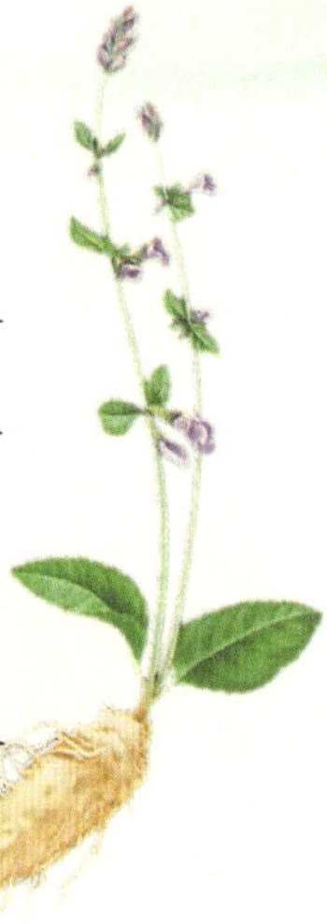

丹参，草本植物丹参的干燥根和根茎。根茎短粗，根数条，长圆柱形，略弯曲，有的分枝并具须状细根，表面棕红色或暗棕红色。春、秋二季采挖。味苦，性微寒。

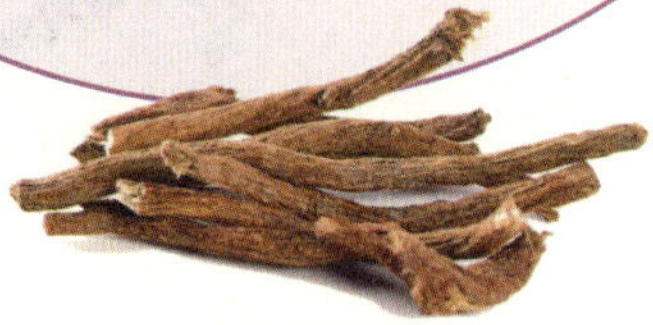

使用方法

- 1.水煎服。
- 2.生用或酒炙用。
- 3.泡茶饮用。

功效

- 1.活血祛瘀。治疗月经不调、闭经。
- 2.通经止痛。治疗胸痹心痛、跌打损伤。
- 3.清心除烦。治疗心烦不眠。
- 4.凉血消痈。治疗疮痈肿毒。

强化记忆

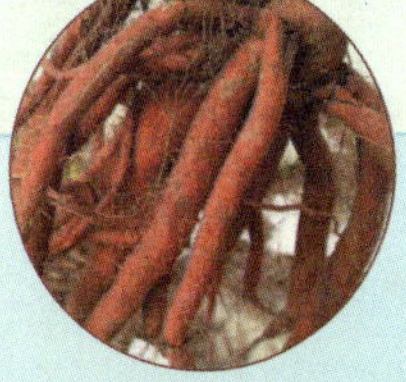

民间谚语

★ 一味丹参茶，功同四物汤。
★ 丹参常常用，身体康健有保障。

中药口诀

★ 丹参入药祛瘀血，活血化瘀药中精。

八十六、茯苓

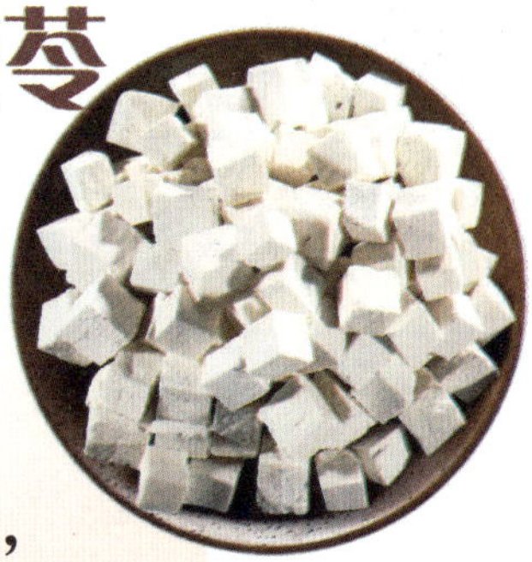

简单介绍

茯苓，菌类植物茯苓的干燥菌核。呈立方块状，大小不一，白色、淡红色或淡棕色。多于7—9月采挖。味甘、淡，性平。

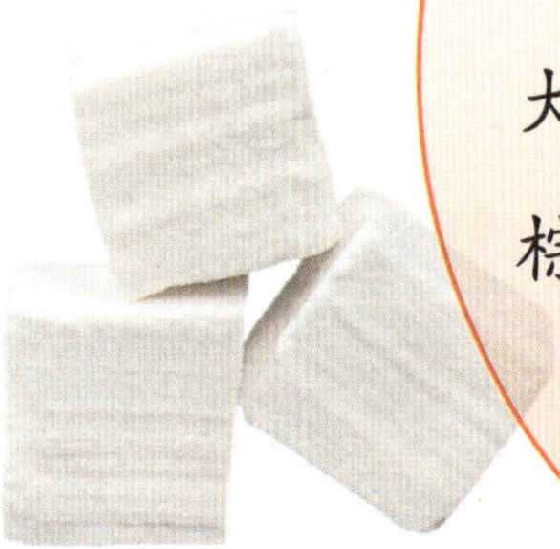

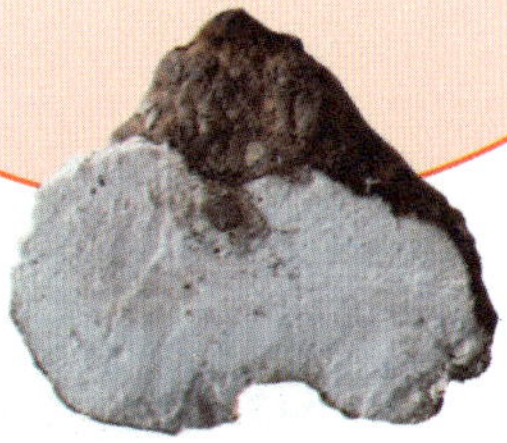

使用方法

- 1. 水煎服。
- 2. 打成粉末，水冲服。

功效

- 1. 利水渗湿。治疗小便不利，水肿尿少。
- 2. 健脾。治疗脘腹胀满、倦怠乏力、食少便溏。
- 3. 宁心安神。治疗心悸、失眠、健忘。

强化记忆

民间谚语

★ 一两茯苓一两金。

★ 下有茯苓，上有菟丝。

中药顺口溜

★ 茯苓遇见薏米，湿气就去了。

古诗词

★ 茯苓无人采，千岁化琥珀。
——宋·苏轼《与正辅游香积寺》

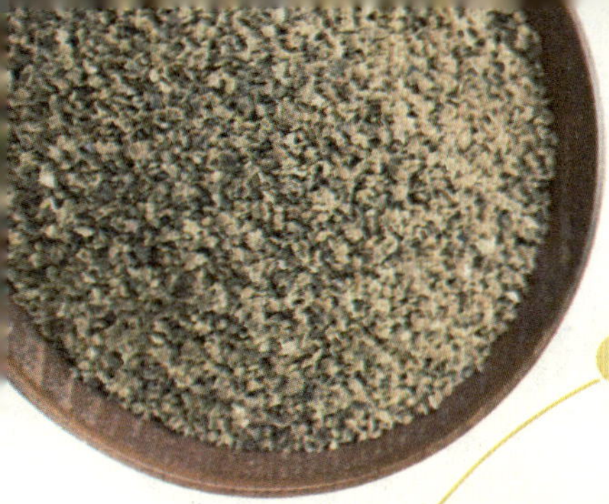

八十七、地肤子

简单介绍

地肤子，草本植物地肤的干燥成熟果实。呈扁球状，表面黑棕色或土褐色。秋季果实成熟时采收。味辛、苦，性寒。

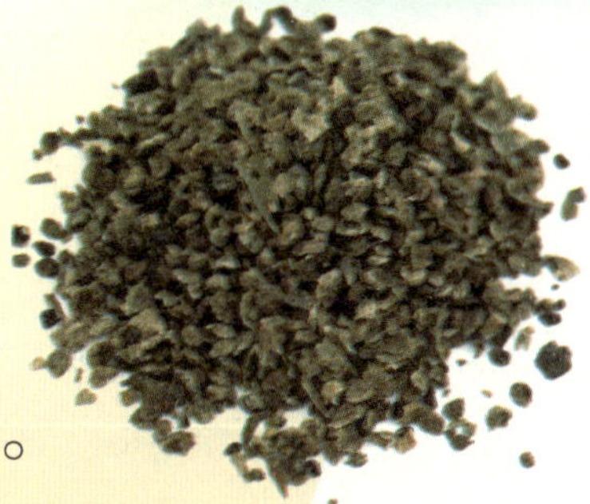

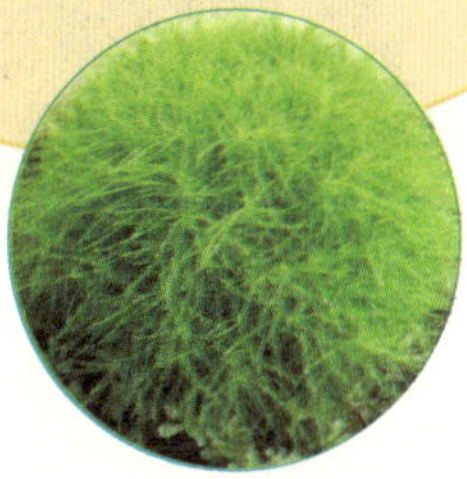

使用方法

1. 水煎服。
2. 生用或炒用。
3. 熬水外洗。

功效

1. 清热利湿。治疗小便不利、淋沥涩痛。
2. 祛风止痒。治疗风疹、湿疹、皮肤瘙痒。

强化记忆

民间谚语

★ 地肤子寒，去膀胱热，皮肤瘙痒，除湿甚捷。

八十八、蔓荆子

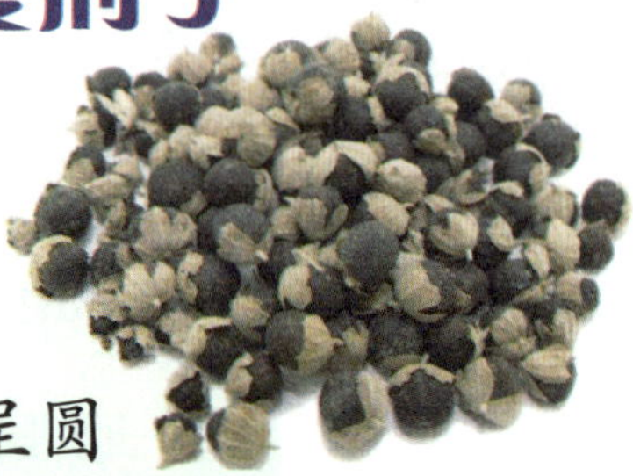

简单介绍

蔓荆子，草本植物蔓荆的干燥果实。呈圆球形，表面灰黑色或黑褐色。秋季果实成熟时采收。味辛、苦，性微寒。

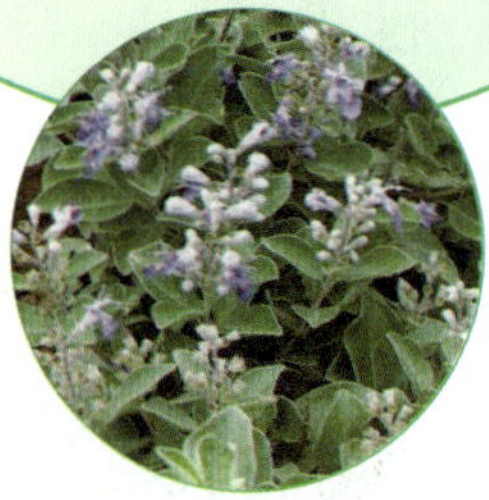

使用方法

- 1.水煎服。
- 2.生用或炒用。
- 3.捣碎成泥状，外敷患处，治疗皮肤瘙痒。

功效

- 1.疏散风热。治疗风热感冒。
- 2.清利头目。治疗头疼头晕、目赤肿痛、牙龈肿痛。

强化记忆

民间谚语

★ 诸子皆降，蔓荆独升。

中药口诀

★ 荆子苦，头痛能医，拘挛湿痹，泪眼可除。

八十九、麻黄

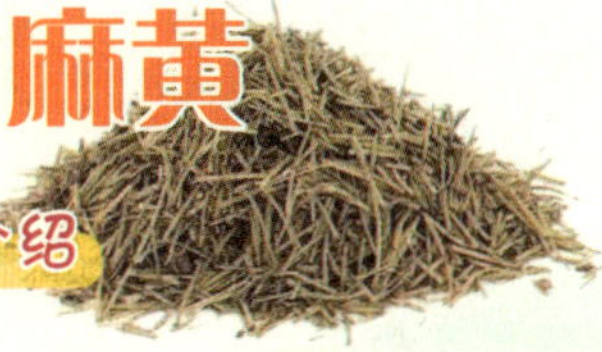

简单介绍

麻黄，草本植物草麻黄的干燥草质茎。呈细长圆柱形，少分枝，有的带少量棕色木质茎，表面淡绿色或黄绿色。秋季采割绿色的草质茎。味辛、微苦，性温。

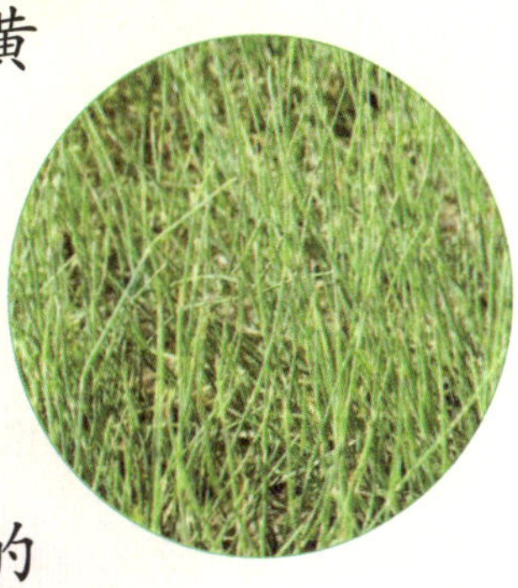

使用方法

- 1. 水煎服。
- 2. 生用、蜜炙或捣绒用。

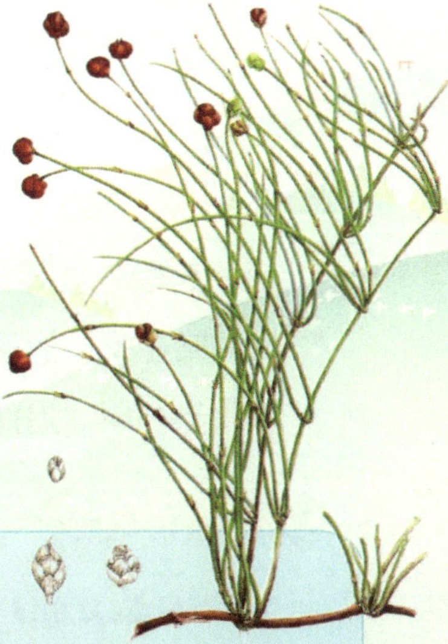

功效

- 1. 发汗解表。治疗风寒感冒。
- 2. 宣肺平喘。治疗胸闷咳喘。
- 3. 利水消肿。治疗风水水肿。

强化记忆

民间谚语

★ 麻黄种麦，麦黄种麻。

★ 小小一把无叶草，发汗用茎，止汗用根。

古诗词

★ 乌头勿单使，麻黄更要芎。　　——唐·徐成《王良百一诗·其六十九》

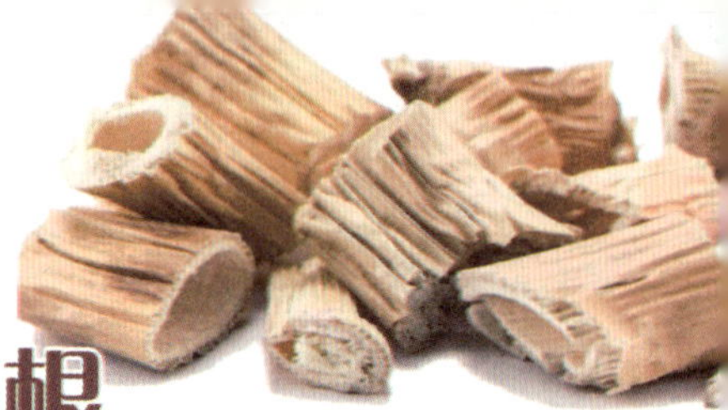

九十、芦根

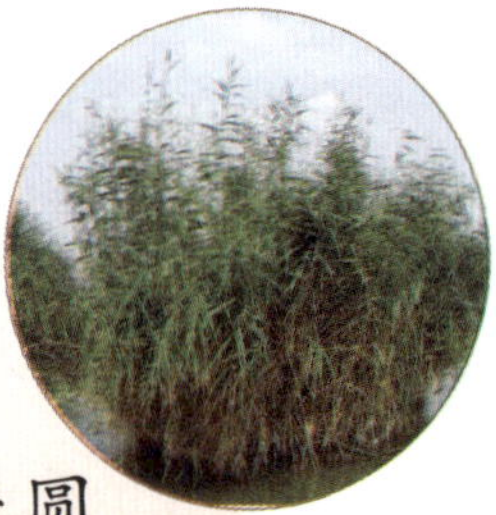

简单介绍

芦根，草本植物芦苇的新鲜或干燥根茎。呈长圆柱形，有的略扁，长短不一，表面黄白色。全年均可采挖。味甘，性寒。

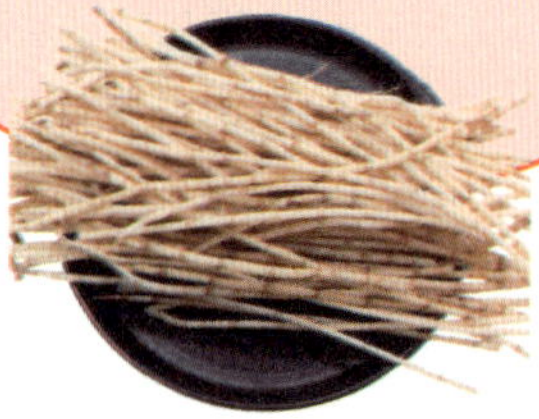

使用方法

- 1.水煎服。
- 2.泡茶饮用。

功效

- 1.清热泻火，生津止渴。治疗热病烦渴、肺热咳嗽。
- 2.清胃止呕。治疗胃热呕吐。
- 3.清热利尿。治疗热淋涩痛。

强化记忆

民间谚语

★ 春饮芦根水，夏用绿豆汤。

★ 春饮芦根水，百病不上身。

★ 清退高热症，煮粥加芦根。

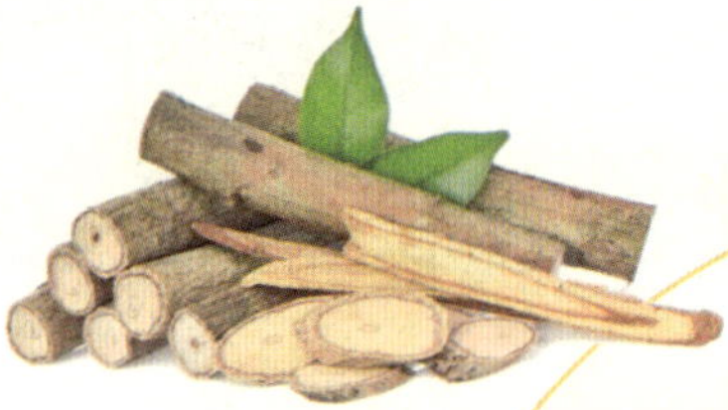

九十一、甘草

简单介绍

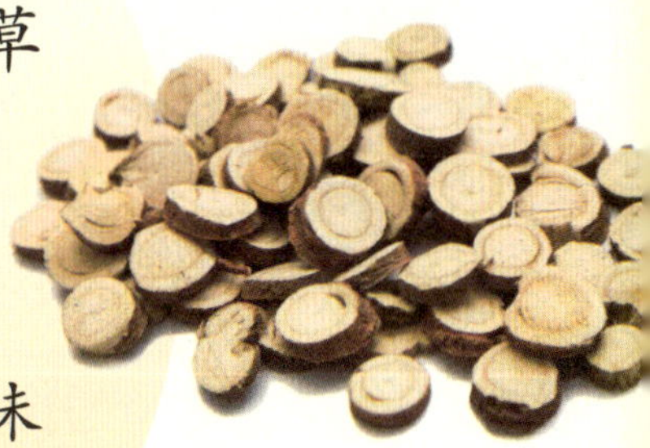

甘草，草本植物甘草的干燥根及根茎。呈圆柱形，表面红棕色或灰棕色。春秋二季采挖。味甘，性平。

使用方法

- 1. 水煎服。
- 2. 生用或蜜炙用。
- 3. 泡茶饮用。

功效

- 1. 补脾益气。治疗脾胃虚弱、倦怠乏力、食少便溏。
- 2. 清热解毒。治疗疮痈肿毒、咽喉肿痛。
- 3. 祛痰止咳。治疗咳嗽痰多。
- 4. 缓急止痛。治疗脘腹、四肢挛急疼痛。
- 5. 调和诸药。缓解药物毒性、烈性。

强化记忆

民间谚语

★ 甘草自来甜，黄连依旧苦。
★ 甘草外号叫国老，解毒和药本领高。
★ 甘草能和百药。

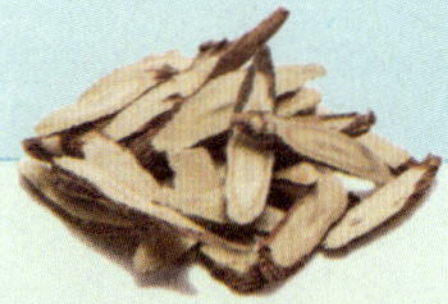

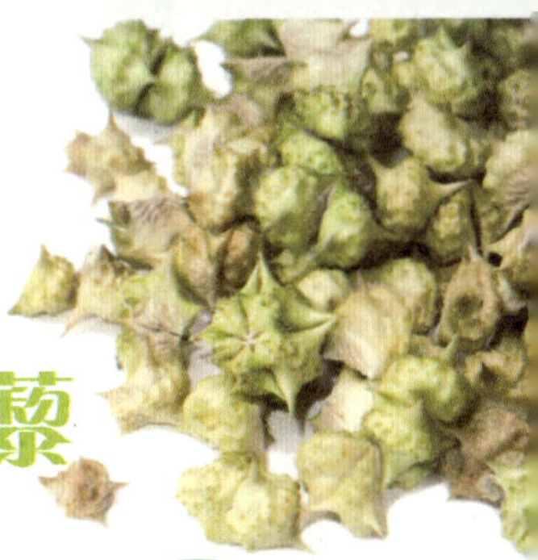

九十二、刺蒺藜

简单介绍

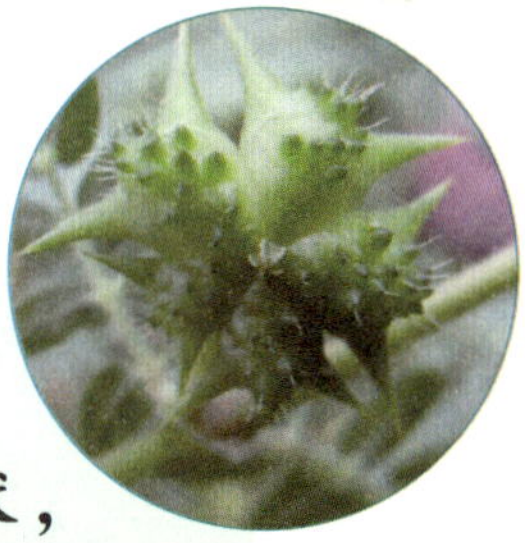

刺蒺藜，草本植物蒺藜的干燥成熟果实。呈放射状五棱形，分果瓣呈斧状，背部黄绿色，隆起，有纵棱及多数小刺。秋季果实成熟时采收。味辛、苦，性微温。

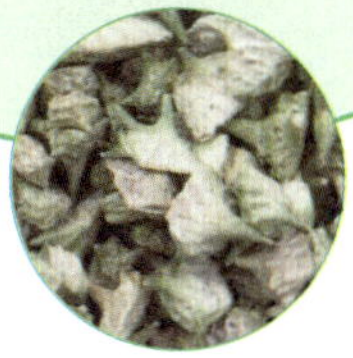

使用方法

- 1. 水煎服。
- 2. 生用或炒用。
- 3. 熬水外洗。

功效

- 1. 平降潜阳。治疗高血压、头痛、头晕。
- 2. 疏肝解郁。治疗胸胁胀痛。
- 3. 祛风明目。治疗红眼病。
- 4 祛风止痒。治疗荨麻疹、皮肤瘙痒。

强化记忆

民间谚语

★ 蒺藜秧路边长，身上痒痒喝二两。

中药口诀

★ 刺蒺苦温主归肝，解郁明目血瘀散。

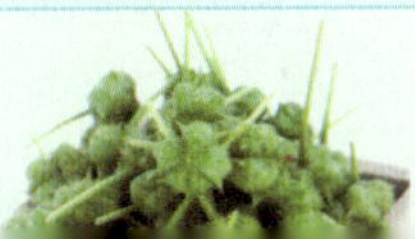

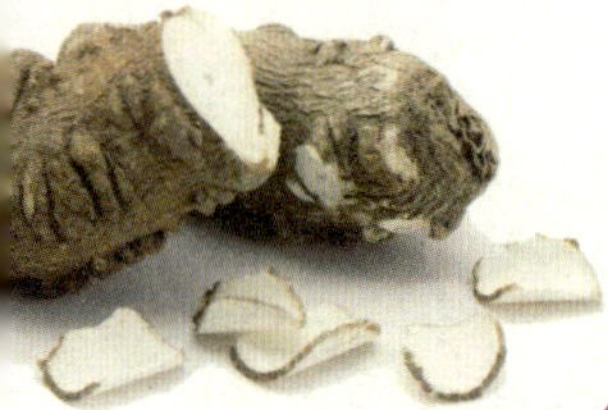

九十三、白芷

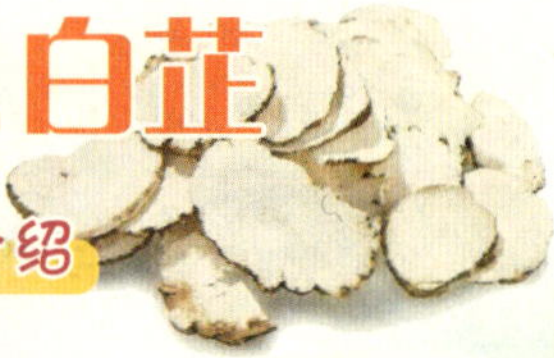

简单介绍

白芷，草本植物白芷的干燥根。呈长圆锥形，表面灰棕色或黄棕色。夏、秋间叶黄时采挖。味辛，性温。

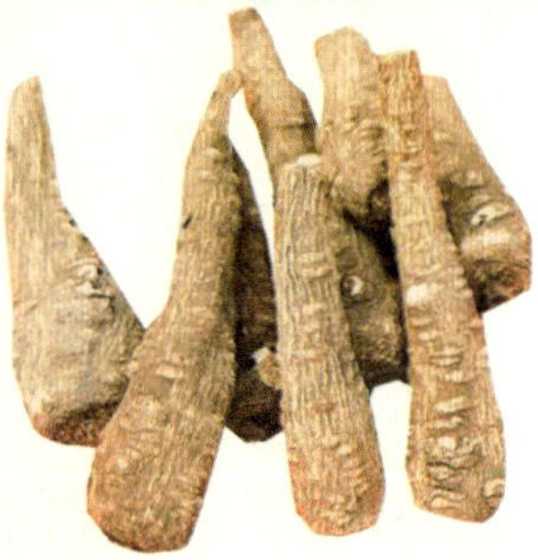

使用方法

1. 水煎服。
2. 研成粉末，开水冲服。
3. 作香料用。

功效

1. 祛风散寒，止痛，通窍。治疗风寒感冒、头痛、鼻塞、流涕、鼻炎。
2. 燥湿止带。治疗妇女寒湿白带、盆腔炎。
3. 消肿排脓。治疗痈肿、疮疡。

强化记忆

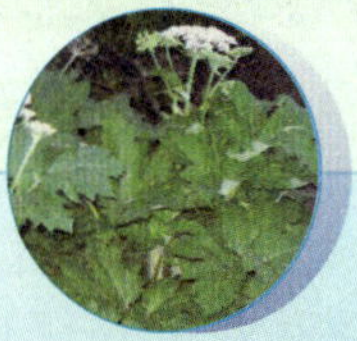

中药口诀

★ 白芷辛温，阳明头痛，风热瘙痒，排脓通用。
★ 白芷通窍阳明疼，燥湿止带消痈脓。

中药顺口溜

★ 白芷香，解腥去膻最担当。

九十四、香附

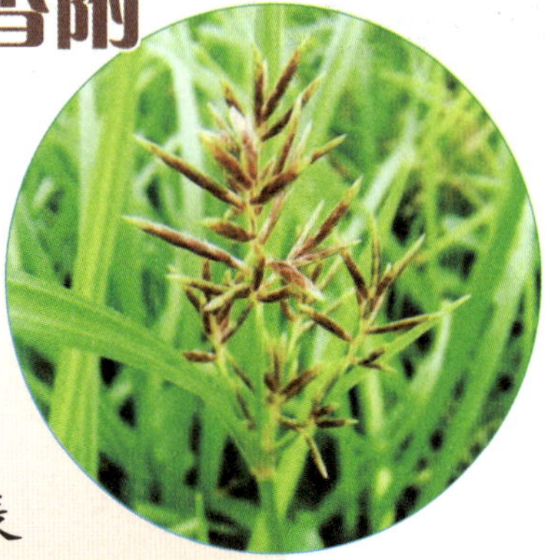

简单介绍

香附，草本植物莎草的干燥根茎。呈纺锤形，有的略弯曲，表面棕褐色或黑褐色。常于秋季采挖。味辛、微苦、微甘，性平。

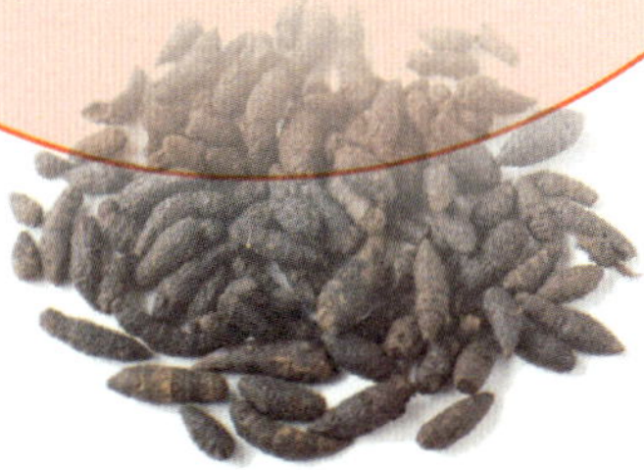

使用方法

1. 水煎服。
2. 生用或醋炙用。

功效

1. 疏肝理气。治疗胸胁胀痛。
2. 调经止痛。治疗月经不调、痛经。

强化记忆

民间谚语

★ 香附官桂和肉桂，消积散寒又健胃。

中药顺口溜

★ 香附辛苦，快气开郁，止痛调经，更消宿食。
★ 乌药遇到香附，气就顺了。
★ 香附得高良姜，则行气散寒。

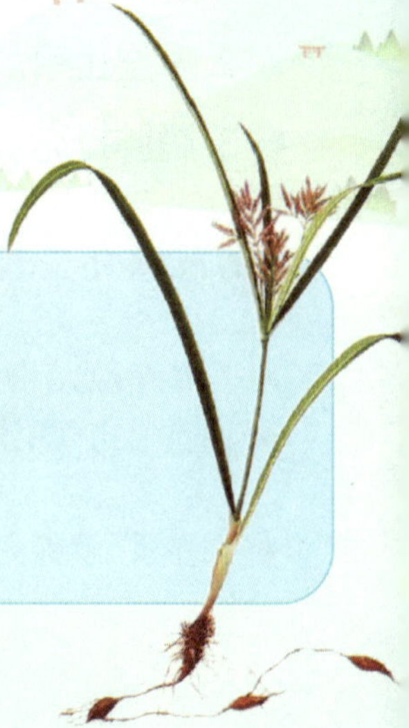

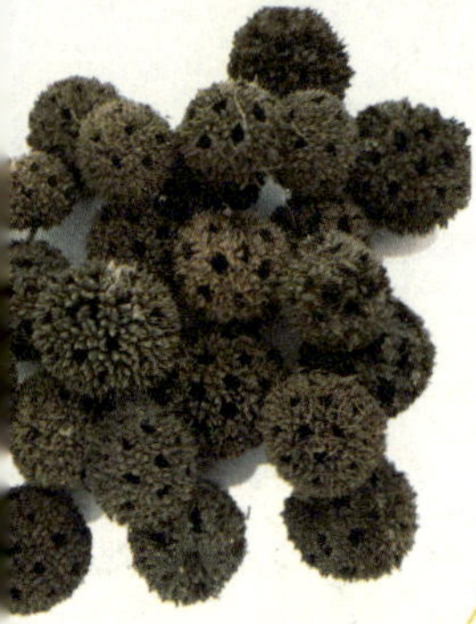

九十五、路路通

简单介绍

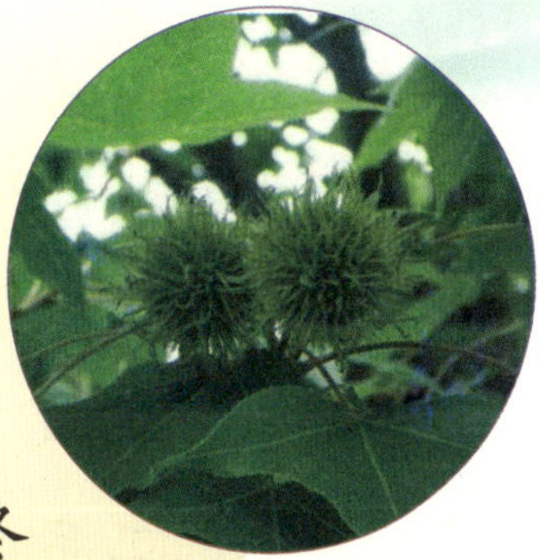

路路通，木本植物枫香树的干燥成熟果序。呈圆球形，表面有刺，灰棕色或棕褐色。冬季果实成熟后采收。味苦，性平。

使用方法

水煎服。

功效

1. 祛风除湿。治疗关节炎。
2. 活血通经，下乳。治疗闭经、乳房胀痛、乳汁不通。
3. 利水消肿。治疗水肿。

强化记忆

民间谚语

★ 若要通，路路通；若要通，用木通。

中药口诀

★ 路路通平苦，通经并下乳，活络祛风湿，消肿治痹阻。

★ 路路通中空，善于通达气机。

九十六、麦芽

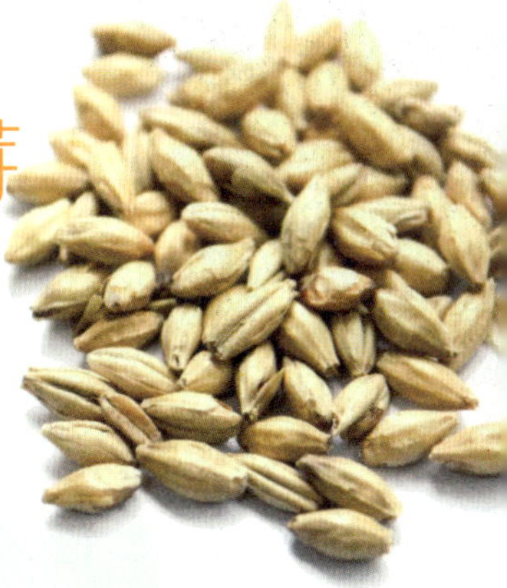

简单介绍

大麦，属草本植物。麦芽为大麦的成熟果实经发芽干燥的炮制加工品。呈梭形，表面淡黄色。味甘，性平。

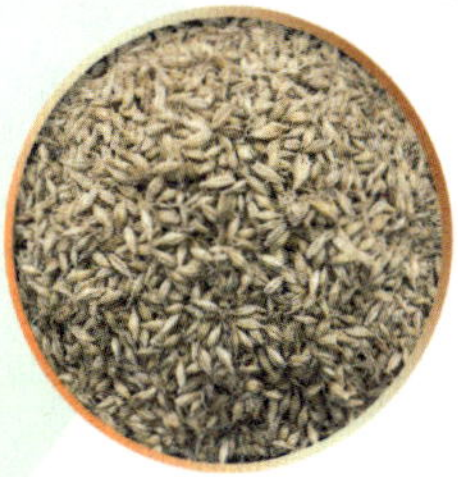

使用方法

1. 水煎服。
2. 生用或炒用。

功效

1. 消食健胃。治疗消化不良，主要治疗面食积滞。
2. 回乳。用于妇人断乳和治疗乳腺炎。以新炒生麦芽120g水煎服，有回乳消胀作用。

强化记忆

中药顺口溜

★ 麦芽遇到神曲，胃就不胀了。

★ 麦芽消化米面积，回乳消胀解肝郁。

中药歌诀

★ 麦芽甘平备，消食能开胃，炒用能回乳，生用养脾气。

九十七、合欢皮

简单介绍

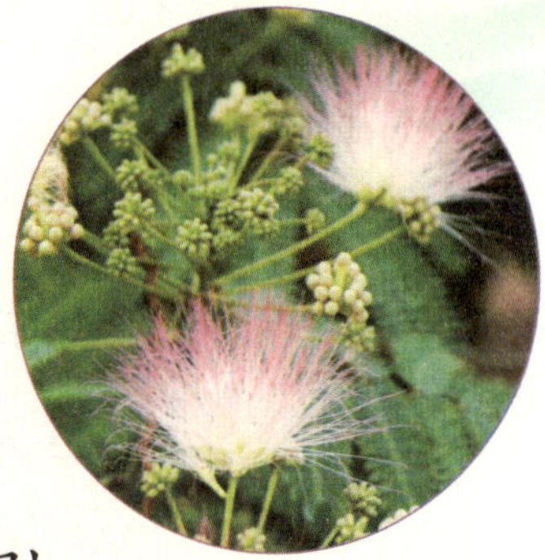

合欢皮，木本植物合欢树的树皮。呈卷曲筒状或半筒状，外表面灰棕色或灰褐色。夏、秋二季剥取。合欢花也可入药，在夏季半开时采摘。味甘，性平。

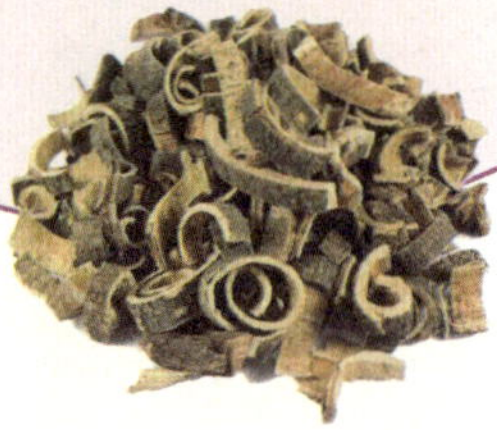

使用方法

- 水煎服。

功效

- 1. 解郁安神。治疗失眠、神经衰弱、焦虑症、抑郁症。
- 2. 活血消肿。治疗跌打损伤、疮疡、肺脓疡。

强化记忆

民间谚语

★ 合欢不离手，合家皆平安。

★ 合欢蠲忿，萱草忘忧。

九十八、核桃仁

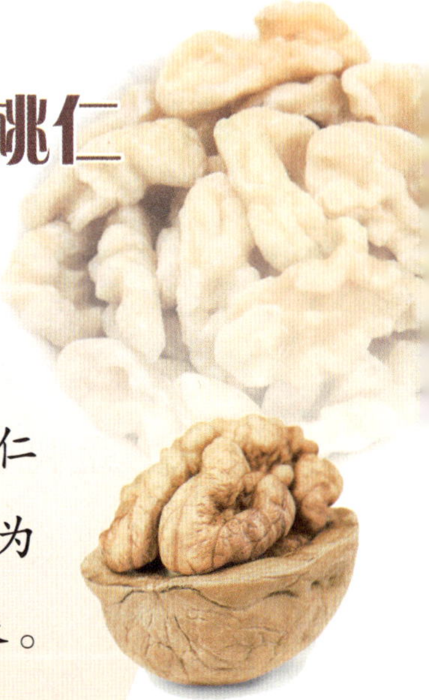

简单介绍

核桃仁，木本植物核桃树干燥成熟种子。核桃仁形如人的大脑。以食用为主，又可入药。属于坚果。味甘，性温，质润多脂。

使用方法

- 1. 生用或熟用。
- 2. 打成粉末食用。

功效

- 1. 补肾强腰。治疗腰痛、尿频、遗精。
- 2. 益肺定喘。治疗哮喘。
- 3. 补脑健脑。增强记忆力。
- 4. 延年益寿。

强化记忆

民间谚语

- ★ 核桃俩枣，常吃常好。
- ★ 治结石症，常吃核桃仁。
- ★ 核桃补肾又健脑，常吃身体好。
- ★ 小小核桃是个宝，补血润肺又健脑。

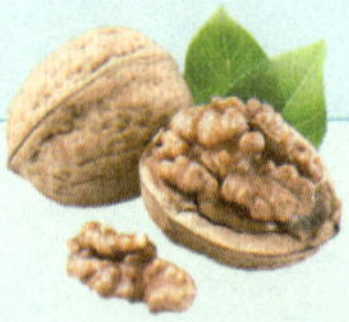

九十九、白芍

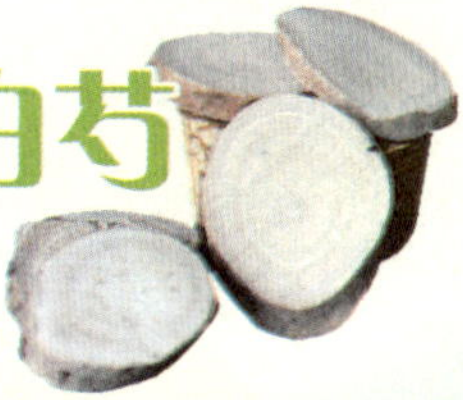

简单介绍

白芍，草本植物芍药的干燥根。呈圆柱形，近白色或淡红棕色。夏、秋二季采挖洗净。味苦、酸，性微寒。

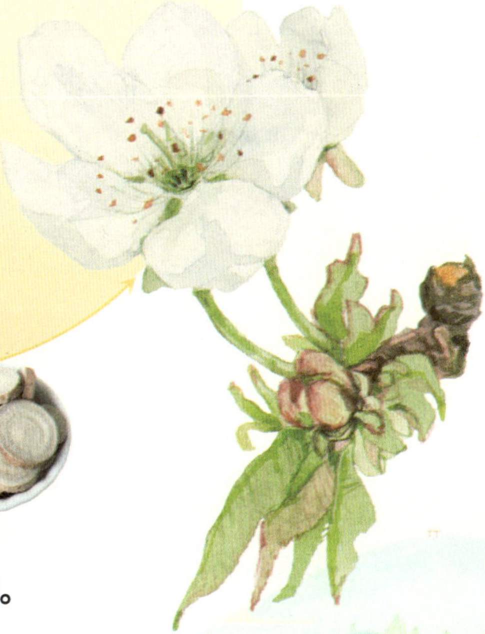

使用方法

- 生用、清炒用或酒炙用。

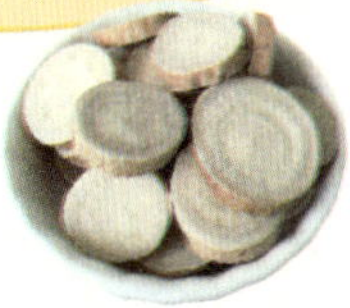

功效

- 1.养血调经。治疗月经不调、痛经、崩漏。
- 2.敛阴止汗。治疗止汗、盗汗。
- 3.柔肝止痛。治疗胁痛、脘腹疼痛。
- 4.平抑肝阳。治疗头痛、头胀、眩晕、耳鸣。

强化记忆

民间谚语

★ 养血敛阴白芍酸，止汗抑阳兼柔肝。

古诗词

★ 芍药承春宠，何曾羡牡丹。 ——唐·王贞白《芍药》

★ 有情芍药含春泪，无力蔷薇卧晓枝。 ——宋·秦观《春日》

一百、款冬花

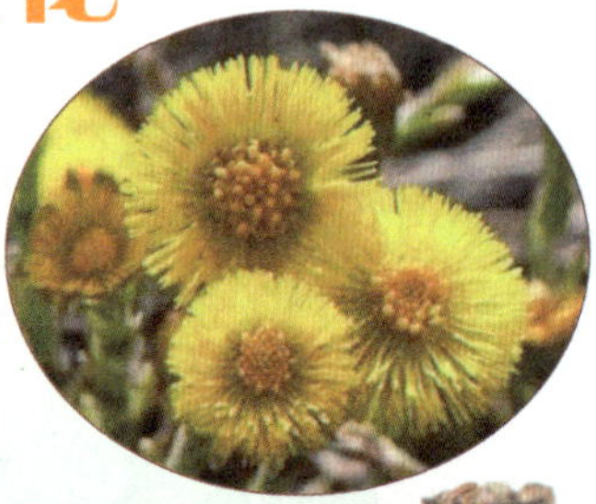

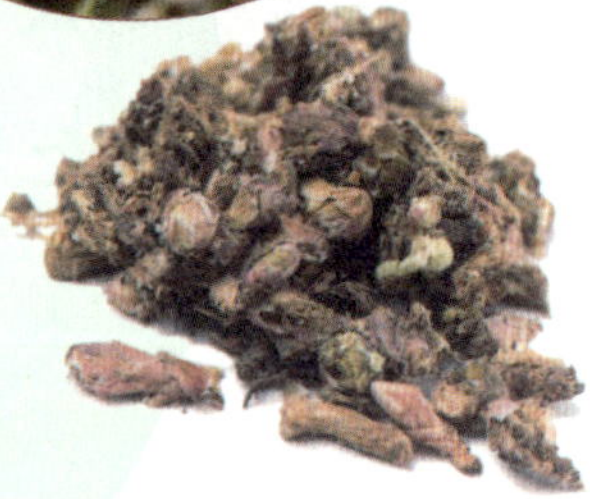

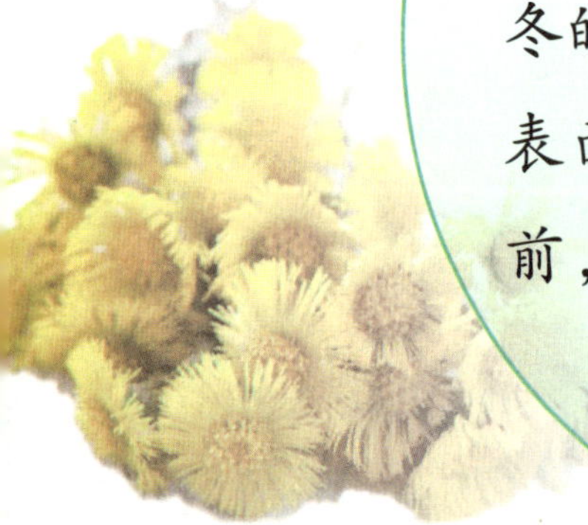

简单介绍

款冬，属多年生草本植物。款冬花为款冬的干燥花蕾。呈长圆棒状，表面紫红色。12月或地冻前，当花尚未出土时采挖。味辛、微苦，性温。

使用方法

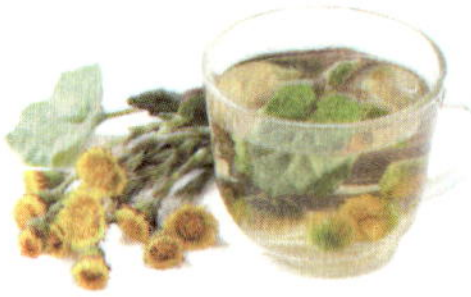

1. 水煎服。
2. 生用或蜜炙用。

功效

- 润肺下气，止咳化痰。治疗咳嗽、哮喘、咯痰、气管炎。

强化记忆

民间谚语

★ 紫菀川贝款冬花，专治咳嗽一把抓。

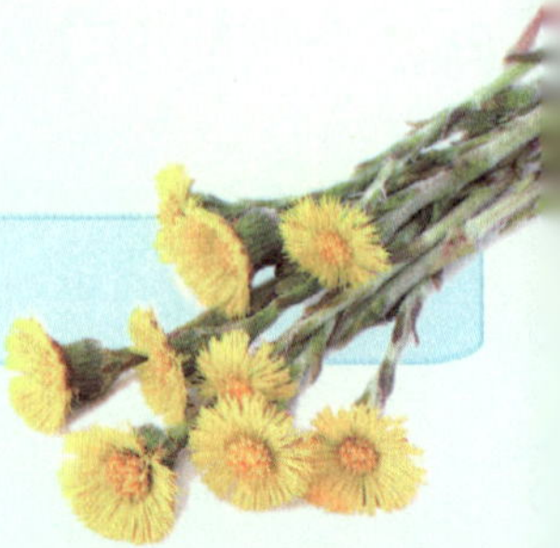

生活必备中医药常识2

主　编　郝献军

副主编　吴媛媛　郝颖煦

郝林曦　武　勇

吴永明　杨秀红

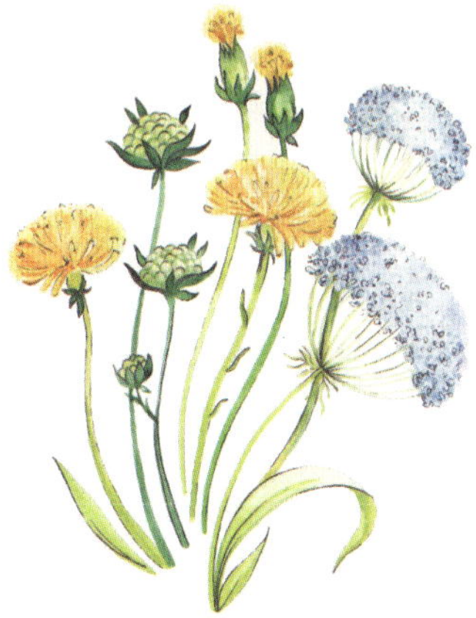

天津出版传媒集团

天津科学技术出版社

常见方剂歌诀100首

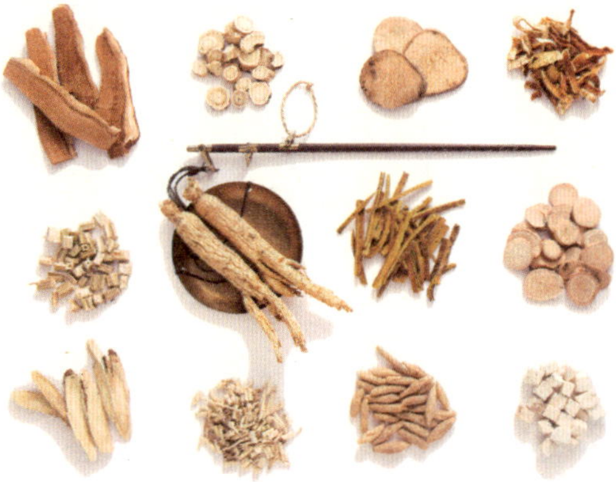

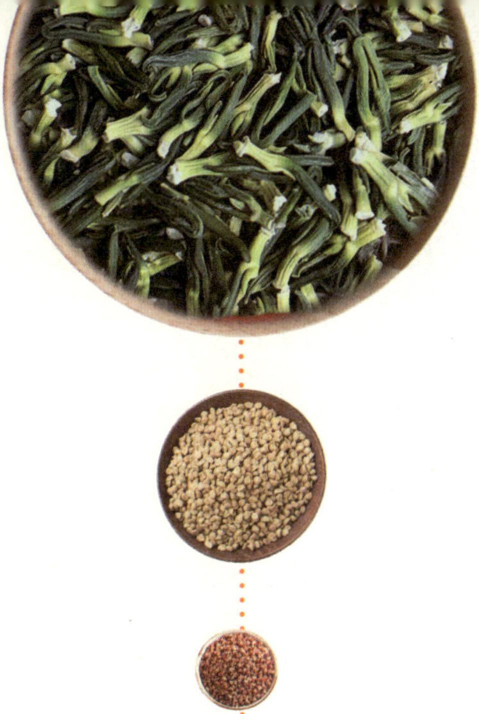

前言

中医即中华民族传统医学，这一中华民族五千年的医学瑰宝，不仅是我们中华民族独特的医疗体系，更是世界上最早、最系统、最具智慧的生命医学，具有鲜明的中国特色。中医药文化作为中华优秀传统文化的重要组成部分，蕴含着极其宝贵的精神财富和物质财富。它既体现了中华民族的哲学思想和思维模式，又体现了中华民族长期的生活习惯和健康意识，也体现了对人自身、人与客观世界关系的深刻认识。

当前，我国对中医学的重视与日俱增，提倡和推动普及中医学知识，开展中小学生中医学知识普及教育，有利于中小学生在中医学文化熏陶下，能够身心健康，茁壮成长，这是一件功在当代、惠及全民、泽被后世的长期工程，旨在让更多的人了解、认同并受益于中医的智慧。

作为一名从医四十多年的一线老中医，我秉承“医者仁心”的宗旨和“大医精诚”的理念，一方面不断研读中医典籍，另一方面不断总结临床经验，为普及中医知识、救治更多的患者，还专门开设了微信公众号，用通俗易懂的语言讲述中医药基础理论、中草药知识、防病治病和养生保健方法，取得了明显的成效。

为更广泛地普及中医药健康知识，提高全民健康意识，带动健康行为，让中医药为广大人民服务，教会人们更便捷地自我保健养生方法，经反复商议，我和同仁们计划撰写《生活必备中医药常识(全3册)》，包括“常见中草药100种”“常用方剂歌诀100首”“中医经典名言100句”。

第一册主要介绍常见中草药100种，书中选取了人们日常生活中经常食用或经常见到的100种植物草药。内容包括简单介绍、使用方法、功效、强化记忆4个部分。“简单介绍”部分语言通俗，介绍了该草药的名称、形状、颜色、采摘时期、味道、性状等。“使用方法”部分介绍了该种草药最常用的使用方法。“功效”部分介绍了该种草药的药用或食用功效。“强化记忆”部分收录了涉及该种草药的“民间谚语”“古诗词”“中医顺口溜”等。该书语言简练，配有大量的图片，以利于辨识、记忆。

第二册主要介绍常用方剂歌诀100首，书中选取了中医最常用的100首方剂歌诀，共分“解表剂”“泻下剂”“和解剂”“清热剂”“温里剂”“表里双解剂”“补益剂”“安神剂”“固涩剂”“理气剂”“理血剂”“治风剂”“治燥剂”“祛湿剂”“祛痰剂”“消食剂”“驱虫剂”“痈疡剂”等18类。每类下列有若干四句方剂歌诀，下列“注”说明该方剂歌诀的出处，配有方剂中所含中草药的图片。之后，依次有“组成”“用法”“主治”“症状”“方解”。中医里的方剂歌诀是历代中医人实践经验的结晶，朗朗上口，易记好用。

第三册主要介绍中医经典名言100句，书中选取了我国中医典籍中最精华的100句经典名言，共分“养生保健”“医德医风”“医术要言”“阴阳藏象”“精神气血”“病因病机”“辨证论治”等7类。每类下列有若干句名言，并标明其出处。“译文”部分按照“信达雅”的标准进行翻译，语言顺畅。“释读”部分是对名言的深度解读、补充和延伸，以便于更全面、更深刻地理解名言，掌握其要点和精髓。“你的收获”部分侧重于读者与名言的互动，旨在让读者记录学习名言之后的感想和心得，以强化对名言的记忆。中医经典名言凝结了古代中医大家们智慧的结晶，句句精辟，字字珠玑，为我们学习中医知识提供了捷径和指导。

中医并不深奥，中医就在我们身边，生活中处处有中医。我们衷心地期望《生活必备中医药常识（全3册）》能受到广大读者的喜爱，尤其能激发中小学生的兴趣。希望阅读之后，让中医走进我们的生活，为大家的身心健康提供有益的帮助。

目录

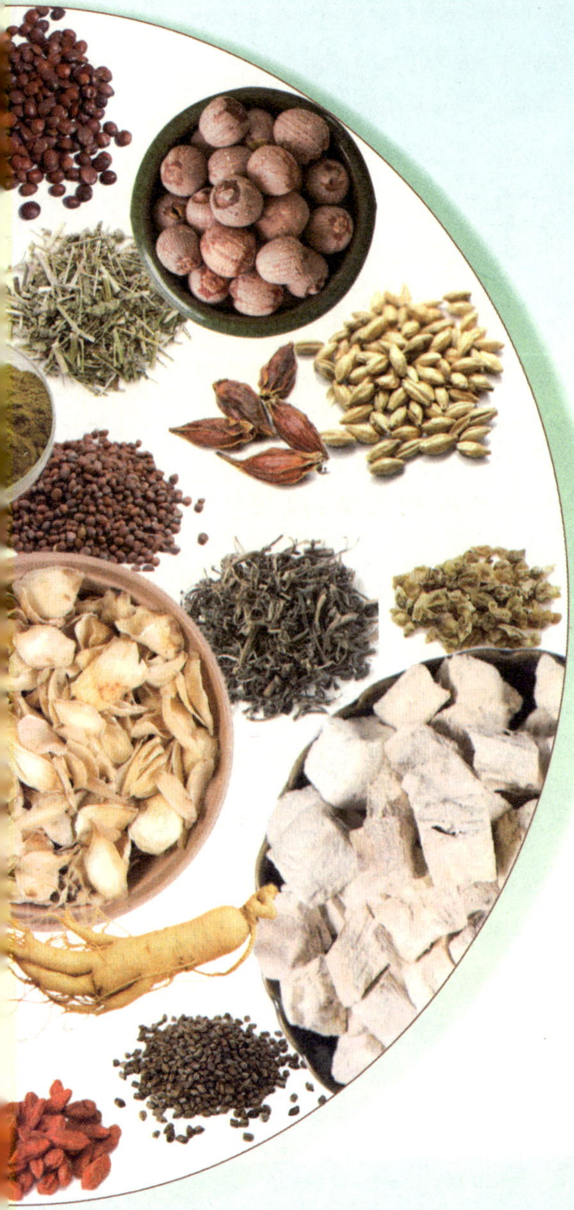

一、解表剂

★ 概念

凡以解表药物为主组成，具有发汗、解肌、透疹等作用，用以解除表证的方剂，统称解表剂。

★ 适应病症

六淫外邪侵袭人体肌表，肺卫引起的各种表证，以及麻疹初期，疮疡初起，兼有发热、恶寒、头痛、身疼、脉浮等表证者。

★ 临床应用

解表剂是为治疗表证而设，凡风寒所伤或温病初起，以及麻疹、疮疡、水肿、痢疾等病初起之时，以恶寒发热并见、舌苔薄白或薄黄、脉浮等为主要表现者，均可用解表剂治疗。由于外邪有寒热之异，体质有强弱之别。表证属风寒者，当辛温解表；属风热者，当辛凉解表；兼见气血阴阳诸不足者，当辅以补益之法，以扶正祛邪。

1 麻黄汤歌诀

麻黄汤中用桂枝，
杏仁甘草四般施，
发热恶寒头项痛，
伤寒无汗宜服之。

注

麻黄汤出自东汉·张仲景《伤寒论》，后人据此编成《麻黄汤歌诀》。

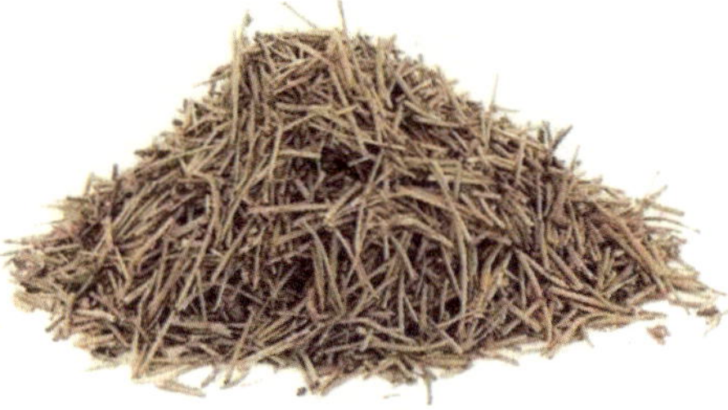

麻黄

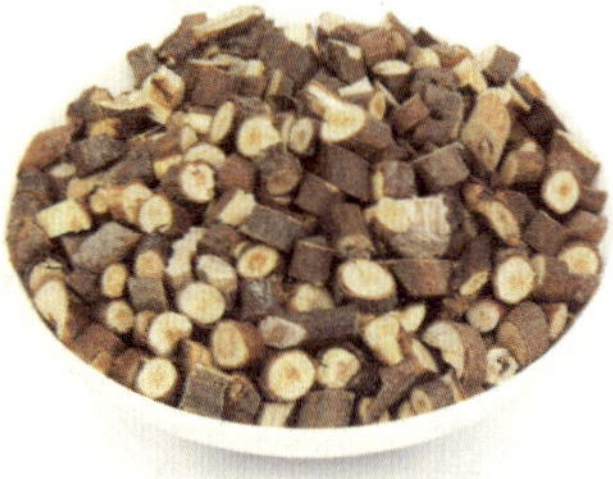

桂枝

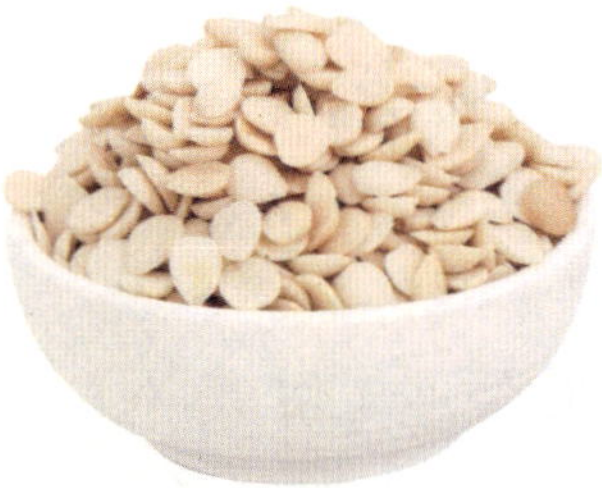

杏仁

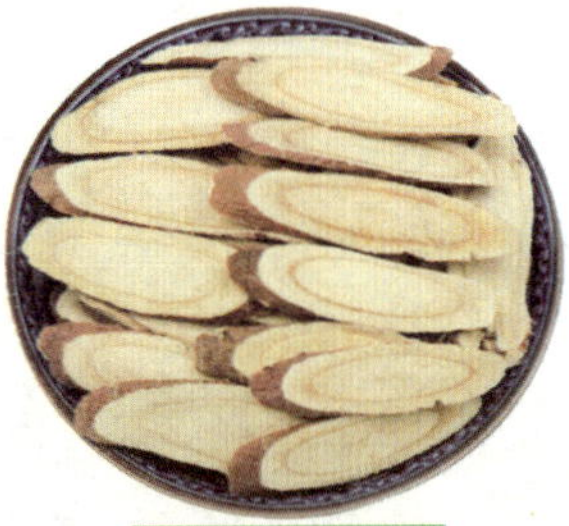

甘草

组成：麻黄10g，桂枝10g，杏仁10g，甘草6g。

用法：水煎服。

主治：风寒感冒（无汗）。

症状：发热，恶寒，流清鼻涕，头痛身疼，无汗而喘。

方解：麻黄、桂枝发散风寒。杏仁止咳。甘草调和诸药。

2 桂枝汤歌诀

表虚外感桂枝汤，
芍药甘草大枣姜，
辛温解表调营卫，
汗出恶风水煎尝。

注

桂枝汤出自东汉·张仲景《伤寒论》，后人据此编成《桂枝汤歌诀》。

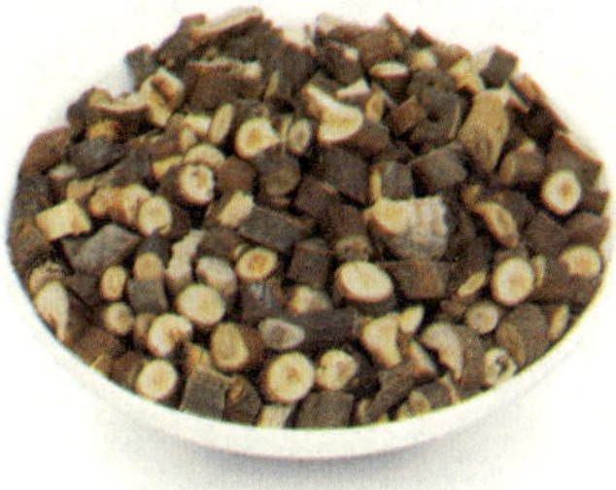

桂枝

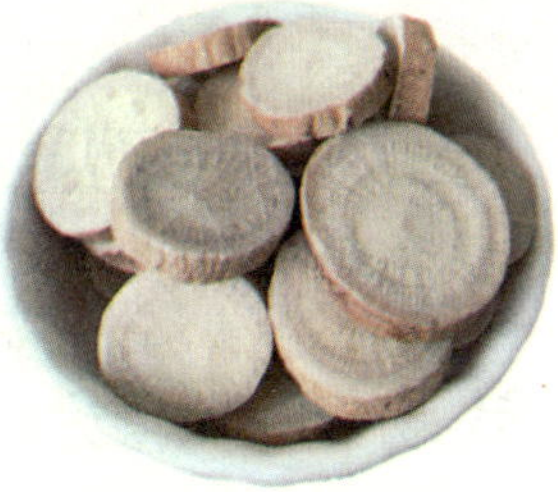

白芍

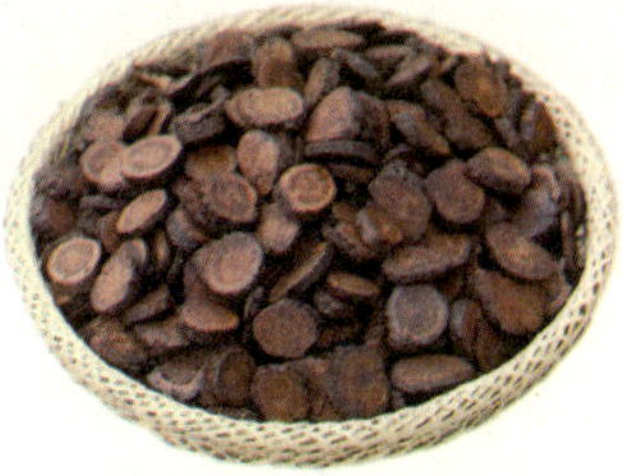

炙甘草

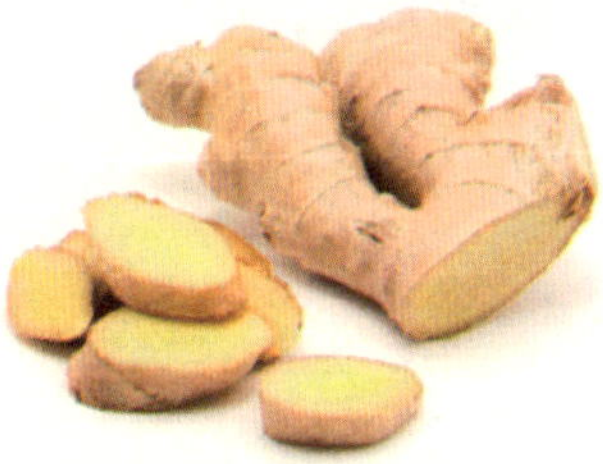

生姜

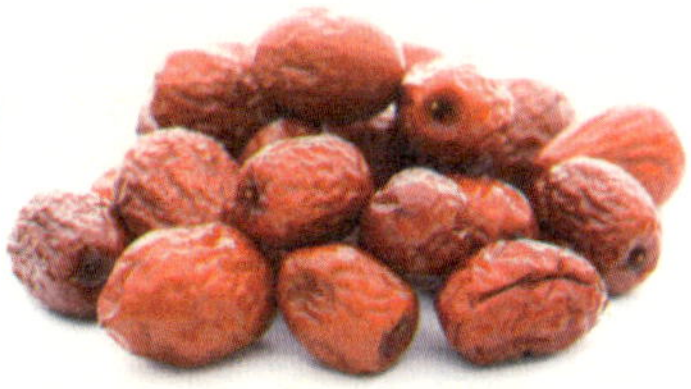

大枣

组成：桂枝10g，白芍10g，炙甘草6g，生姜10g，大枣6枚。

用法：水煎服。

主治：伤风感冒（有汗）。

症状：发热头痛，汗出恶风，鼻流清涕，或打喷嚏、干呕，口不渴。

方解：桂枝疏通阳气。白芍敛阴和营。生姜、大枣调和营卫。炙甘草调和诸药。

3 葱豉汤歌诀

葱豉汤为肘后方，
同煎葱豉代麻黄，
药有二味最平稳，
发汗通阳效力彰。

注

葱豉汤出自东晋·葛洪《肘后备急方》，后人据此编成《葱豉汤歌诀》。

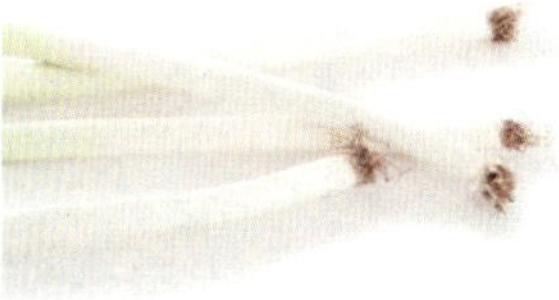

葱白

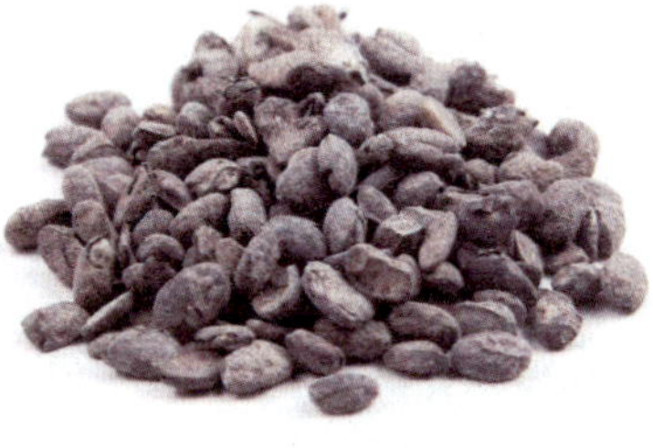

淡豆豉

组成：葱白5根，淡豆豉10g。

用法：水煎服。

主治：风寒感冒（轻证）。

症状：恶寒发热，头痛，流清鼻涕，打喷嚏。

方解：葱白辛温通阳、散风寒。淡豆豉透散外邪、宣发郁热。葱豉合用，有疏通阳气、发汗、散发寒邪的作用。

4 小青龙汤歌诀

小青龙汤有麻黄，
桂芍甘草与干姜，
半夏细辛五味子，
外寒内饮是良方。

注

小青龙汤出自东汉·张仲景《伤寒论》，后人据此编成《小青龙汤歌诀》。

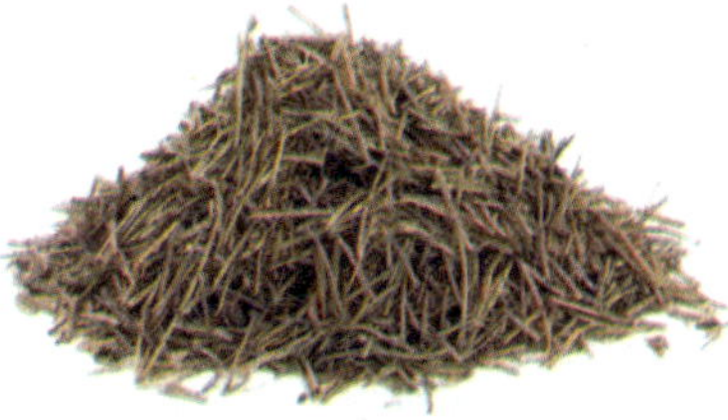
麻黄

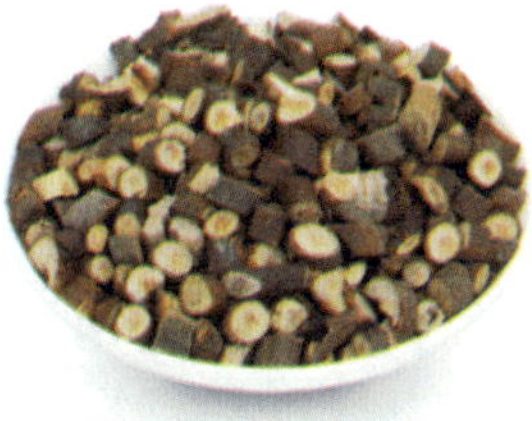
桂枝

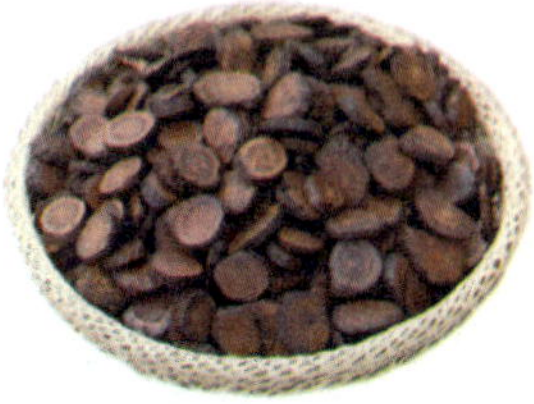
炙甘草

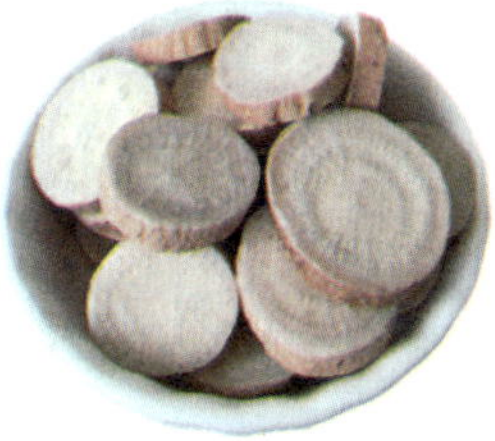
白芍

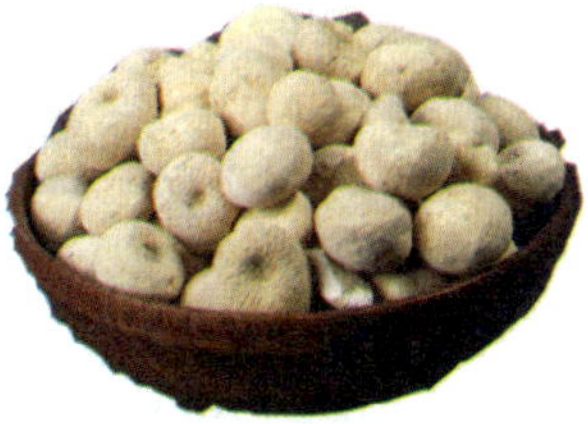
半夏

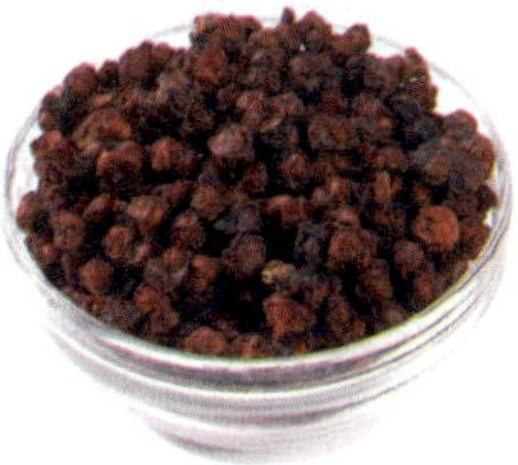
五味子

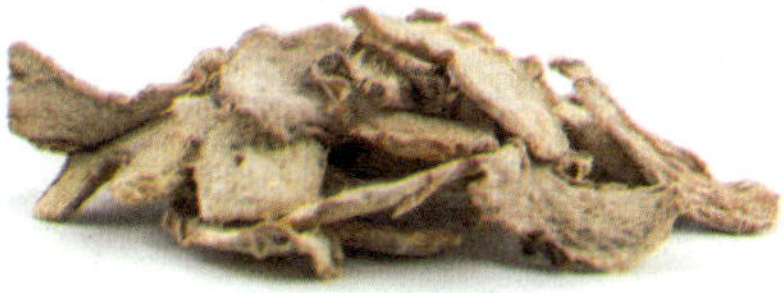
干姜

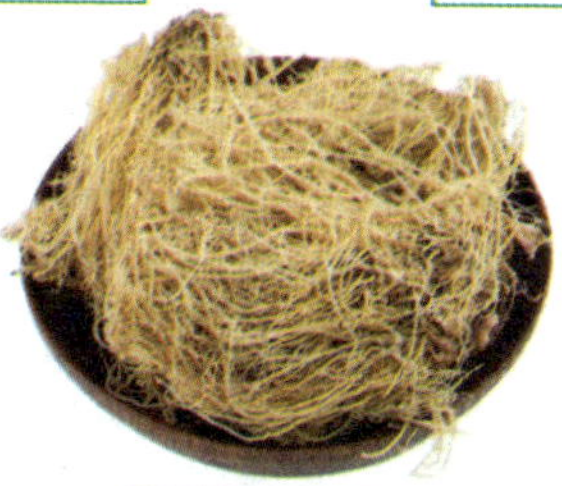
细辛

组成：麻黄9g，白芍9g，细辛3g，干姜6g，炙甘草6g，桂枝9g，半夏9g，五味子6g。

用法：水煎服。

主治：外感风寒，内停水饮之咳喘。

症状：发热恶寒，无汗，咳嗽，痰白清稀，甚则气喘，不能平卧，口不渴。

方解：麻黄、桂枝发汗解表，宣肺平喘。干姜、细辛温肺散寒而化水饮。五味子敛肺止咳，治疗喘咳。半夏燥湿祛痰。白芍和阴。炙甘草调和诸药。

5 桑菊饮歌诀

桑菊饮中薄桔翘，
杏仁芦根和甘草，
风温咳嗽兼微渴，
头痛身热此方疗。

注

桑菊饮出自清·吴鞠通《温病条辨》，后人据此编成《桑菊饮歌诀》。

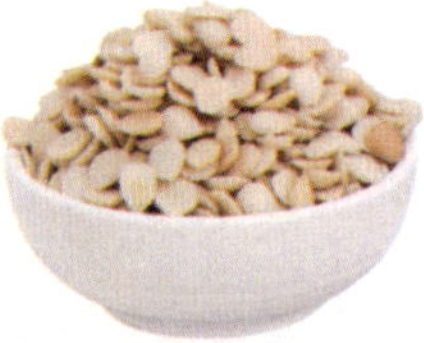

杏仁

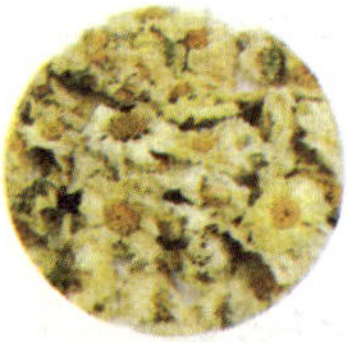

菊花

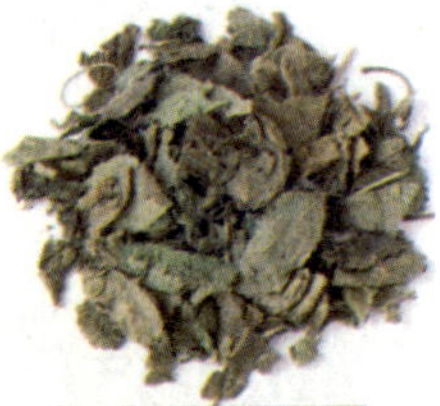

桑叶

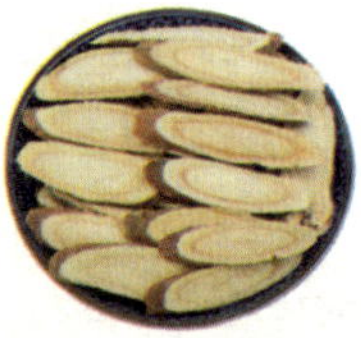

甘草

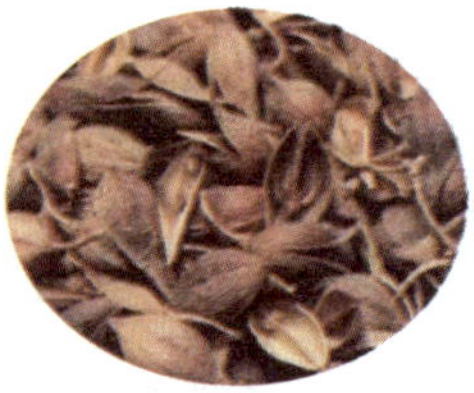

连翘

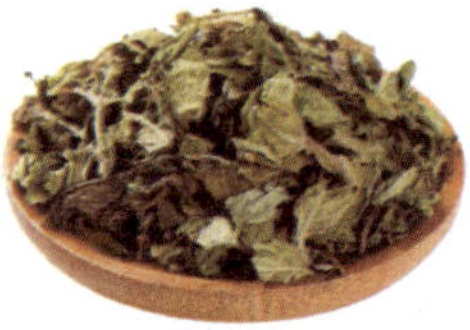

薄荷

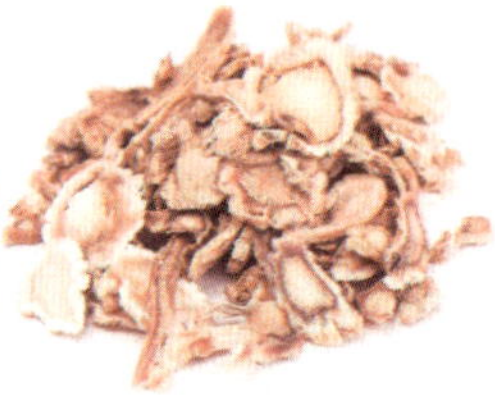

桔梗

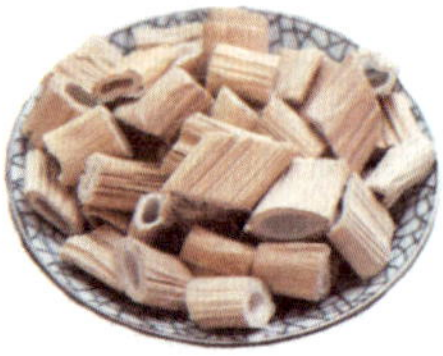

芦根

组成：桑叶8g，菊花6g，杏仁6g，桔梗6g，甘草3g，薄荷6g，连翘6g，芦根6g。

用法：水煎服。

主治：风温初起，邪在肺卫之风热感冒。

症状：咳嗽，微热，口微渴。

方解：桑叶、菊花、薄荷辛凉疏风清热。杏仁、甘草宣肺止咳。连翘、芦根清热生津。

6 银翘散歌诀

银翘散主风热证，

竹叶牛蒡豉荆荷，

甘桔芦根清解功，

辛凉平剂透表行。

注

银翘散出自清·吴鞠通《温病条辨》，后人据此编成《银翘散歌诀》。

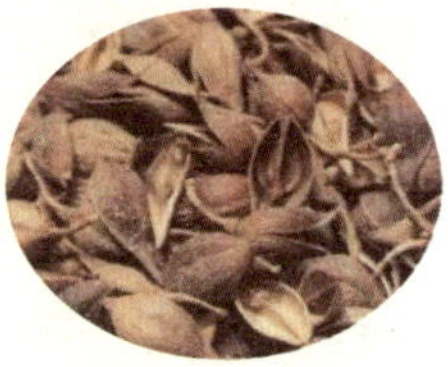

连翘

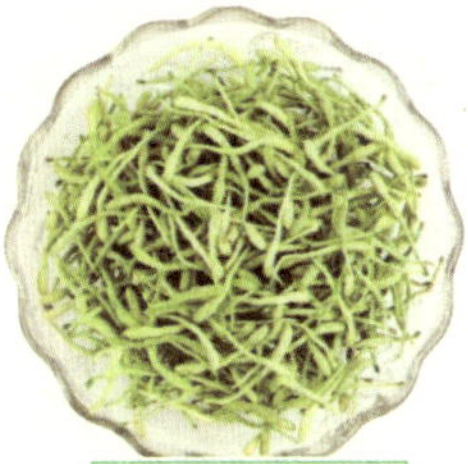

金银花

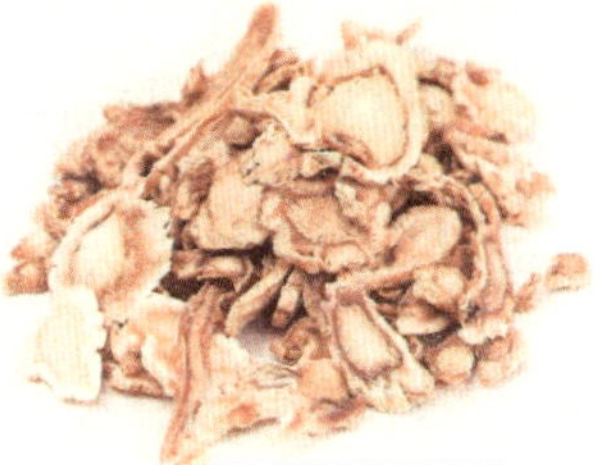

桔梗

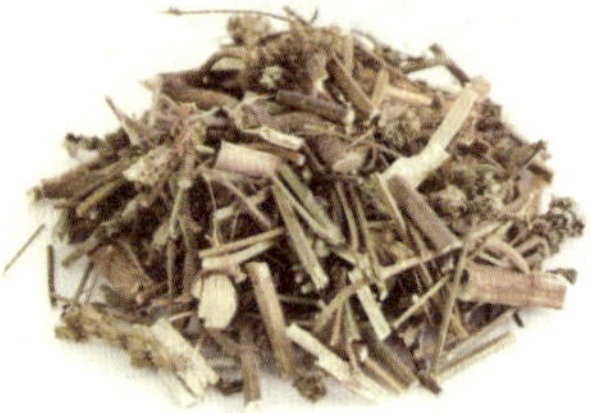

荆芥

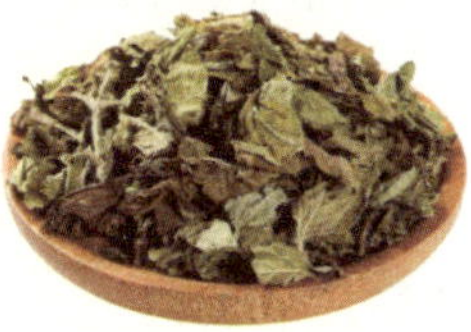

薄荷

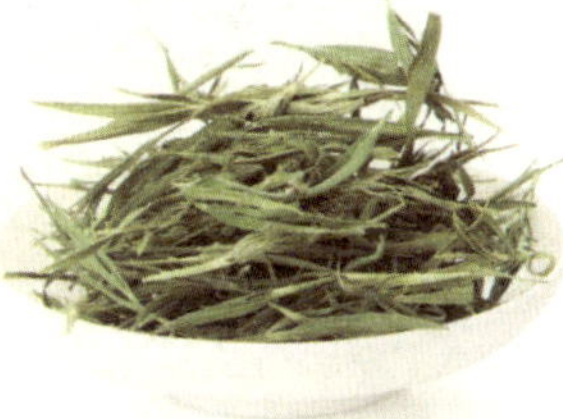

淡竹叶

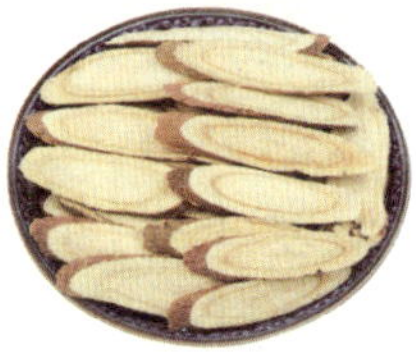

甘草

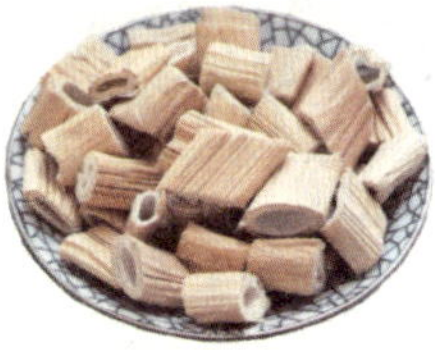

芦根

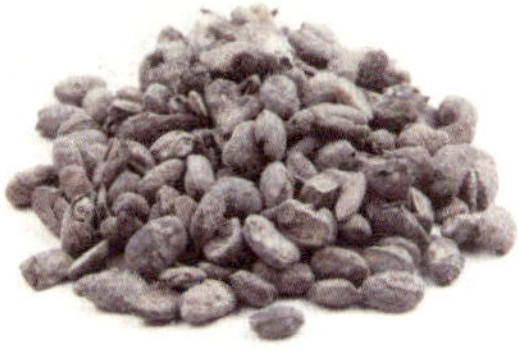

淡豆豉

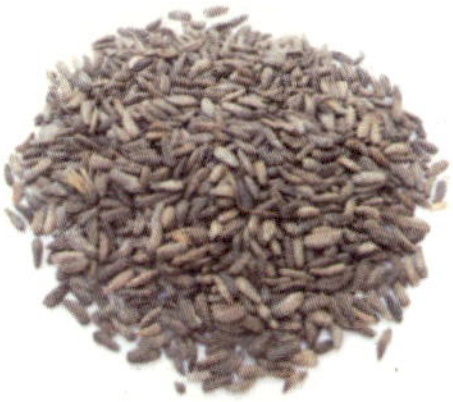

牛蒡子

组成：连翘12g，金银花12g，桔梗9g，荆芥6g，薄荷3g，淡竹叶9g，甘草3g，淡豆豉9g，牛蒡子9g，芦根15g。

用法：水煎服。

主治：风温初起。

症状：发热无汗，或有汗而不多，微恶风，头痛口渴，咳嗽，咽痛。

方解：金银花、连翘清热解毒，辛凉透表。薄荷、荆芥、淡豆豉发散表邪。竹叶清热除烦。芦根清热生津。桔梗、牛蒡子、甘草合用，能宣肺祛痰利咽。

7 麻杏石甘汤歌诀

麻杏石甘汤，
热喘此方良，
辛凉宣肺气，
清热效力强。

注

麻杏石甘汤出自东汉·张仲景《伤寒论》，后人据此编成《麻杏石甘汤歌诀》。

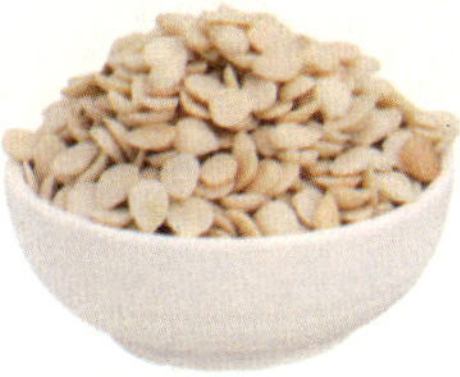

杏仁

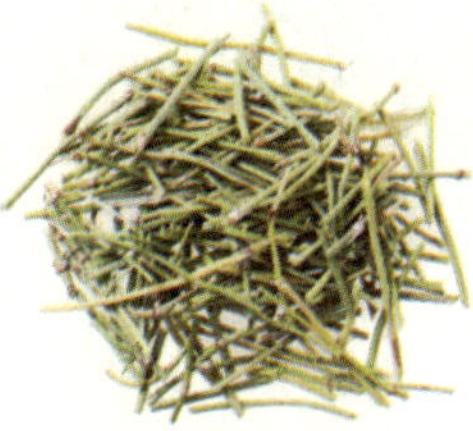

麻黄

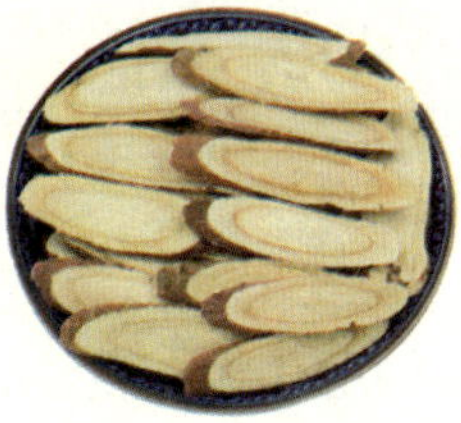

甘草

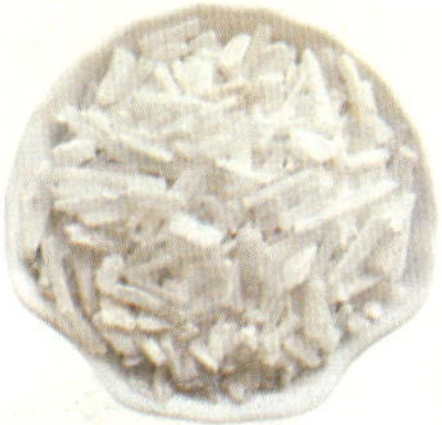

生石膏

组成: 麻黄9g,杏仁9g,甘草6g,生石膏18g。

用法: 水煎服。

主治: 表邪未解,邪热壅肺之喘咳。

症状: 发热口干,无汗或有汗,咳喘气急。

方解: 麻黄宣肺平喘。生石膏清肺热。杏仁降泄肺气。甘草调和诸药。

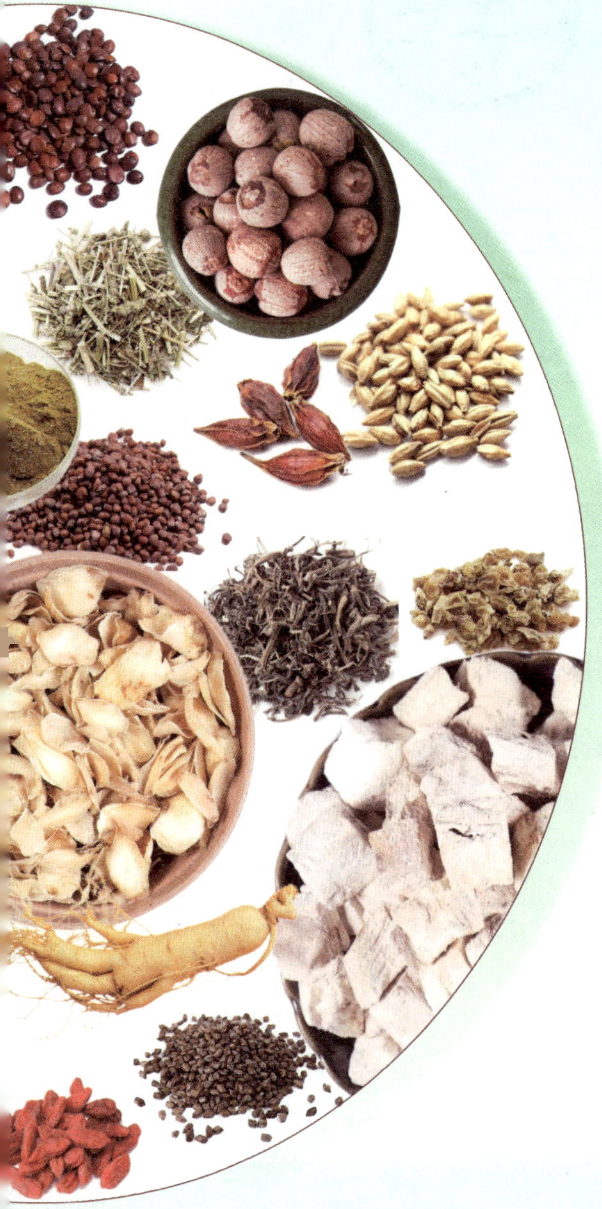

二、泻下剂

★ 概念

凡以泻下药物为主组成，具有通导大便、排除肠胃积滞，荡涤实热，或攻逐水饮、寒积等作用，用以治疗里实证的方剂，统称泻下剂。

★ 适应病症

胃肠积滞，实热内结，脘腹胀痛，或脏腑有寒凝积滞，或水饮内停引起的严重水肿、胸腹积水而体质壮实者，或虚、实便秘。

★ 临床应用

里实证的证候表现有热结、寒结、燥结、水结之不同。热结者当寒下，寒结者当温下，燥结者当润下，水结者当逐水。里实而见正气不足者，当攻补兼施。

8 大承气汤歌诀

大承气汤用硝黄，
枳实大黄厚朴良，
急下存阴为治法，
胃肠结热全扫荡。

注

大承气汤出自东汉·张仲景《伤寒论》，后人据此编成《大承气汤歌诀》。

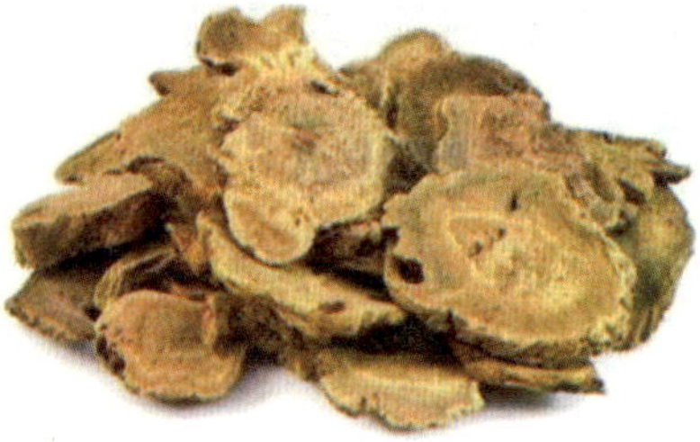
大黄

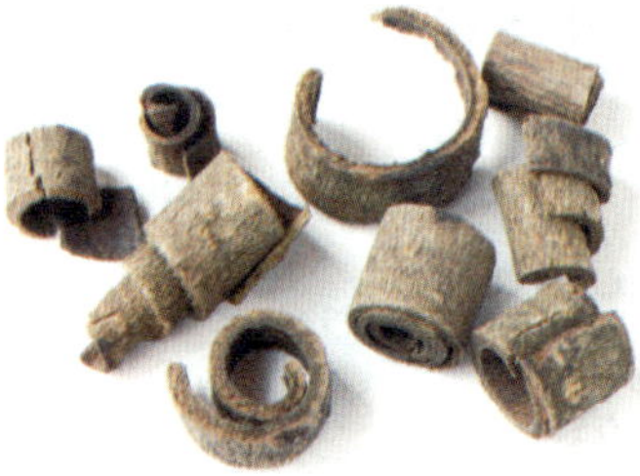
厚朴

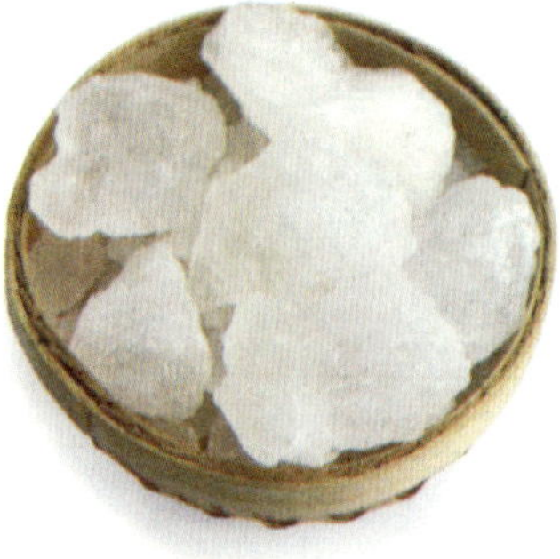
芒硝

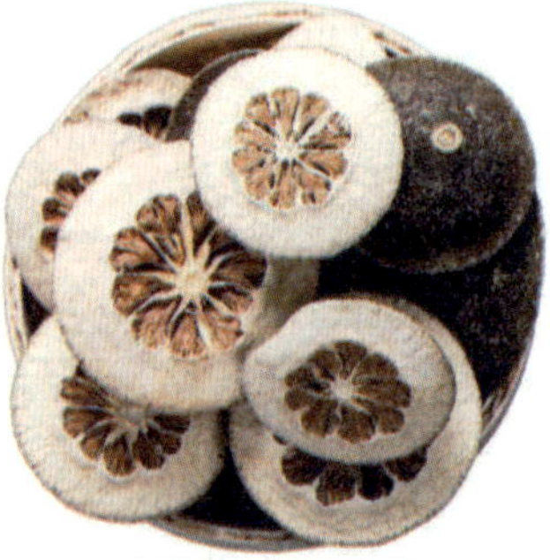
枳实

组成:大黄12g,枳实12g,厚朴15g,芒硝9g。

用法:水煎服。

主治:胃与大肠实热证;热结旁流;里热实证之热厥、痉病或发狂等。

症状:大便不通,脘腹痞满,腹痛拒按,按之硬,定时发热,胡言乱语,手足汗出不止;下利清水,色纯青,脐腹疼痛,按之坚硬有硬块。

方解:大黄泻热通便,荡涤肠胃。芒硝咸寒,泻热通便,软坚润燥。厚朴、枳实行气破结,消痞除满。四药合用,有峻下热结之效。

9 小承气汤歌诀

小承气汤朴枳黄，
便硬谵语腹满胀。
识得燥结分轻重，
脉滑不紧用此方。

注

小承气汤出自东汉·张仲景《伤寒论》，后人据此编成《小承气汤歌诀》。

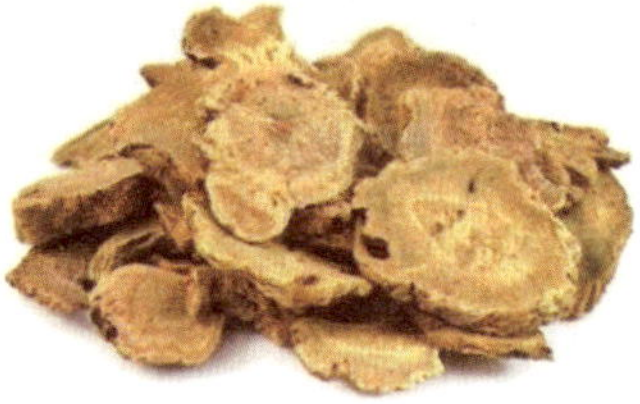

大黄

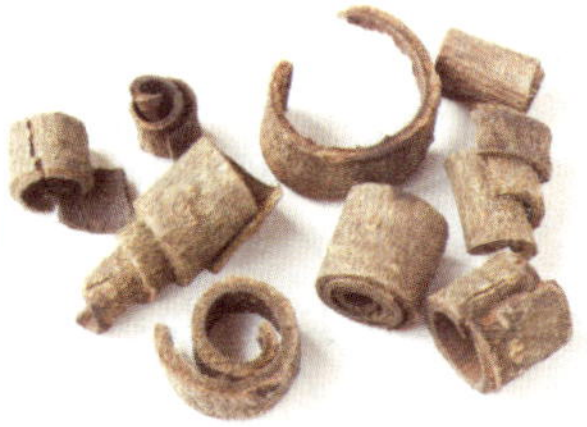

厚朴

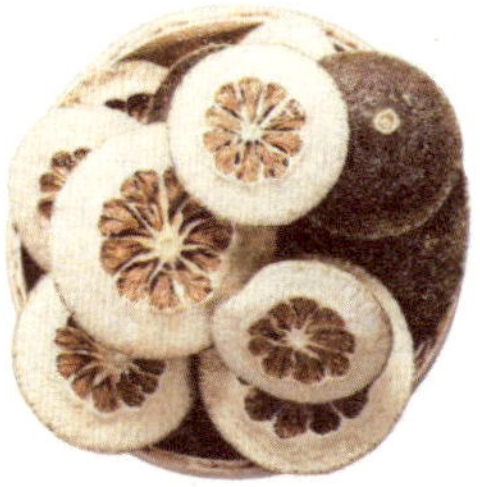

枳实

组成：大黄12g，厚朴6g，枳实6g。

用法：水煎服。

主治：胃与大肠实热证。

症状：定时发热，胡言乱语，大便秘结，胸腹痞满。

方解：大黄泻热通便。厚朴行气散满。枳实破气消痞。诸药合用，可以轻下热结，除满消痞。

10 大黄附子汤歌诀

金匮大黄附子汤，
细辛散寒止痛良，
冷积内结成实证，
功专温下效非常。

注 大黄附子汤出自东汉·张仲景《金匮要略》，后人据此编成《大黄附子汤歌诀》。

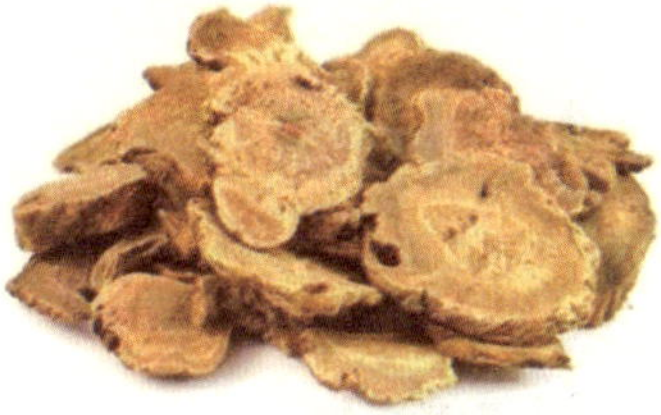
大黄

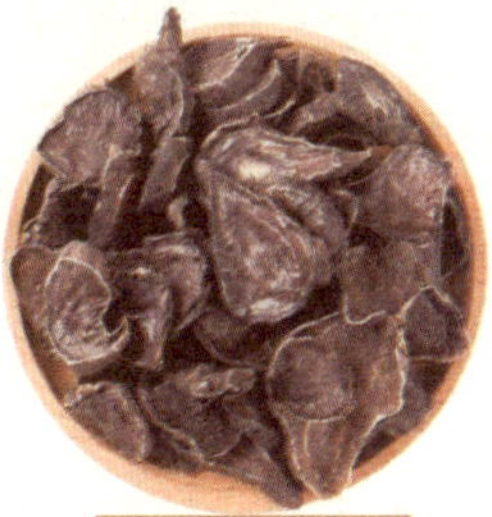
黑附子

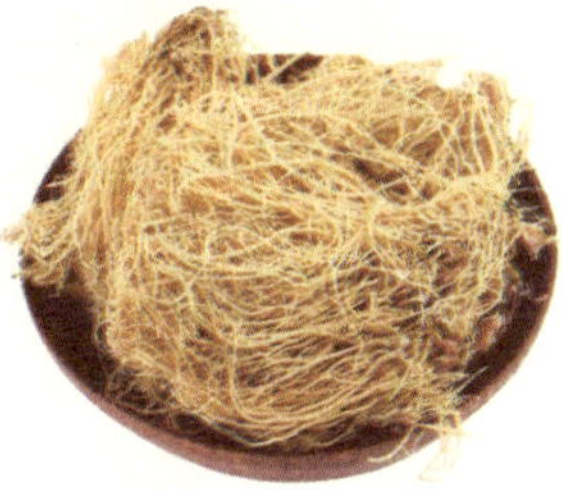
细辛

组成：大黄9g，黑附子9g，细辛3g。

用法：水煎服。

主治：寒积里实证。

症状：腹痛便秘，胁下偏痛，发热，手足发冷，冷至肘部和膝部。

方解：黑附子辛热，温阳祛寒。细辛辛热，除寒散结。大黄荡涤肠胃，泻除积滞。

11 温脾汤歌诀

温脾甘草与干姜，

附子人参及大黄，

温下并行治冷积，

脐周结痛最恰当。

注

温脾汤出自唐·孙思邈《备急千金要方》，后人据此编成《温脾汤歌诀》。

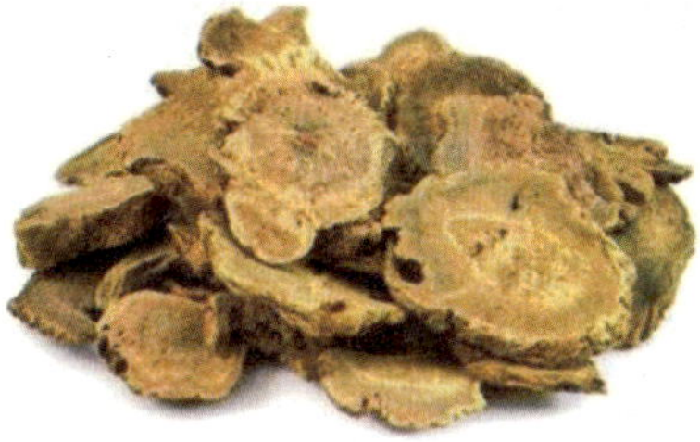

大黄

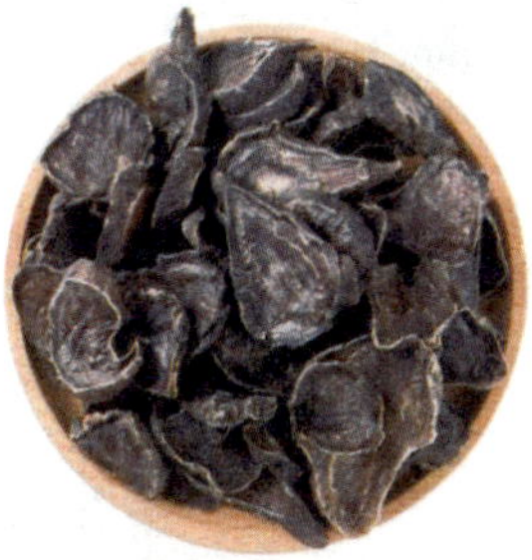

黑附子

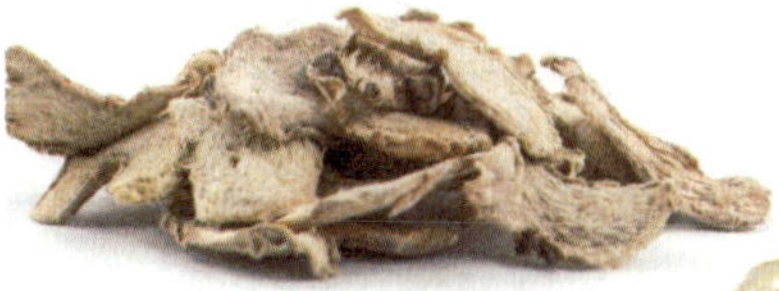

干姜

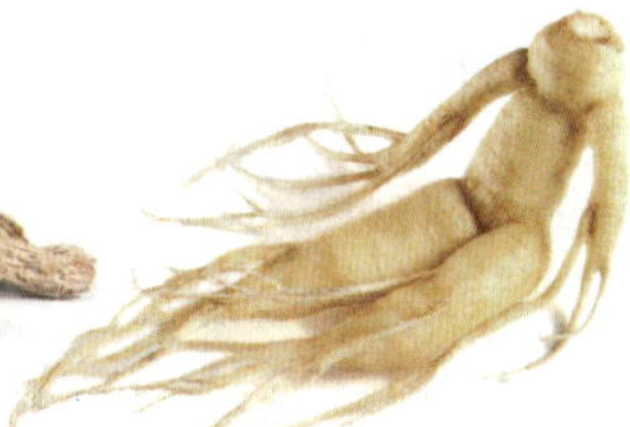

人参

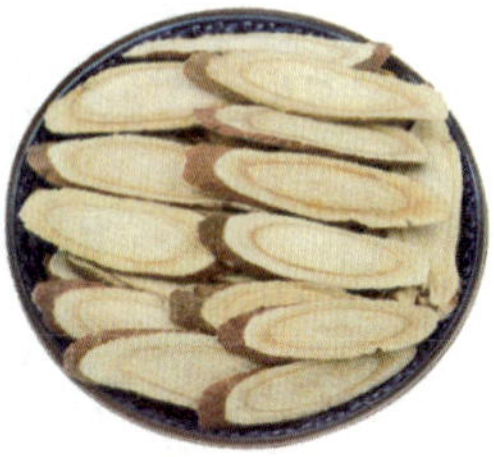

甘草

组成：大黄12g，黑附子9g，干姜6g，人参9g，甘草3g。

用法：水煎服。

主治：脾阳不足，寒积结于肠胃证。

症状：便秘或久痢赤白，症见腹满，脐周硬结而痛，四肢冷。

方解：黑附子温阳散寒。干姜、人参、甘草协助黑附子以温阳补脾。大黄攻下积滞。

12 麻子仁丸歌诀

麻子仁丸小承气，
杏芍麻仁治便秘，
胃热津亏解便难，
润肠通便脾约济。

注

麻子仁丸出自东汉·张仲景《金匮要略》，后人据此编成《麻子仁丸歌诀》。

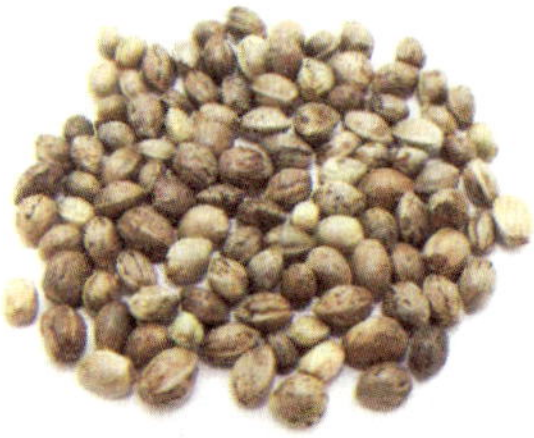

火麻仁

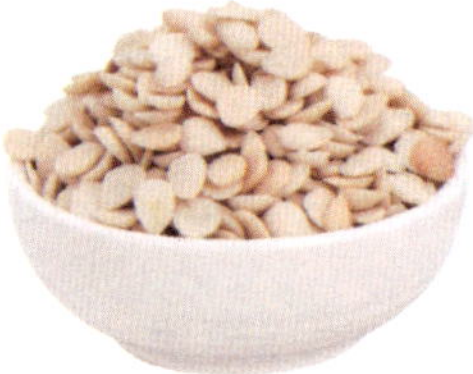

杏仁

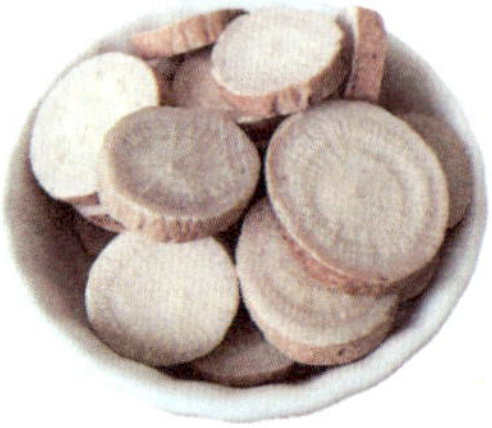

白芍

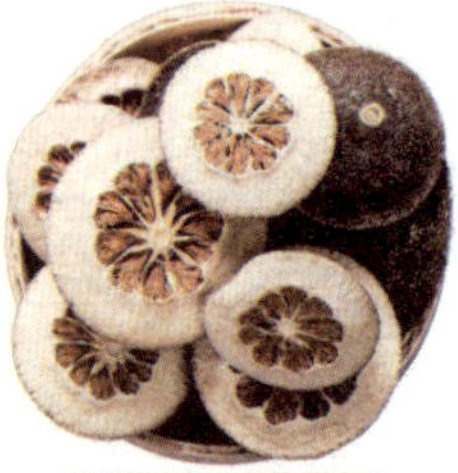

枳实

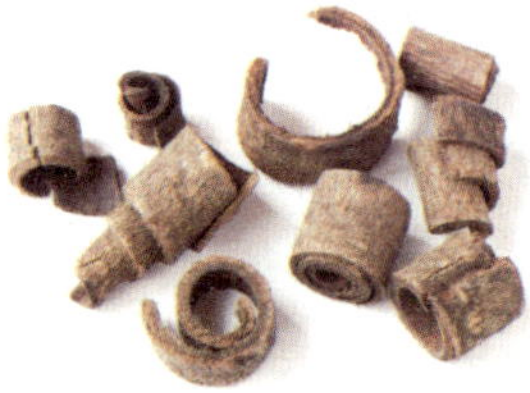

厚朴

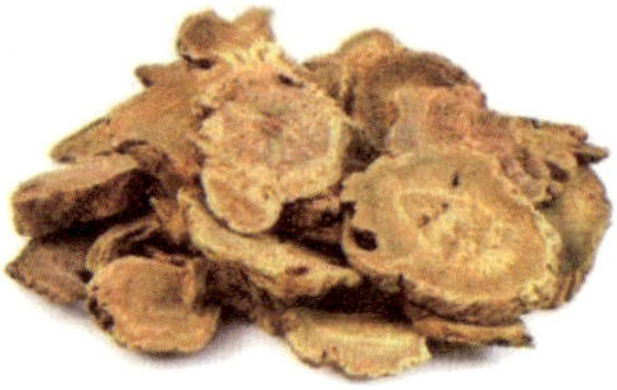

大黄

组成：火麻仁500g，杏仁250g，白芍250g，枳实250g，厚朴250g，大黄500g。

用法：以上诸药，研细末，炼蜜为丸。1次1丸，1天2次，开水送服。

主治：肠胃燥热，津液不足之便秘。

症状：大便干结，小便频数。

方解：火麻仁润肠通便。杏仁降气润肠，白芍养阴和里。小承气汤(大黄、枳实、厚朴)清热通便。诸药合用，具有润肠通便、清热导滞的作用。

13 济川煎歌诀

济川归膝肉苁蓉，
泽泻升麻枳壳从，
肾虚精亏肠中燥，
寓通于补法堪宗。

注

济川煎出自明·张景岳《景岳全书》，后人据此编成《济川煎歌诀》。

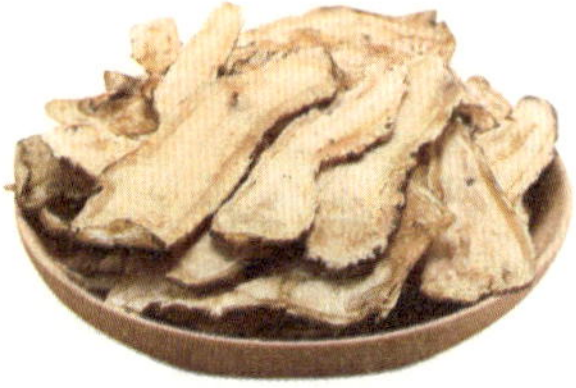

当归

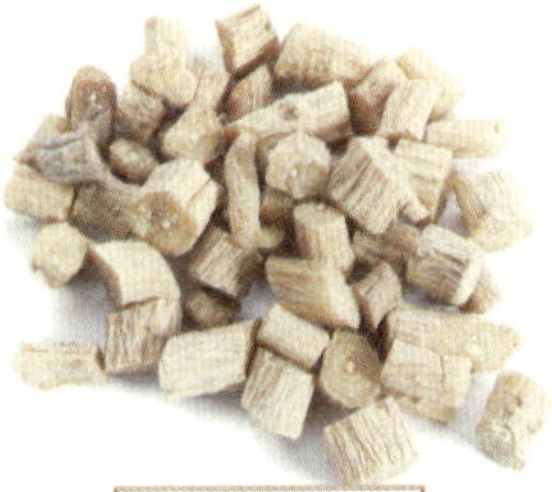

牛膝

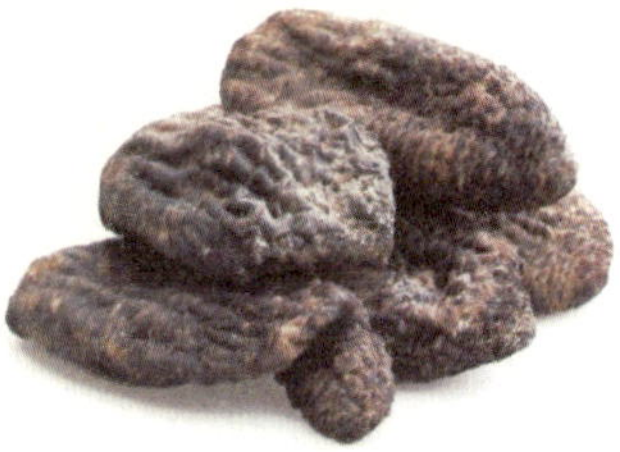

肉苁蓉

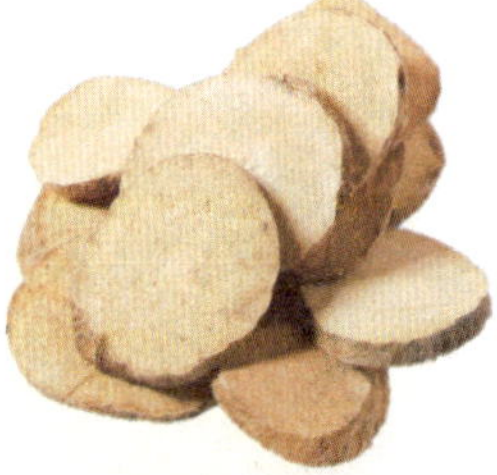

泽泻

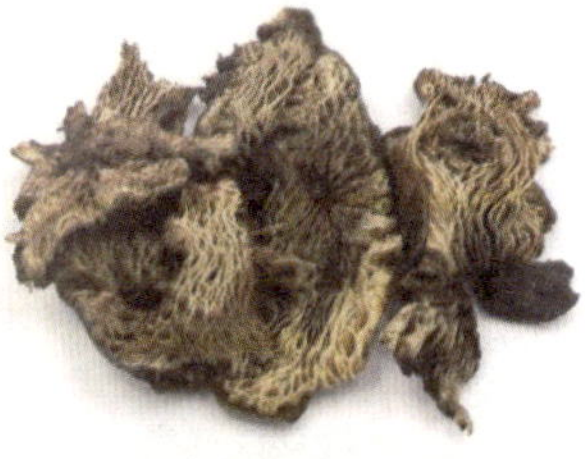

升麻

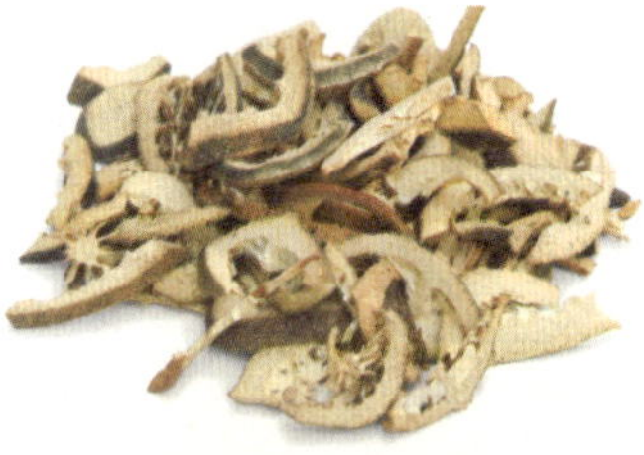

枳壳

组成：当归9g，牛膝6g，肉苁蓉6g，泽泻6g，升麻3g，枳壳3g。

用法：水煎服。

主治：老年肾虚便秘。

症状：大便秘结，小便清长，头目眩晕，腰膝酸软。

方解：肉苁蓉温肾益精，暖腰润肠。当归养血活血，润肠通便。牛膝补肾强腰，性善下行。枳壳下气宽肠而助通便。泽泻渗利小便而泄肾浊。

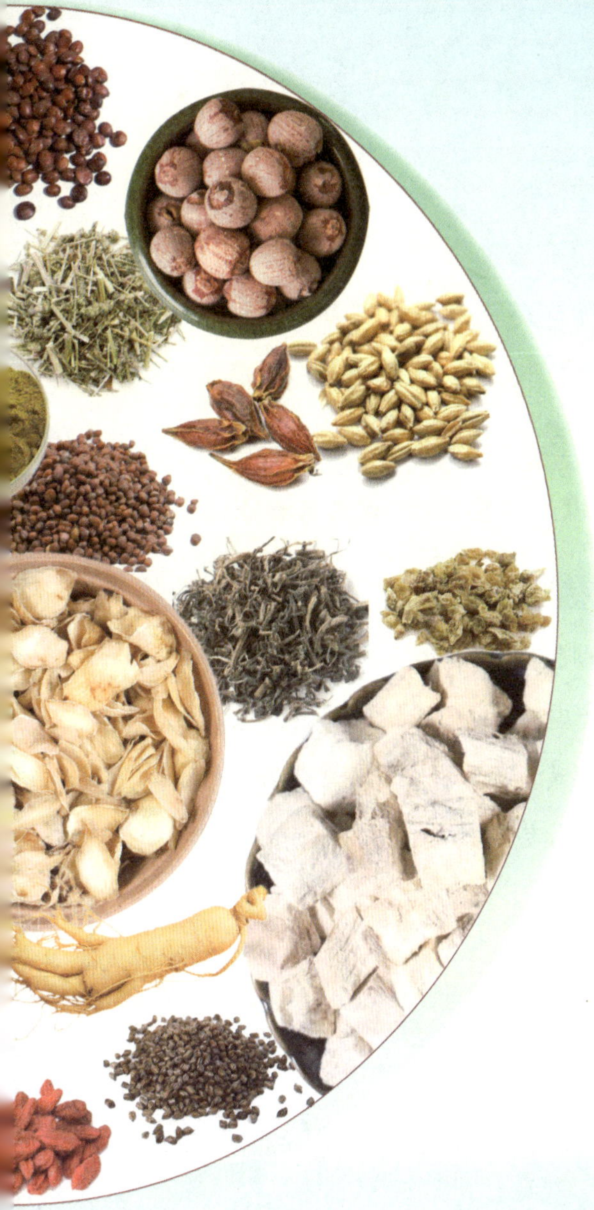

三、和解剂

★ 概念

凡是采用调和的方法，以解除少阳半表半里之邪，肝脾功能失调，上下寒热互结者，统称和解剂。

★ 适应病症

少阳证、肝郁脾虚、肝脾不和以及寒热互结、胃肠不和等证。

★ 临床应用

和解剂分为和解少阳、调和肝脾、调和寒热三大类。和方之制，和其不和也。所以，凡是病兼虚者，补而和之；病兼滞者，行而和之；病兼寒者，温而和之；病兼热者，凉而和之；病兼表者，散而和之；病兼里者，攻而和之。和解之剂，总以祛邪为主。

14 小柴胡汤歌诀

小柴胡汤和解方，
半夏人参甘草藏，
更用黄芩加姜枣，
少阳寒热服之康。

注

小柴胡汤出自东汉·张仲景《伤寒论》，后人据此编成《小柴胡汤歌诀》。

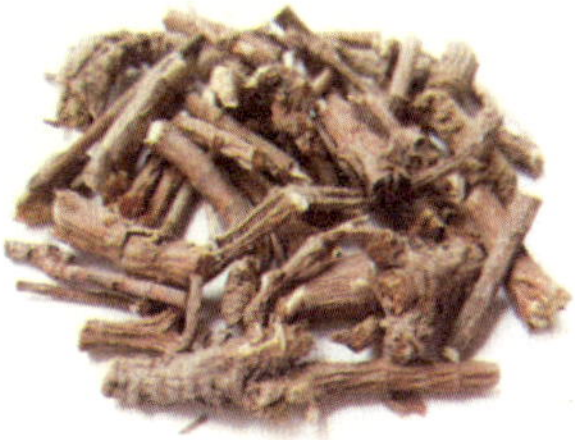
柴胡

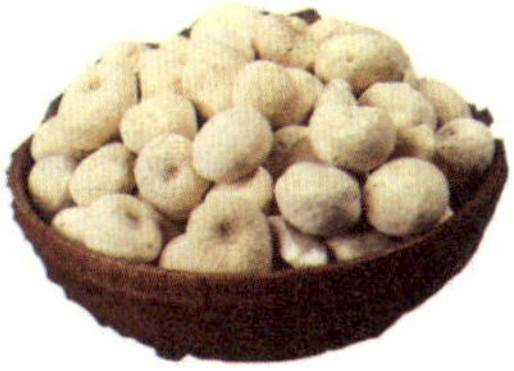
半夏

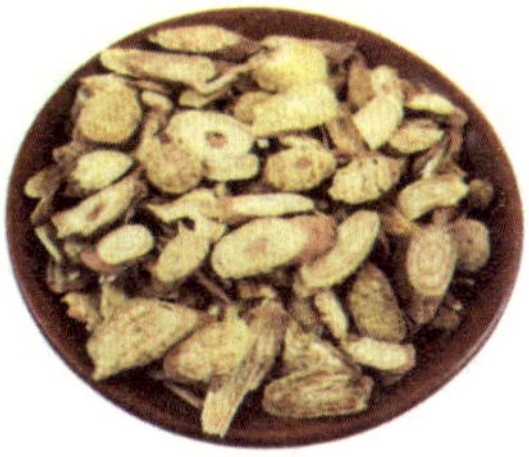
黄芩

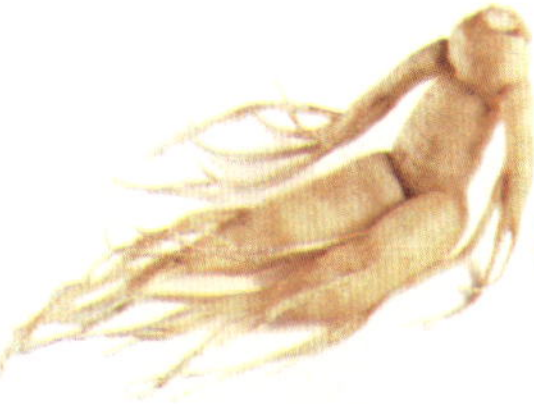
人参

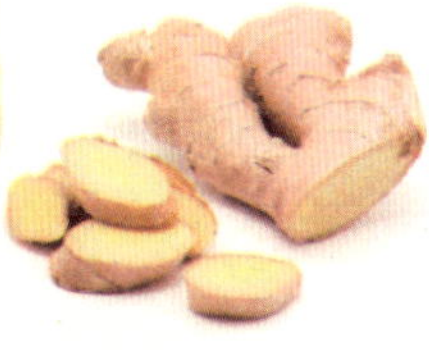
生姜

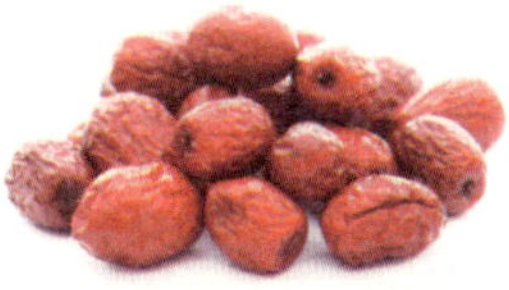
大枣

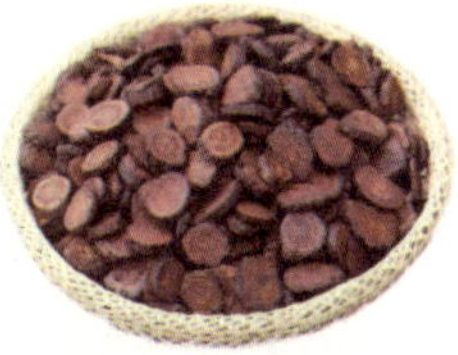
炙甘草

组成:柴胡12g,半夏9g,黄芩9g,人参6g,生姜9g,大枣5枚,炙甘草5g。

用法:水煎服。

主治:伤寒半表半里证;妇人伤寒,热入血室,以及疟疾、黄疸与内伤杂病而见少阳证者。

症状:往来寒热,胸胁苦满,无食欲不想吃饭,心里烦躁,时有恶心呕吐,口苦,咽干,目眩。

方解:柴胡轻清升散,疏邪透表。黄芩苦寒,善清少阳相火,配合柴胡,一散一清,共解少阳之邪。半夏和胃降逆,散结消痞。人参、甘草为佐,生姜、大枣为使,益胃气,生津液,和营卫,既扶正以助祛邪,又实里而防邪入。

15 四逆散歌诀

四逆散用柴胡芍，
枳实甘草四味药，
阳郁热厥脘腹痛，
疏肝泄热功效卓。

注

四逆散出自东汉·张仲景《伤寒论》，后人据此编成《四逆散歌诀》。

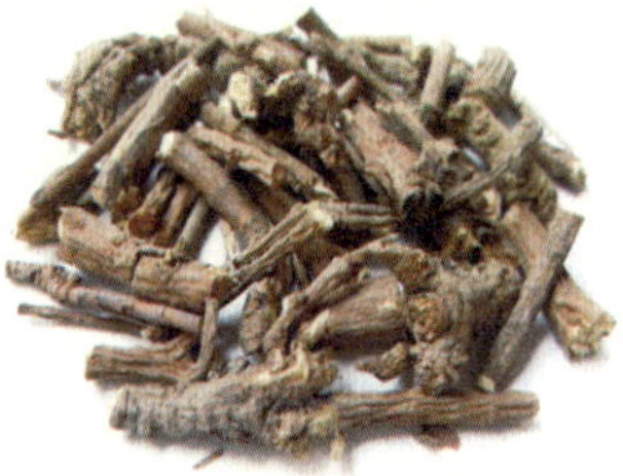

柴胡

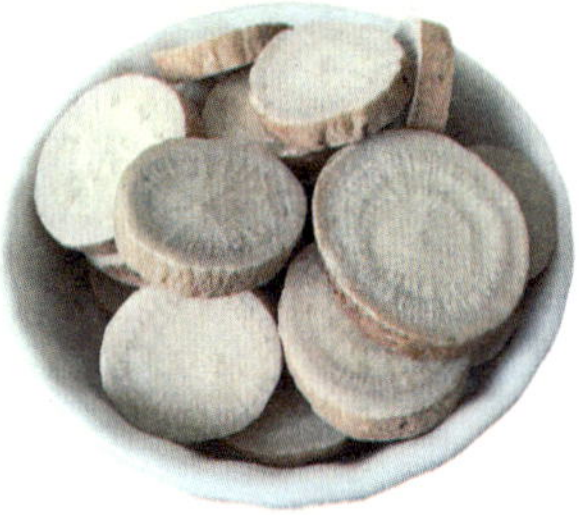

白芍

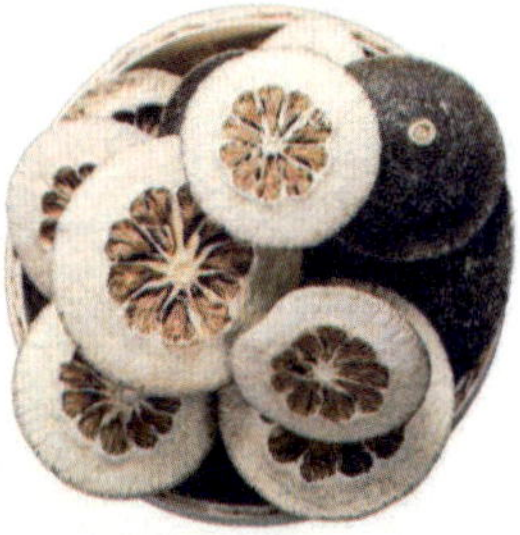

枳实

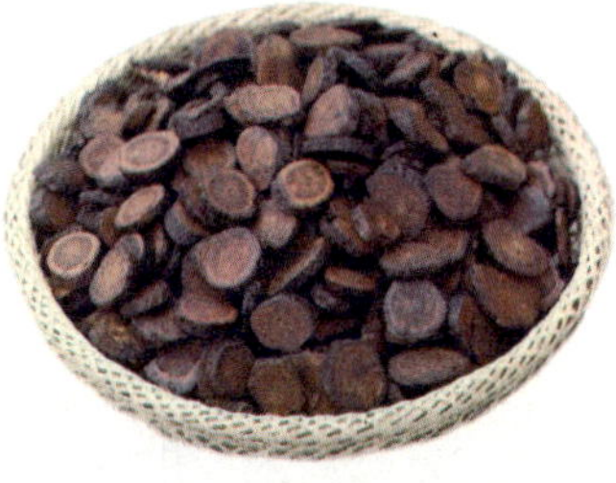

炙甘草

组成：柴胡6g，白芍9g，枳实6g，炙甘草6g。

用法：水煎服。

主治：热邪内陷，阳气不得外达所致的手足冰冷。

症状：手足发冷，冷至肘部和膝部，口苦，口干，或肝脾不和而见腰腹疼痛，泄泻下痢，下腹部不舒服、便意频繁、排便不爽，肛门下坠。

方解：柴胡疏肝解郁，和解透邪。枳实行气泄热，通降肠胃，二药合用，能透达阳气，清泄内郁之热邪。白芍、甘草调理肝脾，缓急止痛。四药合用使肝脾调合，阳气通达四肢，则手足变暖。

16 逍遥散歌诀

逍遥散用归芍柴，

苓术甘草姜薄偕，

肝郁血虚脾气弱，

调和肝脾功效卓。

注

逍遥散出自宋·陈师文《太平惠民和剂局方》，后人据此编成《逍遥散歌诀》。

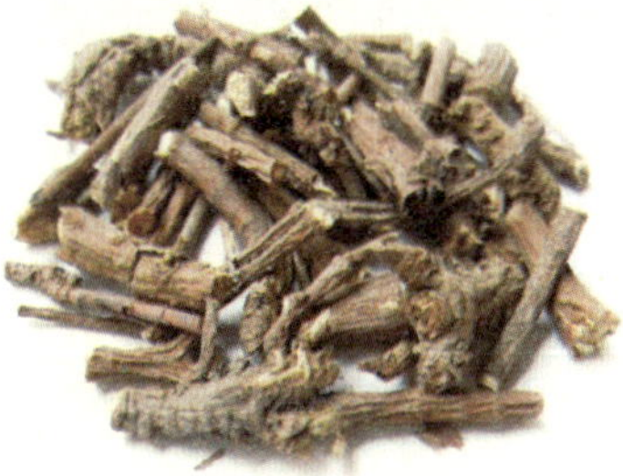

柴胡

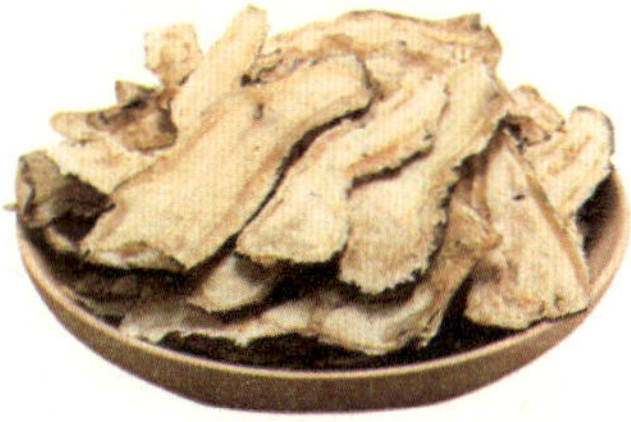

当归

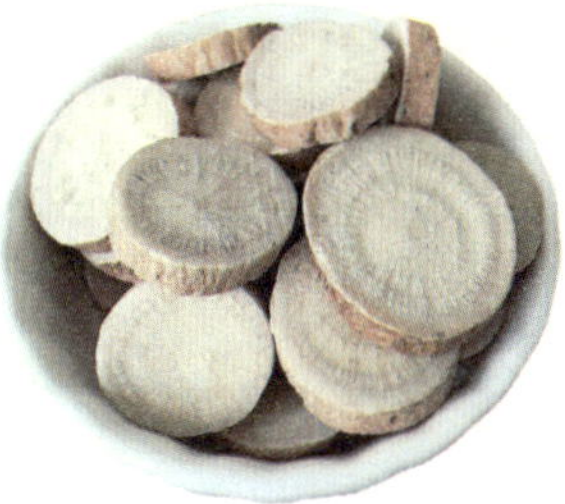

白芍

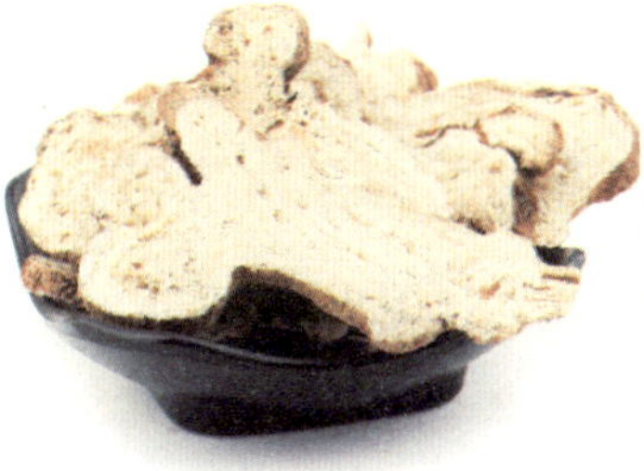

白术

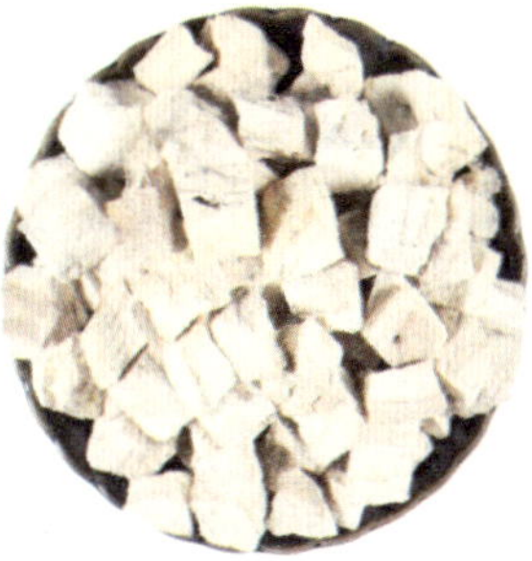

茯苓

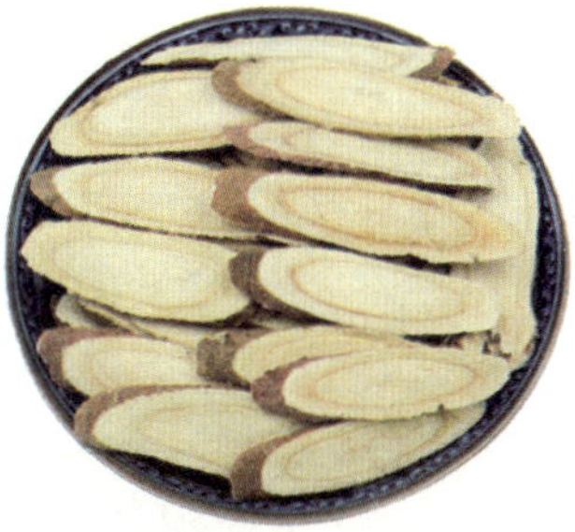

甘草

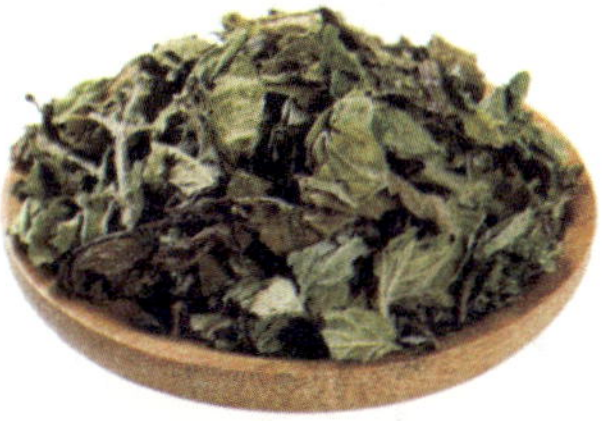

薄荷

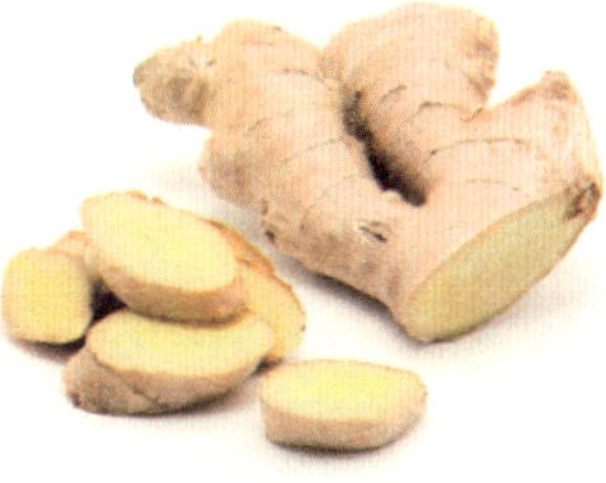

生姜

组成：柴胡9g，当归9g，白芍12g，白术12g，茯苓15g，甘草6g，生姜3g，薄荷3g。

用法：将生姜用火烤后，与其他诸药共研细末。1次6克，1天3次，开水冲服。

主治：肝郁血虚证。

症状：两胁疼痛，神疲，食少，头痛目眩，口苦，咽干或有寒热，或月经不调，乳房作胀。

方解：当归、白芍养血和肝。柴胡疏肝解郁。生姜调和气血，助少许薄荷轻清疏散，以增强疏肝解郁的作用。茯苓、白术、甘草健脾和胃。诸药合用则有疏肝理脾的功效。

17 痛泻要方歌诀

痛泻要方用陈皮，
白芍防风白术齐，
若作食伤医便错，
此方原是理肝脾。

注

痛泻要方出自元·朱震亨《丹溪心法要诀》，后人据此编成《痛泻要方歌诀》。

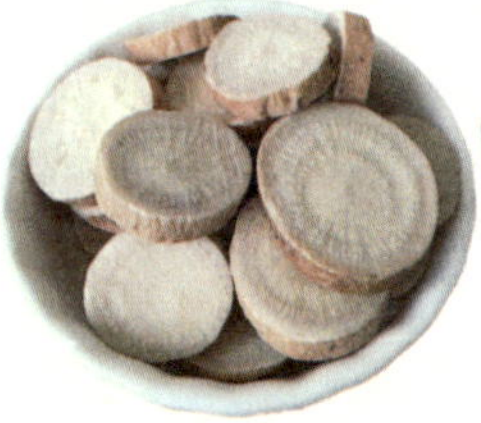

白芍

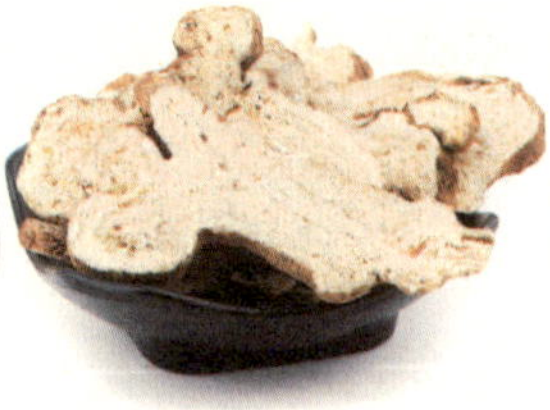

白术

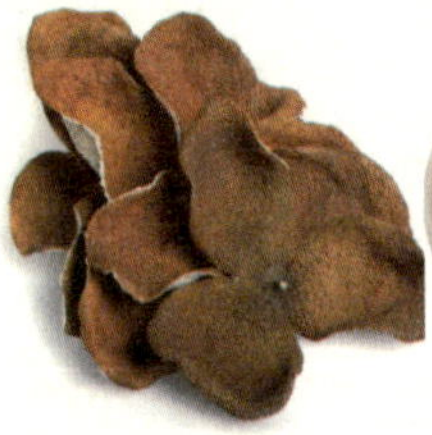

陈皮

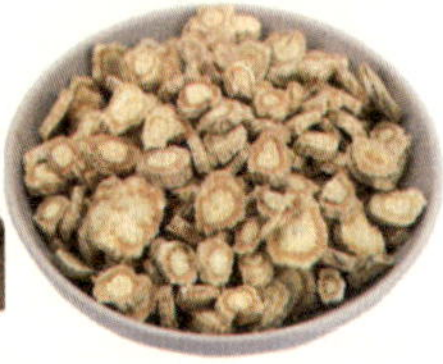

防风

组成：白术90g，白芍60g，陈皮45g，防风60g。

用法：上述诸药，共研细末。1次6克，1天3次，开水冲服。

主治：肝旺脾虚之腹泻。

症状：肠鸣腹痛，泄泻。

方解：白术健脾燥湿。白芍平肝，缓急止痛。陈皮理气醒脾。防风疏风舒脾。诸药合用，有调肝脾、和肠胃、止痛泻之功效。

18 半夏泻心汤歌诀

半夏泻心配芩连，
干姜人参草枣全，
辛开苦降除痞满，
寒热错杂痞证蠲。

注

半夏泻心汤出自东汉·张仲景《伤寒论》，后人据此编成《半夏泻心汤歌诀》。

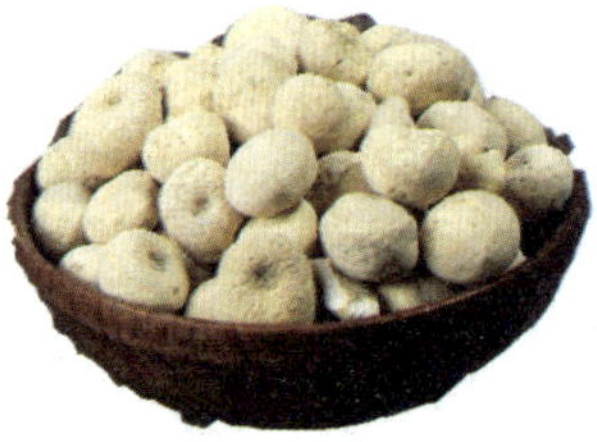
半夏

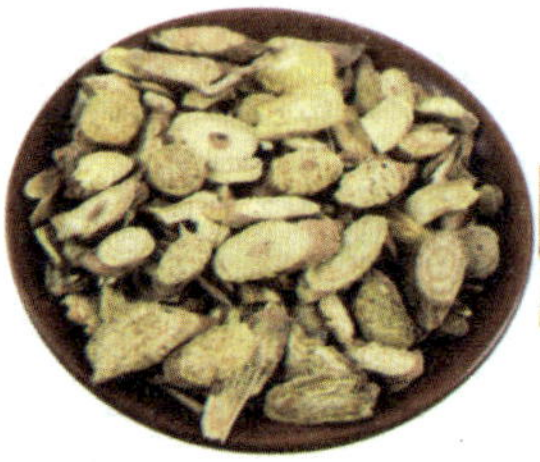
黄芩

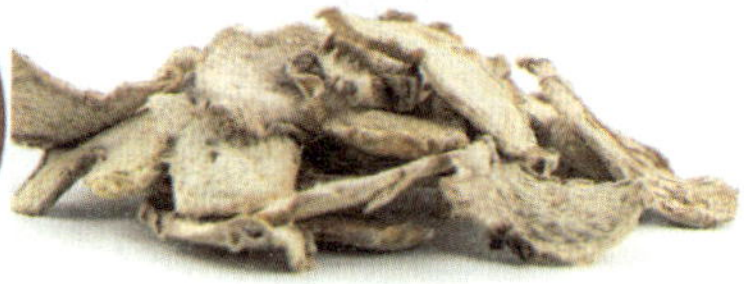
干姜

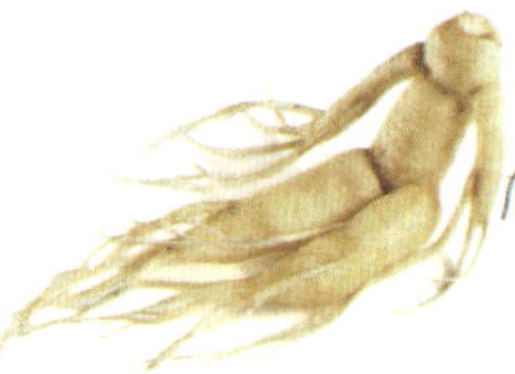
人参

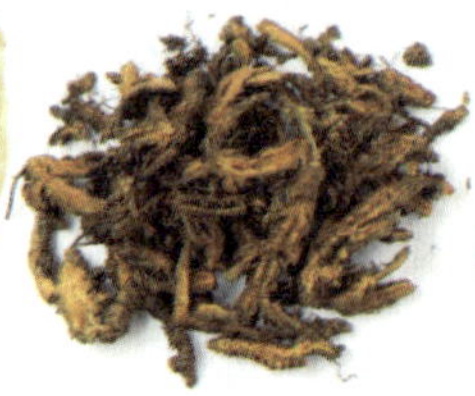
黄连

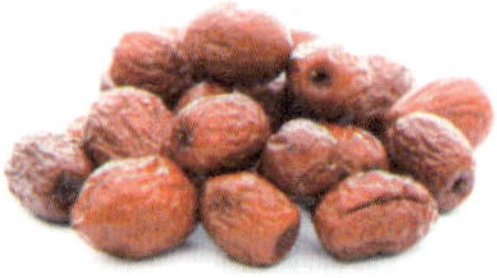
大枣

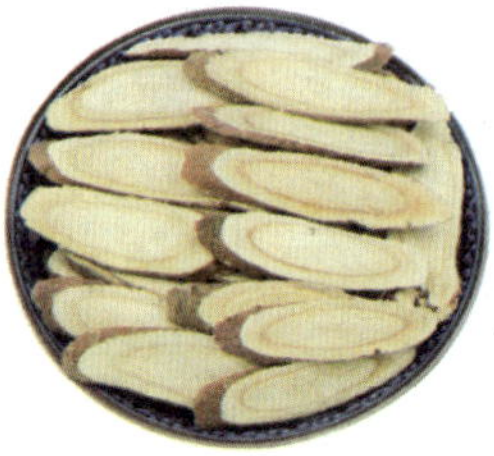
甘草

组成：半夏9g，黄芩6g，干姜6g，人参6g，甘草6g，黄连3g，大枣5枚。

用法：水煎服。

主治：胃气不和，寒热错杂证。

症状：心下痞满不痛，干呕或呕吐，肠鸣不利。

方解：黄连、黄芩苦寒降泄除其热。干姜、半夏温中散寒，散结消痞。人参、甘草、大枣之甘温益气补其虚。七味相配，寒热并用，苦降辛开，补气和中，自然邪去正复，气得升降，诸证悉平。

19 达原饮歌诀

达原饮用朴槟芩，
白芍知甘草果仁，
邪伏膜原瘟疫发，
疏邪宣壅急先行。

注

达原饮出自明·吴又可《温疫论》，后人据此编成《达原饮歌诀》。

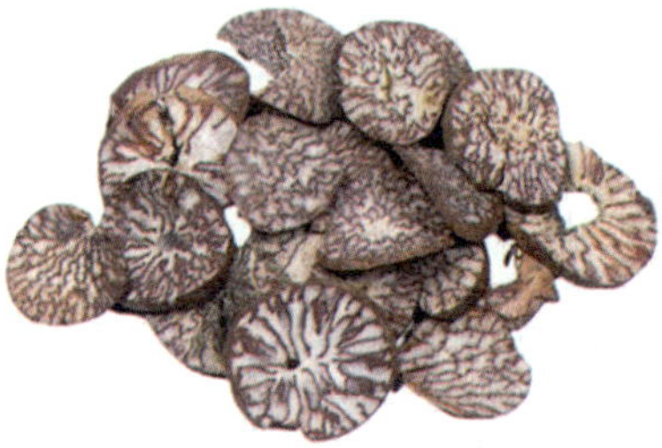
槟榔

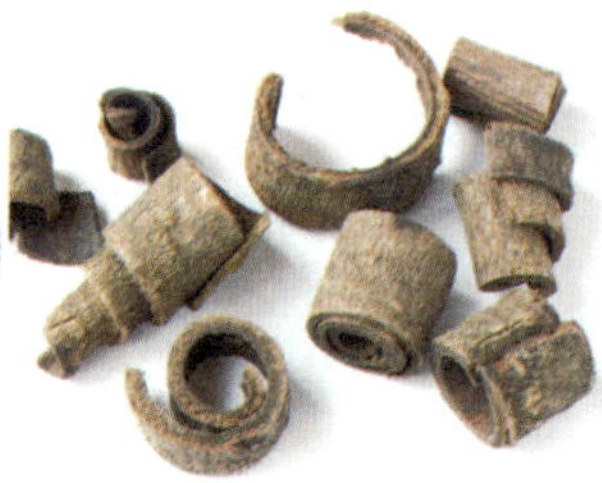
厚朴

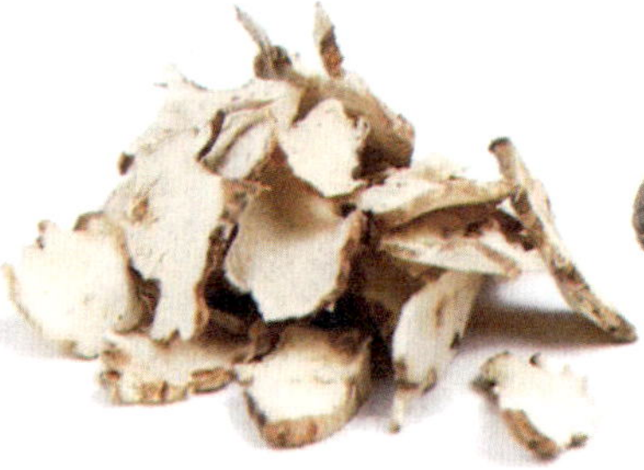
知母

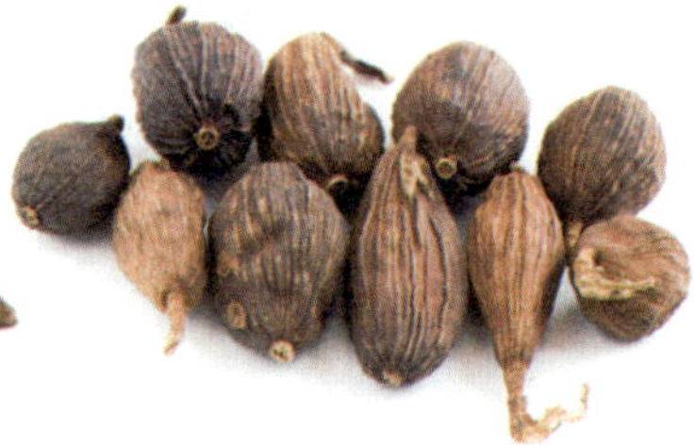
草果仁

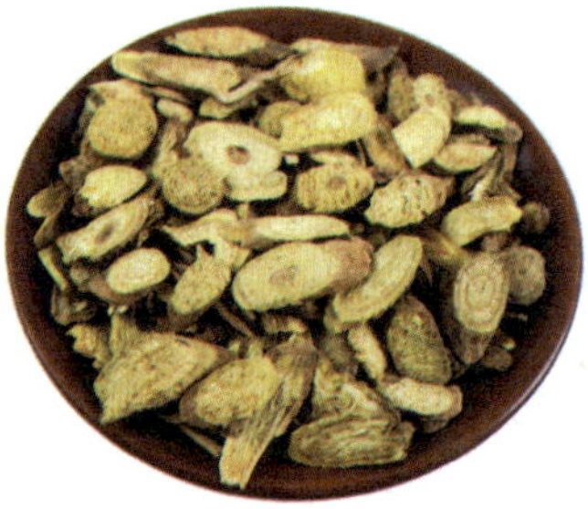
黄芩

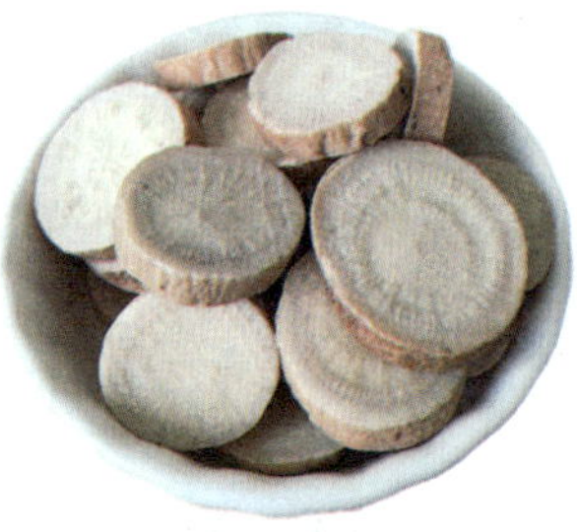
白芍

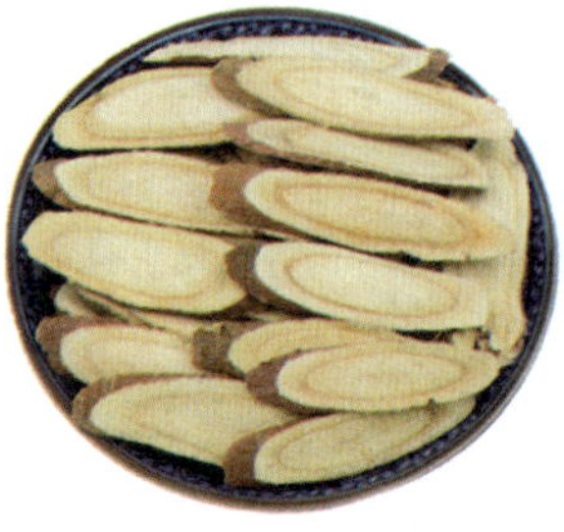
甘草

组成：槟榔6g，厚朴3g，知母3g，草果仁2g，黄芩3g，白芍3g，甘草2g。

用法：水煎服。

主治：瘟疫或疟疾，邪伏膜原证。

症状：憎寒壮热，或1日3次，或1日1次，发无定时，胸闷呕恶，头痛，烦躁。

方解：槟榔辛散湿邪，化痰破结。厚朴芳香化浊，理气祛湿。草果仁辛香化浊，辟秽止呕，宣透伏邪。白芍、知母清热滋阴，并可防诸辛燥药之耗散阴津。黄芩苦寒，清热燥湿，共为佐药。配以甘草生用为使者，既能清热解毒，又可调和诸药。诸药合用，共奏开达膜原、辟秽化浊、清热解毒之效。

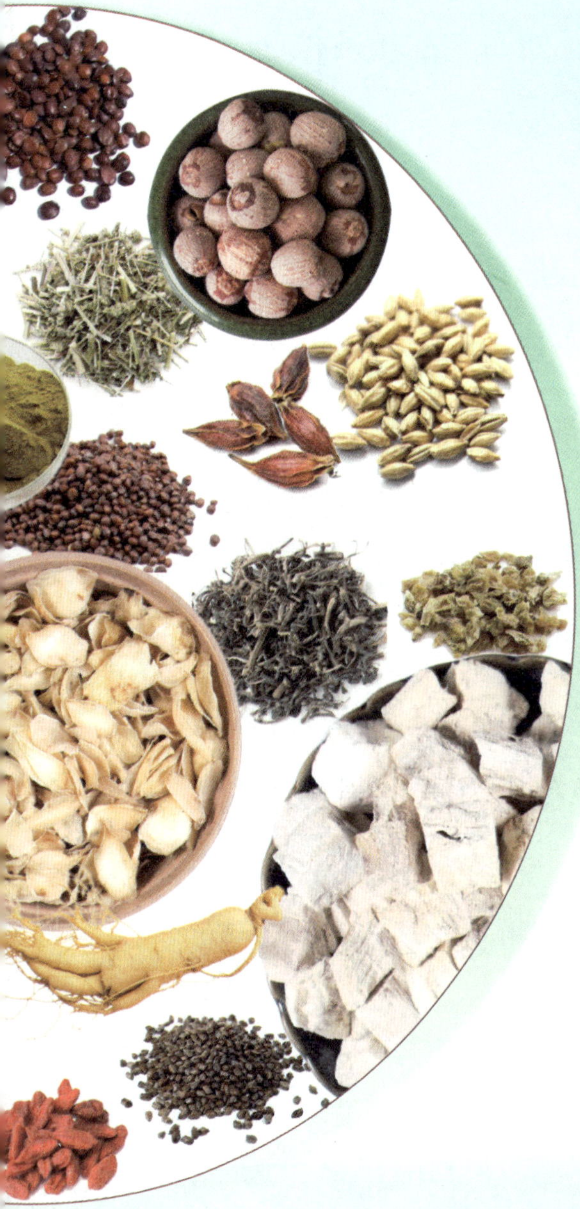

四、清热剂

★ 概念

凡以清热药物为主组成，具有清热、泻火、凉血、解毒、养阴透热等作用的方剂，统称清热剂。

★ 适应病症

里热证。里热有在气分、血分及五脏六腑的区别，又有实热、虚热之分。所以，临床要选用对证的清热方剂去治疗。

★ 临床应用

对于温、热、火所致的里热证皆可应用清热剂治疗。清热剂一般在表证已解，里热正盛，或里热蕴盛尚未结实的情况下使用。如邪热在表，当先解表；里热成实，则宜攻下；表未解，里已热，又宜表里双解。总之，应用清热剂，必须分清主次，区别对待。

20 白虎汤歌诀

白虎石膏知粳草，
大热烦渴此方好，
脉虚神倦加人参，
清热生津正气保。

注

白虎汤出自东汉·张仲景《伤寒论》，后人据此编成《白虎汤歌诀》。

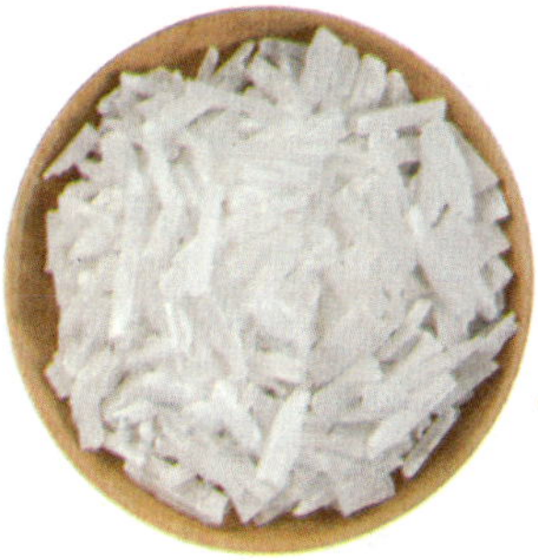

生石膏

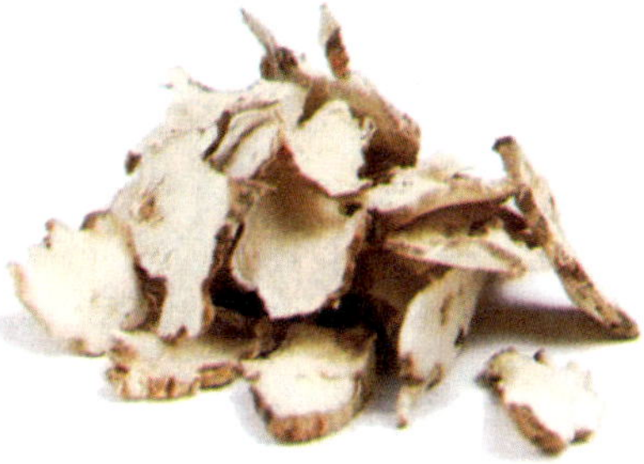

知母

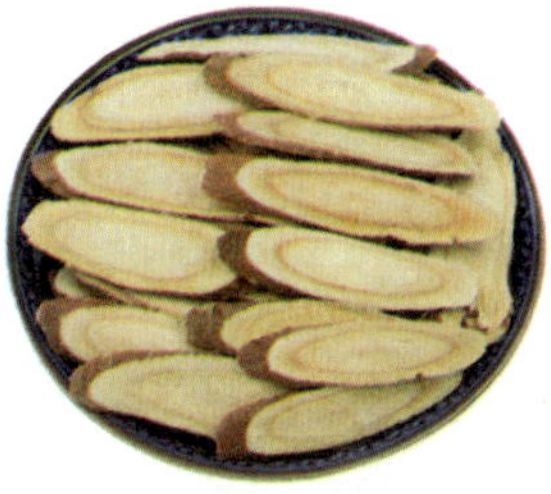

甘草

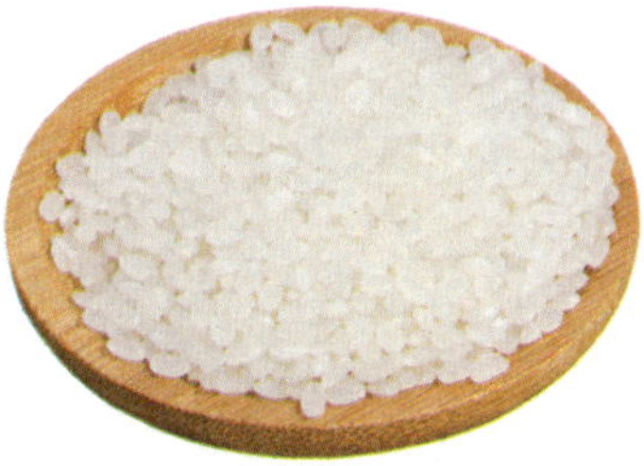

粳米

组成：生石膏50g，知母18g，甘草6g，粳米9g。

主治：温热病，气分热盛。

用法：水煎服。

症状：高热，头痛，口干舌燥，烦渴，面赤汗出。

方解：生石膏清阳明气分邪热。知母清热养阴。甘草、粳米和胃养阴。

21 竹叶石膏汤歌诀

竹叶石膏汤人参，
麦冬半夏甘草临，
更加粳米同煎服，
清热益气养阴津。

注

竹叶石膏汤出自东汉·张仲景《伤寒论》，后人据此编成《竹叶石膏汤歌诀》。

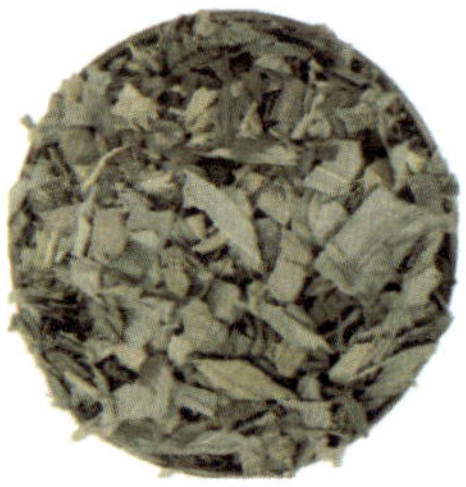

竹叶

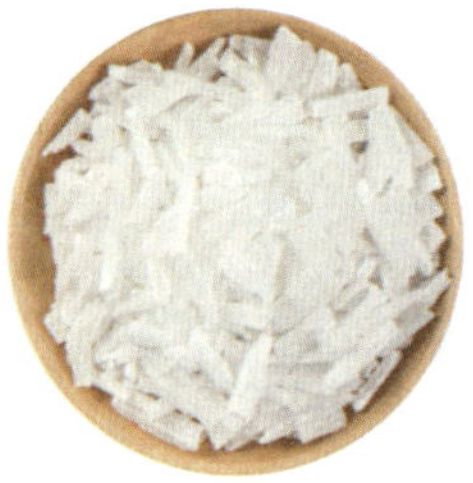

生石膏

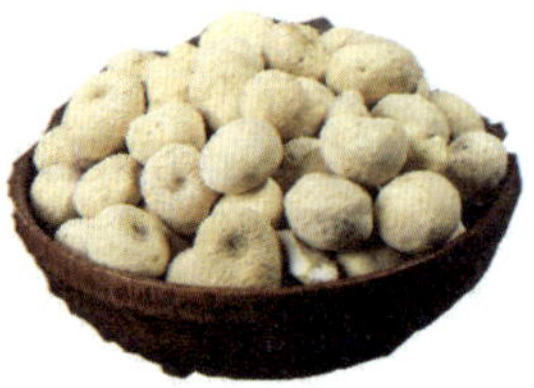

半夏

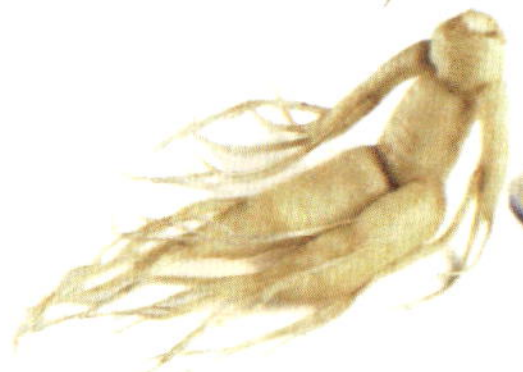

人参

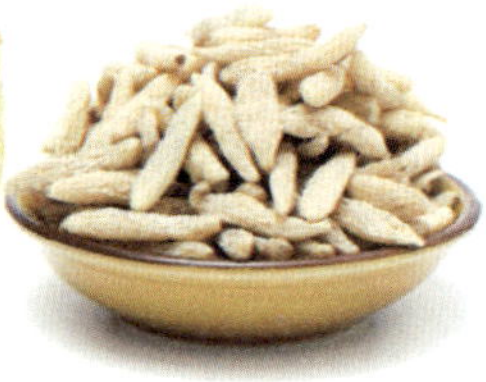

麦冬

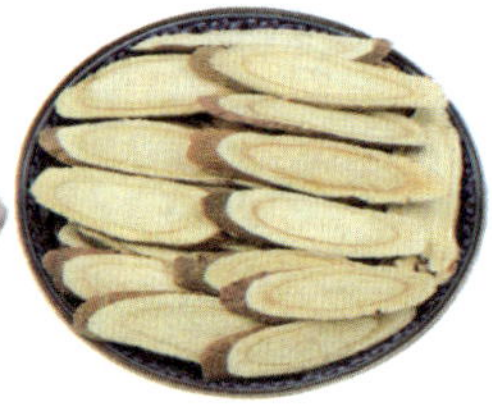

甘草

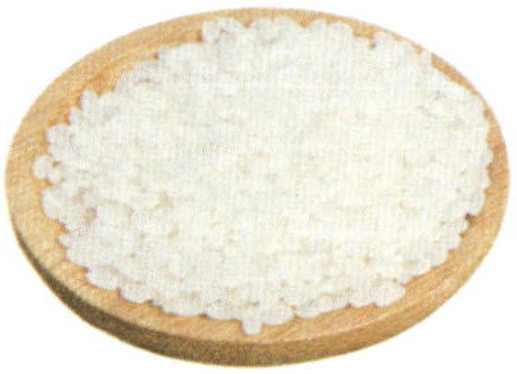

粳米

组成：竹叶6g，生石膏50g，半夏9g，麦冬20g，人参6g，甘草6g，粳米10g。

用法：水煎服。

主治：伤寒，温病，暑病余热未清，气津两伤证。

症状：身热多汗，心胸烦热，气逆欲呕，口干喜饮，气短神疲，或虚烦不寐。

方解：生石膏清热生津、除烦止呕。麦冬补气养阴生津。人参益气养阴。半夏降逆和胃。竹叶清热除烦。粳米、甘草养胃和中。

22 犀角地黄汤歌诀

犀角地黄芍药丹，
血热妄行吐衄斑，
蓄血发狂舌质绛，
清热凉血散瘀专。

注

犀角地黄汤出自唐·孙思邈《备急千金要方》，后人据此编成《犀角地黄汤歌诀》。

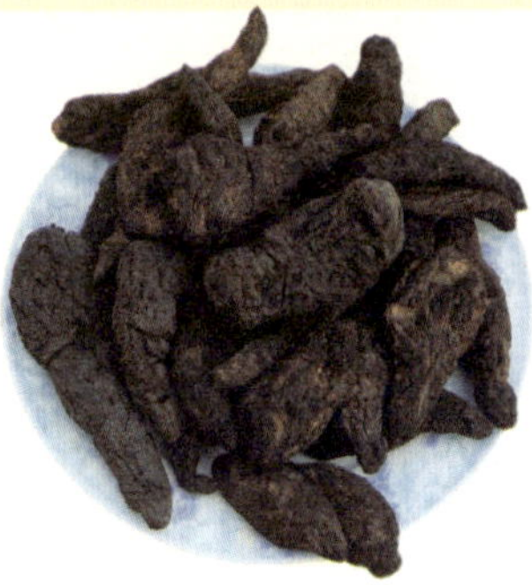

生地黄

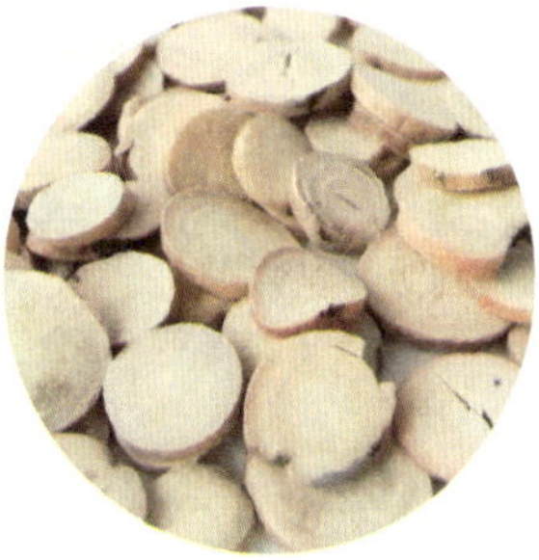

芍药

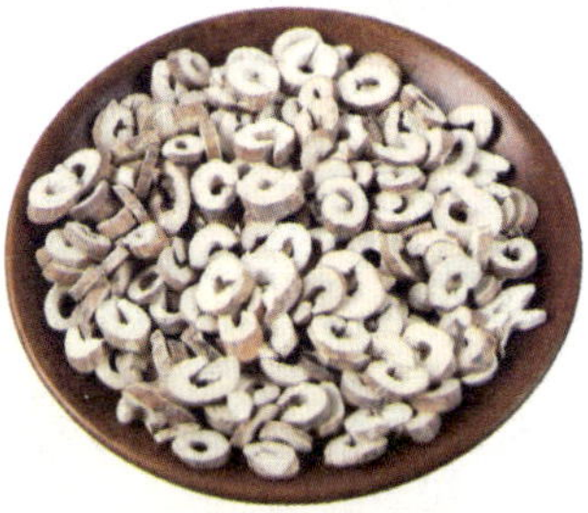

牡丹皮

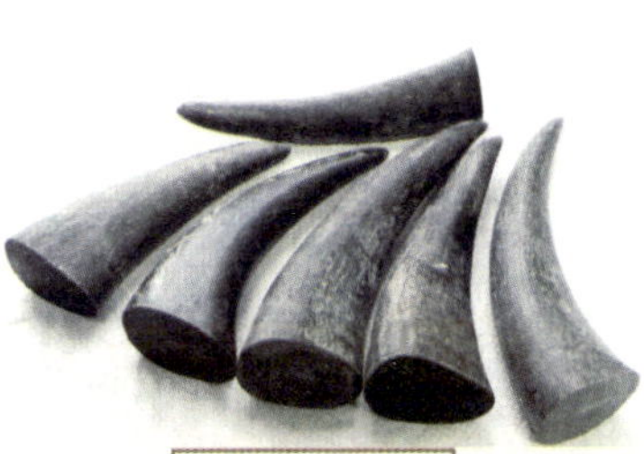

犀角

组成：生地黄24g，芍药12g，牡丹皮9g，犀角（可用水牛角代）30g。

用法：水煎服。

主治：热入血分证。

症状：身体发热，胡言乱语，斑色紫黑，或吐血，便血，尿血，或喜忘如狂，或大便色黑易解。

方解：犀角清热凉血解毒。生地黄养阴清热，凉血止血。芍药和营泄热。牡丹皮泄血中之伏火，凉血散瘀。

23 黄连解毒汤歌诀

黄连解毒汤四味，
黄柏黄芩栀子备，
躁狂大热呕不眠，
吐衄斑黄皆可为。

注

黄连解毒汤出自唐·王焘《外台秘要》，后人据此编成《黄连解毒汤歌诀》。

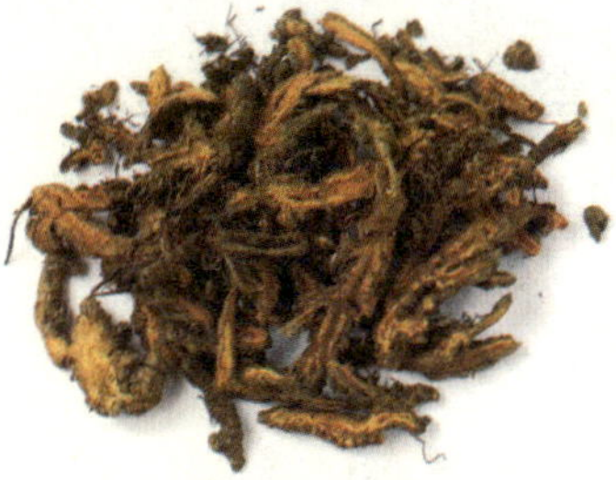

黄连

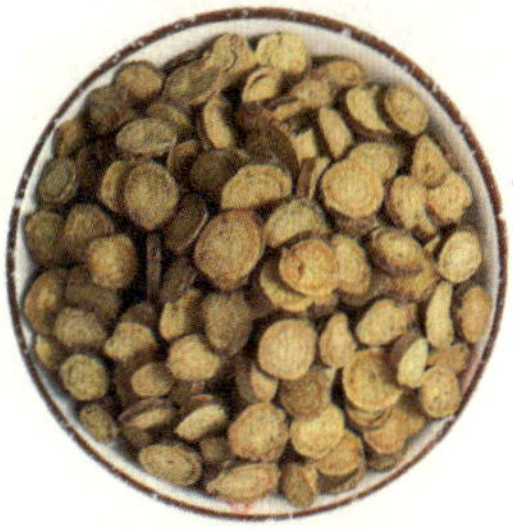

黄芩

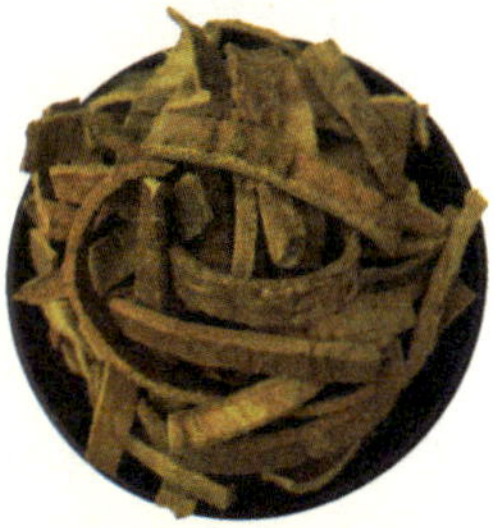

黄柏

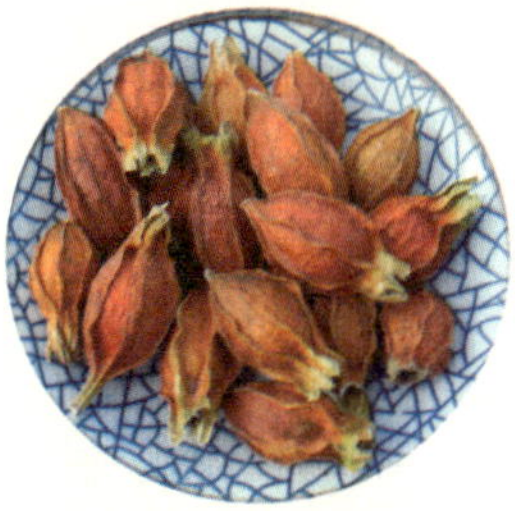

栀子

组成：黄连3g，黄芩6g，黄柏6g，栀子9g。

用法：水煎服。

主治：一切实热火毒，三焦热盛之证。

症状：大热烦躁，口燥咽干，胡言乱语，不眠。或热病吐血，或热甚发斑，身热下痢，湿热黄疸。外科痈疽疔毒，小便黄赤。

方解：黄芩泻肺火。黄连泻心胃之火。黄柏泻肾火。栀子通泻三焦之火，并导热下行。四味药合成泻火解毒的方剂。

24 导赤散歌诀

导赤生地与木通，
竹叶甘草四味用，
口糜舌痛小肠火，
引热同归小便中。

注

导赤散出自北宋·钱乙《小儿药证直诀》，后人据此编成《导赤散歌诀》。

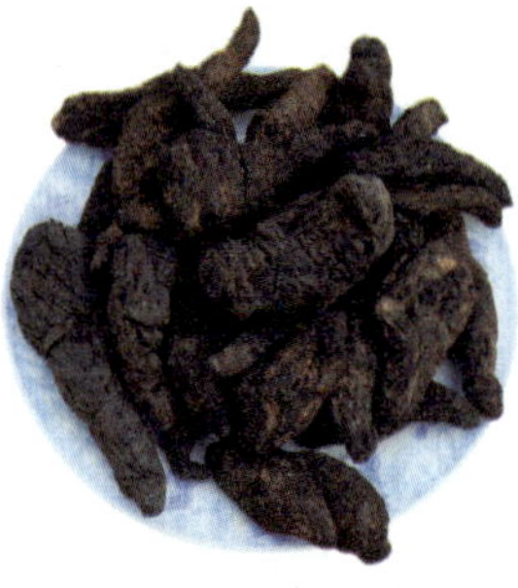

生地黄

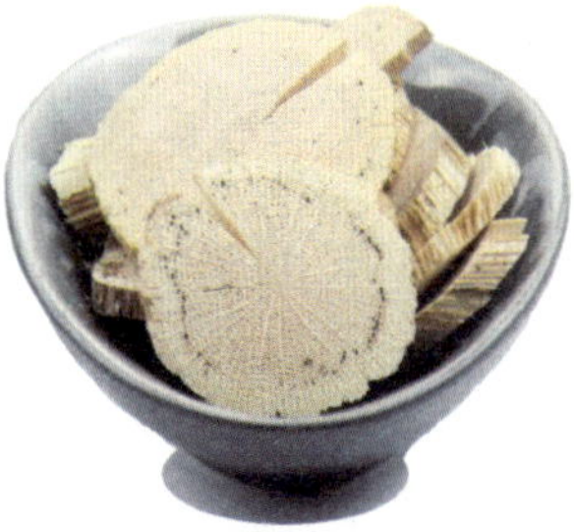

木通

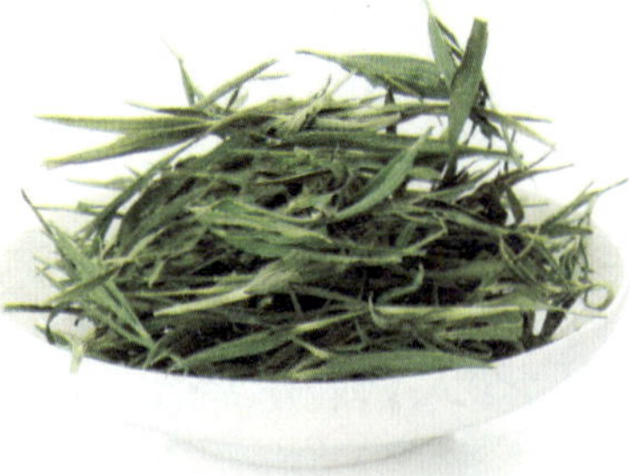

淡竹叶

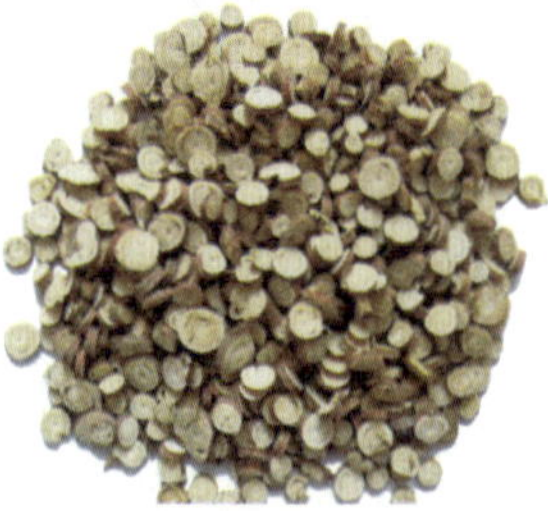

甘草

组成：生地黄6g，木通6g，淡竹叶6g，甘草6g。

用法：水煎服。

主治：心经热盛，或心热移于小肠证。

症状：心烦，面赤，口渴，小便短黄，口舌生疮。

方解：生地黄凉血养阴清热。淡竹叶、木通清心降火利小便。甘草梢清热而缓急止痛。四药合用，有清心凉血、利尿导热之效。

25 左金丸歌诀

左金丸用川黄连，
少佐吴萸呕逆痊，
苦降辛开除逆气，
泻肝和胃此方管。

注

左金丸出自元·朱震亨《丹溪心法》，后人据此编成《左金丸歌诀》。

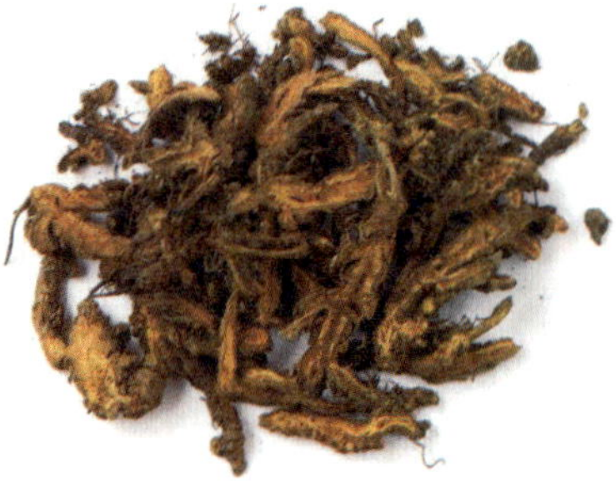

黄连

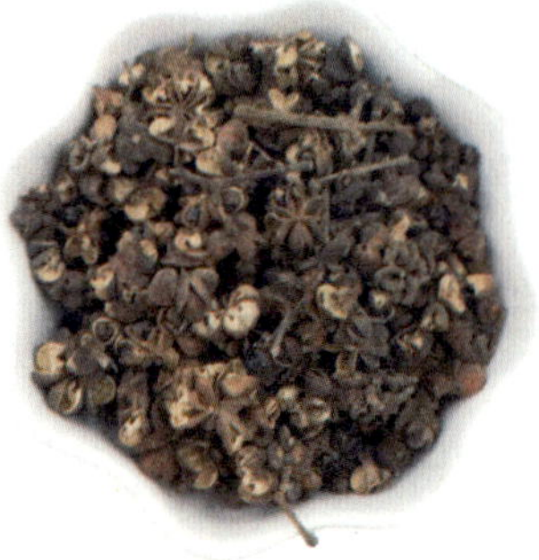

吴茱萸

组成：黄连180g，吴茱萸30g。

用法：共研细末，做成水丸。1次3克，1天3次，开水送服。

主治：肝气郁结，化火犯胃证。

症状：胁肋作痛，胃胀脘闷，呕吐吞酸，嗳气嘈杂。

方解：黄连苦寒泻火，降逆止呕。吴茱萸开郁散结止痛，下气降逆。诸药合用而有苦降辛开、泄肝和胃的作用。

26 泻白散歌诀

泻白桑皮地骨皮，
甘草粳米四般宜，
咳喘身热午后甚，
清热泻肺此方施。

注

泻白散出自北宋·钱乙《小儿药证直诀》，后人据此编成《泻白散歌诀》。

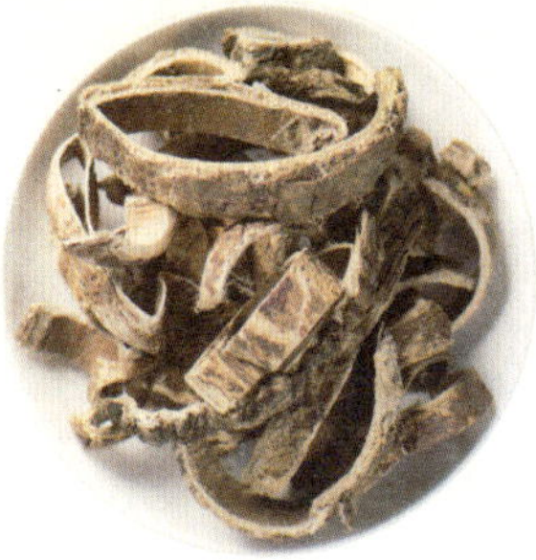

桑白皮

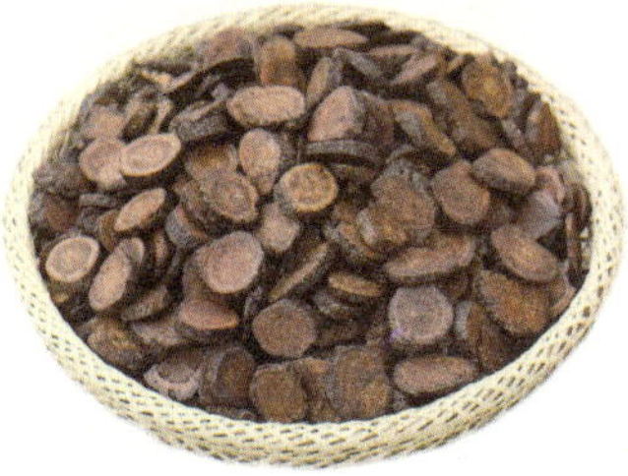

炙甘草

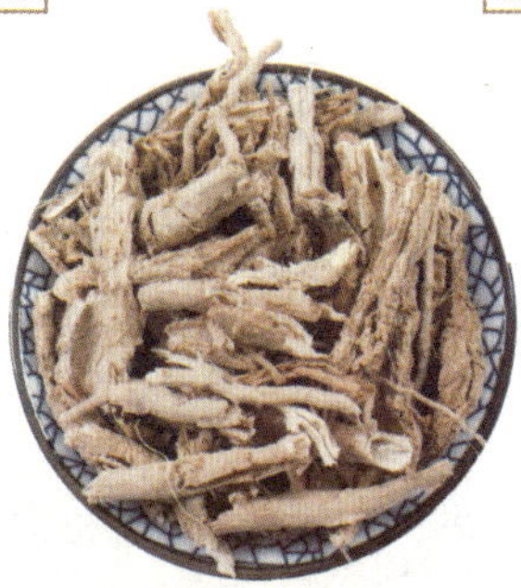

地骨皮

组成：桑白皮30g，地骨皮30g，炙甘草3g。

用法：上三味，共研细末。1次6克，1天3次，用粳米汤冲服。

主治：肺热咳嗽。

症状：咳嗽，甚则气喘，发热午后为甚。

方解：桑白皮泻肺清热而平咳喘。地骨皮清肺中伏热。用甘草、粳米养胃和中。诸药合成泻肺平喘之剂。

27 玉女煎歌诀

玉女清胃石膏知，
熟地麦冬牛膝施，
气血两燔牛膝去，
更加生地玄参宜。

注

玉女煎出自东汉·张景岳《景岳全书》，后人据此编成《玉女煎歌诀》。

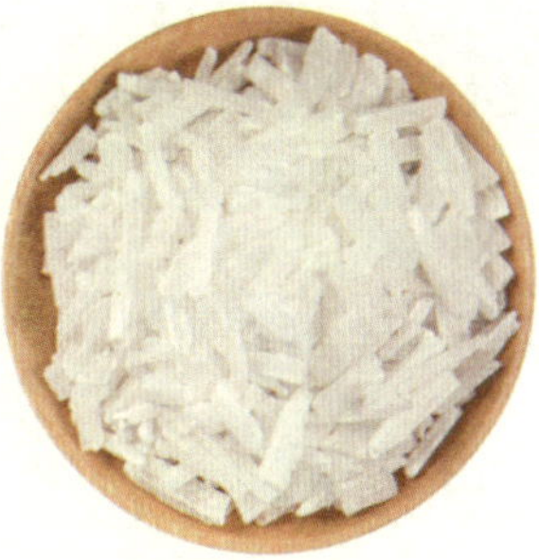

生石膏

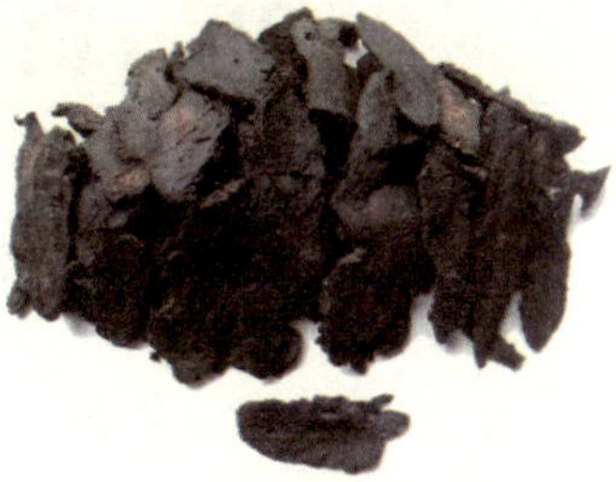

熟地黄

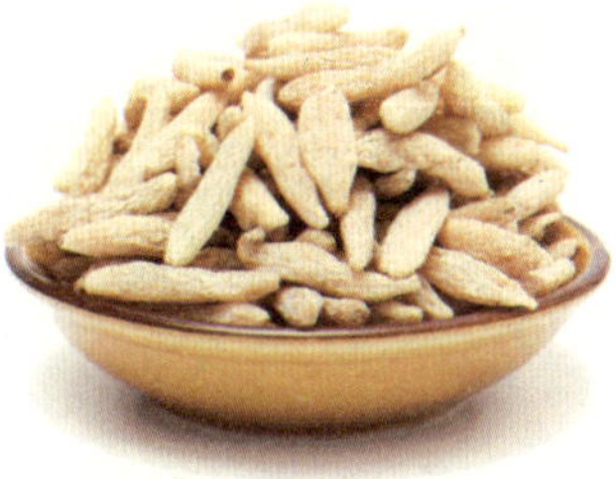

麦冬

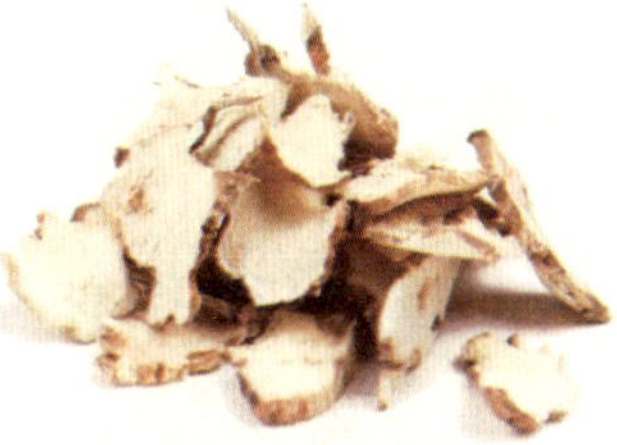

知母

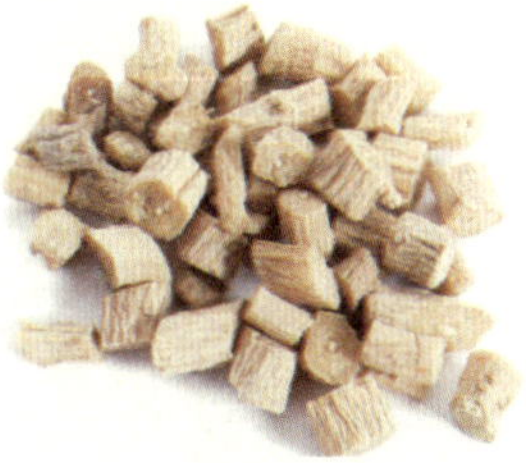

牛膝

组成：生石膏15g，熟地黄9g，麦冬6g，知母6g，牛膝6g。

用法：水煎服。

主治：阴虚胃热证。

症状：烦热口渴，头痛，牙痛，或吐血，咯血。

方解：熟地黄滋阴。生石膏清热。知母配生石膏，清胃热之力更大。麦冬配熟地黄，滋阴之力更强。牛膝导热下行。诸药合成滋阴降火之剂。

28 白头翁汤歌诀

白头翁汤治热痢，
连柏秦皮四味医，
再入阿胶与甘草，
血虚菌痢用最宜。

注

白头翁汤出自东汉·张仲景《伤寒论》，后人据此编成《白头翁汤歌诀》。

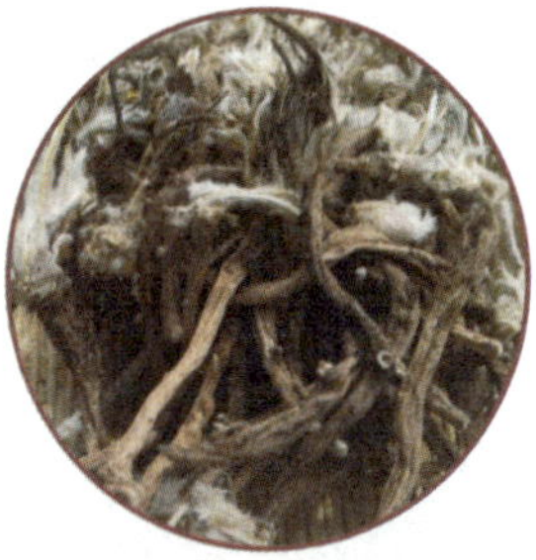

白头翁

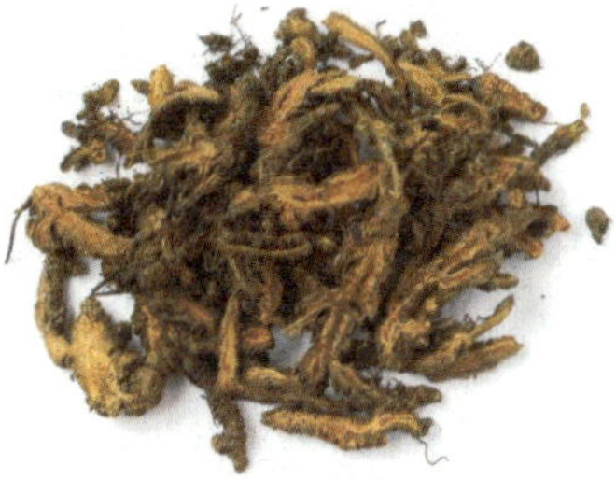

黄连

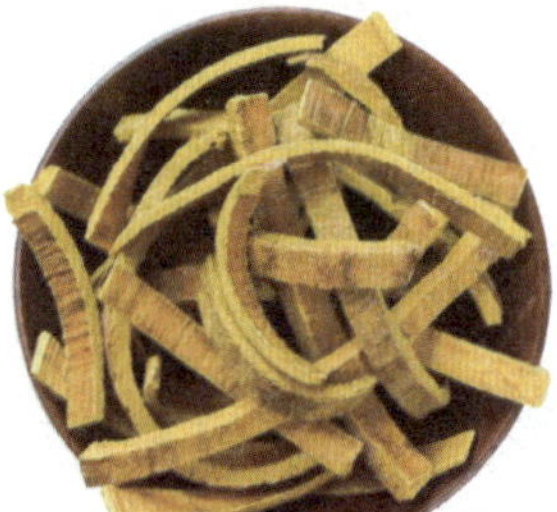

黄柏

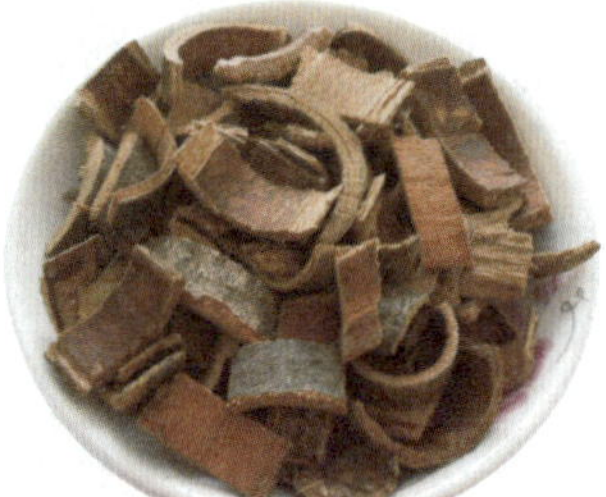

秦皮

组成: 白头翁15g,黄连6g,黄柏12g,秦皮12g。

用法: 水煎服。

主治: 湿热下痢。

症状: 腹痛,下腹部不舒服,排便不爽,肛门下坠,大便脓血,肛门灼热。

方解: 白头翁清血分之湿热。辅以黄连、黄柏清热解毒,泻火而坚阴止痢。秦皮清下焦之湿热而止痢。诸药合用,有清热解毒、凉血止痢的作用。

29 青蒿鳖甲汤歌诀

青蒿鳖甲知地丹,
热自阴来非等闲,
夜热早凉无汗出,
养阴透热服之安。

注

青蒿鳖甲汤出清·吴鞠通《温病条辨》,后人据此编成《青蒿鳖甲汤歌诀》。

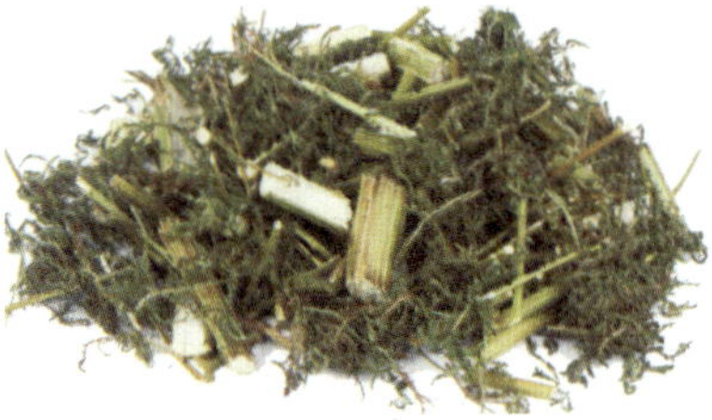

青蒿

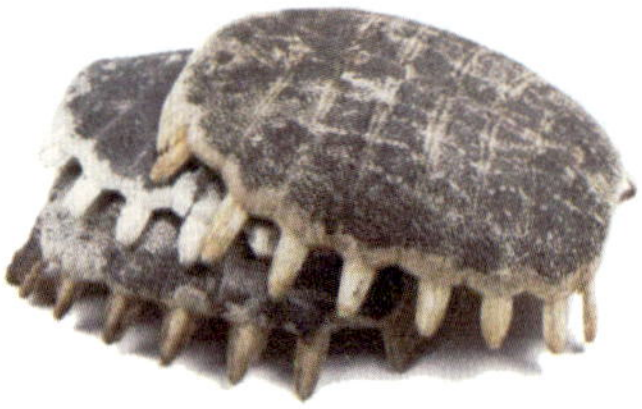

鳖甲

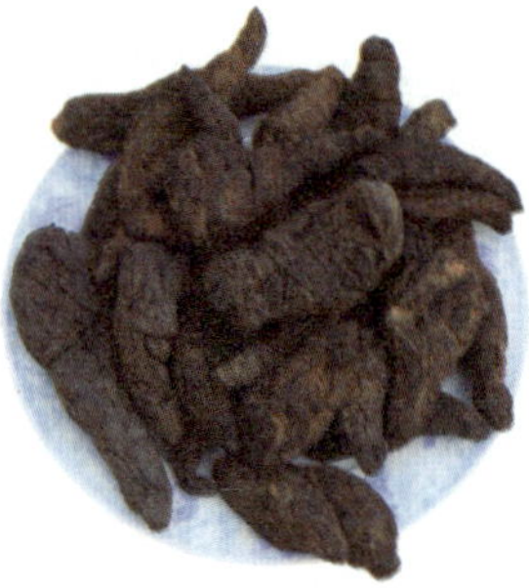

生地黄

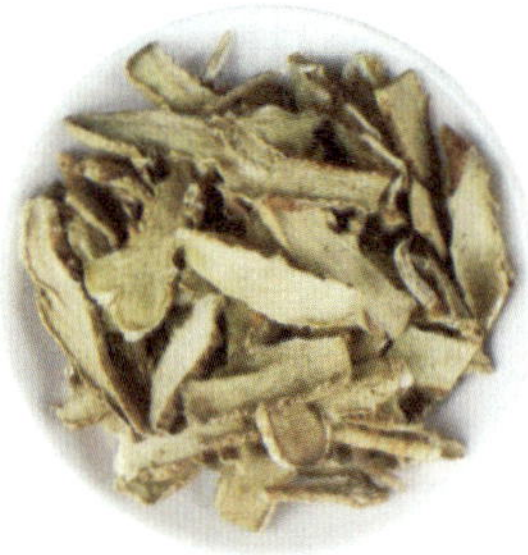

知母

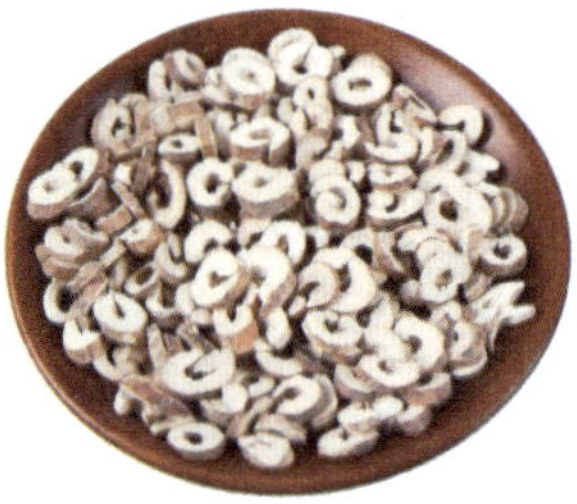

牡丹皮

组成:青蒿6g,鳖甲15g,生地黄12g,知母6g,牡丹皮9g。

用法:水煎服。

主治:温病后期,阴液不足,邪留阴分。

症状:夜热早凉,热退无汗。

方解:鳖甲滋阴退热。青蒿芳香清热,透邪外出,辅以知母、生地黄益阴清热。牡丹皮清泄血分之伏热。诸药合用,有养阴透热之效。

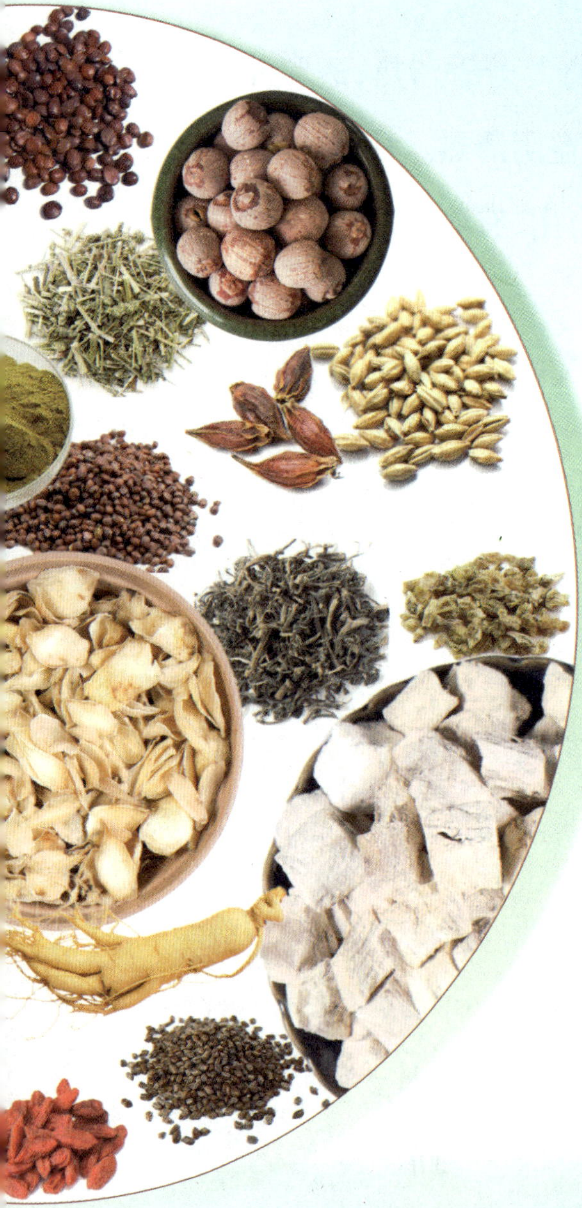

五、温里剂

★ 概念

凡以温热药物为主组成，具有温里助阳、散寒通脉的作用，能祛除脏腑经络间寒邪，用于治疗里寒证的方剂，统称温里剂。

★ 适应病症

中焦虚寒，阴盛阳衰，甚则亡阳欲脱，或寒凝经脉之里寒证。

★ 临床应用

里寒证的形成，不外乎寒邪直中和寒从内生两个方面。里寒证临床常表现为但寒不热、喜暖蜷卧、口淡不渴、小便清冷、舌淡苔白、脉沉迟等。在治法上宜根据“寒者热之”的原则立法，应温里祛寒，祛除脏腑经络间的沉寒痼冷，恢复人体阳气。

30 理中丸(汤)歌诀

理中丸或理中汤，
人参术草与干姜，
吐利腹痛阴寒盛，
或加附子来扶阳。

注

理中丸(汤)出自东汉·张仲景《伤寒论》,后人据此编成《理中丸(汤)歌诀》。

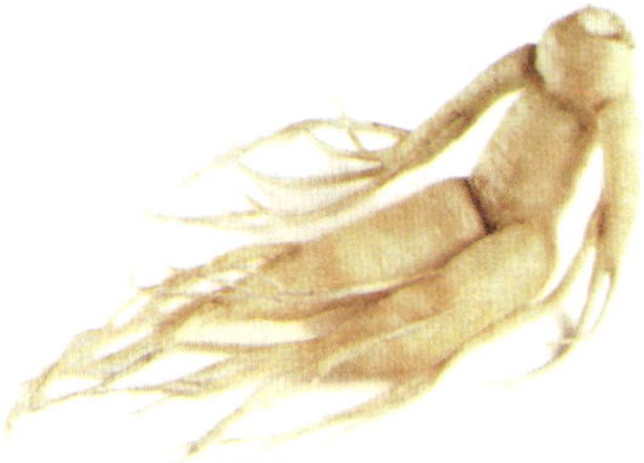

人参

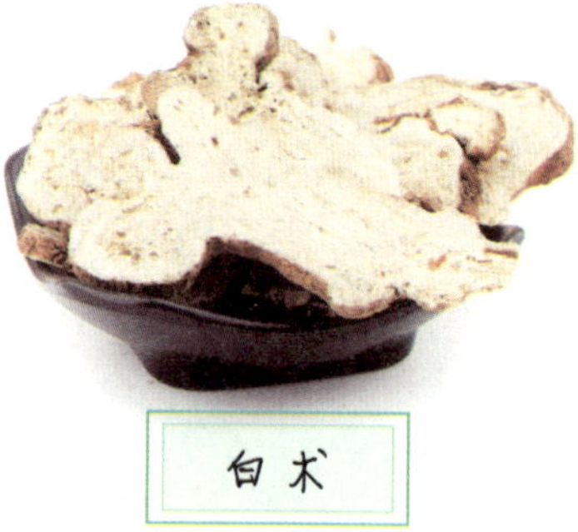

白术

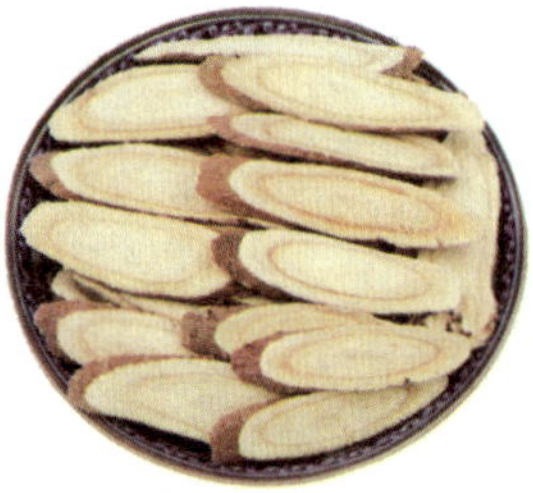

甘草

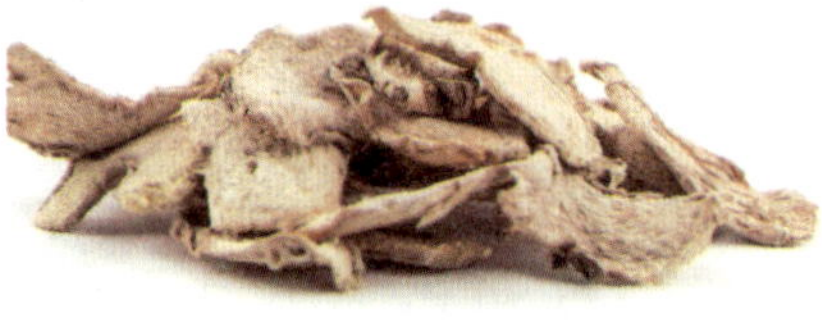

干姜

组成: 人参6g,白术9g,甘草6g,干姜5g。

用法: 水煎服。

主治: 脾胃虚寒证。

症状: 脾胃虚寒,运化失职所致的腹痛泄泻,呕吐,或腹满食少;小儿慢惊,病后喜唾涎沫等因脾胃虚寒而引起的病证。

方解: 人参补气健脾。干姜温中祛寒。白术健脾燥湿。炙甘草补脾和中。四药合用,具有补益脾胃、温中驱寒的作用。

31 吴茱萸汤歌诀

吴茱萸汤人参枣,
重用生姜温胃好,
阳明寒呕少阴利,
厥阴头痛皆除掉。

注

吴茱萸汤出自东汉·张仲景《伤寒论》，后人据此编成《吴茱萸汤歌诀》。

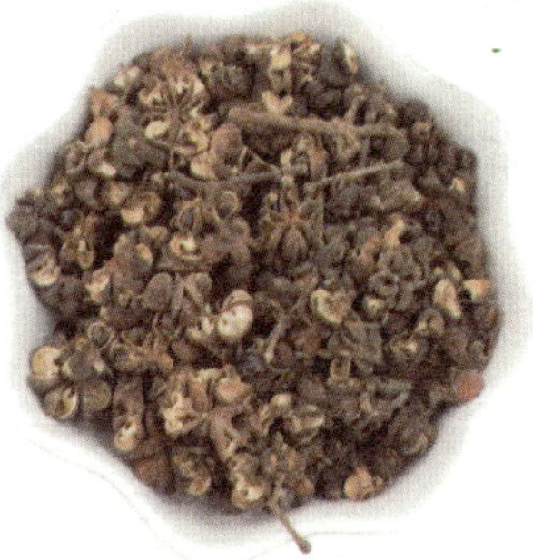

吴茱萸

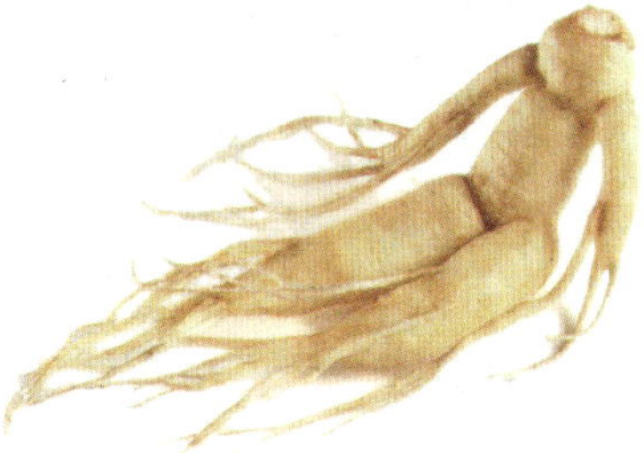

人参

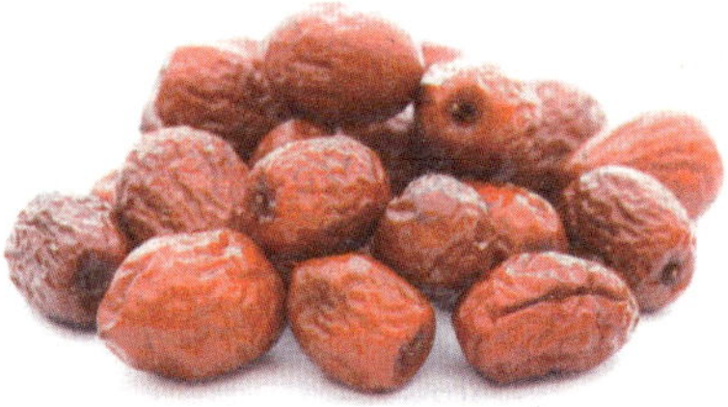

大枣

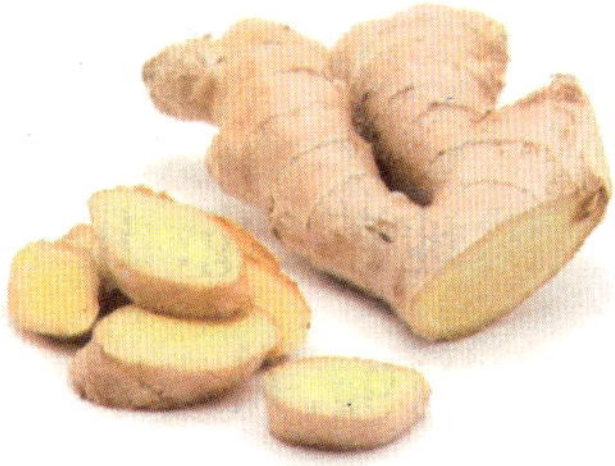

生姜

组成：吴茱萸3g，人参6g，大枣5枚，生姜18g。

用法：水煎服。

主治：肝胃虚寒，浊阴上逆证。

症状：胃痛或头痛，而见痛时欲呕或干呕，吐涎沫，口淡。

方解：吴茱萸温肝胃以散阴寒，降浊阴以止呕逆。人参、大枣补益脾胃。生姜散寒止呕。四药合用，有温中补虚、降逆止呕之效。

32 小建中汤歌诀

小建中汤白芍药，
桂姜甘草和大枣，
更加饴糖补中焦，
虚劳腹痛服后好。

注

小建中汤出自东汉·张仲景《伤寒论》，后人据此编成《小建中汤歌诀》。

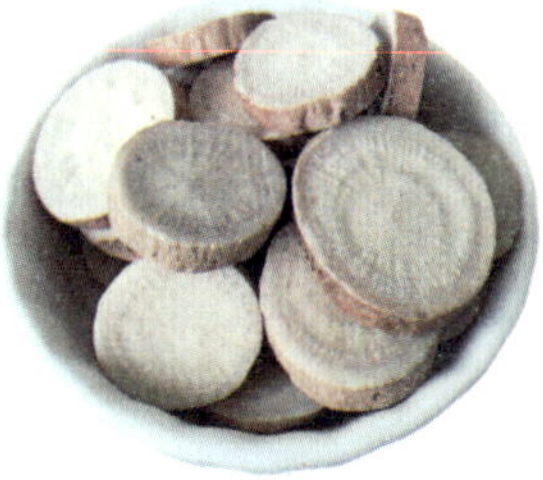

白芍

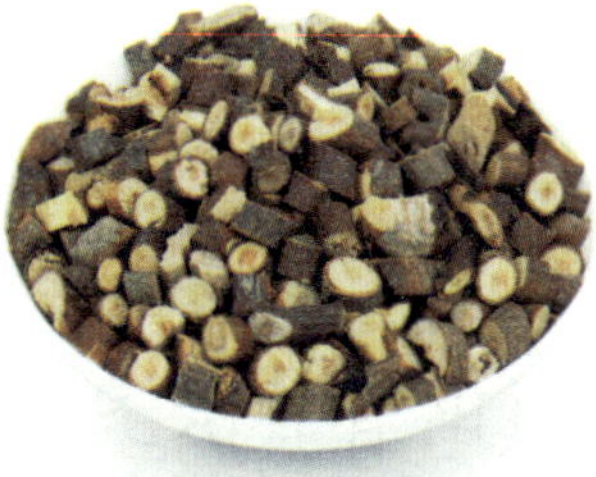

桂枝

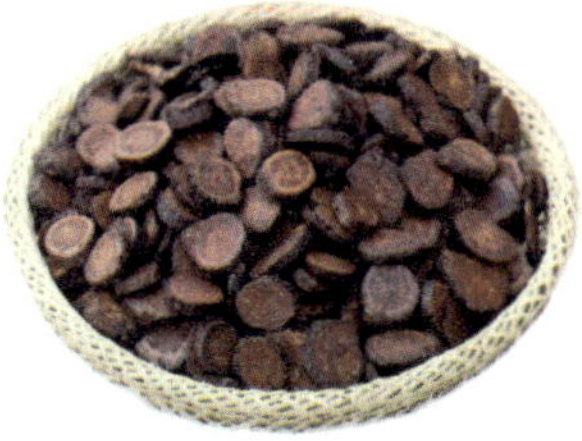

炙甘草

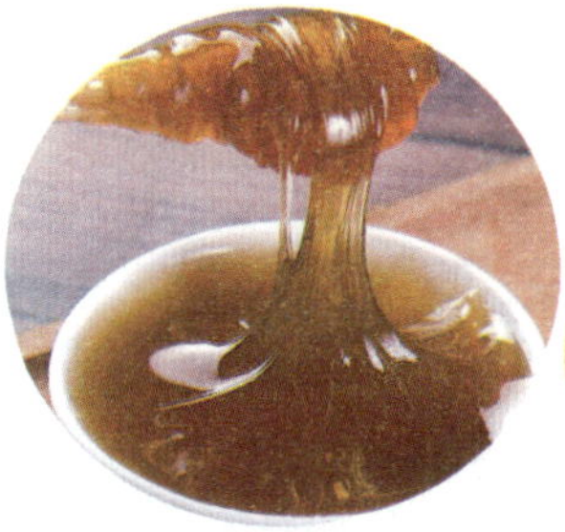

饴糖

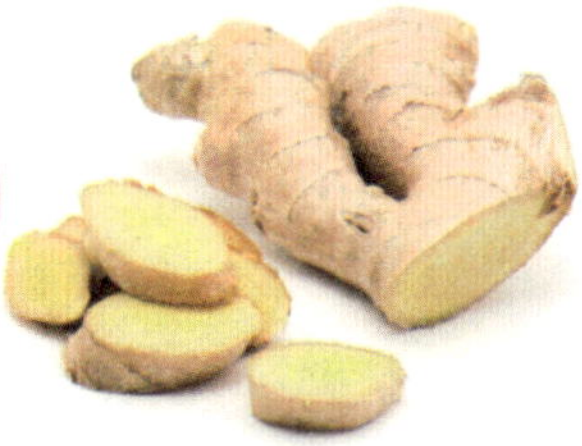

生姜

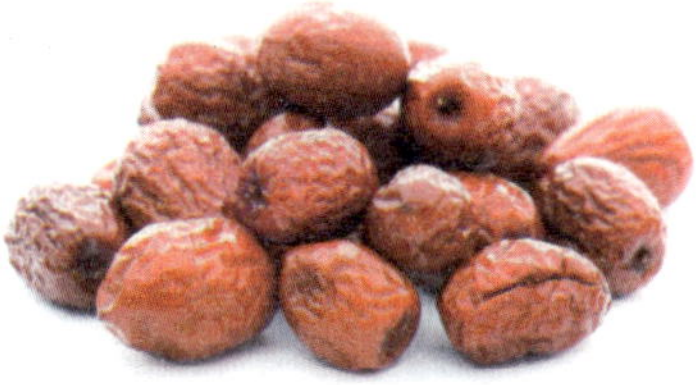

大枣

组成:白芍18g,桂枝9g,炙甘草6,生姜10g,大枣5枚,饴糖30g。

用法:水煎服。

主治:脾胃虚寒之胃痛。

症状:腹中时痛,得温痛减,不思饮食,或有虚劳心悸,虚烦,面色无华等症。

方解：本方重用饴糖补益脾胃。桂枝、生姜温中通阳，以散里寒。炙甘草、大枣协助饴糖以补脾胃。白芍助饴糖、炙甘草以缓急止痛。诸药合用而起温健脾胃、散寒止痛之功。

33 大建中汤歌诀

大建中汤建中阳，
蜀椒干姜参饴糖，
阴盛阳虚腹冷痛，
温补中焦止痛良。

注

大建中汤出自东汉·张仲景《伤寒论》，后人据此编成《大建中汤歌诀》。

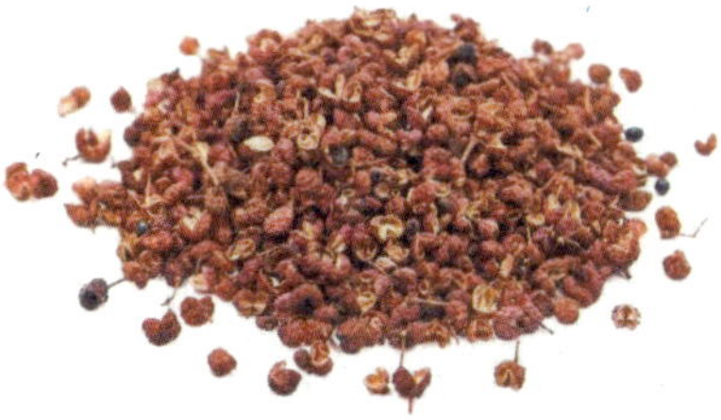

蜀椒

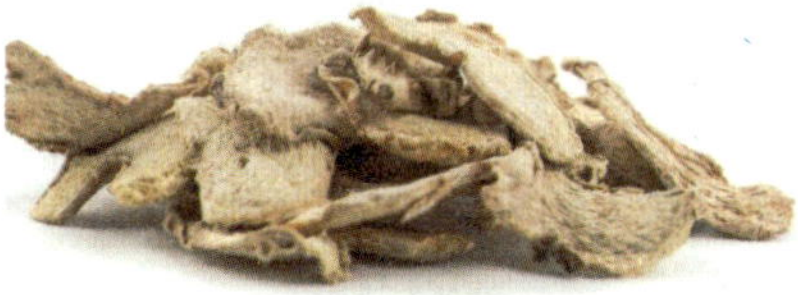

干姜

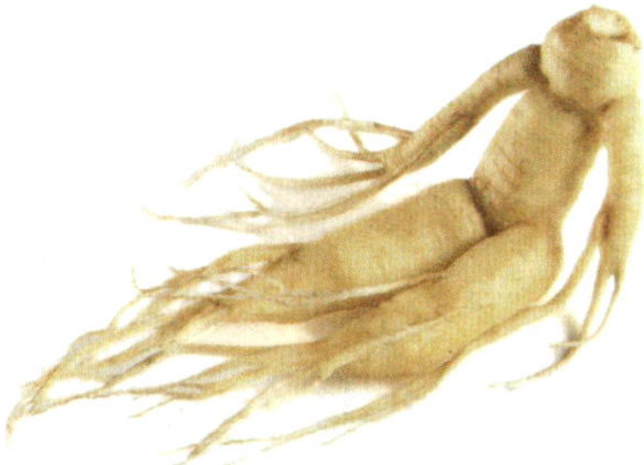

人参

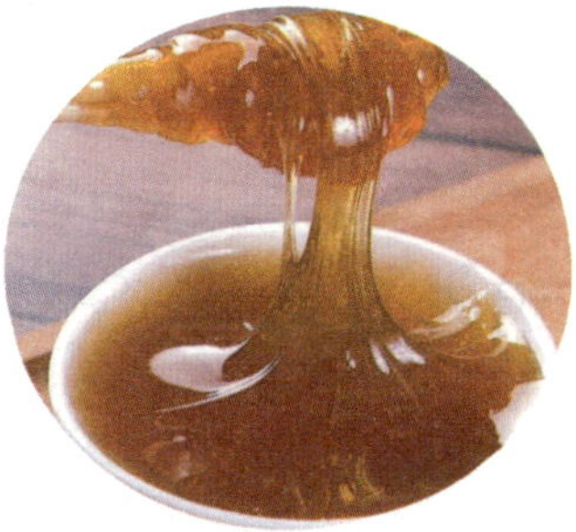

饴糖

组成：蜀椒9g，干姜9g，人参9g，饴糖30g。

用法：水煎服。

主治：中阳虚弱，阴寒内盛之胃痛腹痛。

症状：脘腹剧痛，气逆而产生呕吐，不能饮食。

方解：蜀椒、干姜温脾胃，散寒止痛。饴糖温中补虚，缓急止痛。人参补脾益气，补虚助阳。四药合用，共奏补虚缓急、散寒止痛之效。

34 四逆汤歌诀

四逆汤中附草姜，
四肢厥冷急煎尝。
再加人参兼补气，
回阳救逆效力强。

注

四逆汤出自东汉·张仲景《伤寒论》，后人据此编成《四逆汤歌诀》。

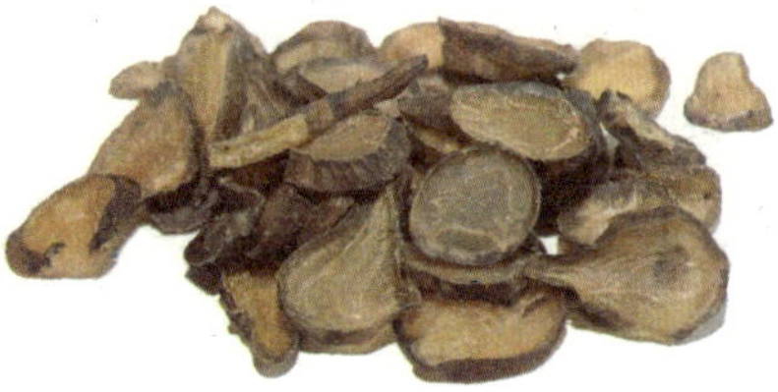

附子

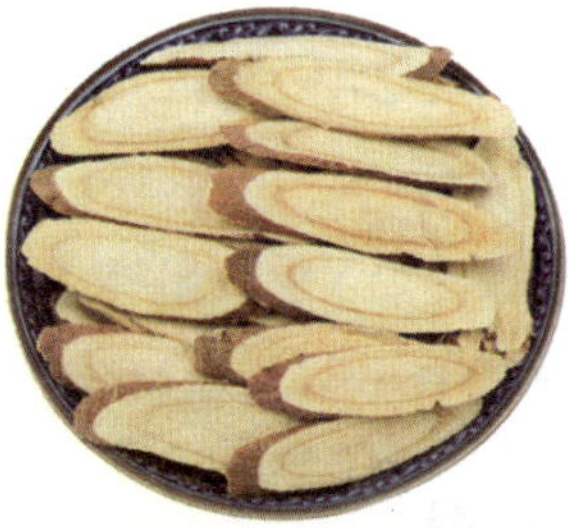

甘草

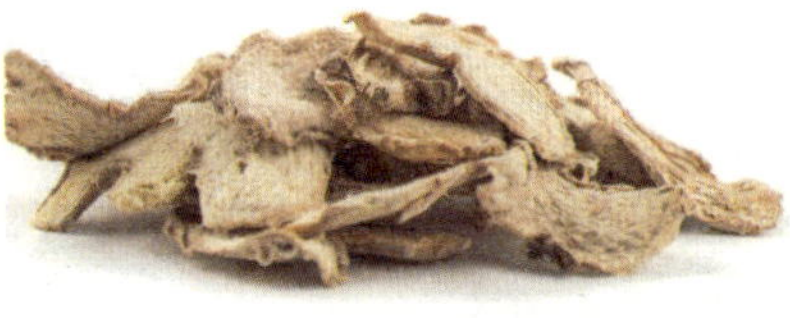

干姜

组成：附子6g，干姜6g，甘草6g。

用法：水煎服。

主治：少阴病；太阳病误汗亡阳证。

症状：四肢厥逆，恶寒蜷卧，呕吐不渴，腹痛下利，神衰欲寐。

方解：附子温阳祛寒。干姜温中散寒，协助附子加强回阳之力。甘草补中温养阳气。诸药共成回阳救逆之剂。

35 当归四逆汤歌诀

当归四逆桂枝芍，
细辛通草甘大枣，
温经散寒通血脉，
血虚寒厥此方功。

注

当归四逆汤出自东汉·张仲景《伤寒论》，后人据此编成《当归四逆汤歌诀》。

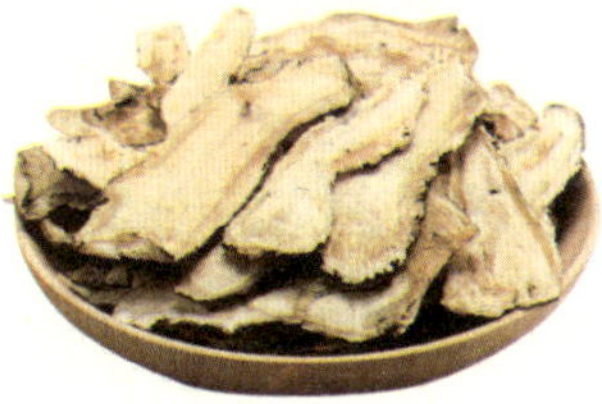

当归

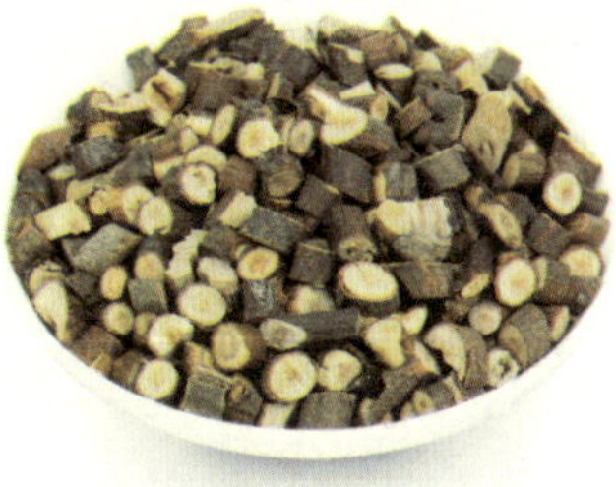

桂枝

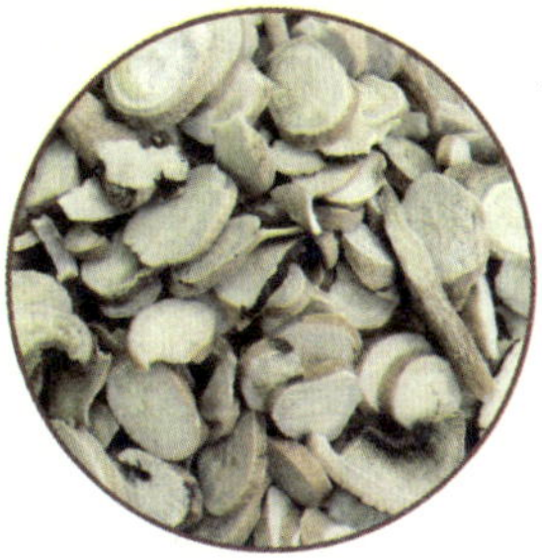

芍药

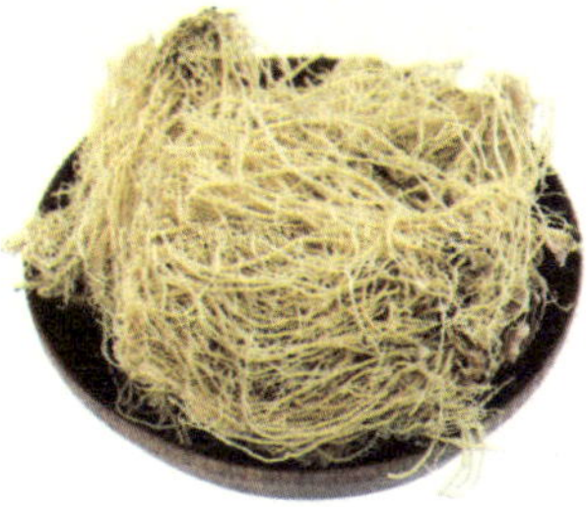

细辛

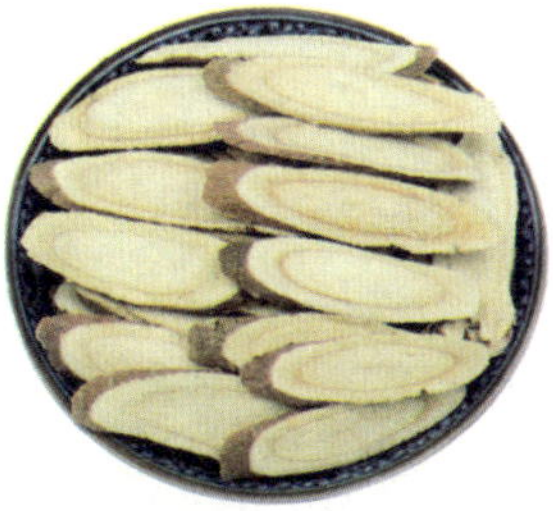

甘草

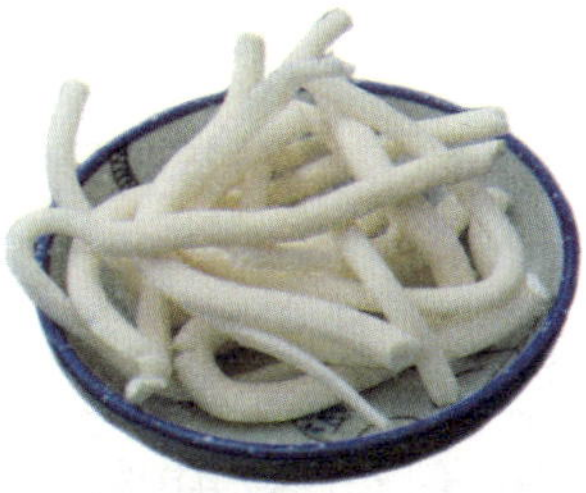

通草

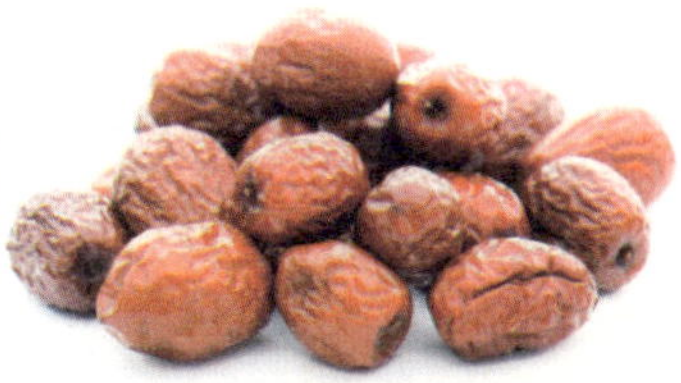

大枣

组成：当归12g，桂枝9g，芍药9g，细辛1.5g，甘草5g，通草3g，大枣8枚。

用法：水煎服。

主治：血虚有寒，血脉瘀阻证；寒邪中于经络证。

症状：手足厥冷，腰、腿、肩、足疼痛。

方解：桂枝、细辛散表里寒邪、温通血脉。当归、芍药补血养营。甘草、大枣温养脾气。通草通利血脉。诸药合用而有温经通脉之效。

36 四神丸歌诀

四神骨脂吴茱萸，
肉蔻煨用五味须，
或加姜枣同煎服，
五更肾泻扶阳愈。

注

四神丸出自明·薛己《内科摘要》，后人据此编成《四神丸歌诀》。

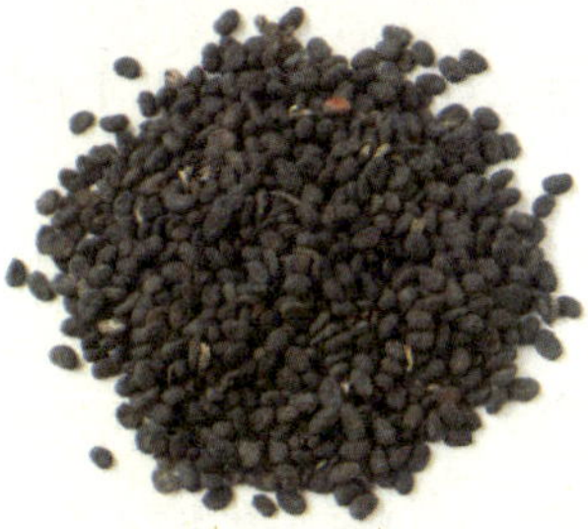

补骨脂

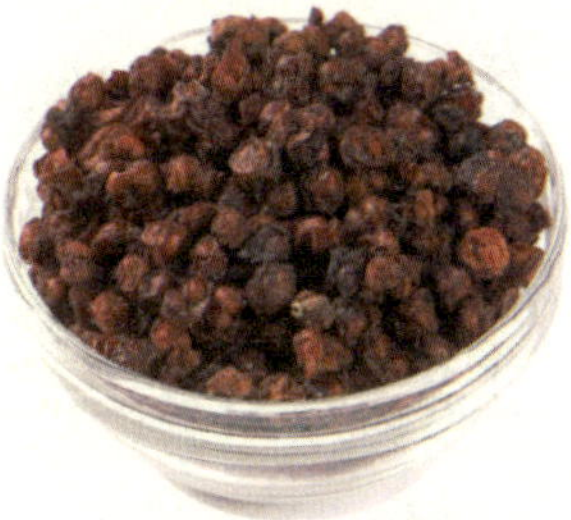

五味子

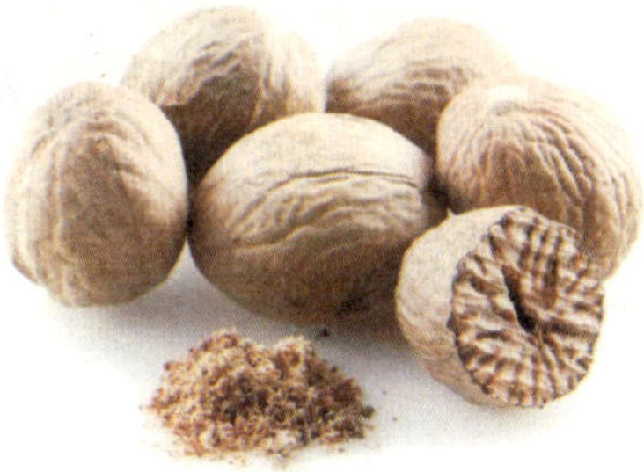

肉豆蔻

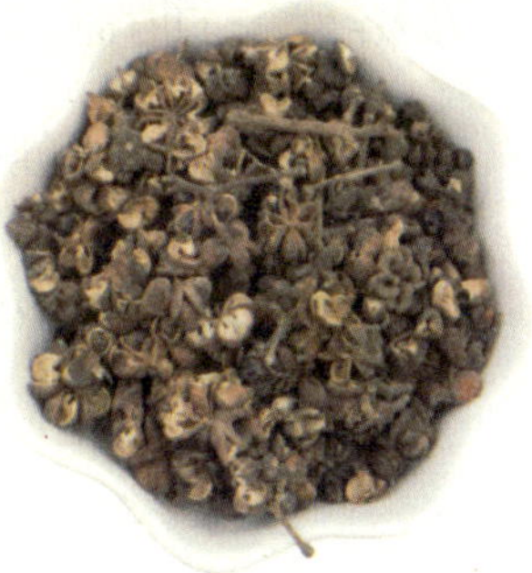

吴茱萸

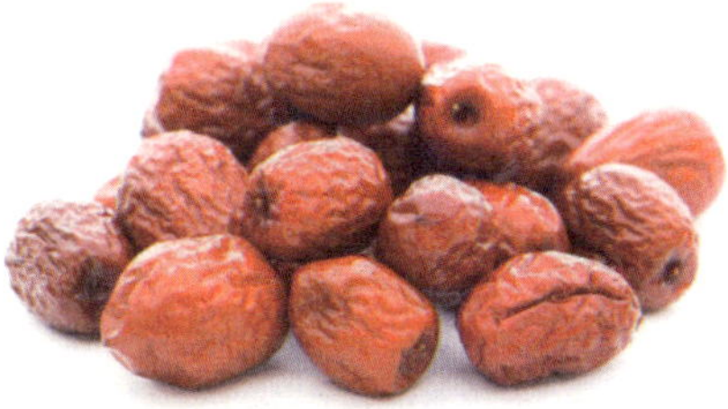

大枣

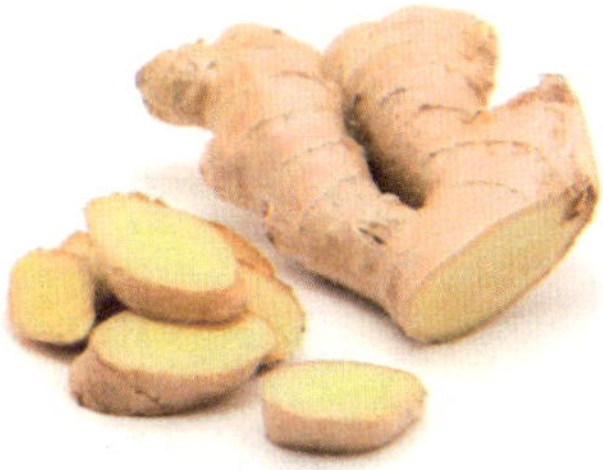

生姜

组成：补骨脂120g，五味子60g，肉豆蔻60g，吴茱萸30g，生姜250g，大枣(即红枣)100枚。

用法：以上诸药，共研细末，做成水丸。1次6克，1天3次，开水送服。

主治：脾肾虚寒之五更泻。

症状：五更泄泻，不思饮食，腹痛，腰痛，肢冷，小便清长。

方解：补骨脂温肾。肉豆蔻暖脾止泻。吴茱萸温中祛寒。五味子收敛止泻。生姜温胃散寒。大枣补脾养胃。诸药合用而治脾肾虚寒的久泻。

37 真武汤歌诀

温阳利水真武汤，

茯苓术芍附生姜，

少阴腹痛因寒水，

阳虚水肿辨须详。

注

真武汤出自东汉·张仲景《伤寒论》，后人据此编成《真武汤歌诀》。

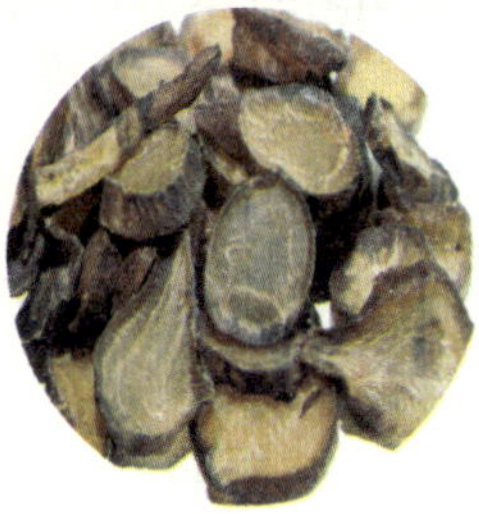

附子

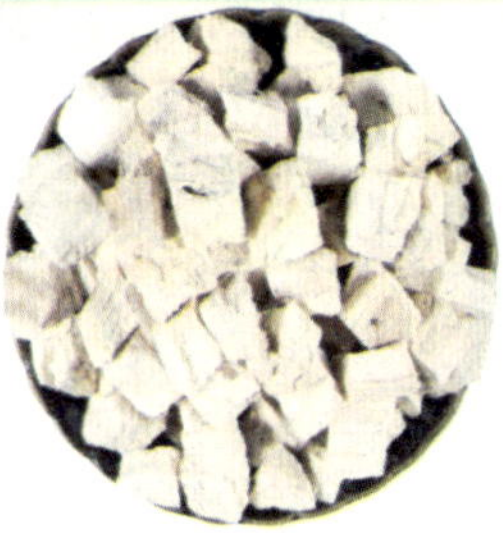

茯苓

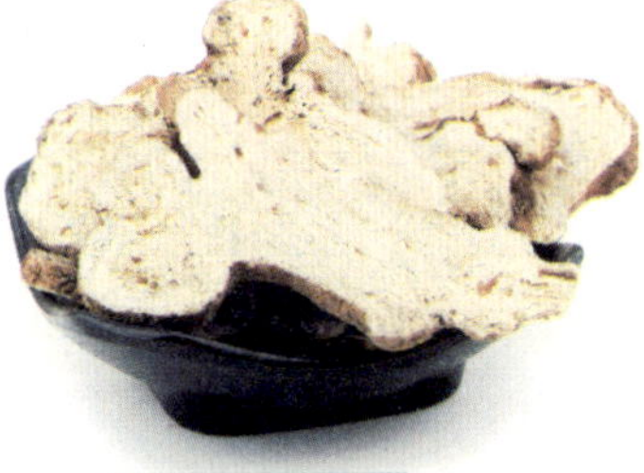

白术

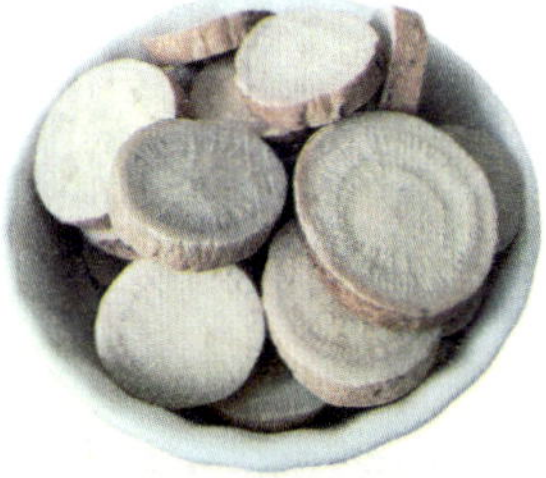

白芍

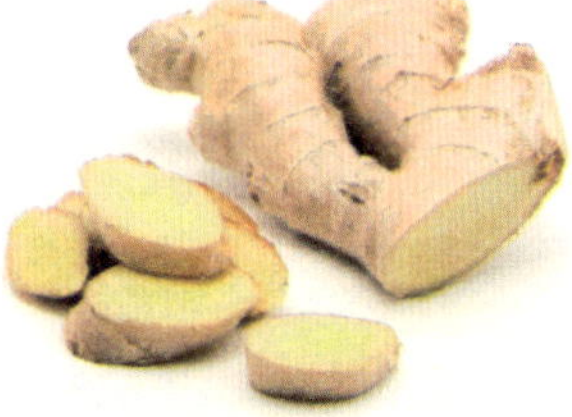

生姜

组成: 附子9g,茯苓9g,白芍9g,白术6g,生姜9g。

用法: 水煎服。

主治: 脾肾阳虚,水气内停所致的水肿;发汗过多,阳气大虚,寒水内动,水气凌心证。

症状: 小便不利,肢体浮肿,四肢沉重,疼痛,恶寒、腹痛。心悸,头晕,身体振动而欲倒地。

方解: 附子温壮肾中阳气,以散在里之寒水。生姜温散水气。茯苓、白术健脾利水。白芍敛阴和里。本方温补脾肾,故能利水消肿,为温阳利水的主方。

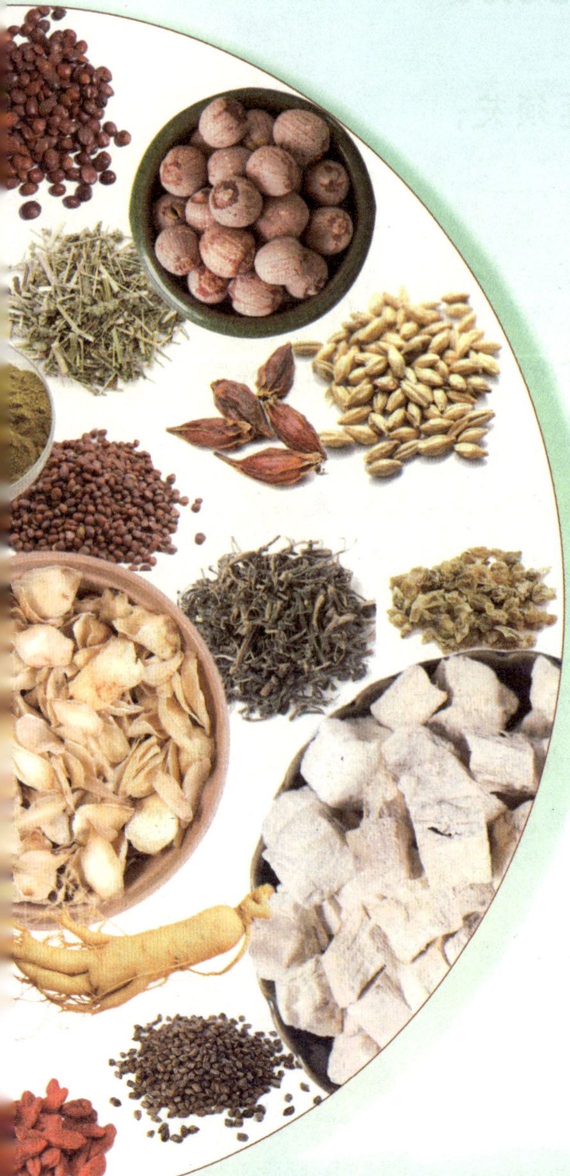

六、表里双解剂

★ 概念

凡以解表药物配合泻下药物、清热药物、温里药物等为主组成，具有表里同治作用，治疗表里同病的方剂，统称表里双解剂。

★ 适应病症

表里同病。主要可见表证兼里热、表证兼里寒、表证兼里实以及表证兼里虚四种情况。

★ 临床应用

对于表证兼里热证，当用解表药物配伍清热药物；对于表证兼里寒证，当用解表药物配伍温里药物；对于表证兼里实证，当用解表药物配伍泻下药物；对于表证兼里虚证，当用解表药物配伍补益药物。

38 葛根黄芩黄连汤歌诀

葛根黄芩黄连汤，
甘草四味效力强，
身热下痢兼烦渴，
解肌清热此方良。

注

葛根黄芩黄连汤出自东汉·张仲景《伤寒论》，后人据此编成《葛根黄芩黄连汤歌诀》。

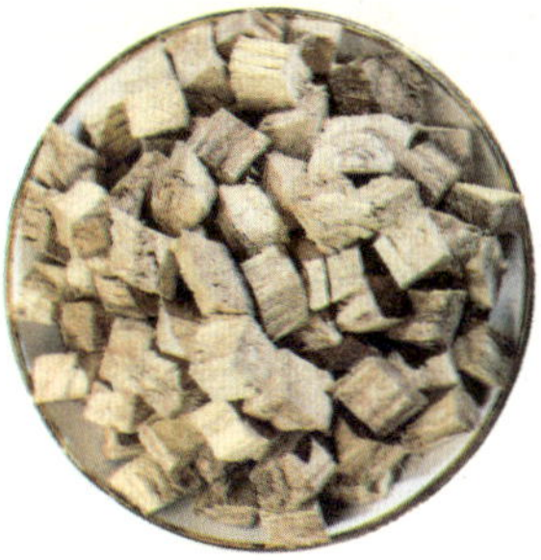

葛根

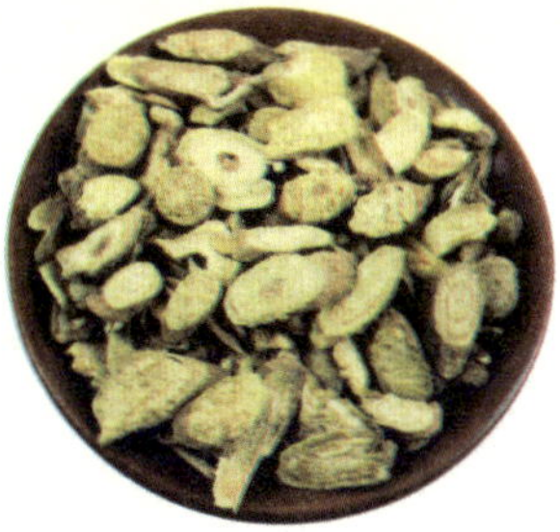

黄芩

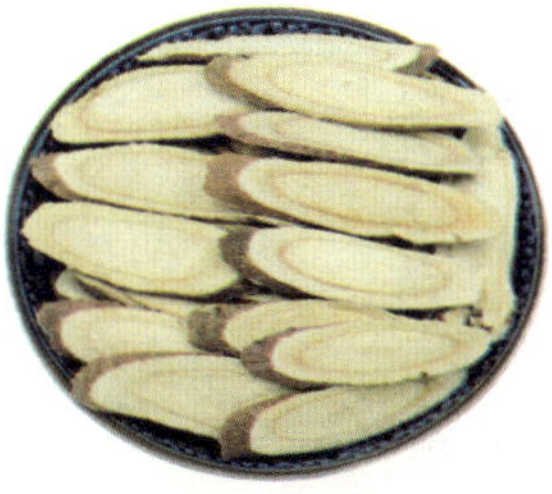

甘草

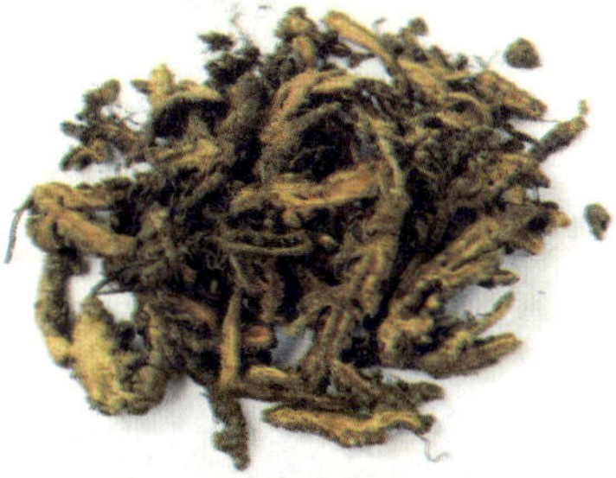

黄连

组成：葛根18g，黄芩9g，黄连6g，甘草6g。

用法：水煎服。

主治：湿热导致的腹泻、痢疾。

症状：胸中烦热，口渴，小便黄短，大便臭秽，肛门灼热。

方解：葛根解肌清热，生津止渴。黄芩、黄连清泄里热止利。甘草和中。诸药合成解肌清热、止泻之剂。

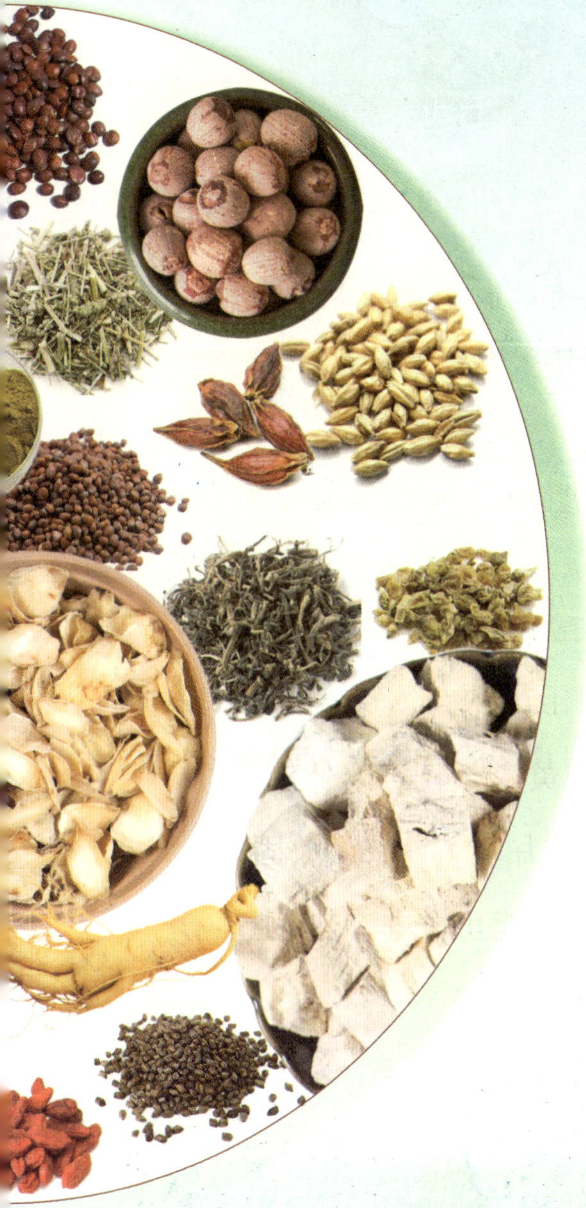

七、补益剂

★ 概念

凡以补益药物为主组成，具有滋养、补益人体气血阴阳不足作用，治疗各种虚证的方剂，统称补益剂。

★ 适应病症

各种里虚证。包括气虚、血虚、阴虚、阳虚、气血两虚、阴阳两虚、气血阴阳俱虚。

★ 临床应用

临床根据虚弱的不同情况，气虚者补气，血虚者补血，气血俱虚，则可气血双补；阴虚者补阴，阳虚者补阳，阴阳两虚者则阴阳双补。气血阴阳俱不足者，是虚劳病，必须补益元气。

39 四君子汤歌诀

四君子汤用人参，
大补元气是为君，
白术茯苓炙甘草，
益气健脾第一方。

注

四君子汤出自宋·陈师文《太平惠民和剂局方》，后人据此编成《四君子汤歌诀》。

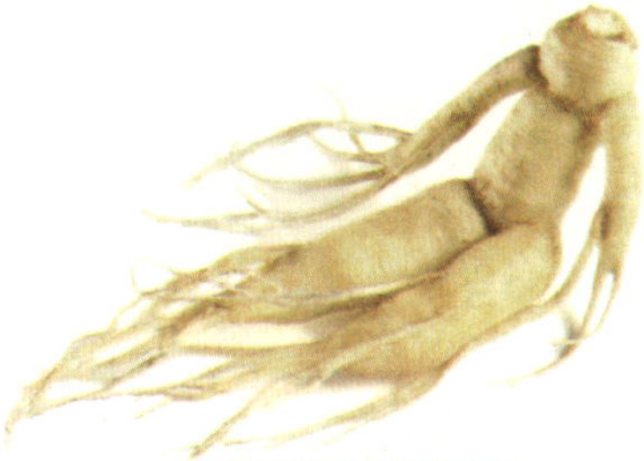

人参

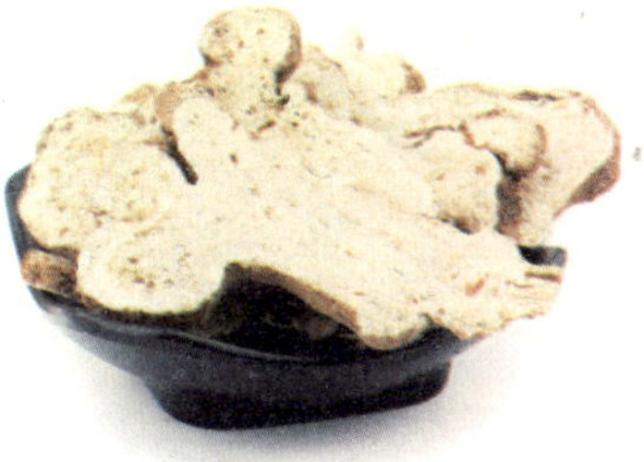

白术

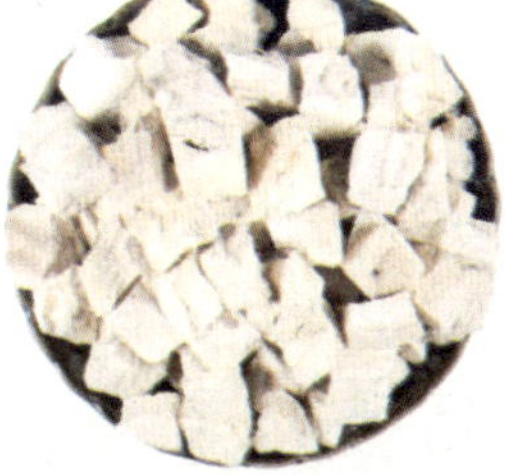

茯苓

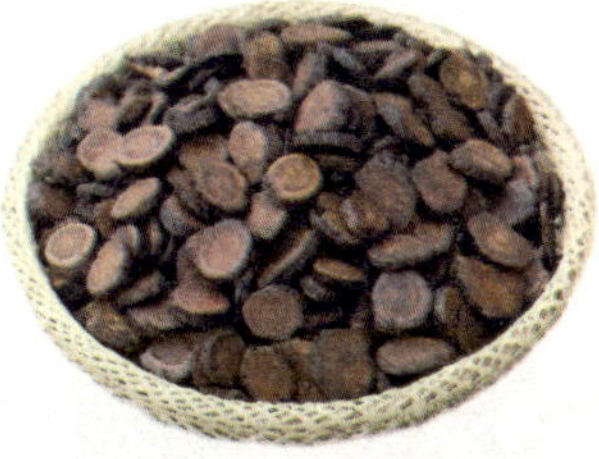

炙甘草

组成：人参10g，白术9g，茯苓9g，炙甘草6g。

用法：水煎服。

主治：脾胃气虚证。

症状：面色萎黄，语声低微，四肢无力，食少或便溏。

方解：人参甘温大补元气，健脾养胃。白术苦温，健脾燥湿。茯苓甘淡，渗湿健脾。茯苓、白术合用，健脾除湿之力更强，促其运化。炙甘草，甘温调中。全方配合，共奏益气健脾之效。

40 参苓白术散歌诀

参苓白术扁豆陈，
山药甘莲砂薏仁，
桔梗上行兼保肺，
枣汤调服益脾神。

注

参苓白术散出自宋·陈师文《太平惠民和剂局方》,后人据此编成《参苓白术散歌诀》。

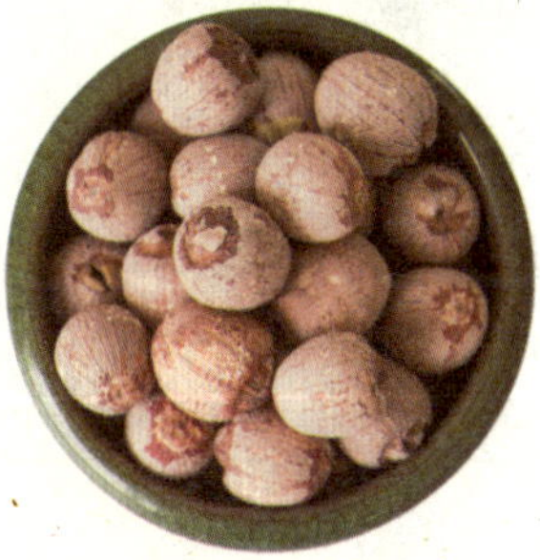

莲子肉

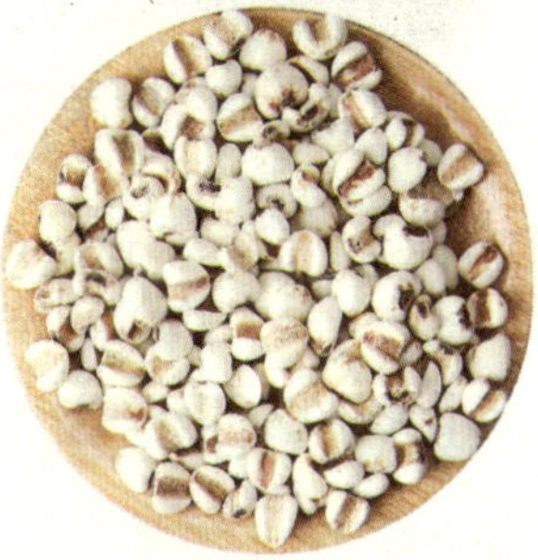

薏苡仁

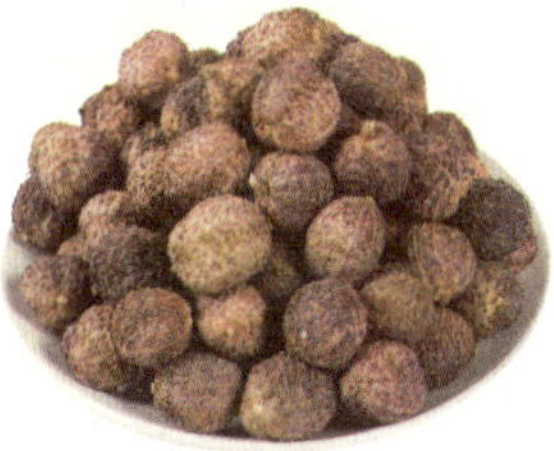

砂仁

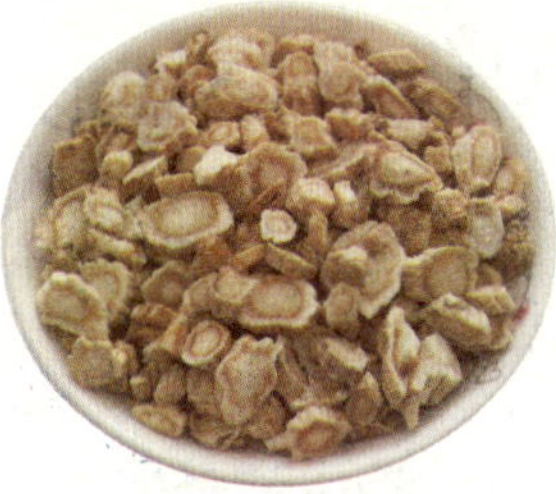

桔梗

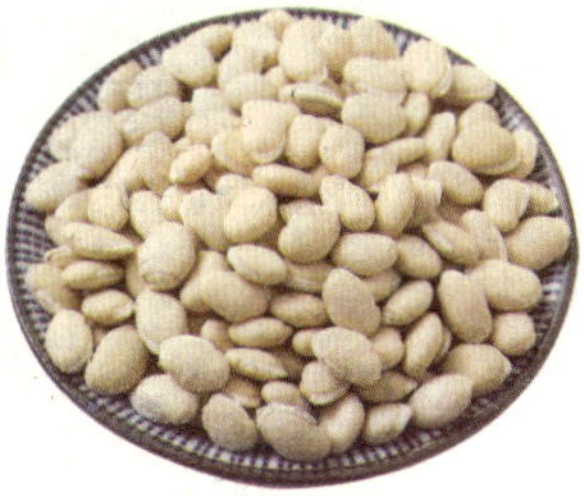

白扁豆

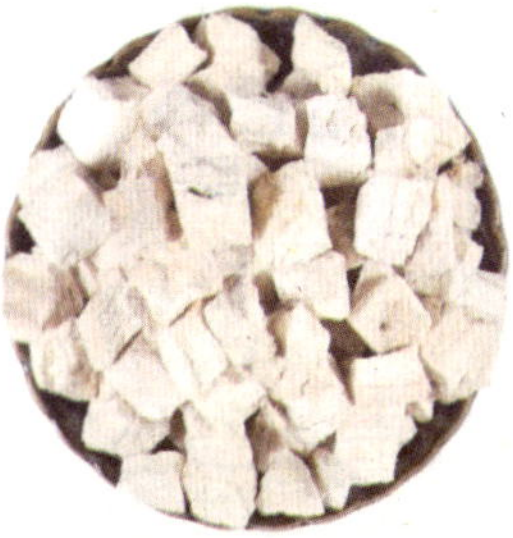

茯苓

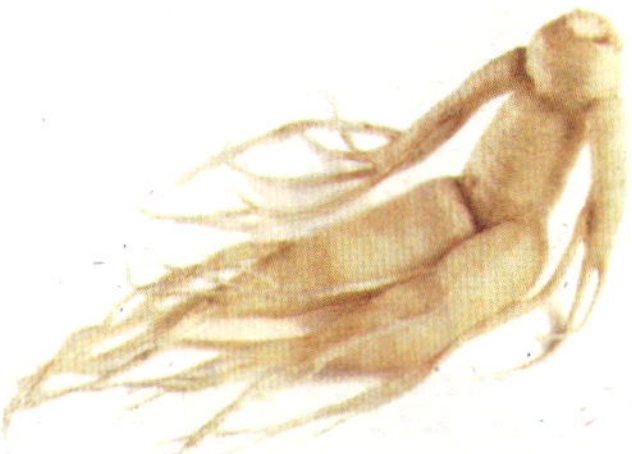

人参

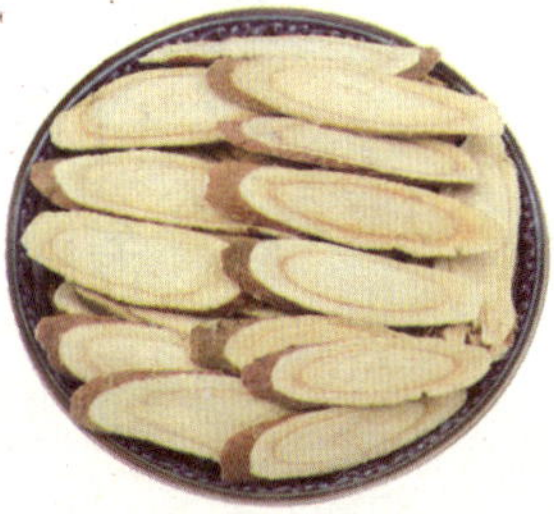

甘草

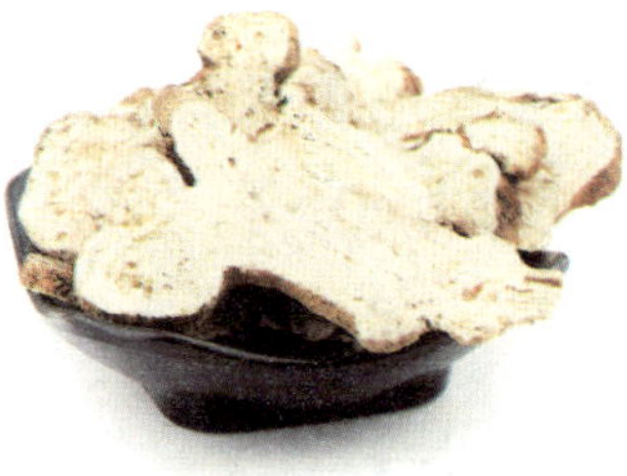

白术

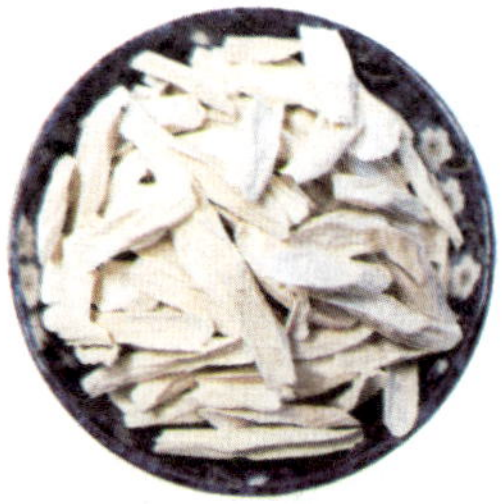

山药

组成: 莲子肉9g,薏苡仁9g,砂仁6g,桔梗6g,白扁豆12g,茯苓12g,人参12g,甘草6g,白术12g,山药12g,大枣20g。

用法: 水煎服。

主治: 脾胃虚弱之腹泻证。

症状: 食少,便溏,或吐或泻,四肢无力,形体消瘦,胸脘闷胀,面色萎黄。

方解: 本方以四君子汤为主药。配以补脾的山药、白扁豆、莲子肉、大枣,和胃行气。砂仁气香醒脾。薏苡仁健脾渗湿,祛痰止咳。桔梗载药上行。诸药共奏益气健脾、止泻之效。

41 补中益气汤歌诀

补中益气芪术陈，
升柴参草当归身，
气虚下陷功偏擅，
宜治阳虚外感因。

注

补中益气汤出自金·李东垣《脾胃论》，后人据此编成《补中益气汤歌诀》。

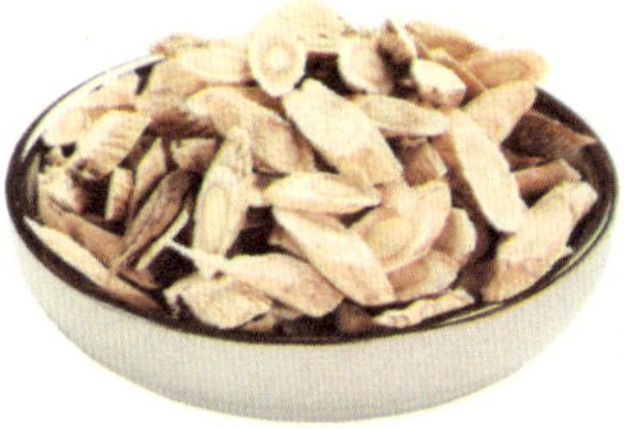

黄芪

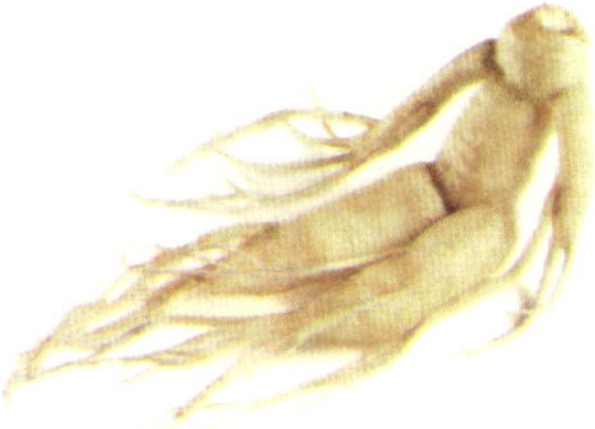

人参

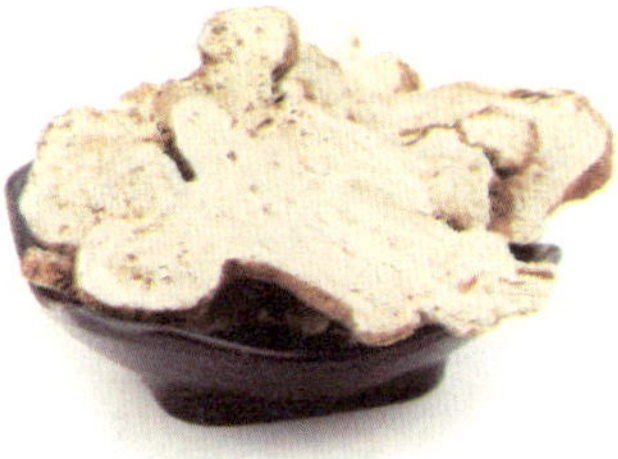

白术

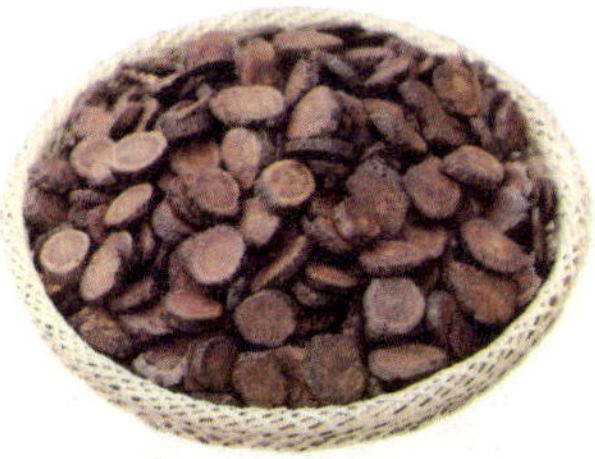

炙甘草

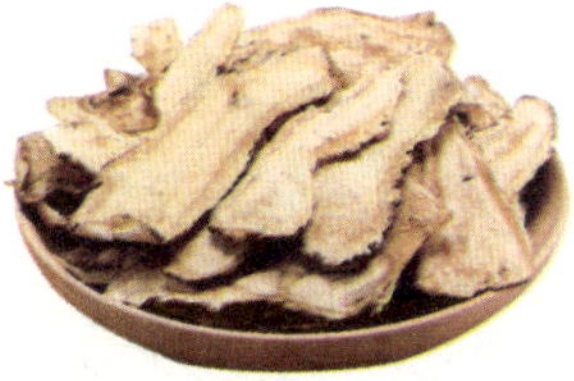

当归

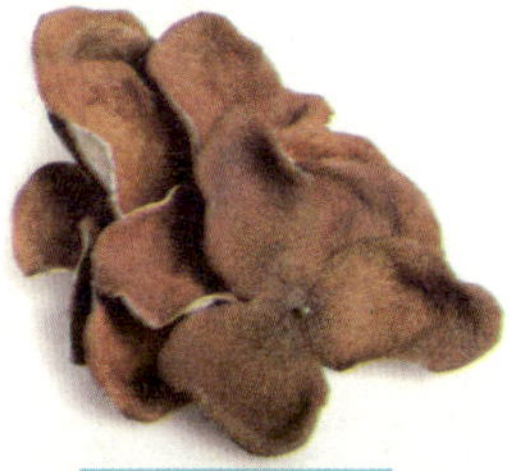

陈皮

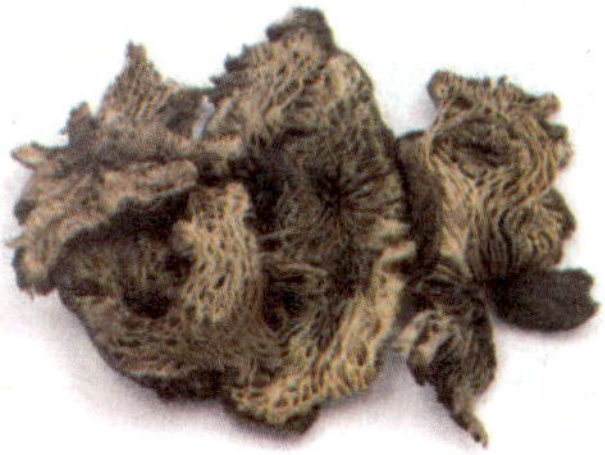

升麻

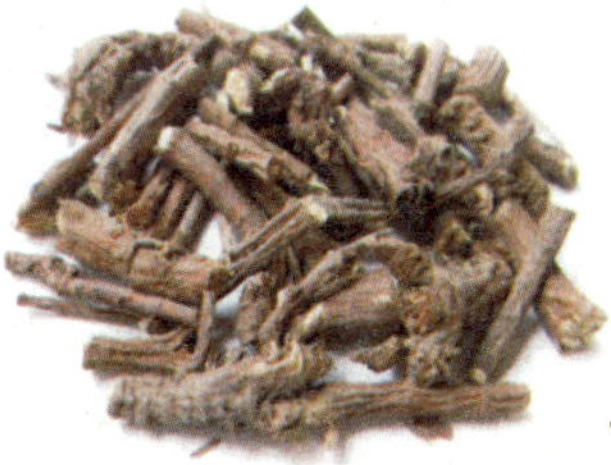

柴胡

组成:黄芪15g,人参10g,白术10g,炙甘草5g,当归10g,陈皮6g,升麻3g,柴胡3g。

用法:水煎服。

主治:脾胃气虚证;气虚下陷证。

症状:发热,自汗出,渴喜温饮,少气懒言,体倦肢软,面色苍白,大便稀溏;脱肛,子宫下垂,久泻,久痢,久疟等,以及清阳下陷诸证。

方解:黄芪益气。人参、白术、炙甘草健脾益气。配陈皮理气。当归补血。升麻、柴胡升举下陷清阳。诸药合用,共奏益气升陷之效。

42 生脉散歌诀

生脉饮中麦味参，
汗多伤气复伤阴，
神疲气短脉虚弱，
益气生津效力稳。

注

生脉散出自金·李东垣《内外伤辨惑论》，后人据此编成《生脉散歌诀》。

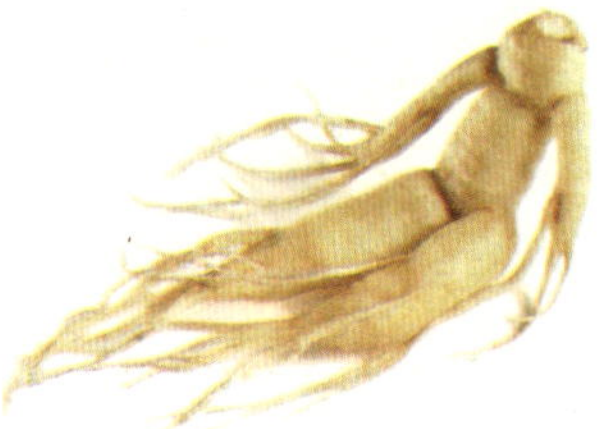

人参

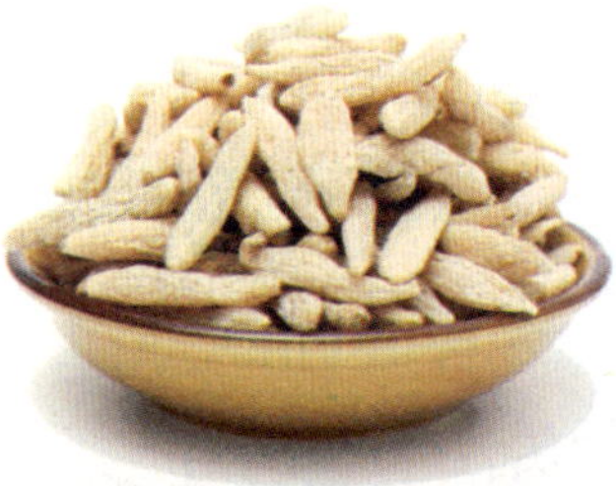

麦冬

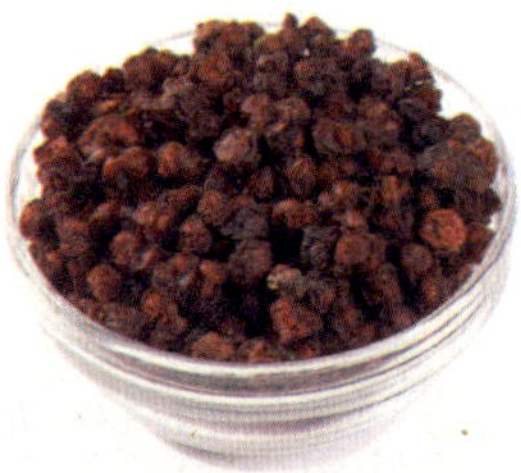

五味子

组成:人参10g,麦冬15g,五味子6g。

用法:水煎服。

主治:热伤元气,气津两伤证;久咳肺虚证。

症状:口干渴,气短,神疲;呛咳少痰,短气,乏力,出汗过多,口干舌燥。

方解:人参甘温,补气生津。麦冬甘寒,清热养阴。五味子酸温,敛肺止汗。三药合用,以成益气敛汗、养阴生津之效。

43 四物汤歌诀

四物归地芍与芎,
营血虚滞此方宗,
妇女经病要加减,
临证之时宜变通。

注

四物汤出自宋·陈师文《太平惠民和剂局方》,后人据此编成《四物汤歌诀》。

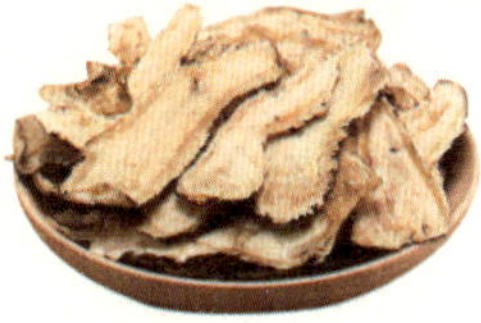

当归

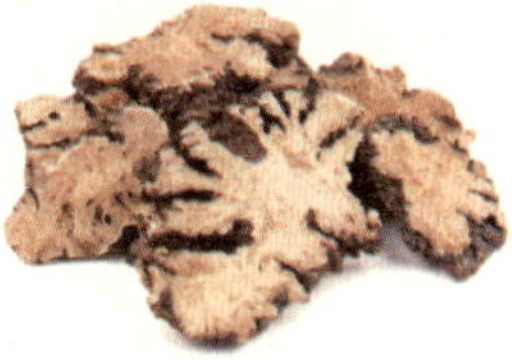

川芎

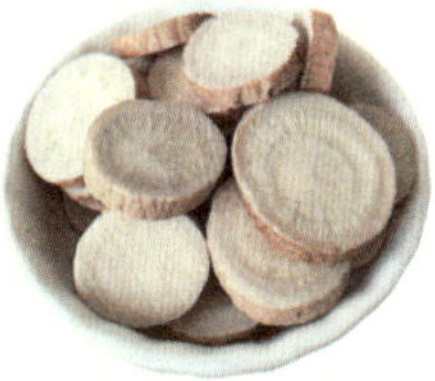

白芍

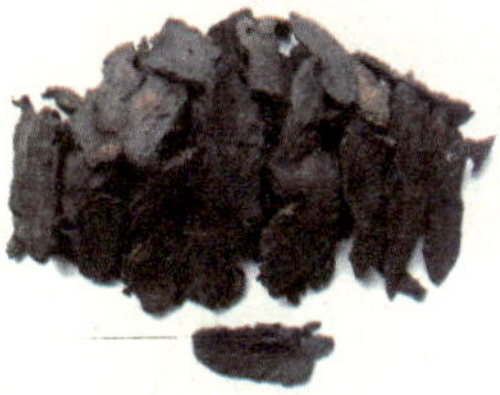

熟地黄

组成:当归10g,川芎8g,白芍12g,熟地黄12g。

用法:水煎服。

主治:营血虚滞证。

症状:头晕目眩,心悸失眠,月经不调,或经闭不行,面色、唇爪无华,舌淡。

方解:熟地黄滋补营血。当归补血活血。白芍养血敛阴。川芎活血行气。四药合用,有补血调血之功效。

44 归脾汤歌诀

归脾汤用术参芪，
归草茯苓远志随，
酸枣木香龙眼肉，
煎加姜枣益心脾。

注

归脾汤出自宋·严用和《济生方》，后人据此编成《归脾汤歌诀》。

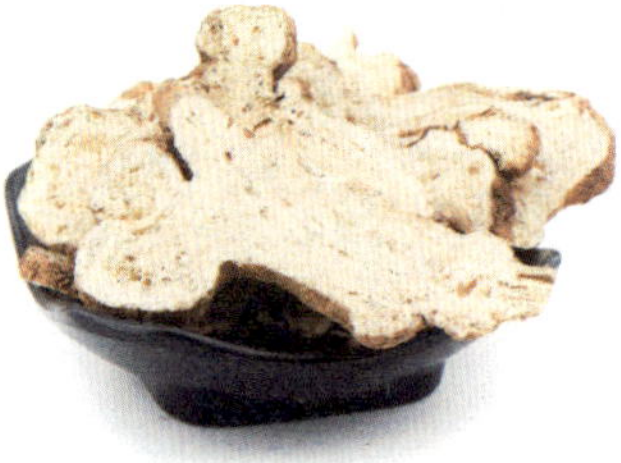

白术

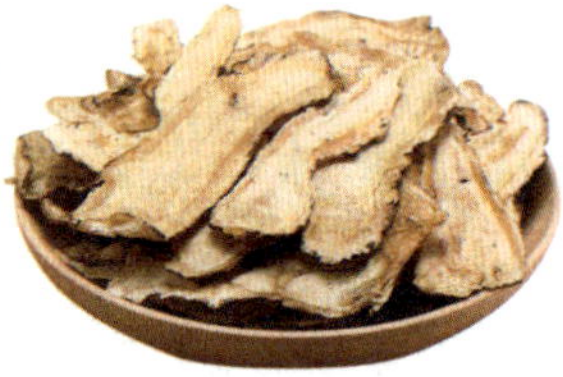

当归

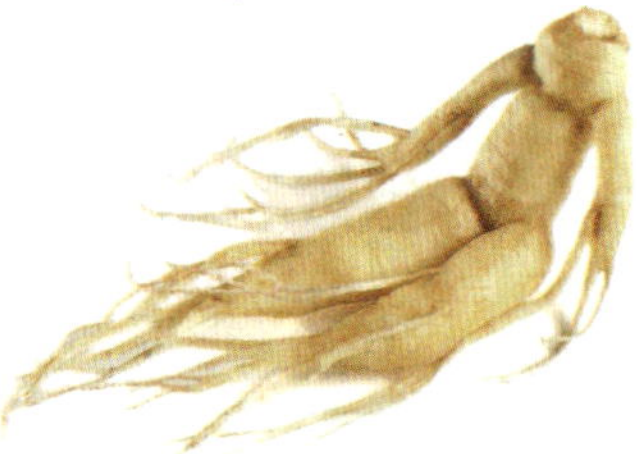

人参

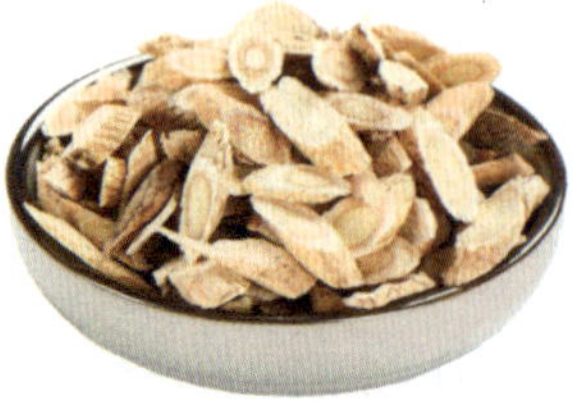

黄芪

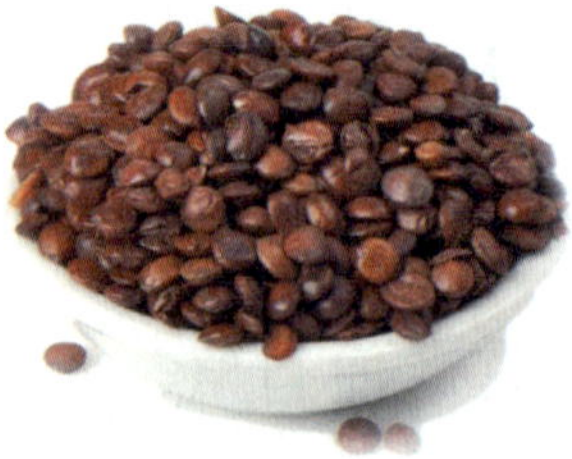

酸枣仁

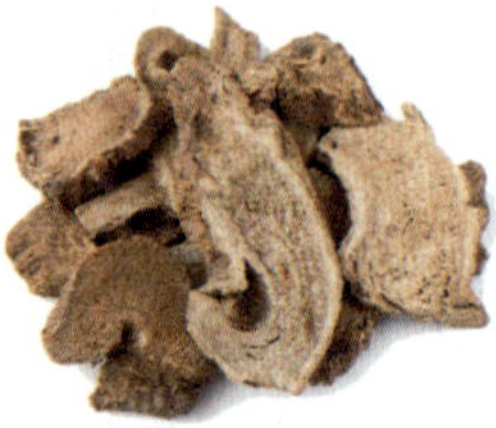

木香

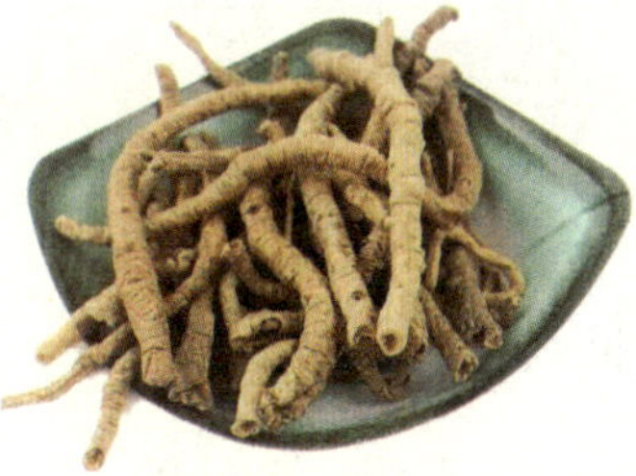

远志

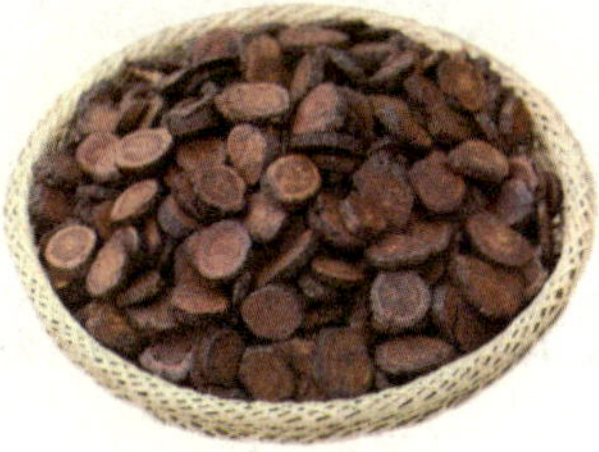

炙甘草

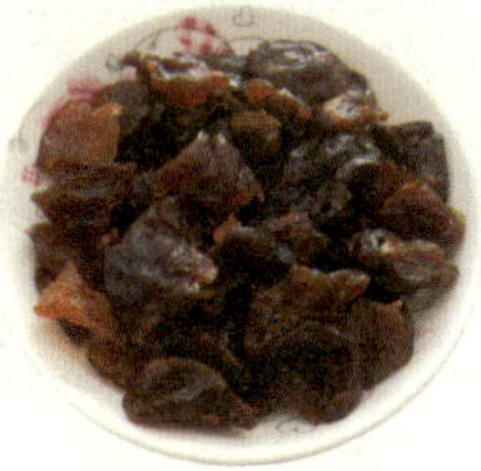

龙眼肉

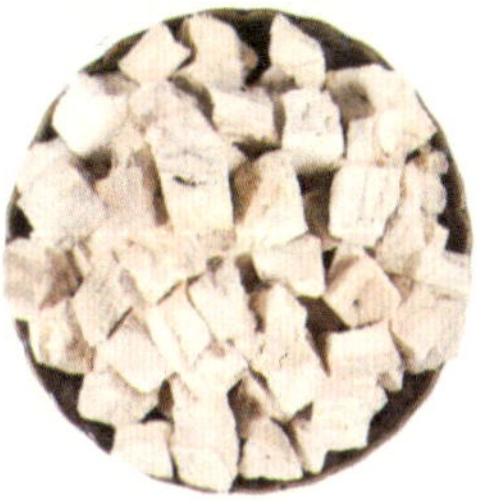

茯苓

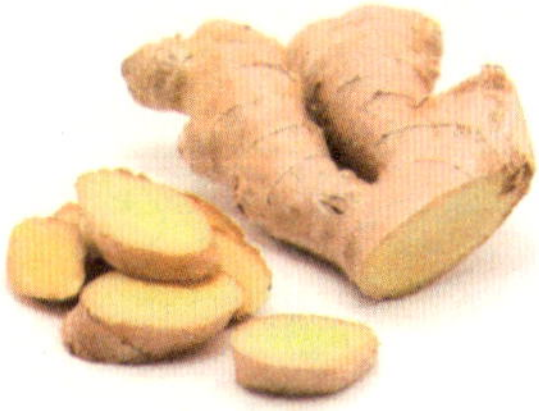

生姜

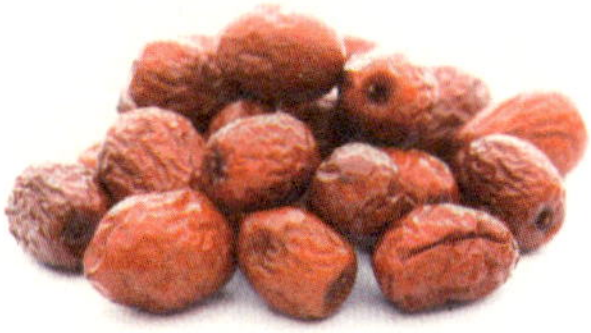

大枣

组成：白术15g，当归10g，人参10g，黄芪30g，酸枣仁30g，木香10g，远志6g，炙甘草6g，龙眼肉30g，茯苓30g，生姜5片，大枣5枚。

用法：水煎服。

主治：心脾两虚证；脾不统血证。

症状：心悸怔忡，健忘不眠，盗汗虚热，食少体倦，面色萎黄；便血，以及妇女崩漏，月经超前，量多色淡，或淋漓不止，或带下。

方解：人参、黄芪、白术、炙甘草补脾益气。茯苓、远志、酸枣仁、龙眼肉、当归养血补心安神。木香理气醒脾以助气之运化，使补而不滞。生姜、大枣，调和脾胃。诸药合用，共奏益气补血、健脾养心之效。

45 六味地黄丸歌诀

补阴六味地黄丸，
三阴亏损效力专，
山药丹苓萸泽泻，
补泻相兼效双全。

注

六味地黄丸出自宋·钱乙《小儿药证直诀》，后人据此编成《六味地黄丸歌诀》。

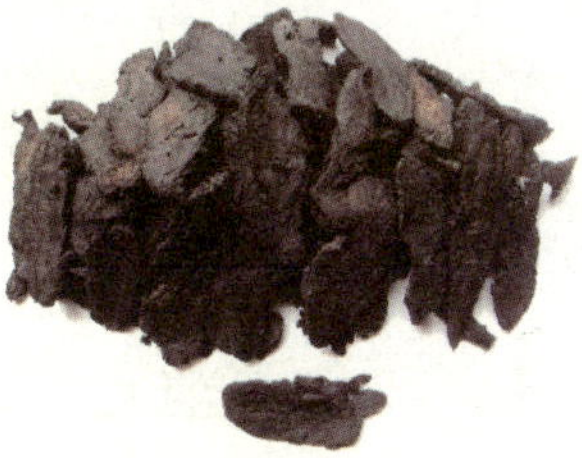

熟地黄

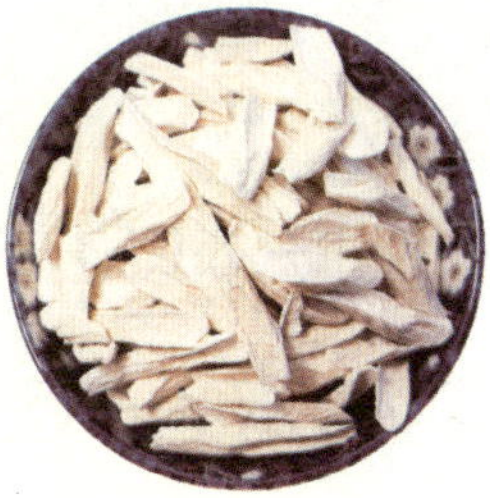

山药

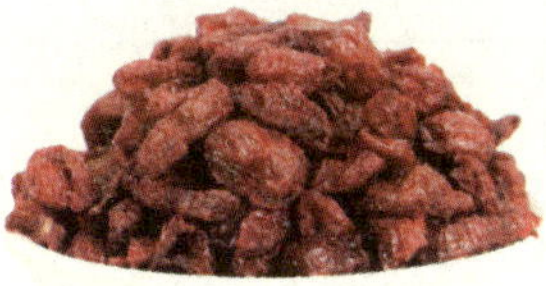

山萸肉

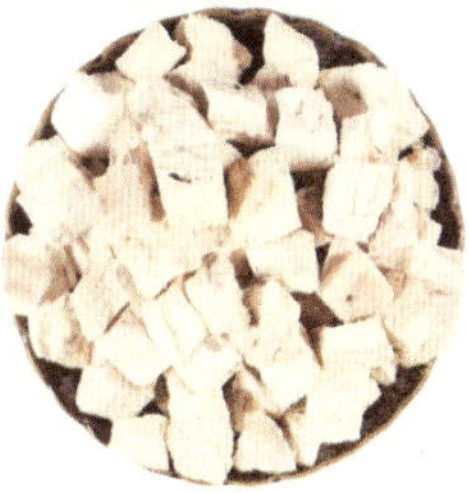

茯苓

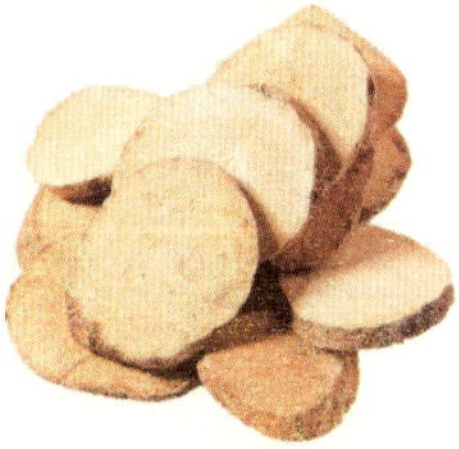

泽泻

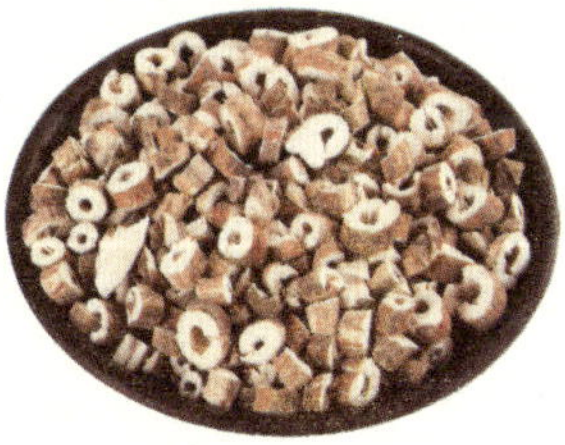

丹皮

组成：熟地黄24g，山药12g，山萸肉12g，茯苓9g，泽泻9g，丹皮9g。

用法：以上药物，共研细末，炼蜜为丸。1次1丸，1天3次。或者水煎服。

主治：肝肾阴虚证。

症状：腰膝酸软，头目眩晕，耳鸣耳聋，盗汗遗精，或骨蒸潮热，手足心热，或消渴，或虚火牙痛，口燥咽干。

方解：熟地黄补肾阴。辅以山萸肉滋补肝肾。山药滋补脾阴。又用茯苓淡渗脾湿。泽泻宣泄肾浊。丹皮清肝泻火。六药互相配合，补中有泻，寓泻与补，相辅相成，是通补开合之剂，适用于阴虚火旺之证。

46 一贯煎歌诀

一贯煎用生地黄，
沙参枸杞麦冬藏，
当归川楝水煎服，
滋补肝肾疏肝方。

注

一贯煎出自清·魏之琇《柳州医话》，后人据此编成《一贯煎歌诀》。

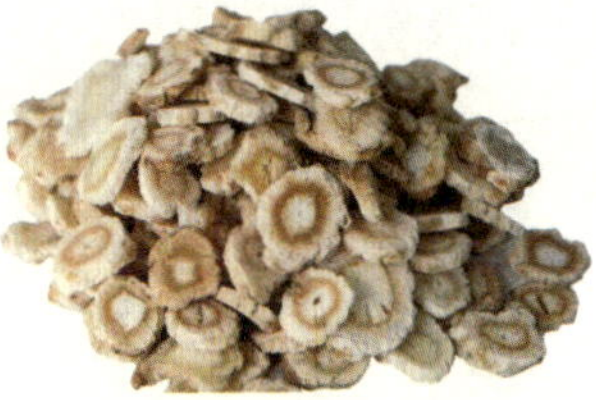
北沙参

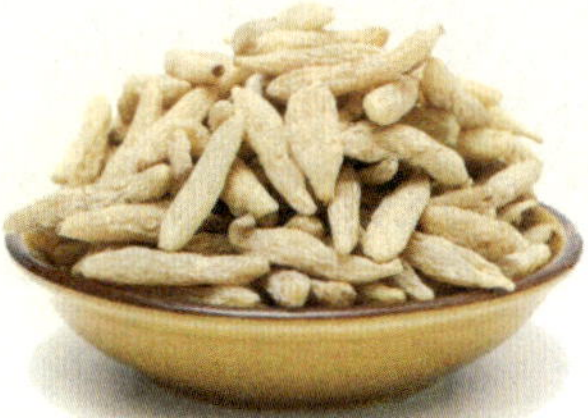
麦冬

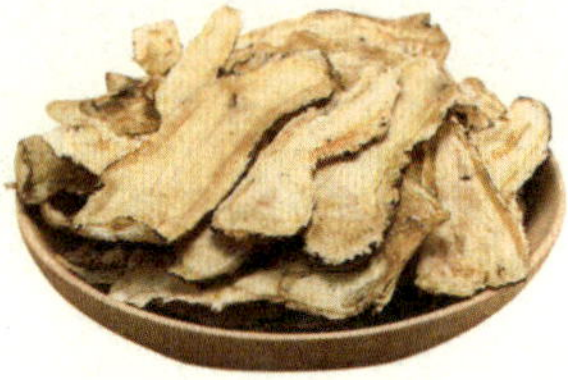
当归

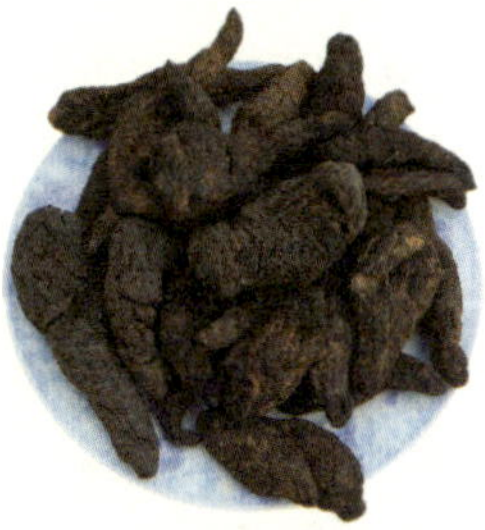
生地黄

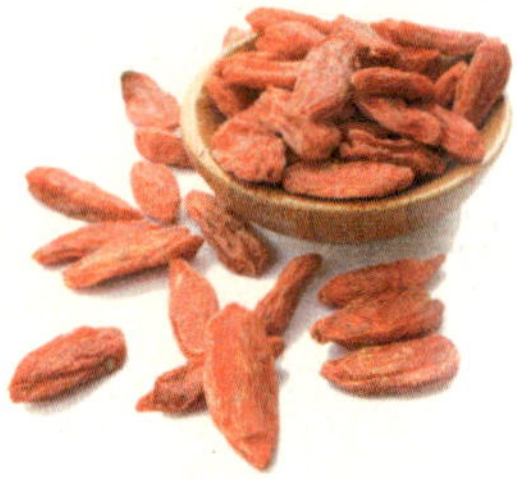
枸杞子

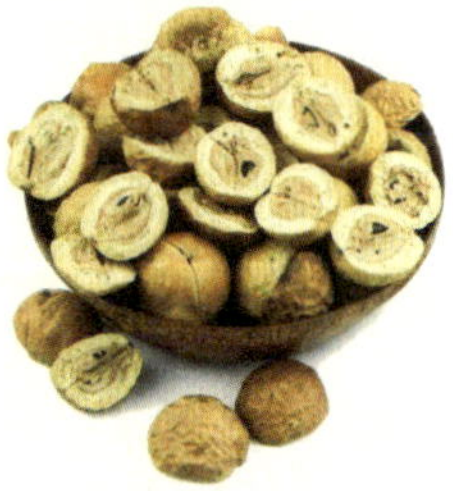
川楝子

组成：北沙参10g，麦冬10g，当归10g，生地黄30g，枸杞子12g，川楝子6g。

用法：水煎服。

主治：肝肾阴虚，肝气不舒。

症状：胸脘胁痛，呕吐酸水，咽干口燥。

方解：生地黄滋养肝肾。辅以沙参、麦冬、枸杞子加强生地黄滋养之力。当归养血和肝。再加少量川楝子，既不会苦燥伤阴，又能发挥其疏肝理气的作用，使肝体得养，肝气条达，则胁肋疼痛自除。

47 肾气丸歌诀

肾气丸补肾阳虚，
地黄山药山茱萸，
苓泽丹皮合桂附，
水中生火在温煦。

注

肾气丸出自东汉·张仲景《金匮要略》，后人据此编成《肾气丸歌诀》。

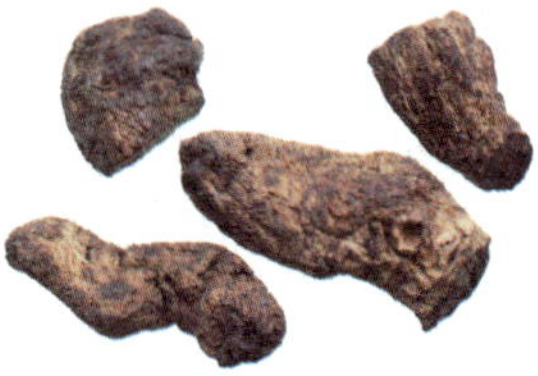

干地黄

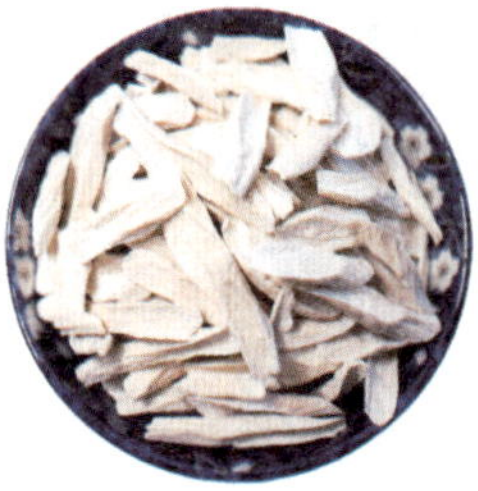

山药

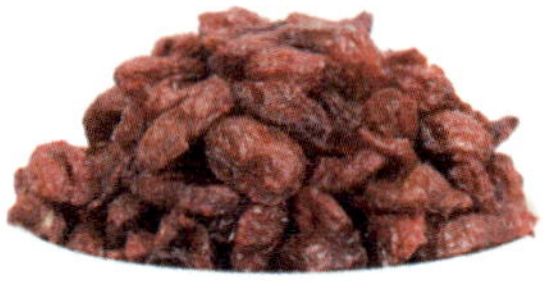

山茱萸

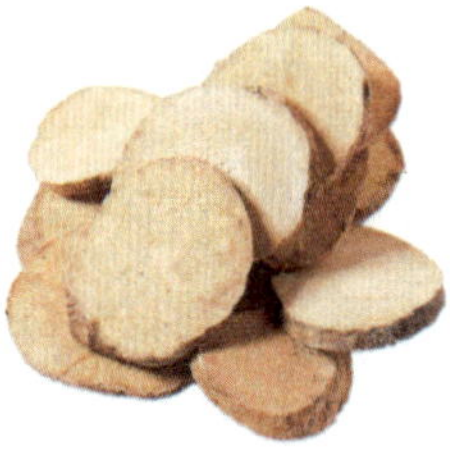

泽泻

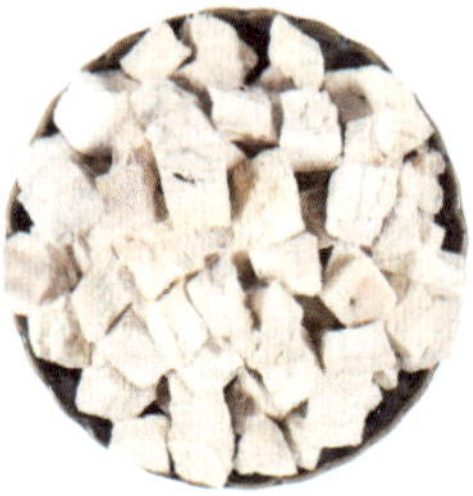

茯苓

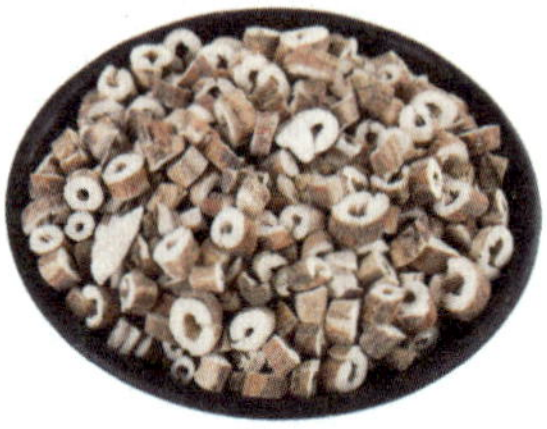

牡丹皮

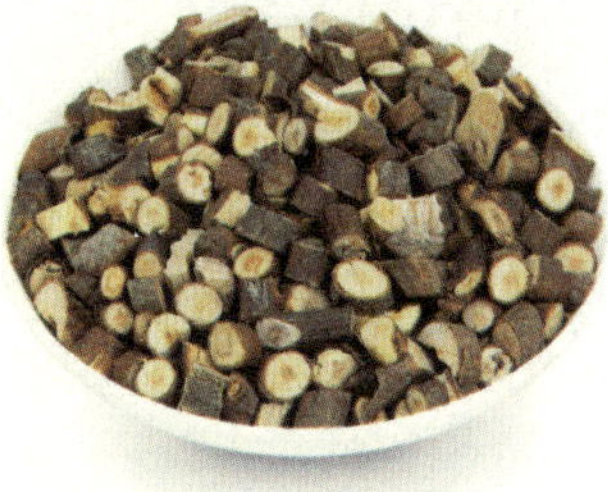

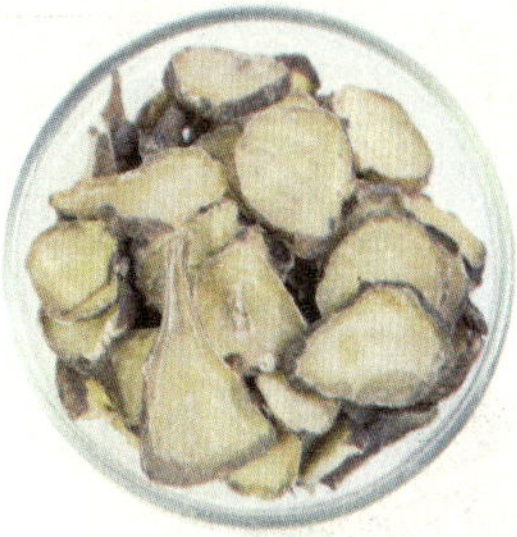

组成: 干地黄24g,山药12g,山茱萸12g,泽泻9g,茯苓9g,牡丹皮9g,桂枝3g,炮附子3g。

用法: 水煎服。

主治: 肾阳不足证。

症状: 腰痛脚软,半身以下常有冷感,少腹拘急,小便不利或小便反多,以及痰饮、脚气、消渴等病症。

方解: 干地黄滋补肾阴,山茱萸、山药滋补肝脾,辅助滋补肾中之阴。并以少量桂枝、附子温补肾中之阳。泽泻、茯苓利水渗湿。牡丹皮清泻肝火,与温补肾阳药相配,意在补中寓泻,以使补而不腻。

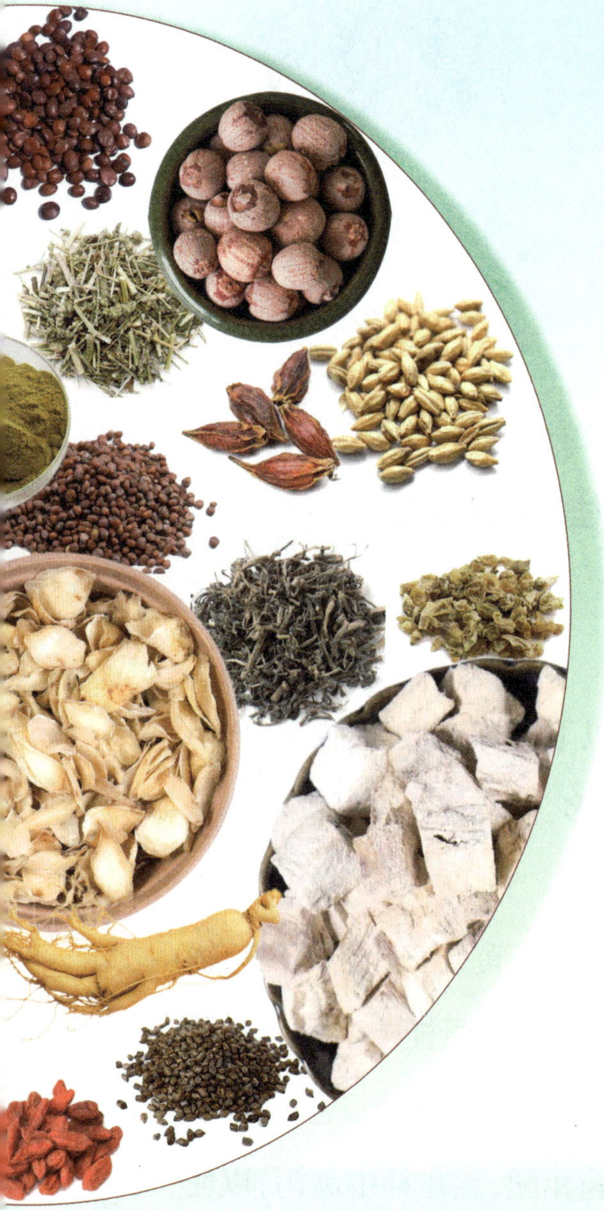

八、安神剂

★ 概念

凡以安神药物为主组成，具有安神定志作用，治疗神志不安的疾病的方剂，统称安神剂。

★ 适应病症

用于神志不安的病证，表现为虚烦失眠，多梦，心悸怔忡，健忘，或惊狂癫痫、躁扰不宁等。

★ 临床应用

神志不安分实证和虚证。以惊狂易怒，烦躁不安者，多属实证，实证治以重镇安神；以心悸健忘，虚烦失眠为主者，多属虚证，虚证治以补养安神。

48 朱砂安神丸歌诀

清镇朱砂安神丸，
地草归连配合全，
烦乱怔忡神不静，
镇心安神治失眠。

注

朱砂安神丸出自元·李东垣《兰室秘藏》，后人据此编成《朱砂安神丸歌诀》。

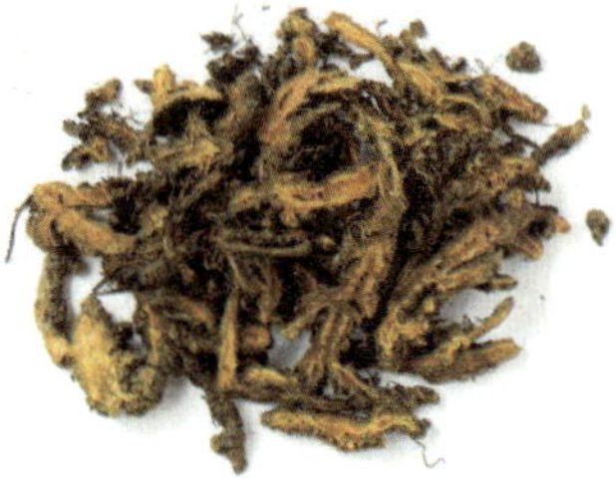

黄连

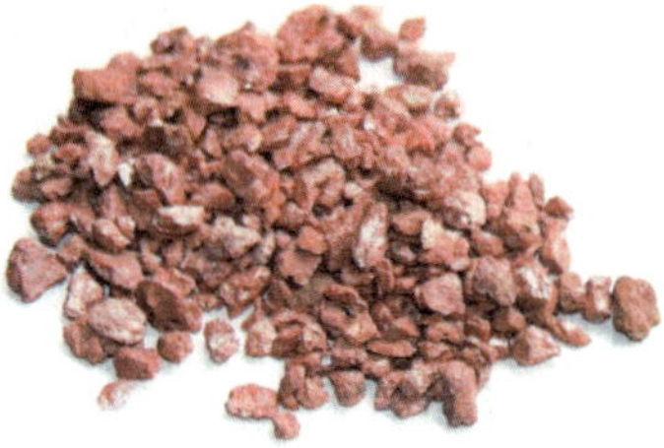

朱砂

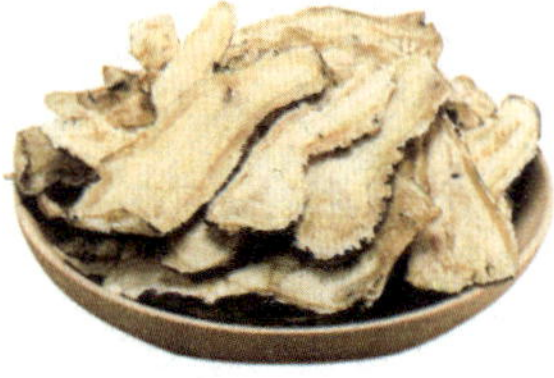

当归

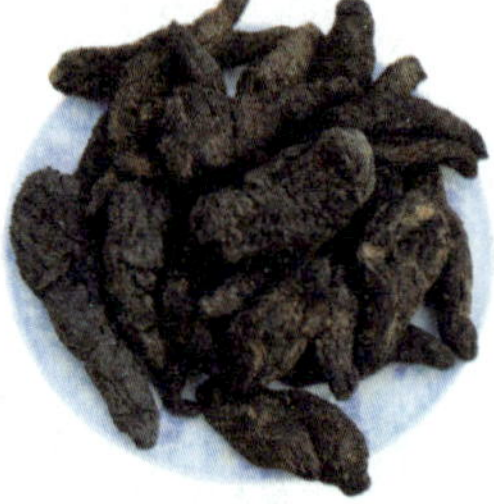

生地黄

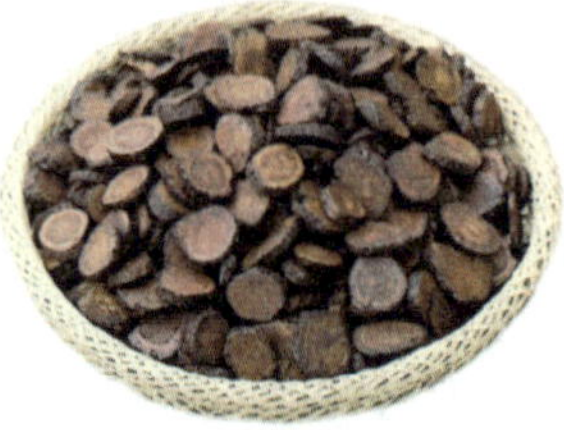

炙甘草

组成:黄连18g,朱砂15g,当归8g,生地黄8g,炙甘草16g。

用法:以上药物,共研细末,炼蜜为丸。1次1丸,1天2次。

主治:心火亢盛,阴血不足证。

症状:心神烦乱,失眠多梦,惊悸怔忡,或心中懊恼。

方解:朱砂镇心安神。黄连苦寒清泻心火,并助朱砂清心安神。当归、生地黄补血养心。炙甘草调和诸药。诸药共奏镇心安神、养血清热之效。

49 酸枣仁汤歌诀

虚烦失眠枣仁汤，
知芎苓草共成方，
清热除烦兼养血，
服后安然入梦乡。

注

酸枣仁汤出自东汉·张仲景《金匮要略》，后人据此编成《酸枣仁汤歌诀》。

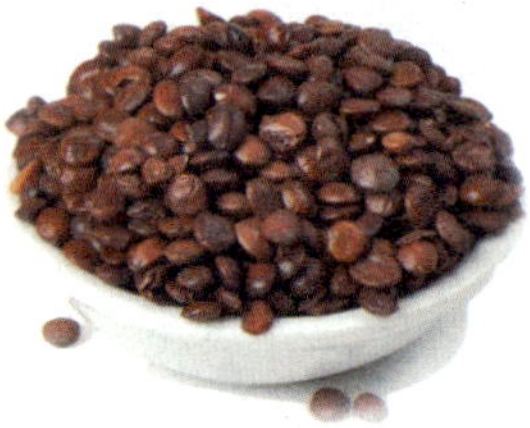

酸枣仁

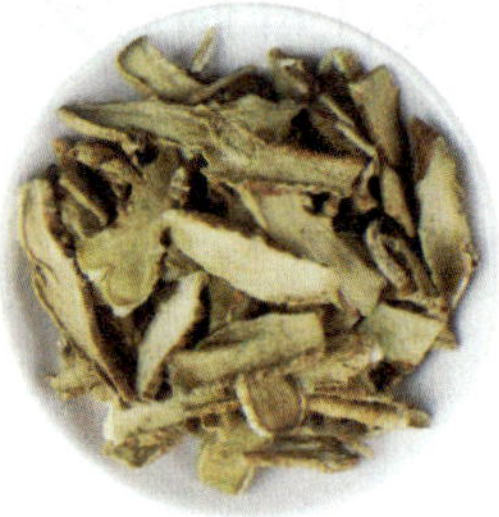

知母

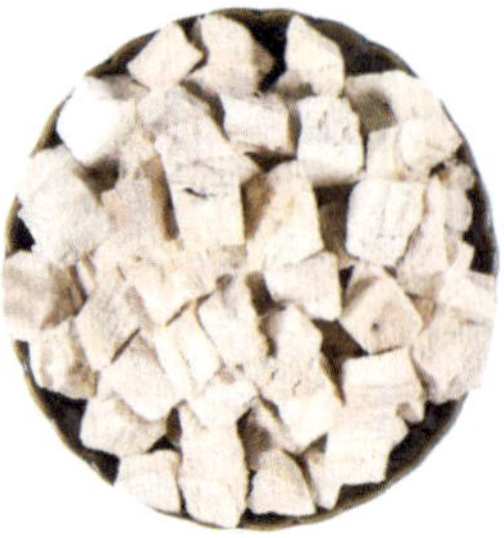

茯苓

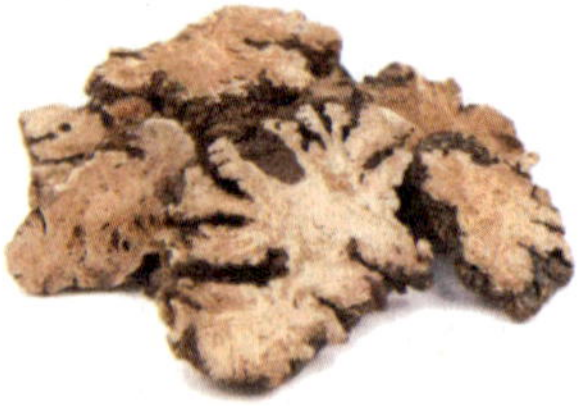

川芎

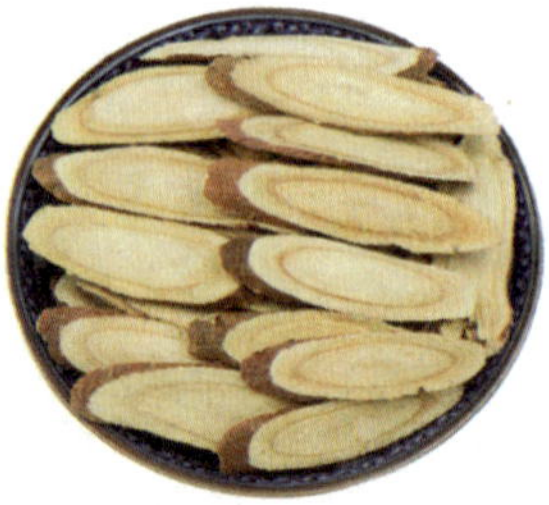

甘草

组成:酸枣仁15g,知母8g,茯苓10g,川芎3g,甘草3g。

用法:水煎服。

主治:肝血不足,虚热内扰证。

症状:虚烦失眠,心悸不安,头目眩晕。

方解:酸枣仁养血安神。辅以川芎调血养肝。茯苓宁心安神。知母清热除烦。甘草和中缓肝。五药同用,有养血安神、清热除烦的功效,使阳亢平,虚烦止,则睡眠安宁。

50 甘麦大枣汤歌诀

甘草小麦大枣汤，
妇人脏躁精神恍，
呵欠频发悲欲哭，
养心安神专用方。

注

甘麦大枣汤出自东汉·张仲景《金匮要略》，后人据此编成《甘麦大枣汤歌诀》。

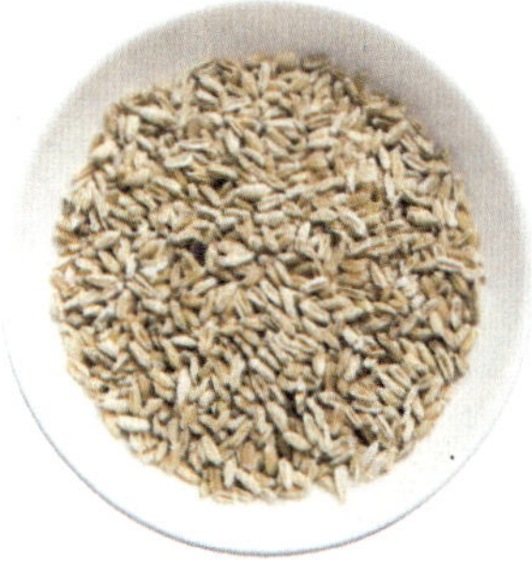

浮小麦

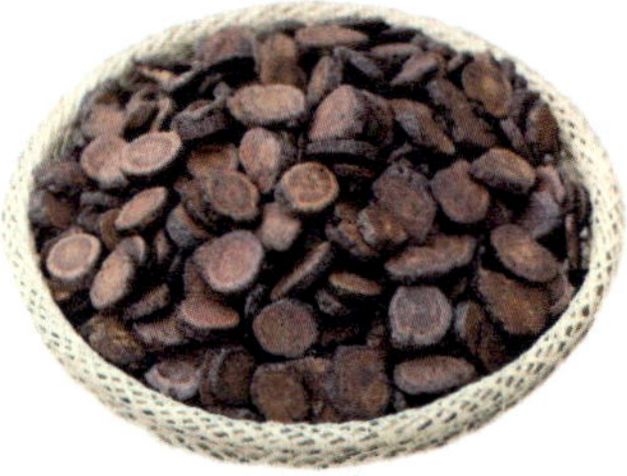

炙甘草

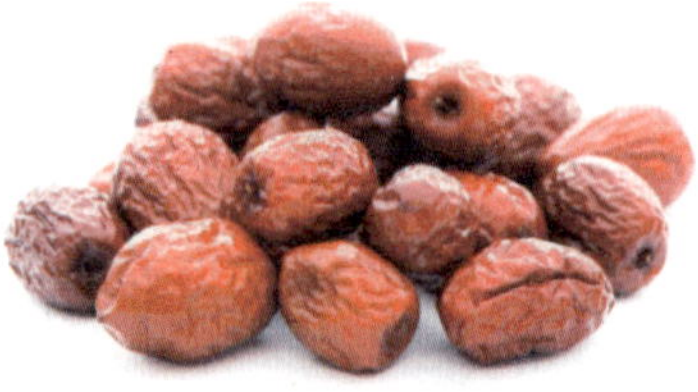

大枣

组成：浮小麦30g，炙甘草10g，大枣10枚。

用法：水煎服。

主治：脏躁病。

症状：精神恍惚，悲伤欲哭，不能自主，呵欠频发，或神经衰弱、失眠、盗汗等。

方解：甘草甘缓和中。浮小麦味甘微寒，以养心气。大枣甘平，补中益气。三药合用则有养心安神、和中缓急的作用。

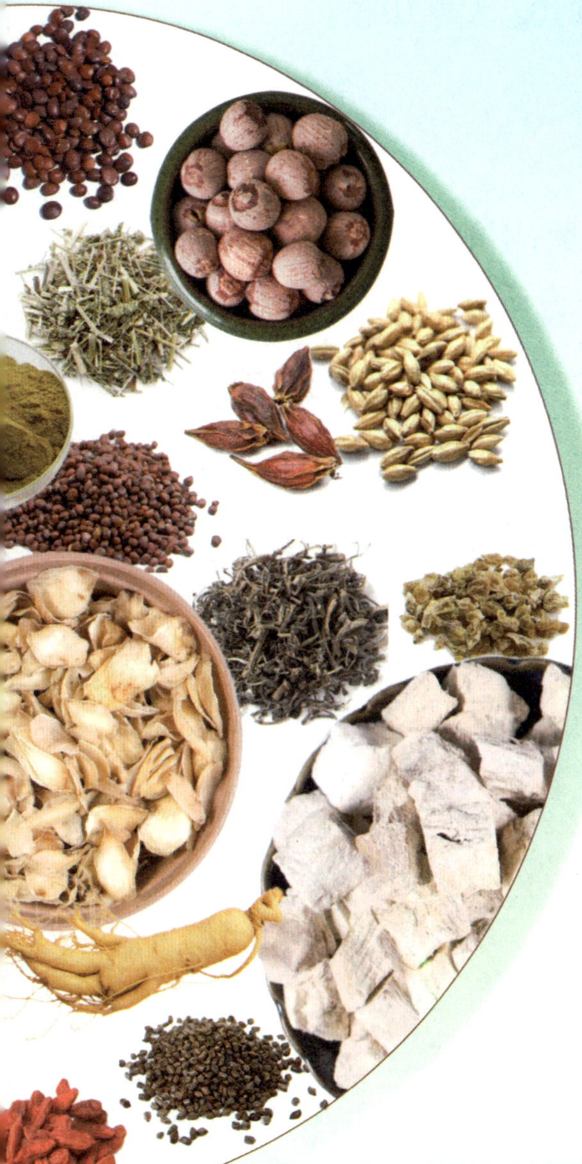

九、固涩剂

★ 概念

凡以固涩药物为主组成，具有收敛固涩的作用，治疗气、血、精、津液耗散滑脱病症的方剂，统称固涩剂。

★ 适应病症

先天不足，久病失养，正气虚极不能固密所致的自汗、盗汗，肺虚久咳，久泻，久痢，遗精，滑精，遗尿，尿频，小便失禁，赤白带下等滑脱不禁的证候，以及疮疡久溃不敛的病证。

★ 临床应用

固涩剂所治的耗散滑脱之证，均为正气亏虚导致的，所以，临床应根据气、血、精、津液耗伤的具体情况，辨证应用不同性质的补益和固涩药物，做到标本兼治。如是元气大虚，亡阳欲脱导致大汗淋漓、小便失禁或者崩中不止者，则单纯固涩之药难以收功，必须急用大剂量人参、黑附子、干姜之类以回阳固脱。

51 固精丸歌诀

固精丸用莲须芡，
龙骨牡蛎和沙苑，
又将莲粉糊为丸，
肾虚精滑此方先。

注

固精丸出自清·汪昂《医方集解》，后人据此编成《固精丸歌诀》。

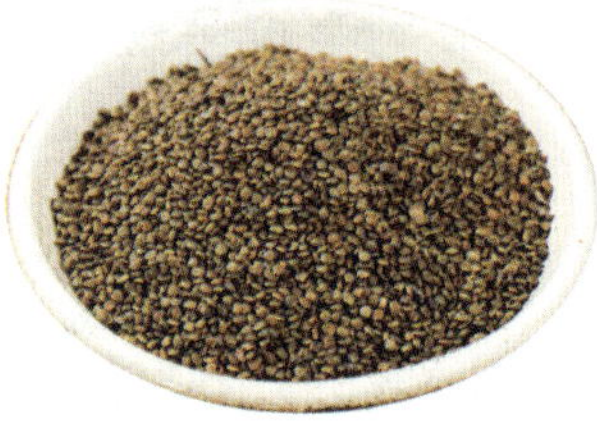

沙苑子

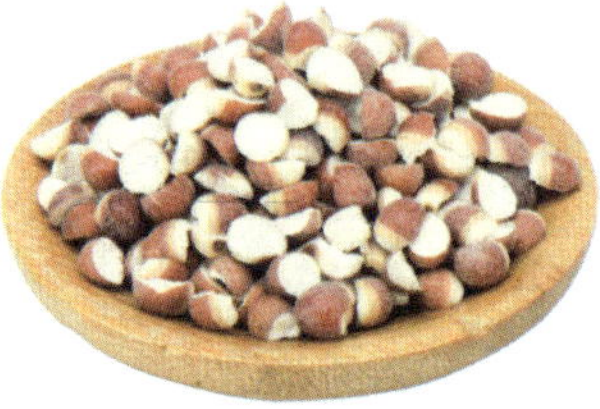

芡实

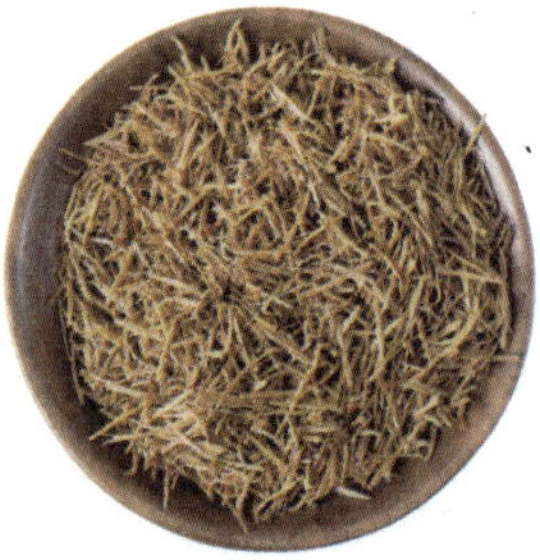

莲须

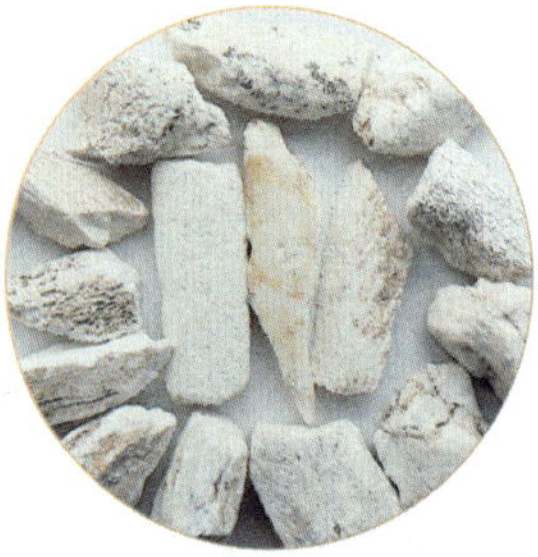

煅龙骨

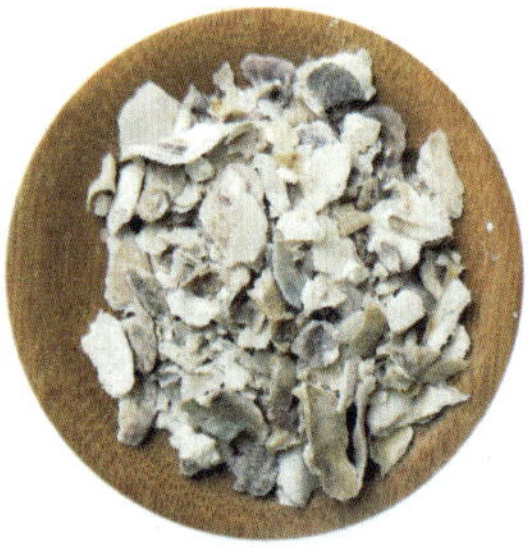

煅牡蛎

组成：沙苑子15g，芡实15g，莲须9g，煅龙骨15g，煅牡蛎15g。

用法：以上药物，共研细末，用莲子粉糊为丸。1次9克，1天3次，开水送服。

主治：肾虚失固证。

症状：遗精，滑精，盗汗，腰痛，耳鸣，四肢倦怠等症。

方解：沙苑子补肾益精。辅以芡实益肾涩精。莲须、煅龙骨、煅牡蛎收敛涩精。诸药合用则有补肾涩精的作用。

52 玉屏风散歌诀

气虚自汗玉屏风，
黄芪白术加防风，
又治表虚外感证，
为散服后一身松。

注

玉屏风散出自元·危亦林《世医得效方》，后人据此编成《玉屏风散歌诀》。

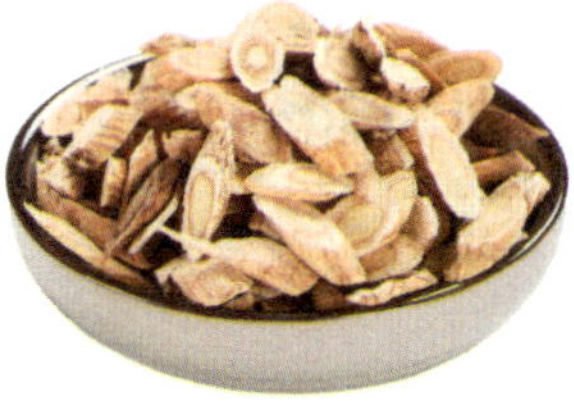

黄芪

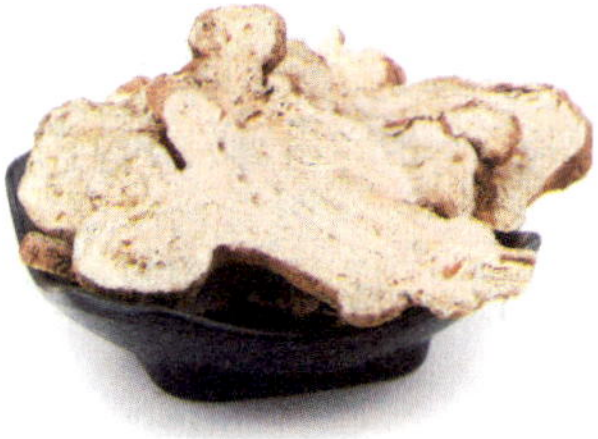

白术

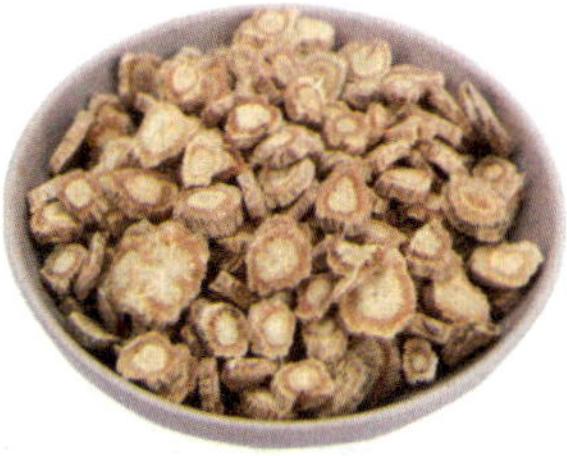

防风

组成：黄芪30g，白术60g，防风30g。

用法：以上药物，共研细末。1次9克，1天3次，开水冲服。

主治：表虚自汗，易感风邪，亦治虚人腠理不固，易于感冒。

症状：汗出恶风，面色苍白，舌淡苔薄白，脉浮虚。

方解：黄芪补气固表。白术健脾。防风疏风走表，助黄芪益气固表以御风，两药合用，使黄芪得防风，既不虑其固邪，防风得黄芪，亦不虑其散表。三药同用，可使脾胃健旺，肌表充实，则邪不易侵。

53 当归六黄汤歌诀

止汗当归六黄汤，
芪柏芩连二地黄，
固表滋阴又泻火，
麻黄根加效更强。

注

当归六黄汤出自元·李东垣《兰室秘藏》，后人据此编成《当归六黄汤歌诀》。

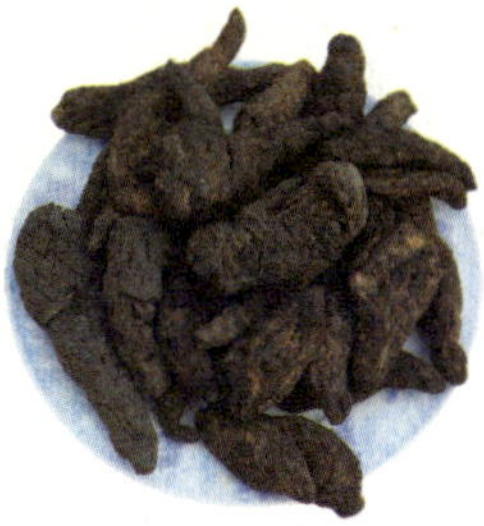

生地黄

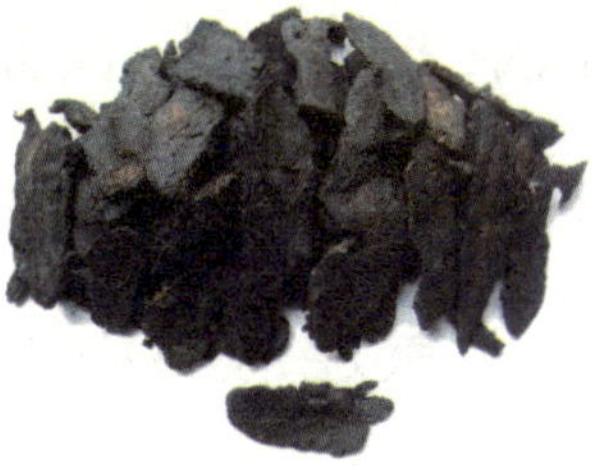

熟地黄

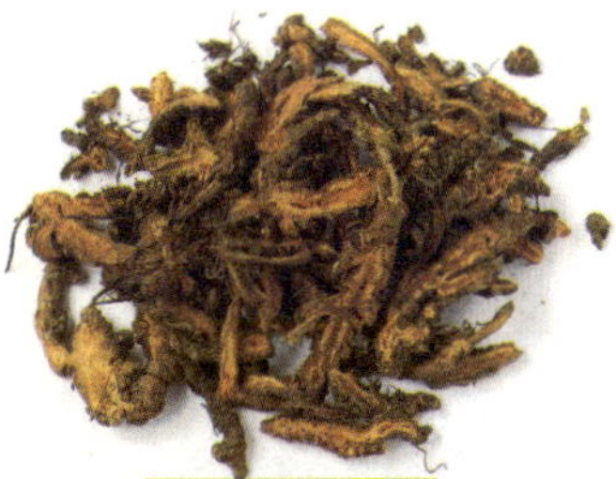

黄连

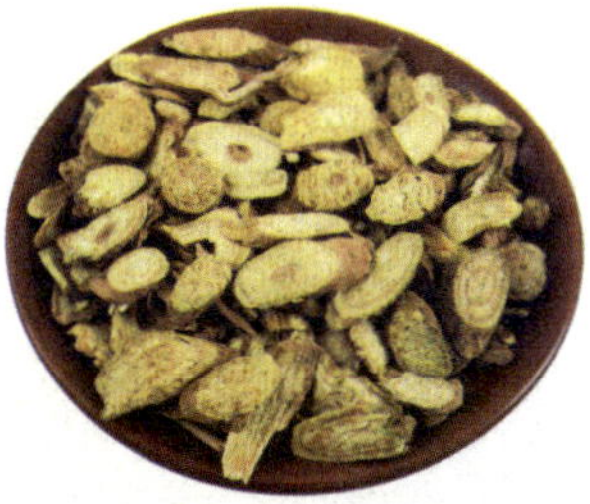

黄芩

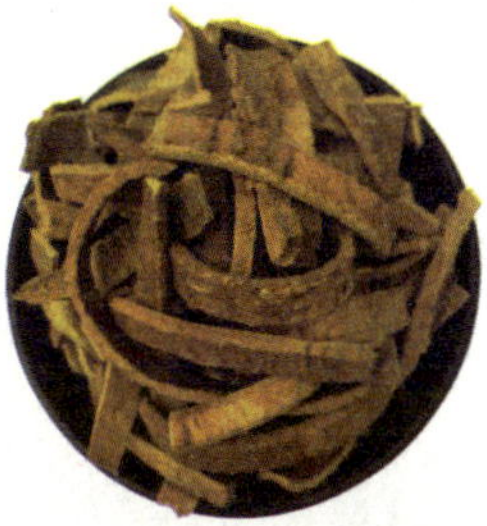

黄柏

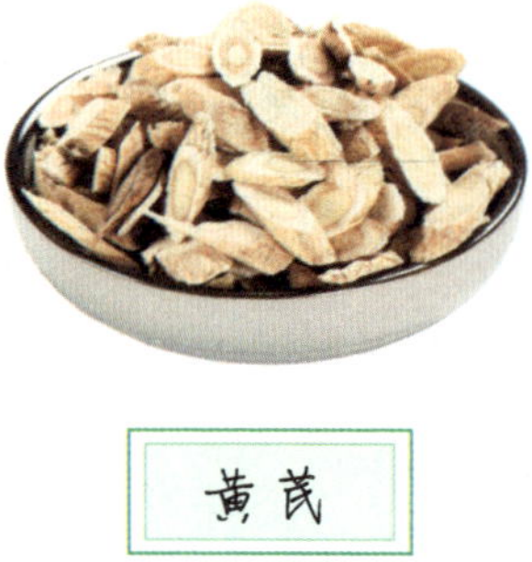

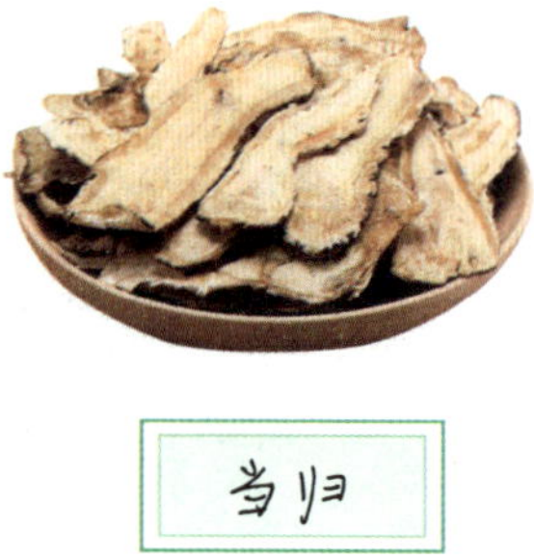

组成：生地黄15g，熟地黄15g，黄连3g，黄芩9g，黄柏6g，黄芪15g，当归9g。

用法：水煎服。

主治：阴虚火旺所致的盗汗。

症状：发热盗汗，面赤口干，心烦。

方解：当归、熟地黄、生地黄滋阴养血。黄柏、黄芩、黄连清热泻火。重用黄芪益肺气、固表止汗。诸药合而用之，能止血中有热，卫表不固，中气未伤的盗汗。

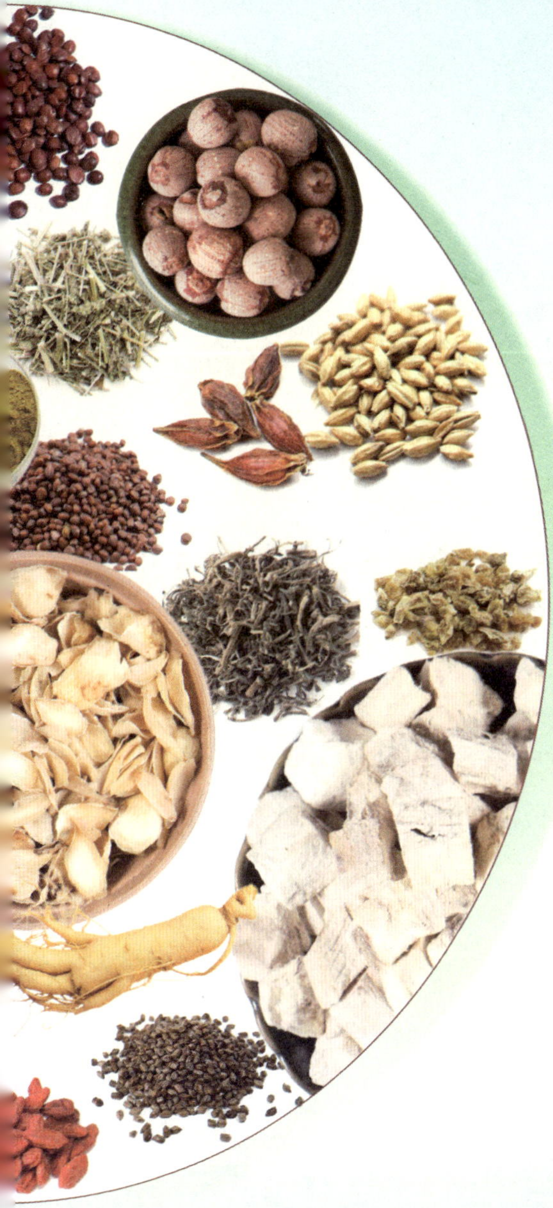

十、理气剂

★ 概念

凡以理气药物为主组成，具有行气或降气的作用，治疗气滞或气逆病证的方剂，统称理气剂。

★ 适应病症

气滞和气逆引起的各种气机升降失常的病症。气滞多见于肝气郁滞或脾胃气滞。气逆多见于肺气上逆或胃气上逆。

★ 临床应用

肝气郁滞，或脾胃气滞，治宜行气以调之；肺气上逆，或胃气上逆，治宜降气以平之。如果气滞伴有虚证者，治当补益行气。

54 越鞠丸歌诀

越鞠丸治六郁侵，
气血痰火湿食困，
芎苍香附栀神曲，
气畅郁舒痞闷伸。

注

越鞠丸出自元·朱震亨《丹溪心法》，后人据此编成《越鞠丸歌诀》。

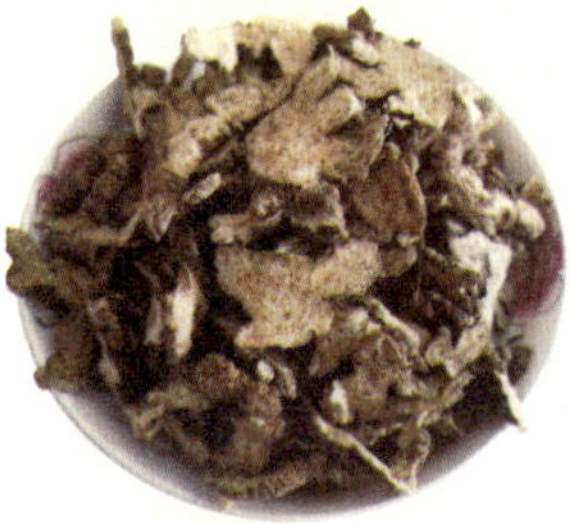

苍术

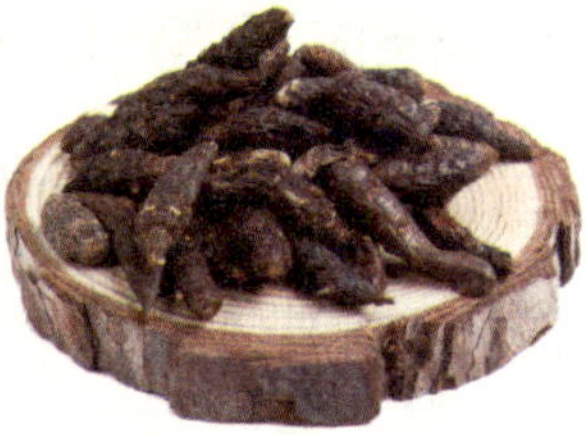

香附

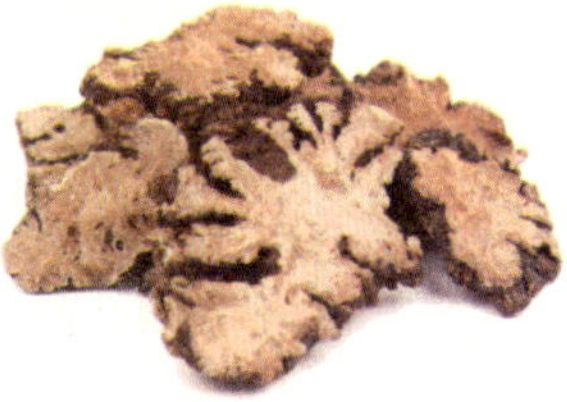

川芎

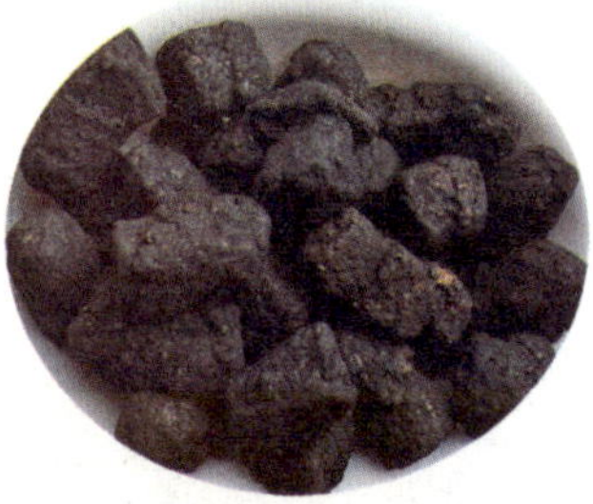

焦神曲

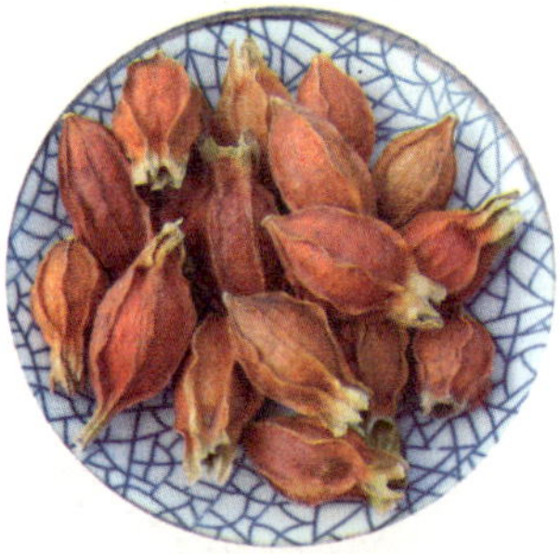

栀子

组成：苍术10g，香附10g，川芎10g，焦神曲10g，栀子10g。

用法：上诸药，共研细末，做成水丸。1次9克，1天3次，开水送服。

主治：六郁（气郁、湿郁、血郁、食郁、火郁、痰郁）为病。

症状：胸膈痞闷或脘腹胀痛，嗳气吞酸，饮食不消，呕吐等症。

方解：香附行气解郁消滞，以治气郁胸闷脘胀腹满疼痛。苍术燥湿健脾，以治湿郁水谷不化。川芎行气活血，以治血瘀诸痛。焦神曲消食和胃，以治食郁呕吐，饮食不消。栀子清热除烦，以治火郁嘈杂吞酸。诸药合用有行气解郁之效。

55 良附丸歌诀

良附丸用高良姜，
更用香附疏肝气，
温胃理气除寒凝，
胸腹胀满脘痛消。

注

良附丸出自清·谢元庆《良方集腋》，后人据此编成《良附丸歌诀》。

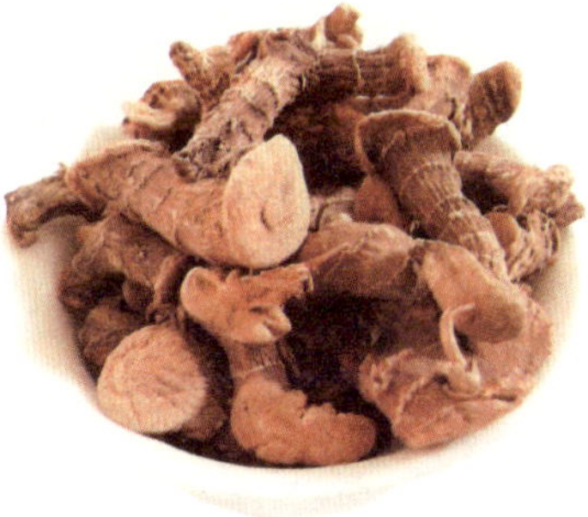

高良姜

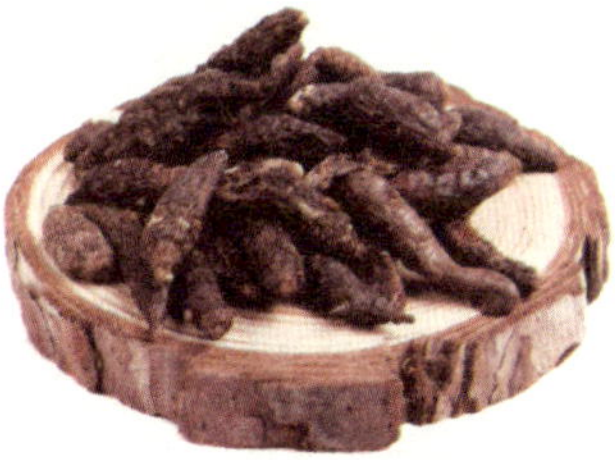

香附

组成:高良姜150g,香附150g。

用法:以上诸药,共研细末,做成水丸。1次9克,1天2次,开水送服。

主治:寒凝气滞而致的胃脘痛。

症状:胃脘痛,胸腹胀满,得温痛减,喜按,吐酸,胸闷不舒者。

方解:高良姜辛热,温中暖胃,散寒止痛。香附辛香走窜,行气止痛,疏肝解郁。二药合用,共奏温胃理气之效。

56 半夏厚朴汤歌诀

半夏厚朴与紫苏,
茯苓生姜共煎服,
痰凝气聚成梅核,
降逆开郁气自舒。

注

半夏厚朴汤出自东汉·张仲景《金匮要略》，后人据此编成《半夏厚朴汤歌诀》。

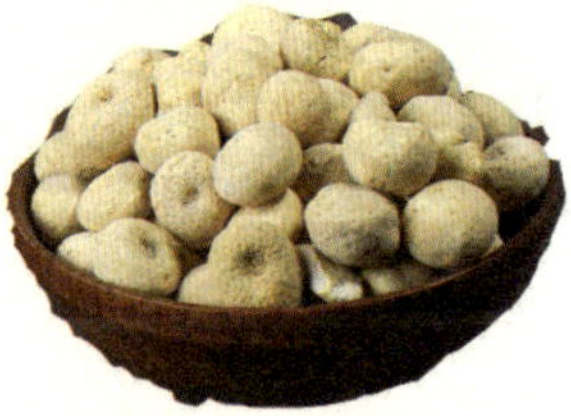

半夏

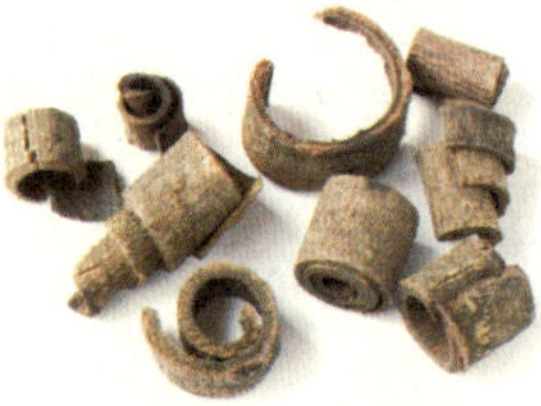

厚朴

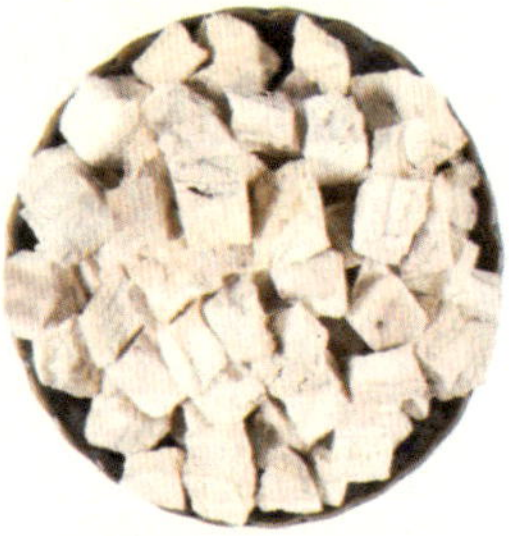

茯苓

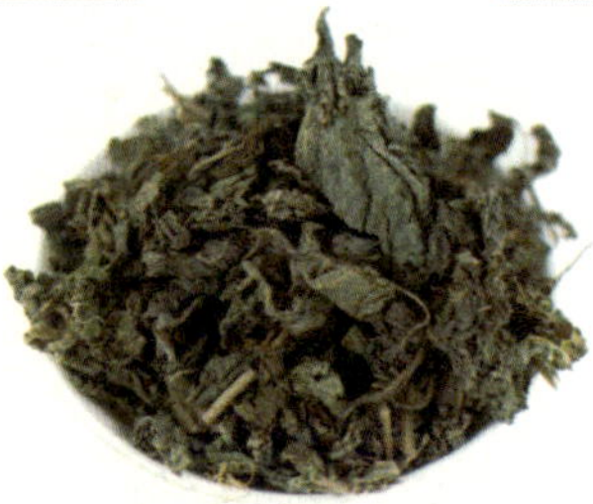

苏叶

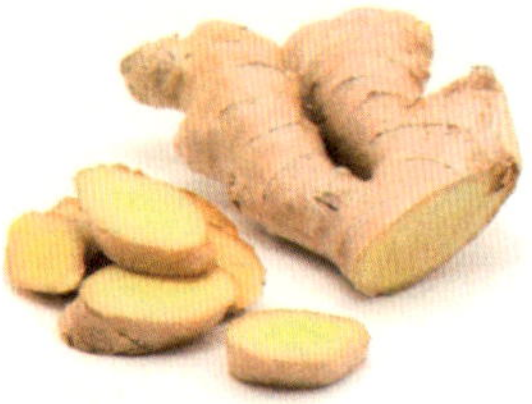

生姜

组成：半夏12g，厚朴9g，茯苓12g，苏叶6g，生姜9g。

用法：水煎服。

主治：梅核气。

症状：咽间如有物阻塞，咯吐不出，吞咽不下，胸闷不舒。

方解：半夏化痰散结，降逆和胃。厚朴下气除满，助半夏以散结降逆。茯苓甘淡渗湿，助半夏以化痰。生姜辛温散解，和胃止呕。苏叶芳香行气，理肺疏肝。诸药合用，共成行气散结、降逆化痰之效。

57 瓜蒌薤白白酒汤歌诀

瓜蒌薤白白酒汤，
胸痹胸闷痛难当，
喘息短气时咳睡，
难卧再加半夏良。

注

瓜蒌薤白白酒汤出自东汉·张仲景《金匮要略》，后人据此编成《瓜蒌薤白白酒汤歌诀》。

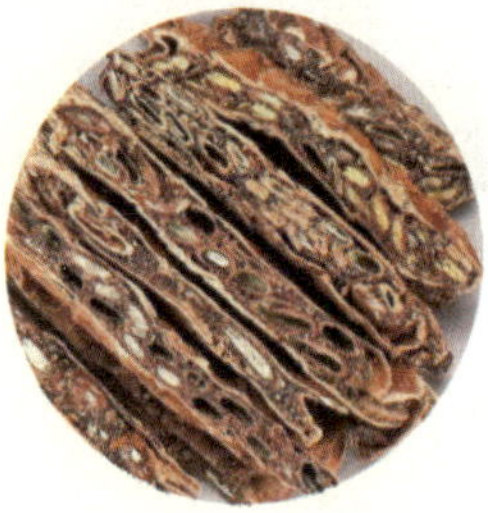

全瓜蒌

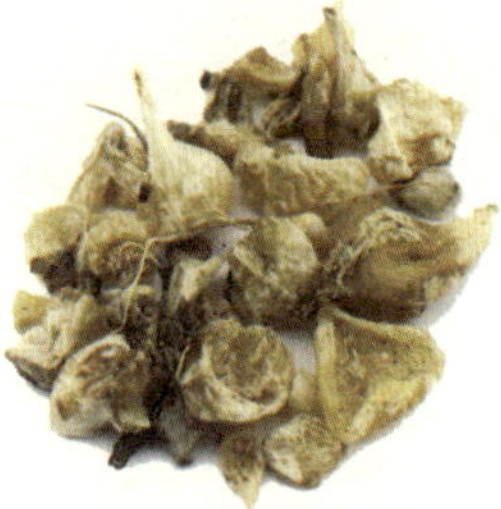

薤白

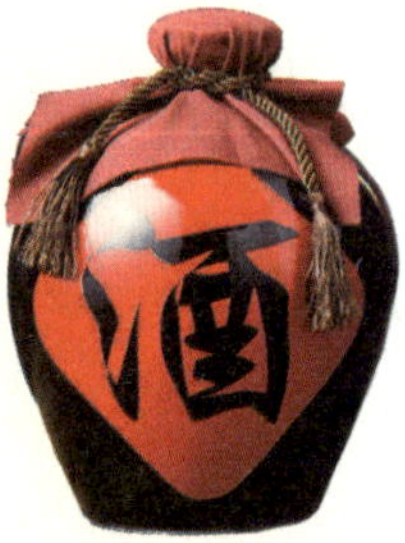

白酒

组成：全瓜蒌30g，薤白15g，白酒适量。

用法：水煎服。

主治：胸痹证。喘息咳唾，胸背牵引疼痛，短气，不得平卧。

方解：全瓜蒌祛痰散结。薤白辛温通阳，行气止痛。白酒助药上行，温开肺气。诸药合用，有通阳散结、行气祛痰之效。

58 金铃子散歌诀

金铃子散用延胡，

疏肝泄热热可除，

或加黄酒调散服，

行气化瘀瘀痛舒。

注

金铃子散出自金·刘完素《素问病机气宜保命集》，后人据此编成《金铃子散歌诀》。

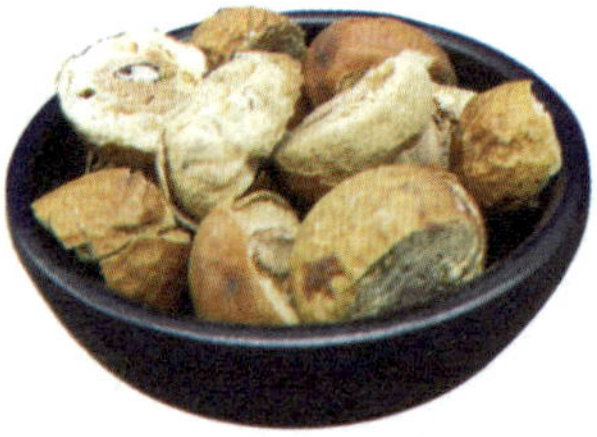

金铃子

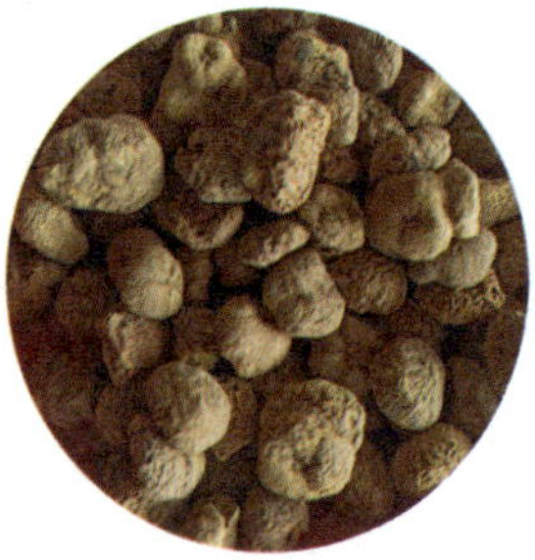

玄胡索

组成：金铃子30g，玄胡索（即延胡索）30g。

用法：水煎服。

主治：肝郁热结。

症状：胸腹胁肋诸痛，时发时止，口苦。

方解：金铃子清肝泄火，行气解郁。延胡索行气止痛。二药合用，使肝经之火清，气行通畅，则诸痛自止。

59 旋覆代赭汤歌诀

仲景旋覆代赭汤，
半夏参草大枣姜，
噫气不降心下痞，
健脾祛痰治相当。

注

旋覆代赭汤出自东汉·张仲景《伤寒论》，后人据此编成《旋覆代赭汤歌诀》。

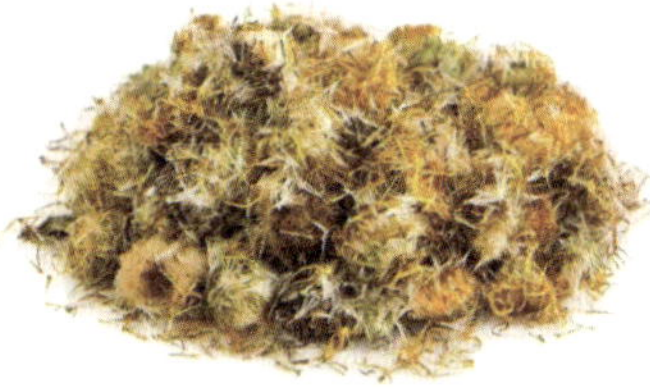
旋覆花

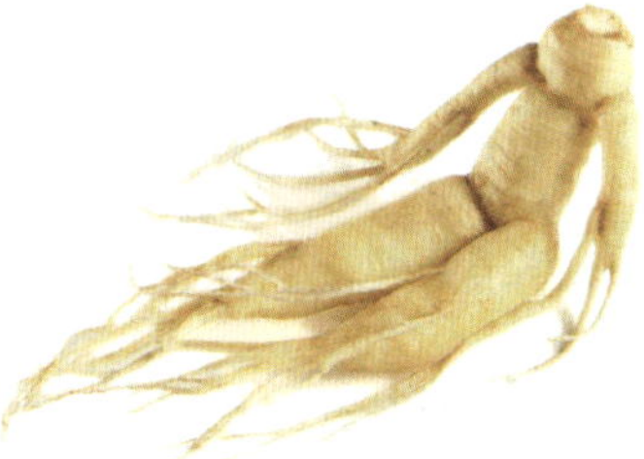
人参

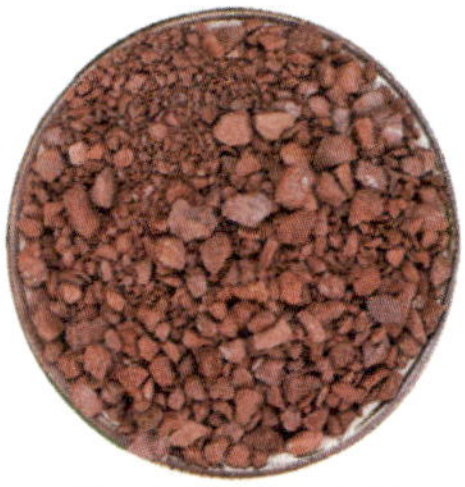
代赭石

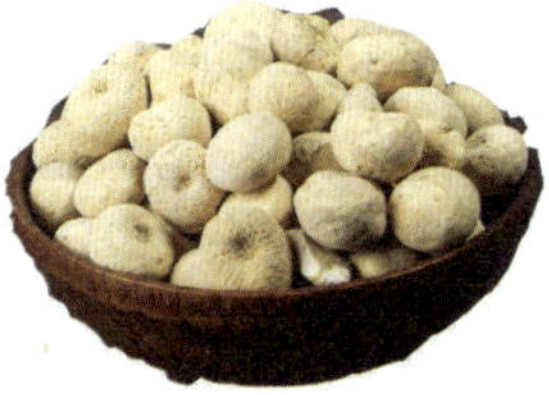
半夏

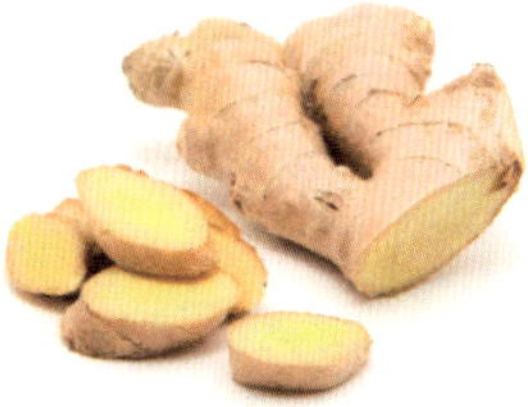
生姜

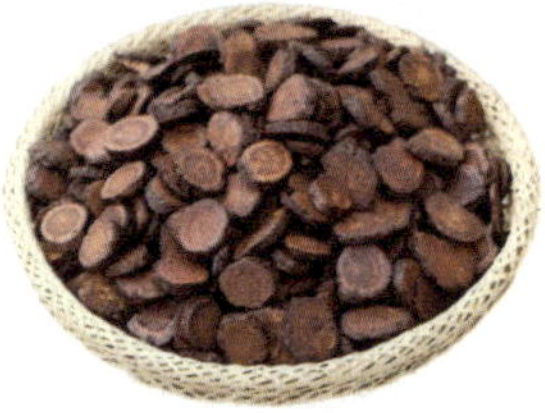
炙甘草

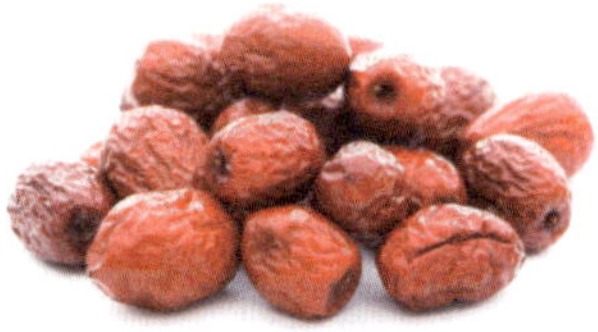
大枣

组成：旋覆花9g，人参6g，代赭石9g，半夏9g，生姜10g，炙甘草6g，大枣4枚。

用法:水煎服。

主治:胃气虚弱,痰浊内阻证。

症状:嗳气吐涎沫,或时时呕恶,或食入即吐,胃脘痞硬,噫气不除。

方解:旋覆花、代赭石降气消痰。半夏、生姜降逆止呕,和胃化痰。人参、大枣、炙甘草补脾益气。诸药合用,有补气降逆之效。

60 苏子降气汤歌诀

苏子降气橘半归,
前胡桂朴草姜随,
下虚上盛痰嗽喘,
或入沉香喘甚时。

注

苏子降气汤出自宋·陈师文《太平惠民和剂局方》,后人据此编成《苏子降气汤歌诀》。

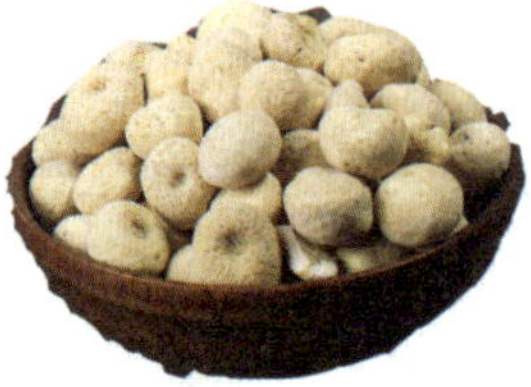

半夏

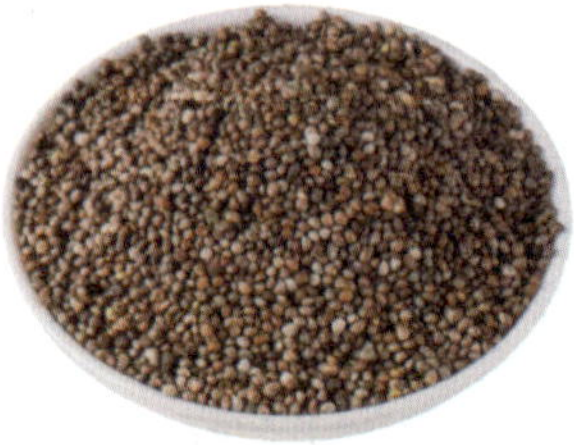

苏子

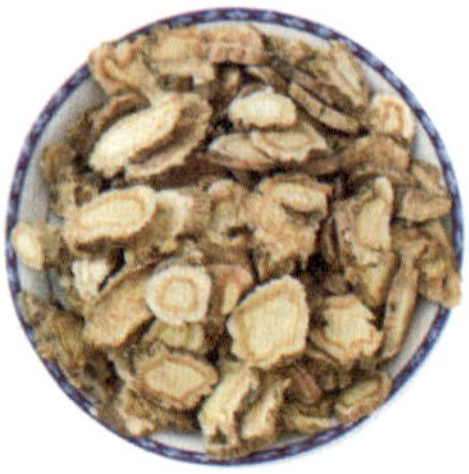

前胡

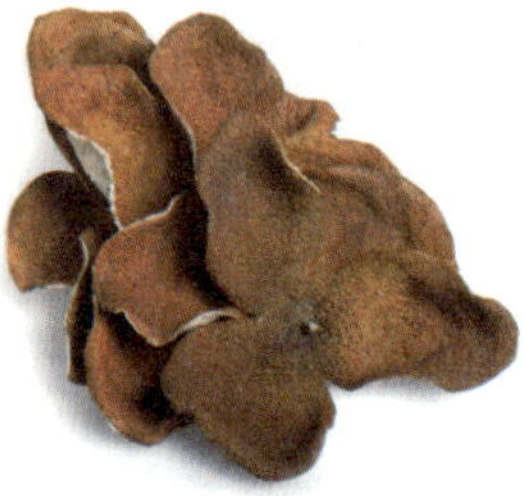

陈皮

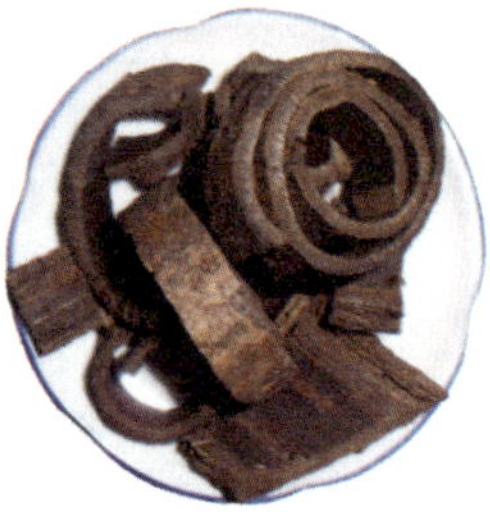

厚朴

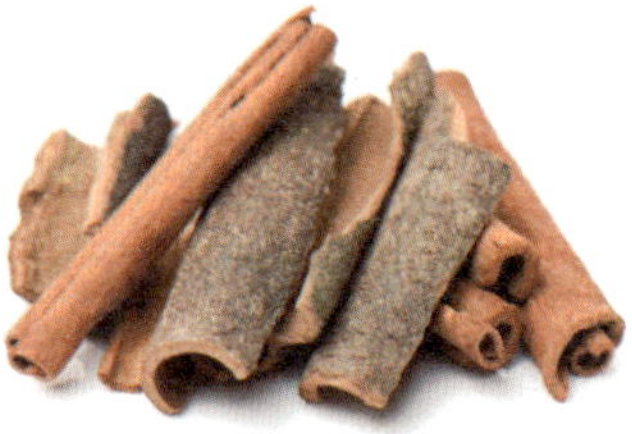

肉桂

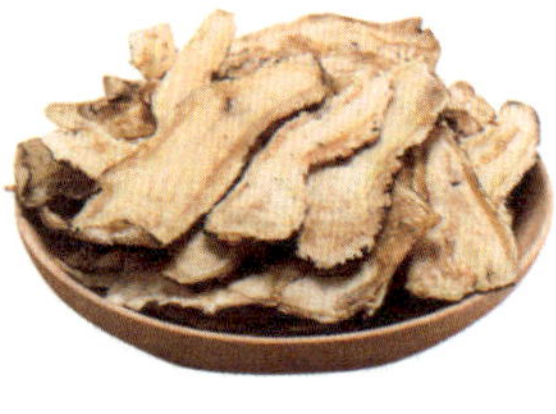

当归

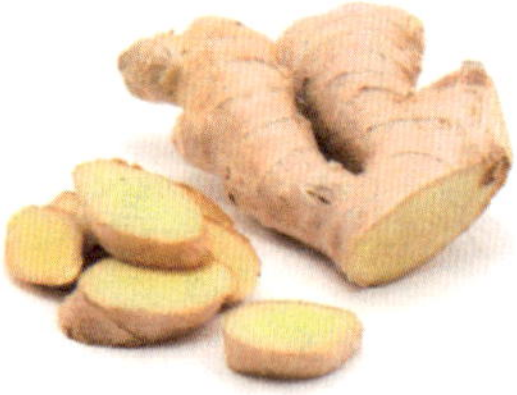

生姜

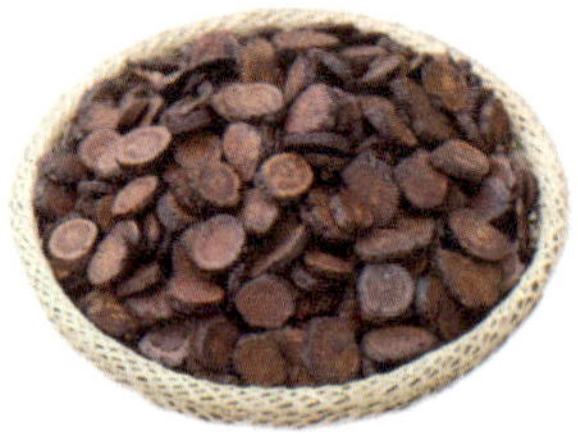

炙甘草

组成：半夏9g，苏子9g，前胡6g，陈皮3g，肉桂3g，厚朴6g，当归6g，生姜9g，炙甘草6g。

用法：水煎服。

主治：上实下虚之咳喘证。

症状：痰涎壅盛，咳喘短气，胸膈满闷，或肢体倦怠，浮肿，咽喉不利。

方解：苏子、陈皮、半夏，降气化痰、平喘。前胡、厚朴，疏肺降气。炙甘草调中。肉桂温肾纳气。当归养血。生姜降逆和胃。诸药合而用之，则痰除气降，喘逆可平。

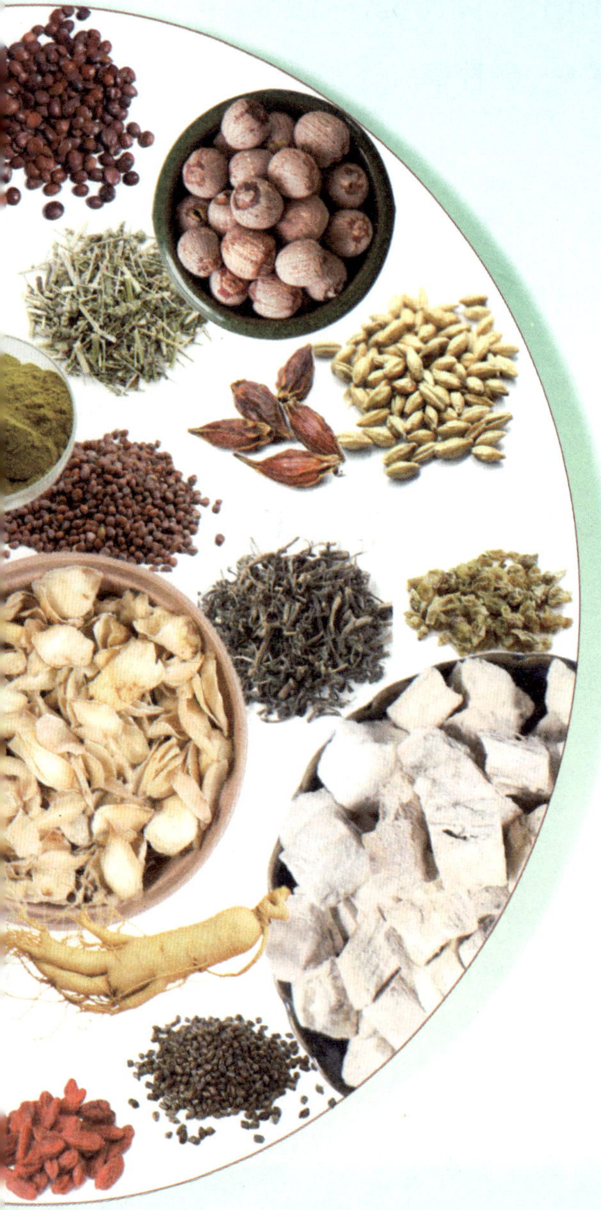

十一、理血剂

★ 概念

凡是以理血药物为主组成，具有活血化瘀或止血的作用，治疗瘀血证、出血证、血虚证的方剂，统称理血剂。

★ 适应病症

瘀血证、出血证、血虚证。

★ 临床应用

瘀血证治宜活血化瘀；出血证治宜止血为主；血虚证则当补血。在使用理血剂时，应辨清导致血瘀和出血的原因，分清标本缓急，急则治其标，缓则治其本，或者标本兼顾。

61 血府逐瘀汤歌诀

血府当归生地红，
柴芍枳草与川芎，
桔梗桃仁牛膝入，
活血宽胸止疼痛。

注

血府逐瘀汤出自清·王清任《医林改错》，后人据此编成《血府逐瘀汤歌诀》。

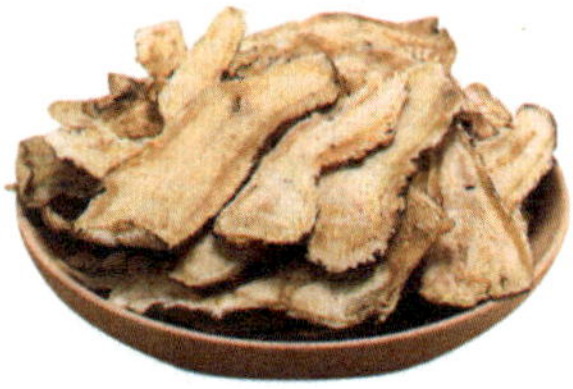
当归

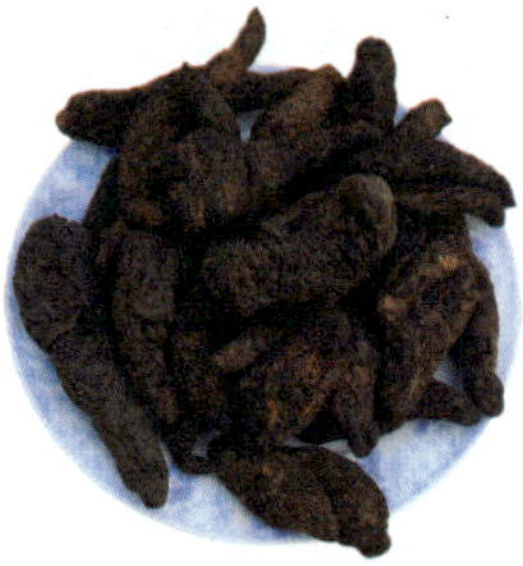
生地黄

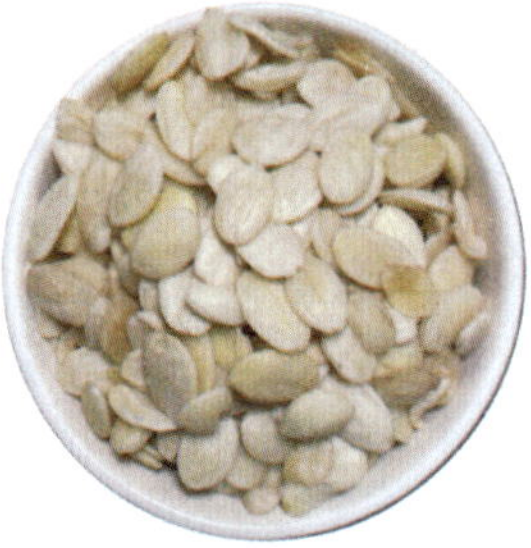
桃仁

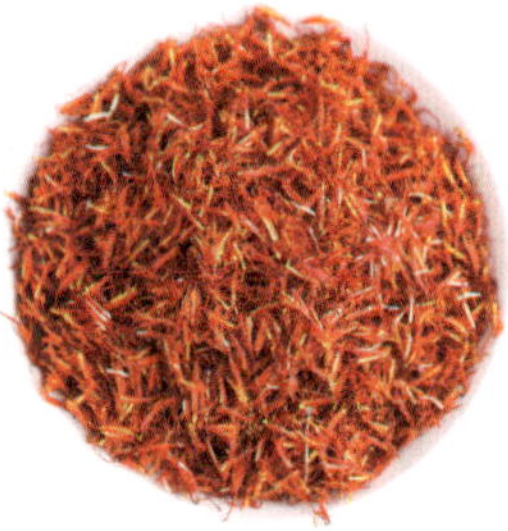
红花

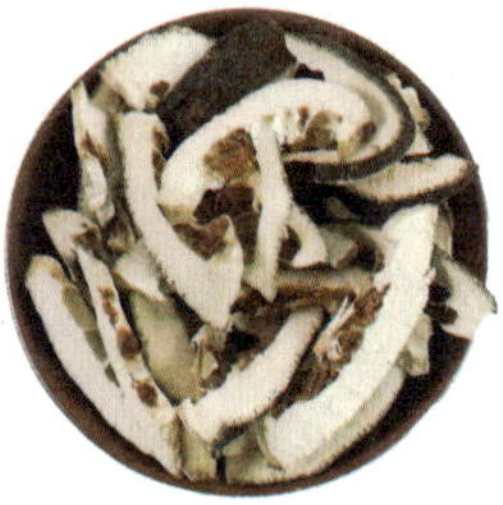
枳壳

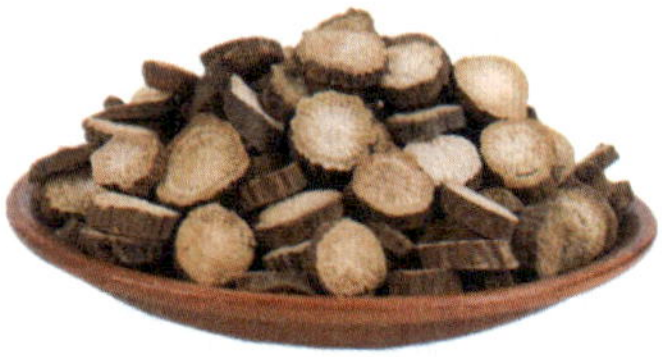
赤芍

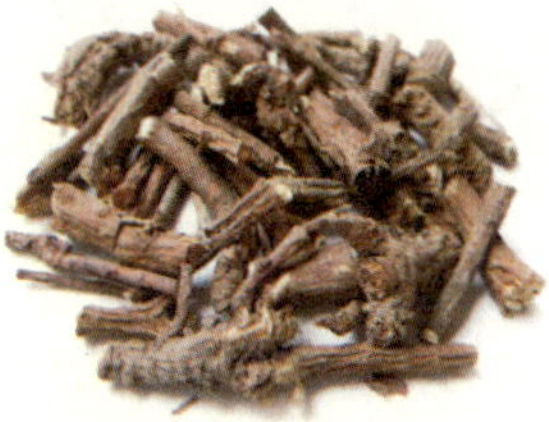

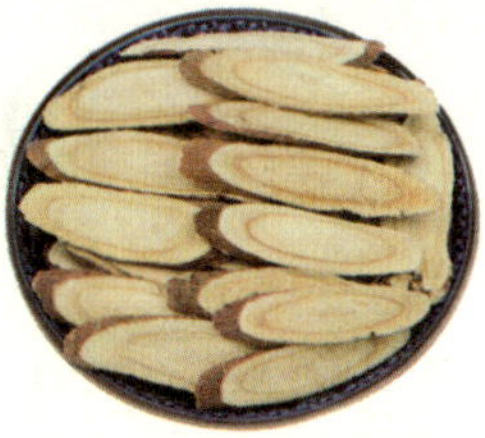

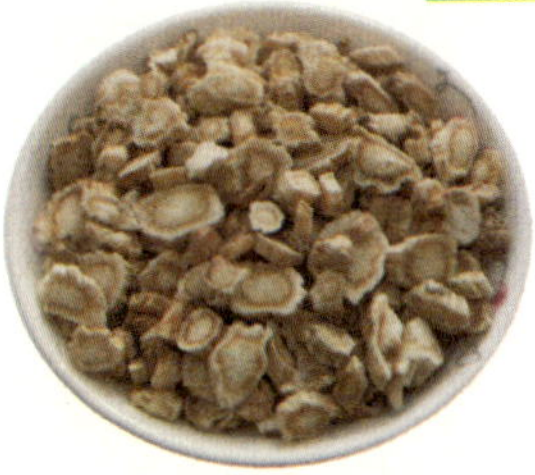

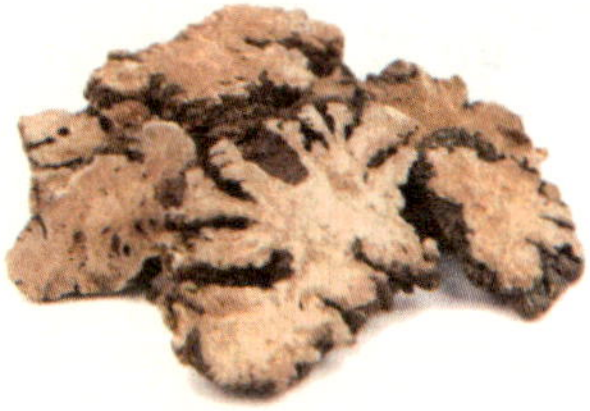

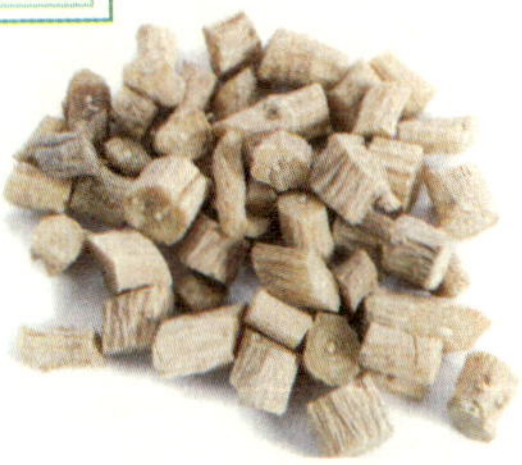

组成：当归9g，生地黄9g，桃仁12g，红花9g，枳壳6g，赤芍6g，柴胡3g，甘草3g，桔梗5g，川芎5g，牛膝9g。

用法：水煎服。

主治：胸中血瘀，血行不畅证。

症状：胸痛，胸中烦热，头痛日久不愈，痛如针刺而有定处，或呃逆日久不止，或饮水即呛，干呕，心中烦闷，并见面色暗滞、唇暗。

方解：桃仁、红花、赤芍、当归、生地黄行血消瘀，凉血养血。柴胡、枳壳疏肝行气，开胸散结。川芎活血行气。桔梗引药上行，并协同柴胡、川芎升阳散邪。牛膝引瘀血下行。甘草调和诸药。

62 补阳还五汤歌诀

补阳还五芪归芎，
桃红赤芍加地龙，
半身不遂中风症，
益气活血经络通。

注

补阳还五汤出自清·王清任《医林改错》，后人据此编成《补阳还五汤歌诀》。

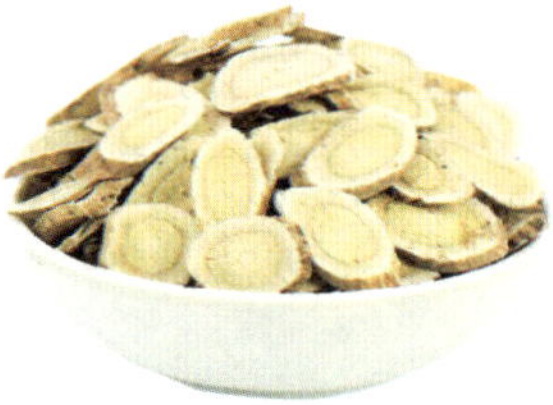

黄芪

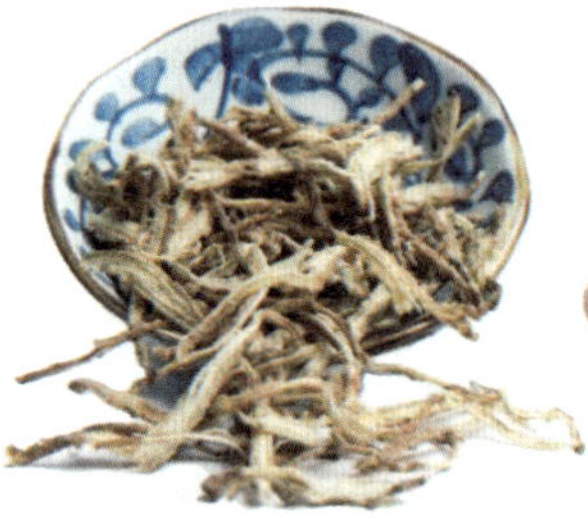

当归尾

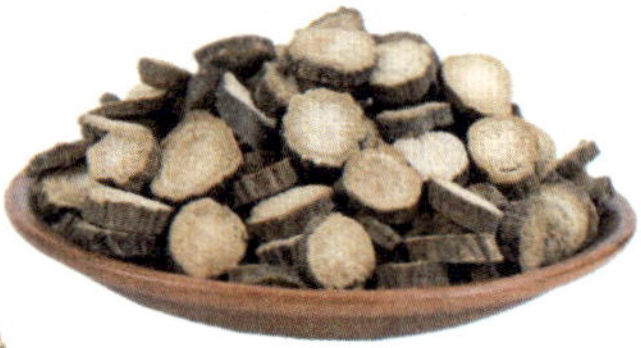

赤芍

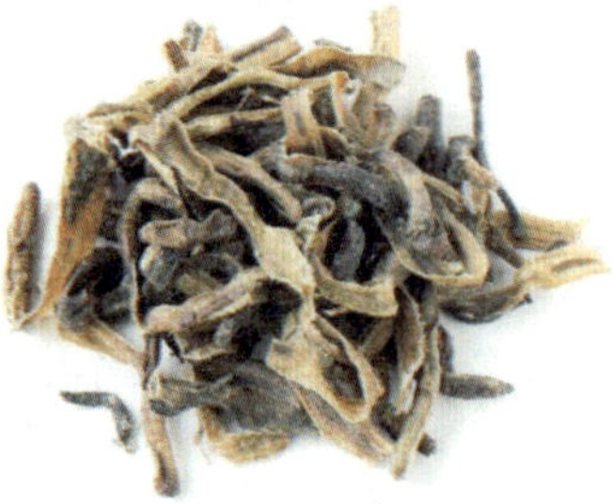

地龙

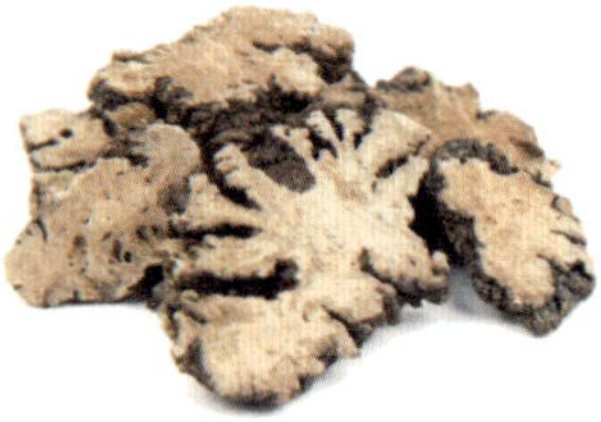

川芎

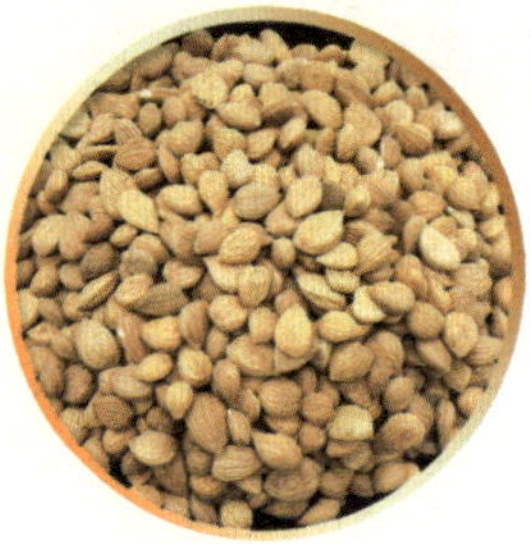

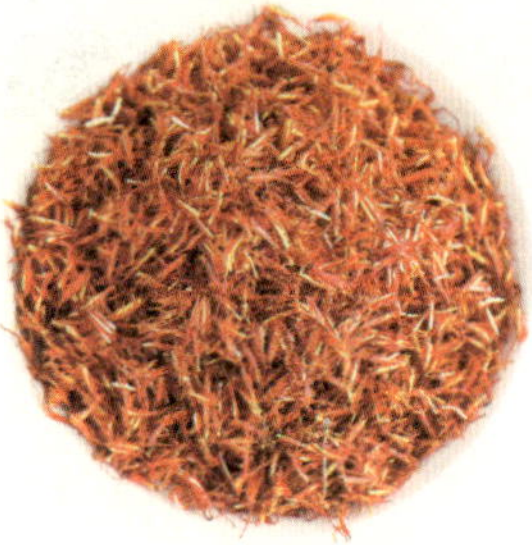

组成: 黄芪120g,当归尾6g,赤芍6g,地龙3g,川芎3g,桃仁3g,红花3g。

用法: 水煎服。

主治: 中风后遗症。

症状: 半身不遂,口眼歪斜,口角流涎,大便干燥,小便失禁或遗尿;亦有用于小儿麻痹后遗症的肢体瘫痪等症。

方解: 重用生黄芪取其大补脾胃之元气,使气旺以促血行,祛瘀而不伤证,并助诸药之力。配以当归尾活血,有祛瘀而不伤好血之妙。川芎、赤芍、桃仁、红花助当归尾活血祛瘀。地龙通经活络。诸药合用,气旺血行,祛瘀络通,诸证自可渐愈。

63 桃核承气汤歌诀

桃核承气用硝黄，
桂枝甘草合成方，
下焦蓄血急煎服，
解除夜热烦如狂。

注

桃核承气汤出自东汉·张仲景《伤寒论》，后人据此编成《桃核承气汤歌诀》。

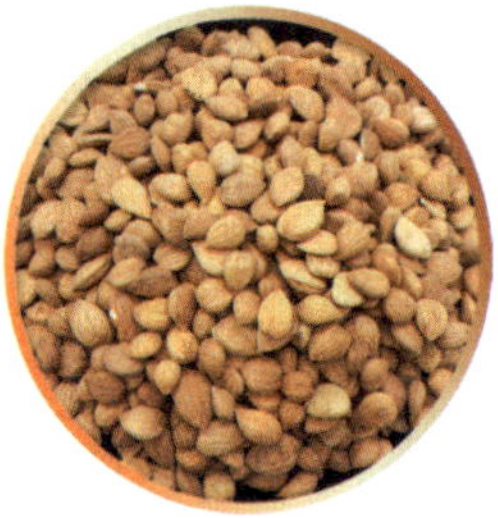

桃仁

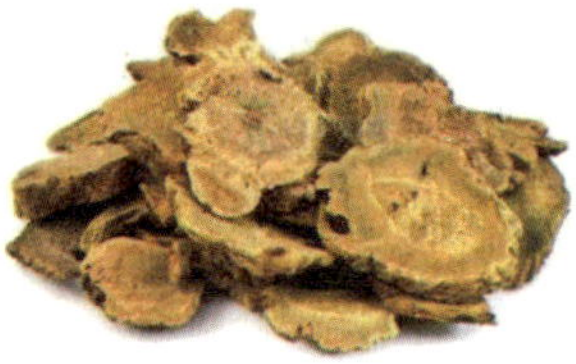

大黄

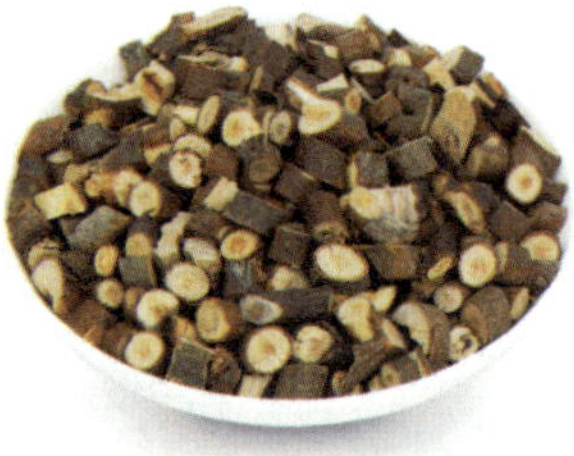

桂枝

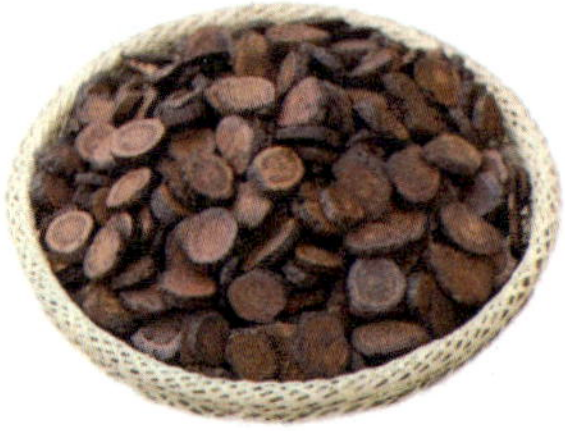

炙甘草

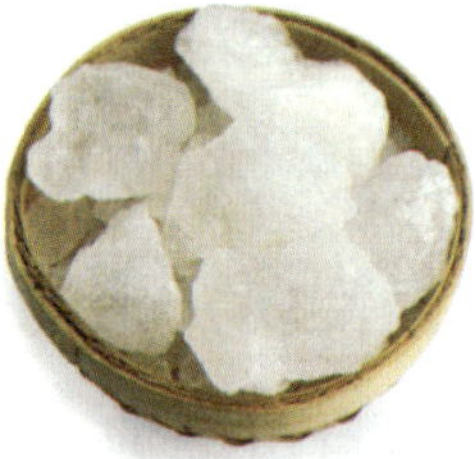

芒硝

组成：桃仁12g，大黄12g，桂枝6g，炙甘草6g，芒硝6g。

用法：水煎服。

主治：下焦蓄血证。

症状：少腹急结，小便自利，神志如狂，心里烦躁胡言乱语，至夜发热，以及血瘀经闭，痛经。

方解：桃仁活血祛瘀。桂枝温通血脉，以散蓄瘀。更合大黄、芒硝泻热下瘀。炙甘草调和诸药。五药合用则有泻热祛瘀之效。

64 桂枝茯苓丸歌诀

金匮桂枝茯苓丸，

芍药桃红共粉丹，

等份为末蜜丸服，

活血化瘀癥块散。

注

桂枝茯苓丸出自东汉·张仲景《金匮要略》，后人据此编成《桂枝茯苓丸歌诀》。

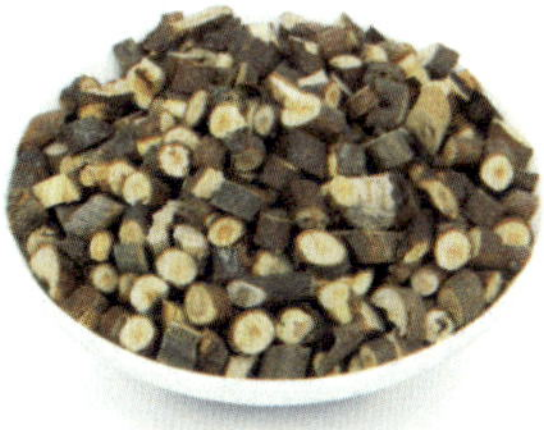

桂枝

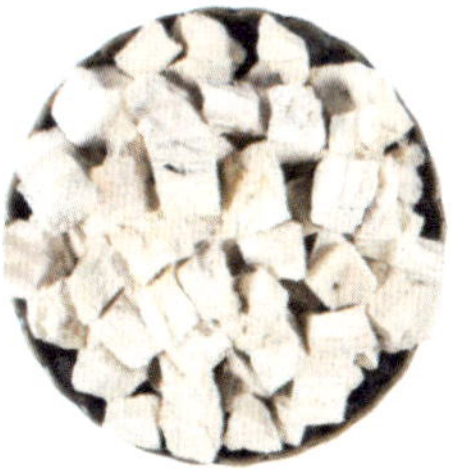

茯苓

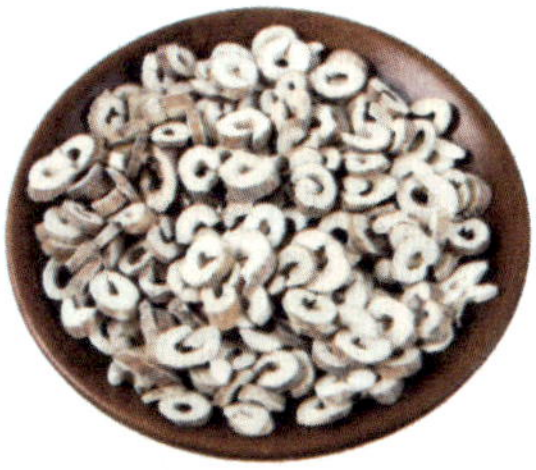

丹皮

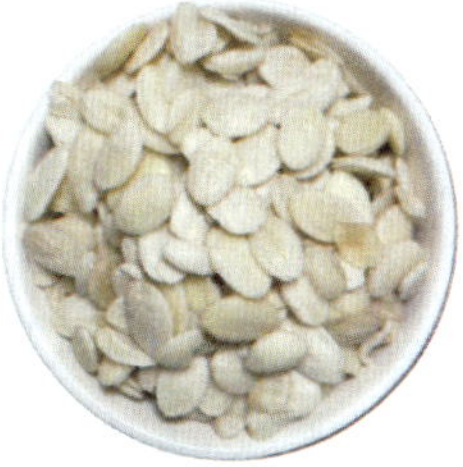

桃仁

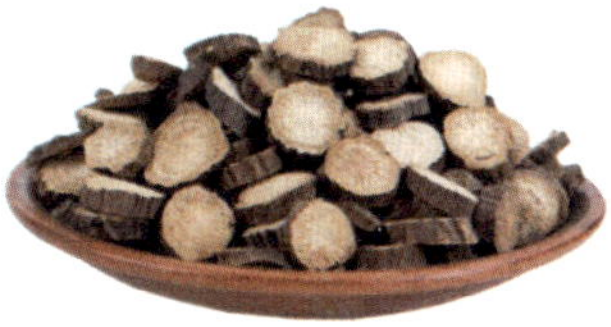

赤芍

组成：桂枝90g，茯苓90g，丹皮90g，桃仁90g，赤芍90g。

用法：以上药物，共研细末，炼蜜为丸。1次1丸，1天3次。

主治：瘀血留结胞宫。

症状：妊娠胎动不安，漏下不止，血色紫黑晦暗，腹痛拒按等。

方解：桂枝温通血脉。茯苓淡利下行而益心脾之气，既有助于行瘀血，亦有利于安胎元。丹皮、赤芍合桃仁以化瘀血，并能清瘀热。丸以白蜜，亦取其有缓和诸祛瘀药力，起到缓消的作用。诸药合用，共奏活血化瘀、缓消癥块之效。

65 失笑散歌诀

失笑五灵与蒲黄，
心腹结痛效非常，
活血行瘀除恶露，
产后痛晕急煎尝。

注

失笑散出自宋·陈师文《太平惠民和剂局方》，后人据此编成《失笑散歌诀》。

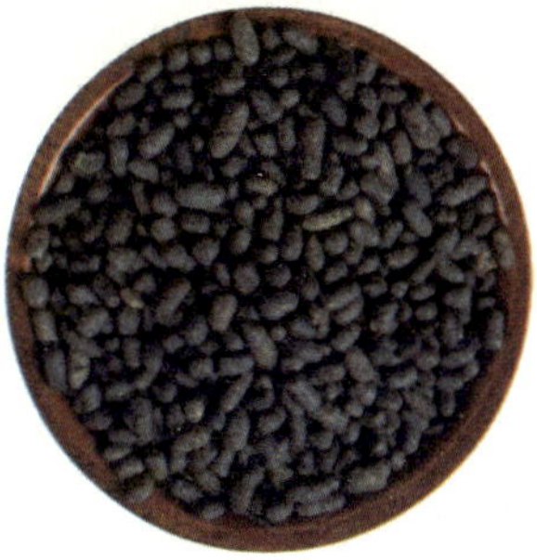

五灵脂

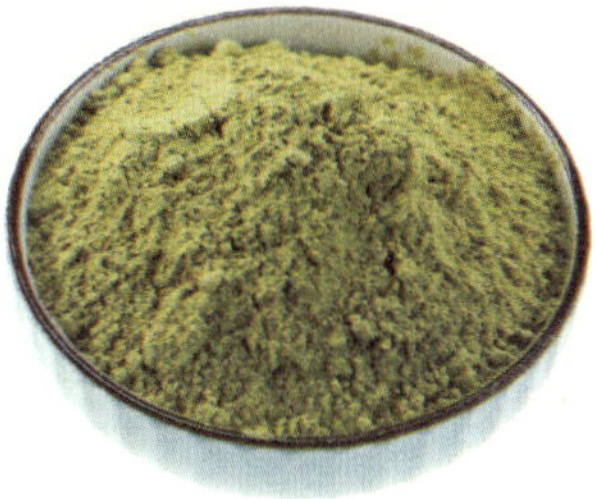

蒲黄

组成：五灵脂90g，蒲黄90g。

用法：两种药物，共研细末。1次6克，1天2次，开水冲服。

主治：瘀血停滞。

症状：心腹剧痛，或产后恶露不行，或月经不调，少腹急痛，或产后血晕等症。跌扑损伤所致的瘀血肿痛。

方解：五灵脂、蒲黄相须为用，通利血脉，祛瘀止痛。用醋或黄酒冲服，取其活血脉，行药力，化瘀血，以加强活血止痛作用。本方药性平和，合用以奏祛瘀止痛、推陈致新之效。

66 生化汤歌诀

生化汤宜产后服，
当归桃仁草炮姜，
川芎祛瘀生新血，
止痛温经效力强。

注

生化汤出自清·傅山《傅青主女科》，后人据此编成《生化汤歌诀》。

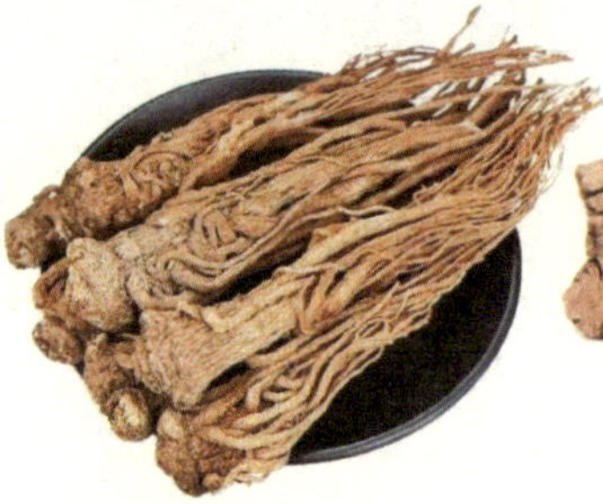

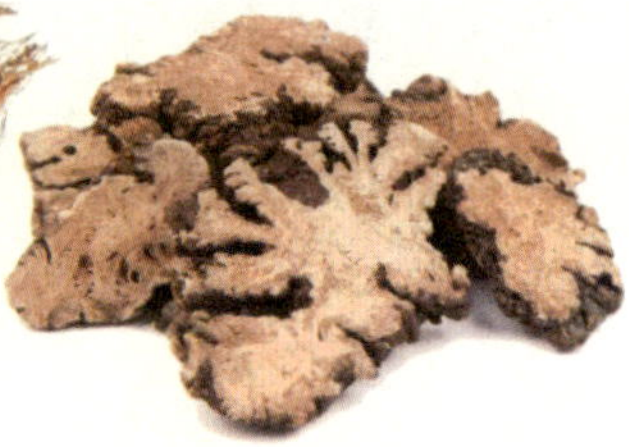

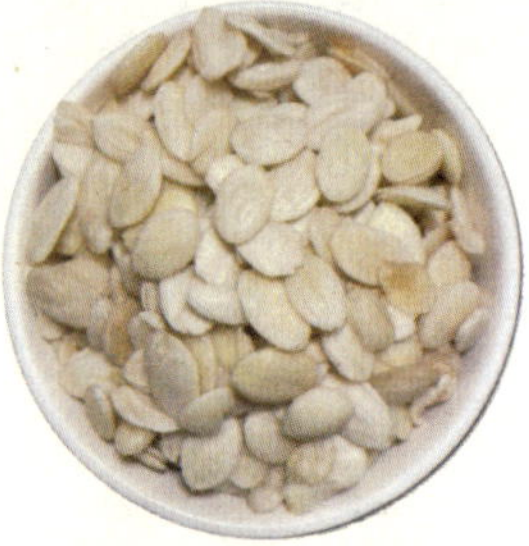

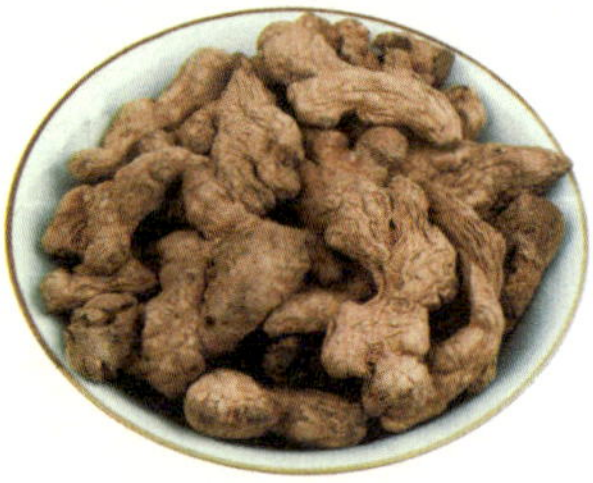

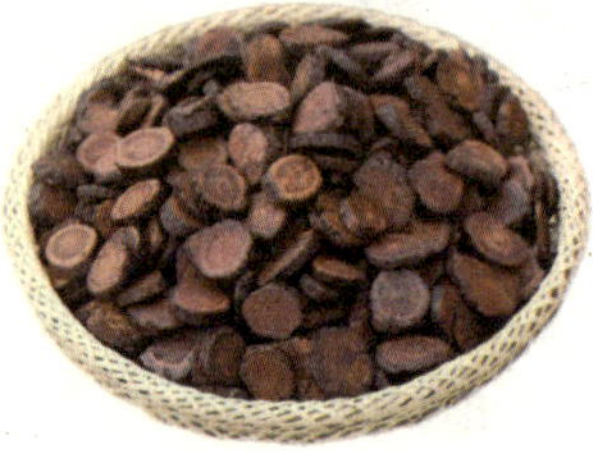

组成：全当归25g，川芎9g，桃仁6g，炮姜3g，炙甘草3g。

用法：水煎服。

主治：产后血虚受寒。

症状：恶露不行，小腹冷痛。

方解：本方重用全当归补血活血。辅以川芎行气活血。桃仁活血祛瘀。炮姜温经止痛。甘草和中。诸药合而用之，共奏活血止痛、祛瘀生新之效。

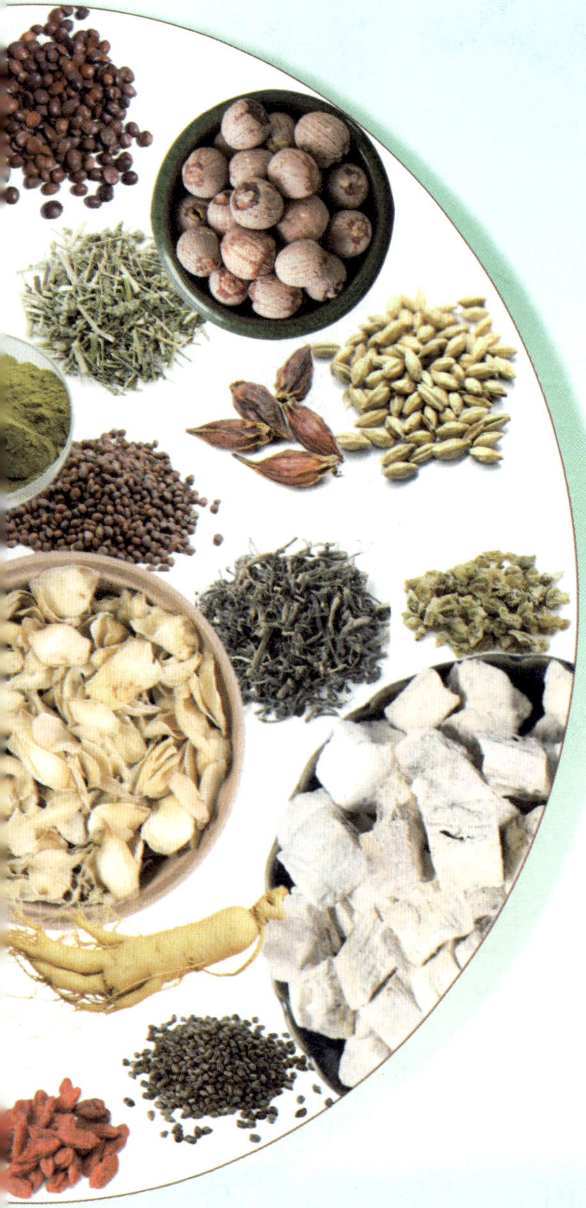

十二、治风剂

★ 概念

凡是以辛散祛风或者熄风止痉的药物为主组成，具有疏散外风或平熄内风作用，治疗风病的方剂，统称治风剂。

★ 适应病症

外风和内风两大类病症。外风是指风邪侵入人体，留于肌表、经络、筋骨、骨节等所致，主要表现为头痛、恶风、肌肤瘙痒、肢体麻木、筋骨挛痛、关节屈伸不利，或口眼歪斜，甚则角弓反张等症。内风是指内脏病变所致的风病，病机有肝风上扰、热盛动风、阴虚风动及血虚生风等，表现为眩晕、震颤、抽搐、足废不用、语言謇涩，猝然昏倒、不省人事、口眼歪斜、半身不遂等病症。

★ 临床应用

首先需要辨清是外风还是内风，以确立疏散或平熄之法。外风宜疏散，内风宜平熄。其次，应鉴别病邪的兼夹及病情的虚实，进行针对性配伍。此外，外风可以引动内风，而内风又可兼夹外风，对此应该分清主次、轻重、缓急，兼而治之。

67 牵正散歌诀

牵正散用白僵蚕，
白附全蝎热酒参，
口眼歪斜易早治，
祛风通络并化痰。

注

牵正散自宋·杨倓《杨氏家藏方》，后人据此编成《牵正散歌诀》。

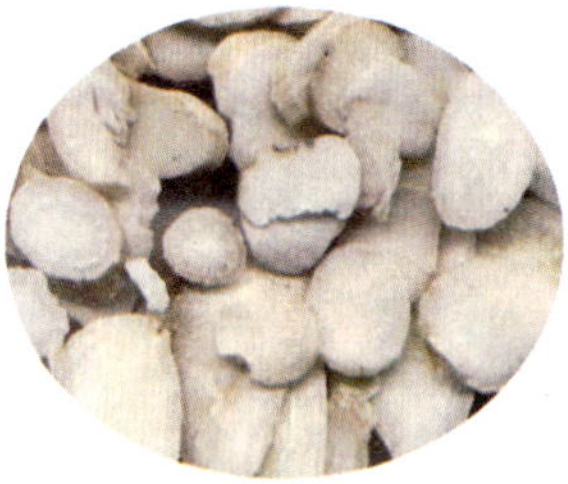

白附子

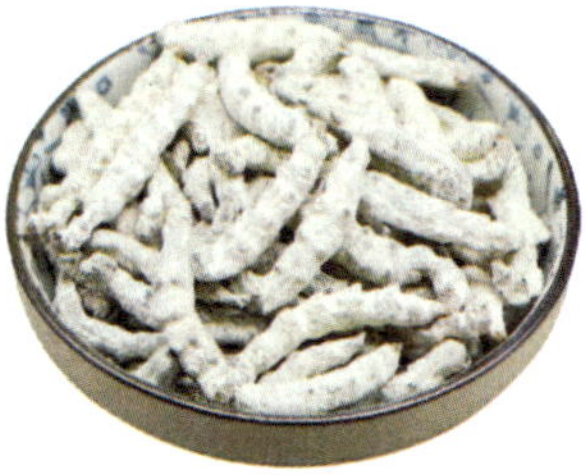

白僵蚕

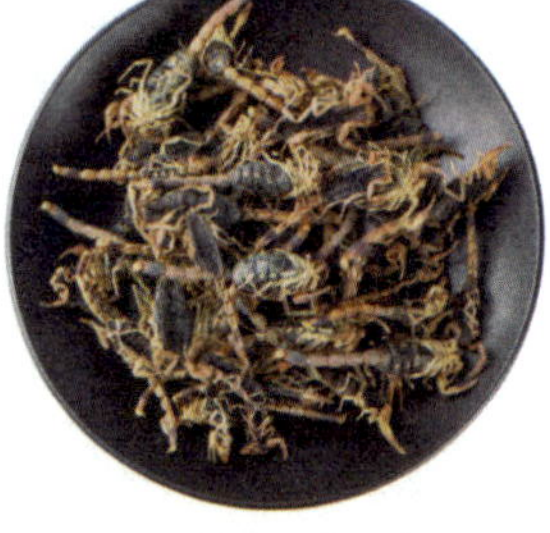

全蝎

组成：白附子60g，白僵蚕90g，全蝎60g。

用法：以上诸药，共研细末。1次6克，1天3次，开水冲服。

主治：风中头面经络之面瘫。

症状：口眼歪斜，或面肌抽动。

方解：白附子善祛头面之风。白僵蚕祛络中之风。全蝎祛风止痉。

68 川芎茶调散歌诀

川芎茶调散荆防，
辛芷薄荷甘草羌，
目昏鼻塞风攻上，
偏正头痛此方良。

注

川芎茶调散出自宋·陈师文《太平惠民和剂局方》，后人据此编成《川芎茶调散歌诀》。

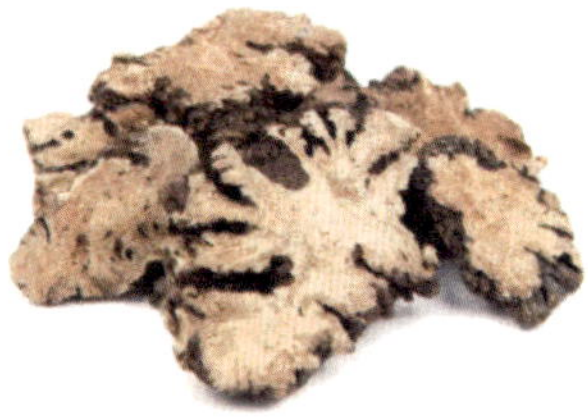

川芎

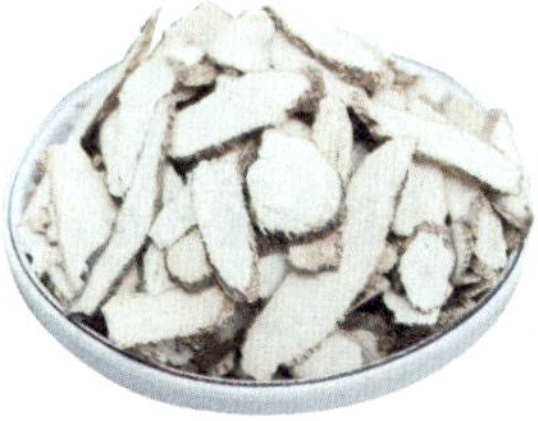

白芷

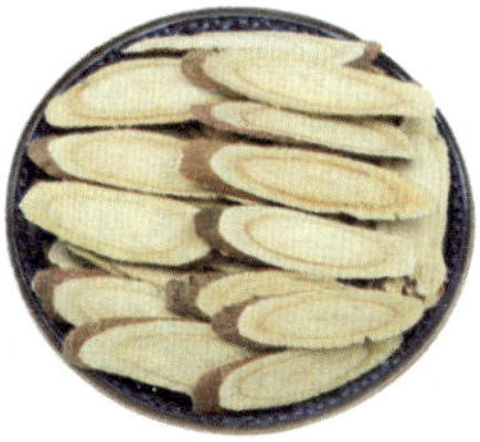

甘草

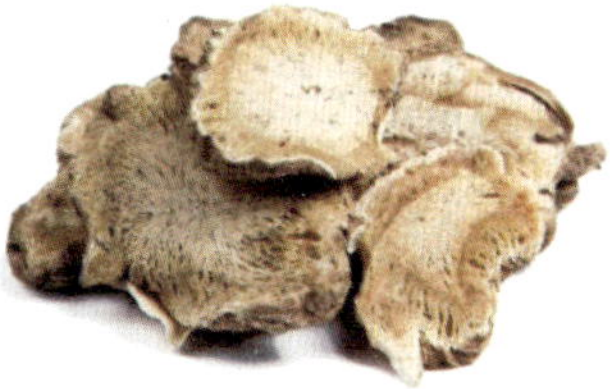

羌活

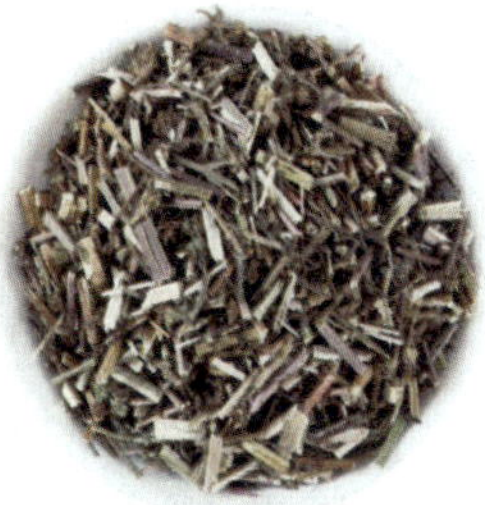

荆芥

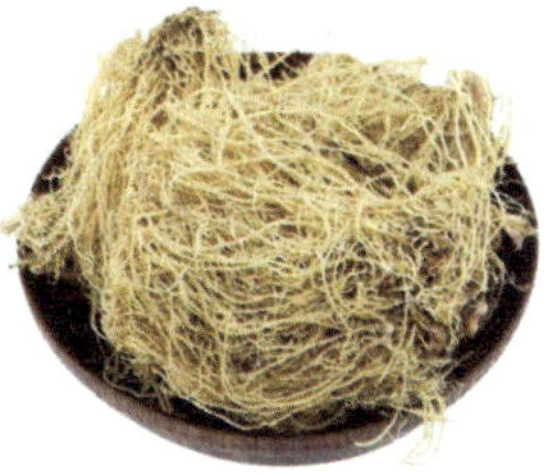

细辛

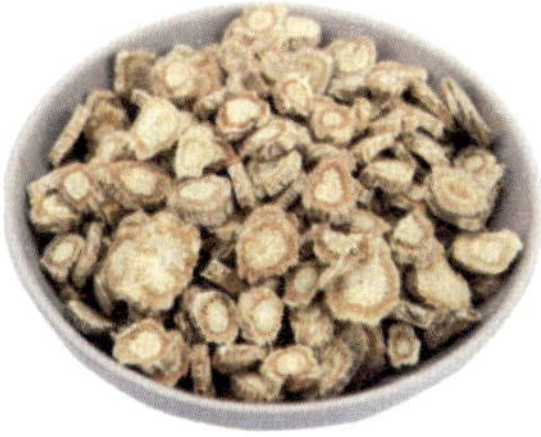

防风

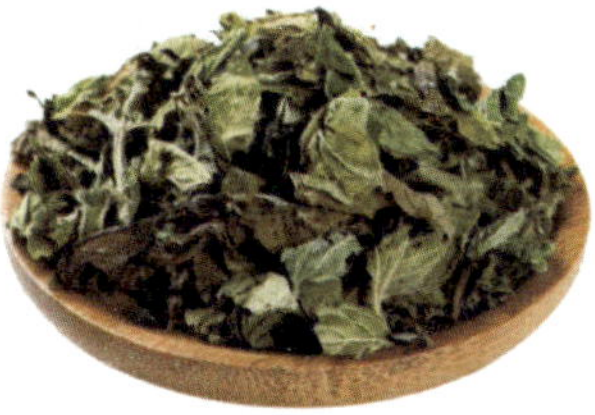

薄荷

组成:川芎120g,白芷60g,甘草60g,羌活60g,荆芥120g,细辛30g,防风45g,薄荷240g。

用法:以上诸药,共研细末。1次6克,1天3次。服用时以清茶调下。

主治: 外感风邪之头痛。

症状: 偏正头痛,或巅顶作痛,恶寒发热,目眩,鼻塞。

方解: 川芎、羌活、白芷、细辛、防风疏散风邪。荆芥祛风解表。薄荷疏散风热,清利头目。甘草调和诸药。用时以清茶调下,取茶叶的苦寒性味,既上能清头目,且味苦能降,防止风药的升散太过,故适用于风邪上犯头目,寒热头痛及头风疼痛之症。

69 羚角钩藤汤歌诀

平肝羚角钩藤汤,
桑菊茯神鲜地黄,
贝母竹茹草芍药,
肝风内动急煎尝。

注

羚角钩藤汤出自清·俞根初《通俗伤寒论》,后人据此编成《羚角钩藤汤歌诀》。

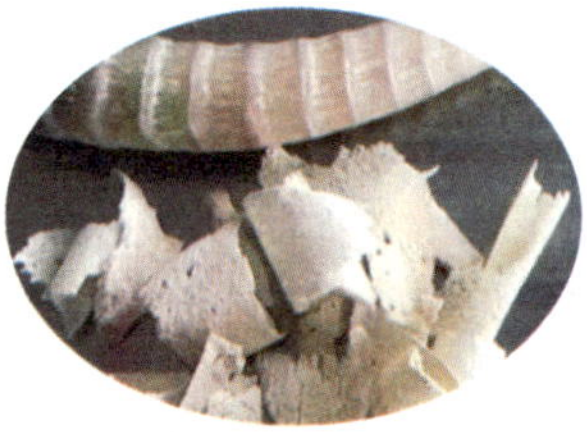

羚角片

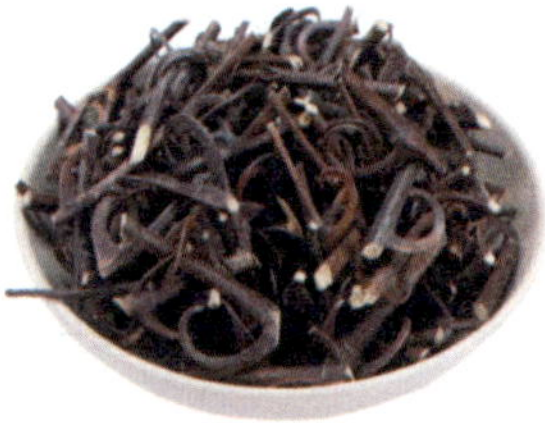

钩藤

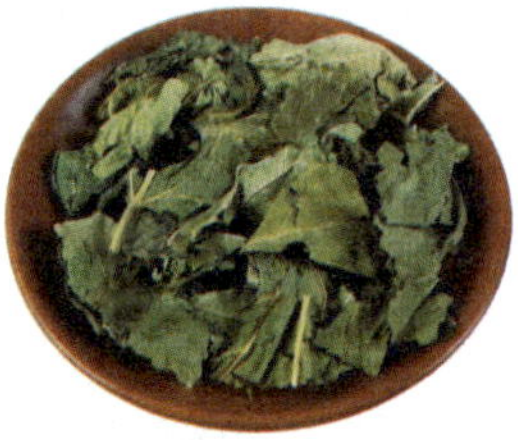

霜桑叶

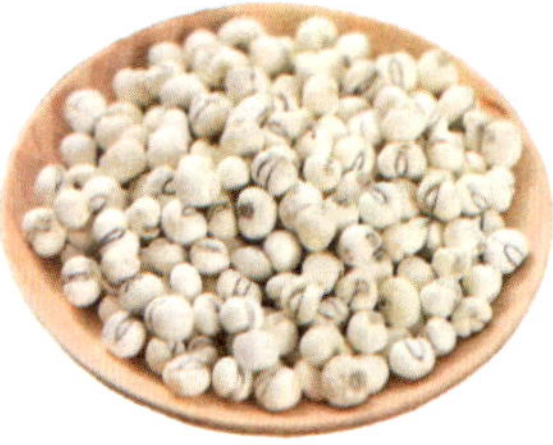

贝母

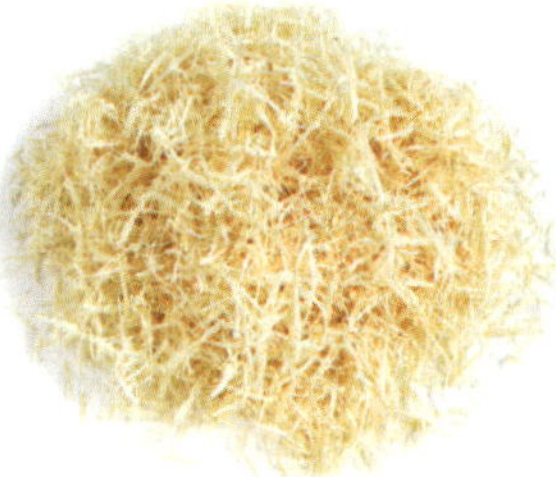

竹茹

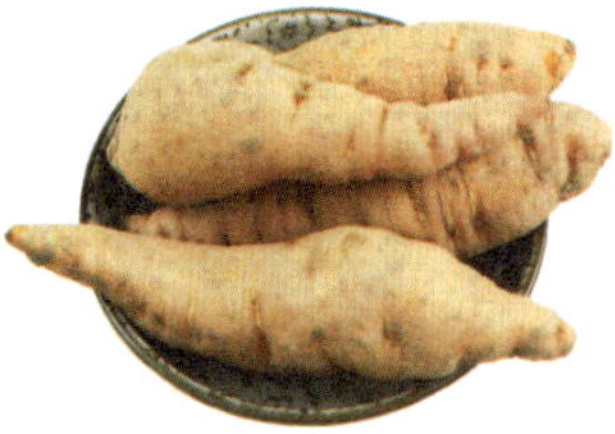

鲜地黄

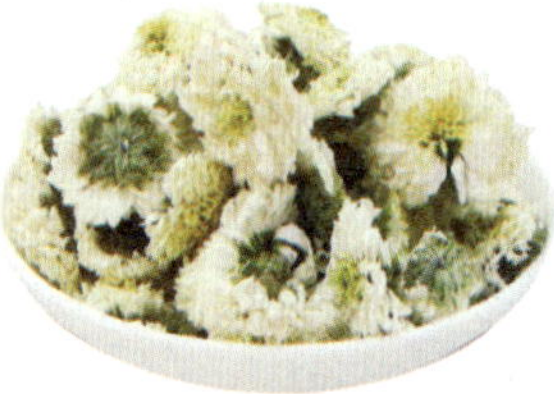

菊花

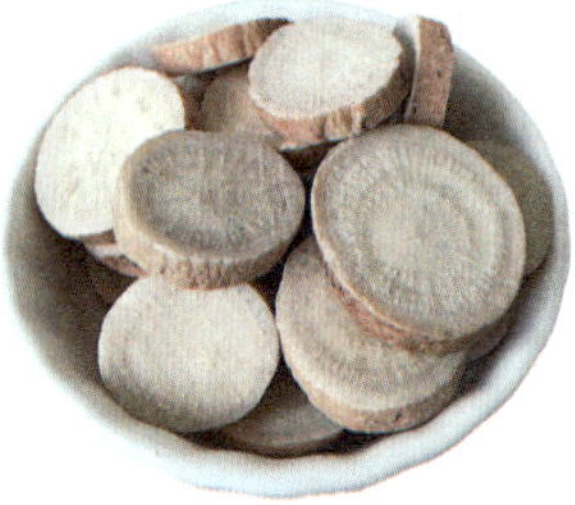

白芍

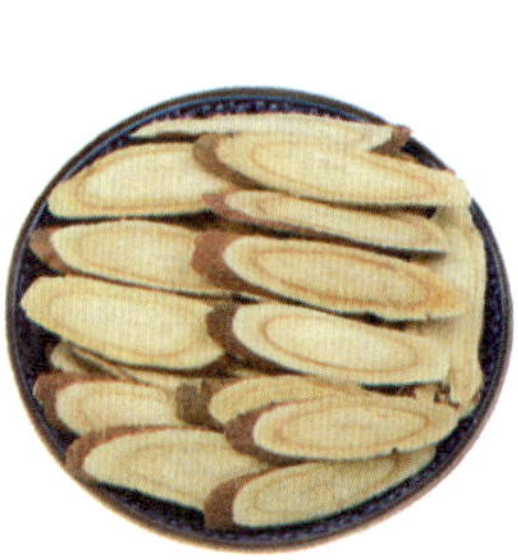

甘草

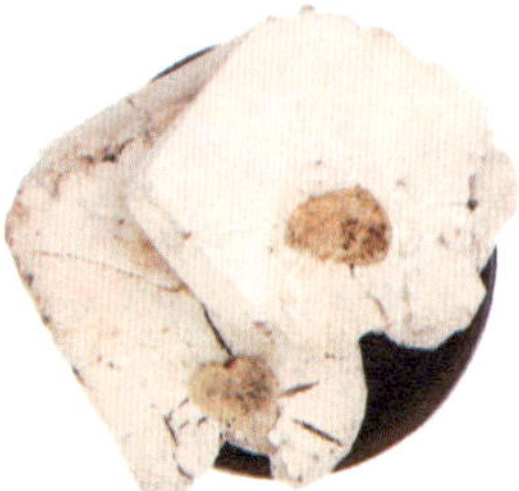

茯神

组成：羚角片5g，钩藤9g，霜桑叶6g，贝母12g，竹茹15g，鲜地黄15g，菊花9g，白芍9g，甘草3g，茯神9g。

用法：水煎服。

主治：肝经热盛，热急动风证。

症状：高热抽搐，烦闷燥热，甚至神昏。

方解：羚角片、钩藤凉肝息风。霜桑叶、菊花清热平肝。白芍、鲜地黄、甘草，养阴增液、缓肝舒筋。贝母、竹茹、茯神清化热痰，通络泄热。诸药共成平肝息风、清热镇痉之剂。

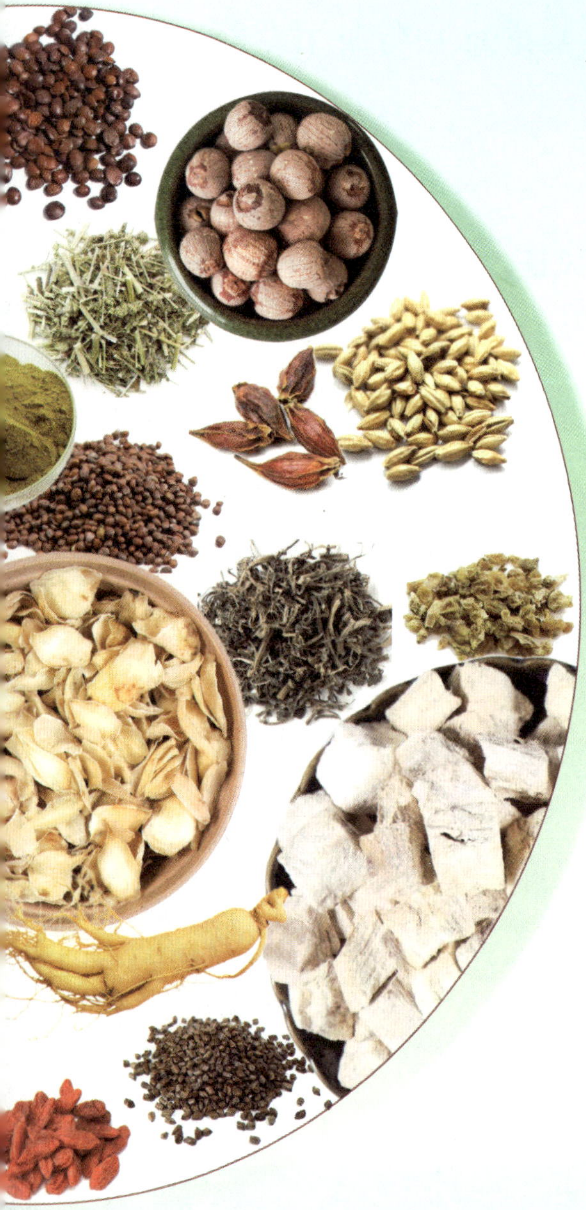

十三、治燥剂

★ 概念

凡以轻宣燥邪或滋阴润燥药物为主组成，用以治疗燥证的方剂，统称治燥剂。

★ 适应病症

感受燥邪，或脏腑津液枯槁所致的燥证。燥证分为外燥与内燥两类。外燥指感受秋令燥邪所发生的病证，有凉燥、温燥之分。内燥是属于脏腑津液亏耗所致的病证，发病部位有上燥、中燥、下燥之别。

★ 临床应用

外燥治以清宣祛邪外达，凉燥治以辛苦温润，温燥治以辛凉甘润。内燥以滋养濡润复津，治以甘凉濡润。

70 桑杏汤歌诀

桑杏汤中象贝宜，
沙参栀豉与梨皮，
身热咽干咳痰少，
辛凉甘润燥能医。

注

桑杏汤出自清·吴鞠通《温病条辨》，后人据此编成《桑杏汤歌诀》。

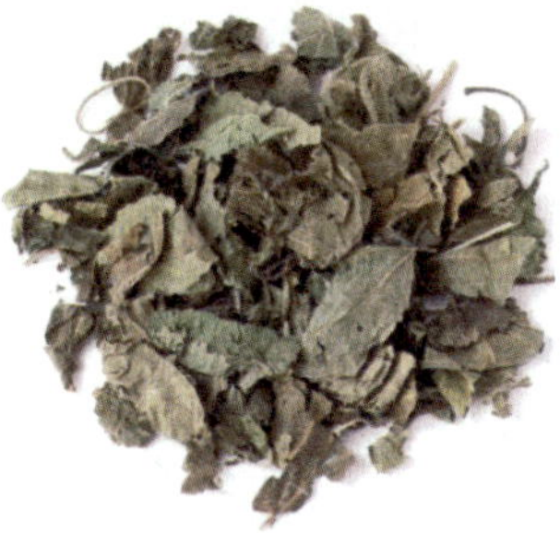

桑叶

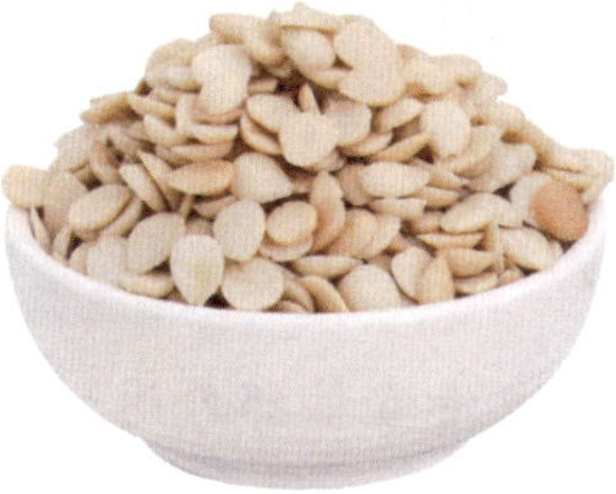

杏仁

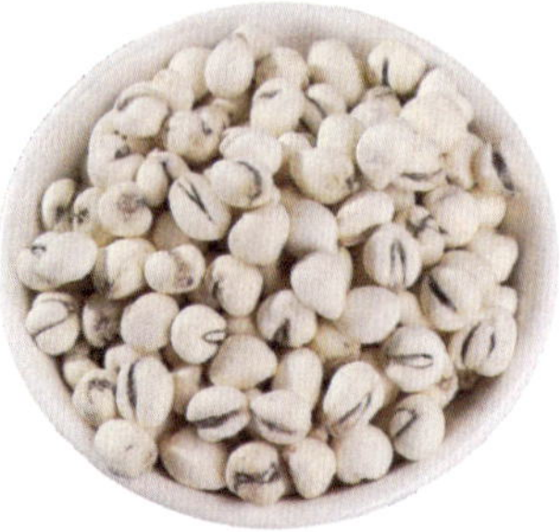

浙贝母

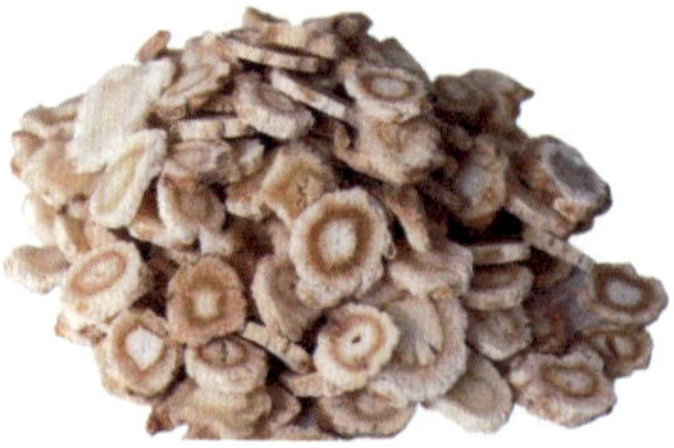

沙参

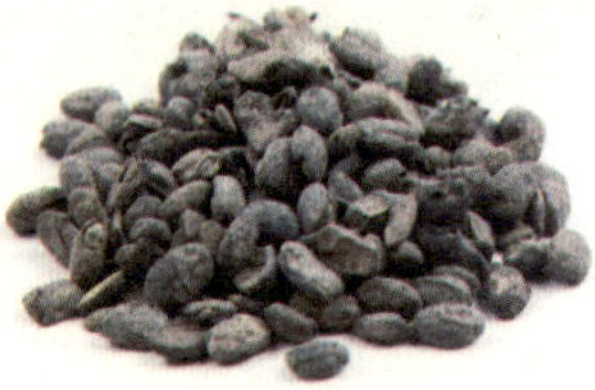

淡豆豉

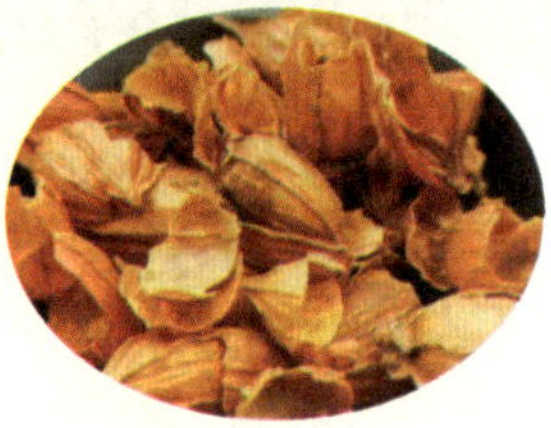

栀子皮

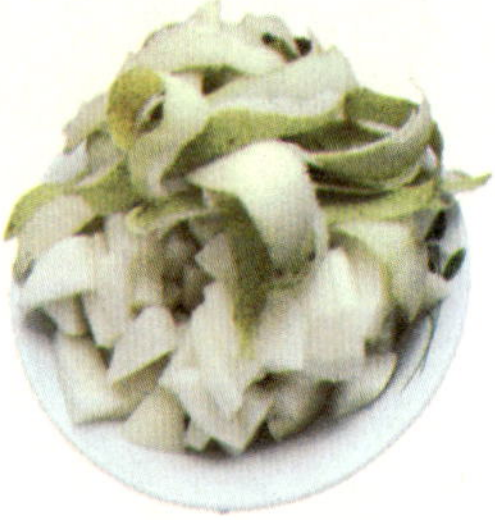

梨皮

组成：桑叶3g，杏仁5g，沙参6g，浙贝母3g，淡豆豉3g，栀子皮3g，梨皮3g。

用法：水煎服。

主治：外感温燥证。

症状：头痛身热，口渴，咽干，干咳无痰，或声音嘶哑。

方解：桑叶清宣燥热。杏仁宣肺止咳。沙参、梨皮润肺生津。淡豆豉宣肺。浙贝母清热化痰止咳。栀子皮清泄肺热。诸药合成清宣燥热、凉润肺阴的方剂。

71 养阴清肺汤歌诀

养阴清肺地玄冬，
芍草丹皮贝薄从，
清热养阴兼解毒，
白喉初起有奇功。

注

养阴清肺汤出自清·郑宏纲《重楼玉钥》，后人据此编成《养阴清肺汤歌诀》。

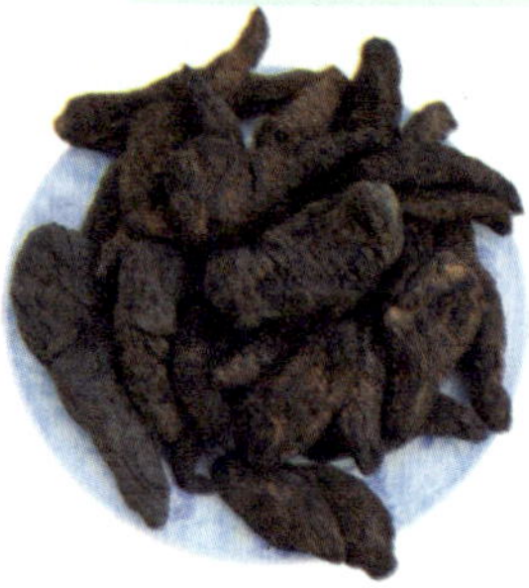

生地黄

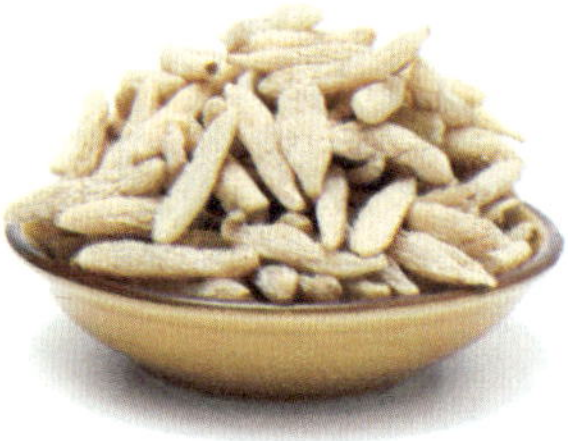

麦冬

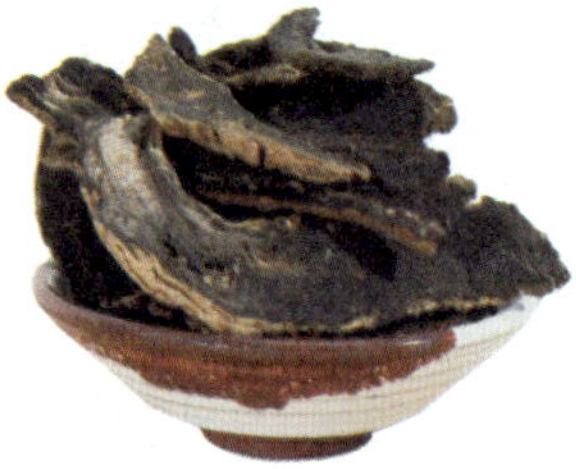

玄参

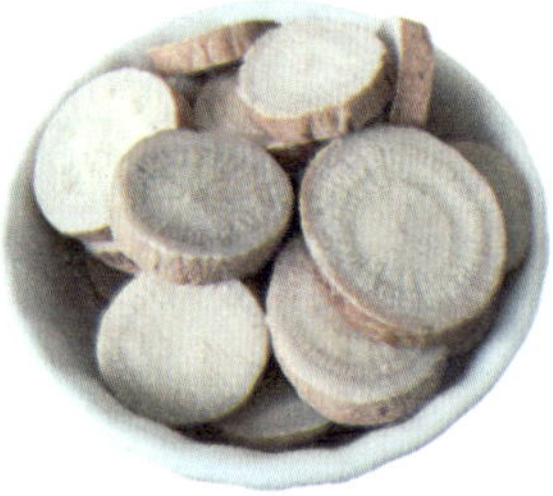

白芍

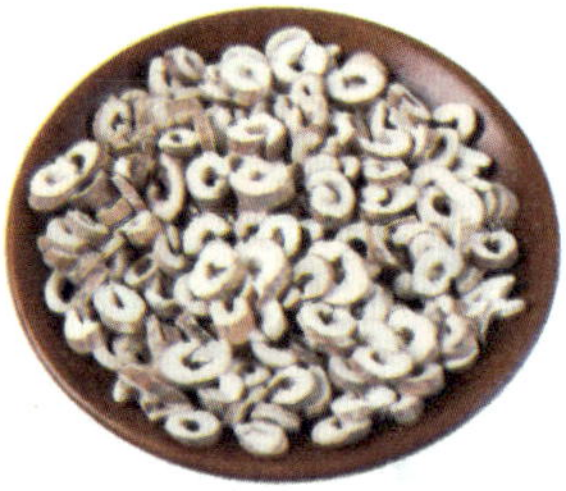

丹皮

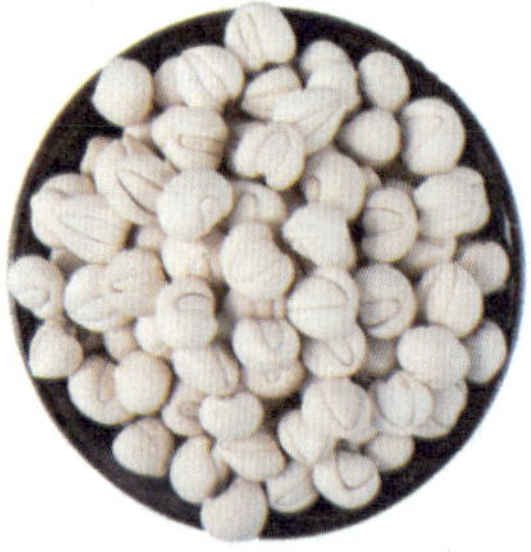

川贝母

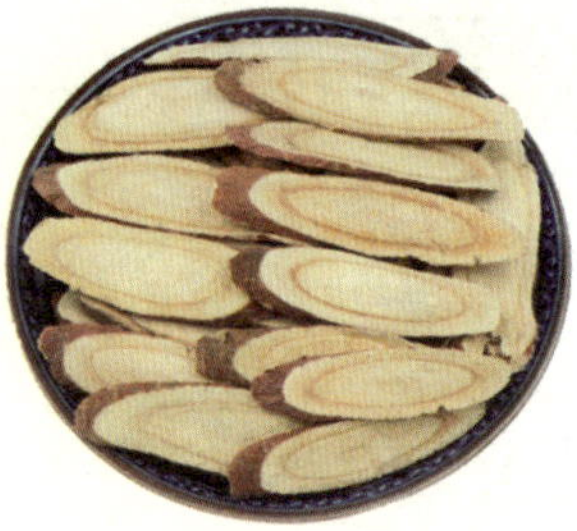

甘草

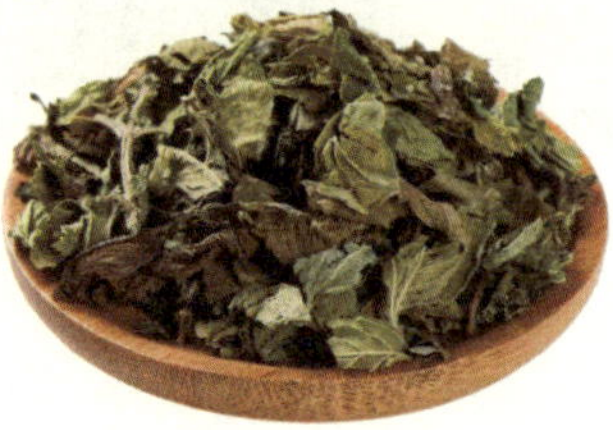

薄荷

组成:生地黄6g,麦冬5g,玄参5g,白芍3g,丹皮3g,川贝母3g,甘草2g,薄荷2g。

用法:水煎服。

主治:白喉初起。

症状:发热或不发热,鼻干唇燥,呼吸有声,似喘非喘,喉间起白斑点如腐不易拭去。

方解:玄参、生地黄、麦冬、白芍养阴清热解毒。其中玄参、生地与辅药丹皮,并能清热凉血。更辅以生甘草泻火解毒。川贝母润肺化痰。薄荷宣肺利咽,上行喉间以疏风热。诸药合用,有养阴清肺、凉血解毒的作用。

72 百合固金汤歌诀

百合固金二地黄，
玄参贝母桔甘藏，
麦冬芍药当归配，
喘咳痰血肺家伤。

注

百合固金汤出自明·周之干《慎斋遗书》，后人据此编成《百合固金汤歌诀》。

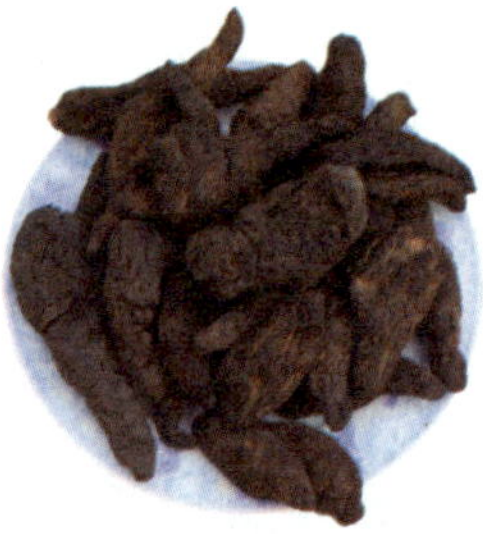
生地黄

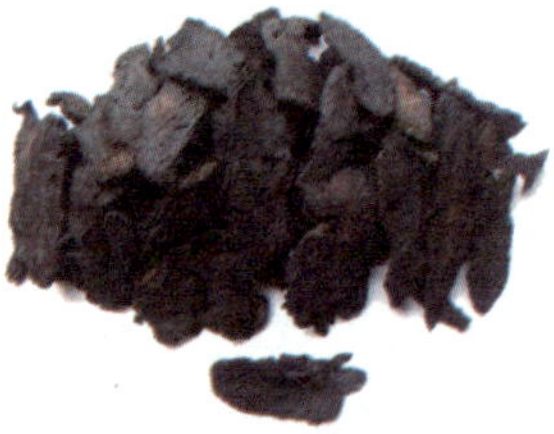
熟地黄

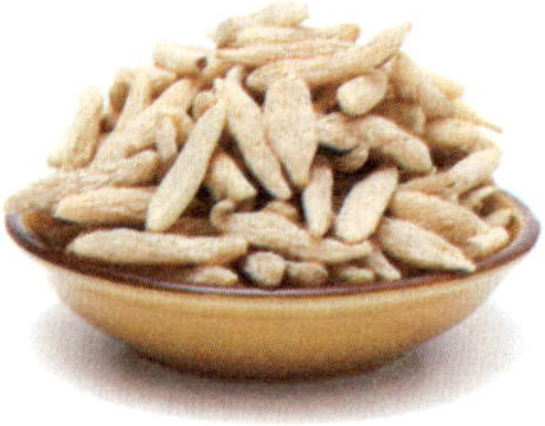
麦冬

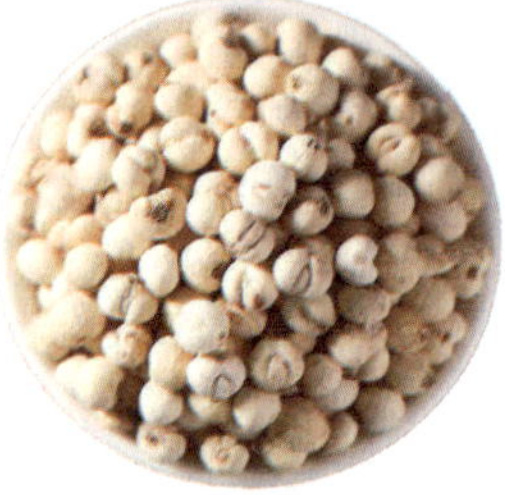
贝母

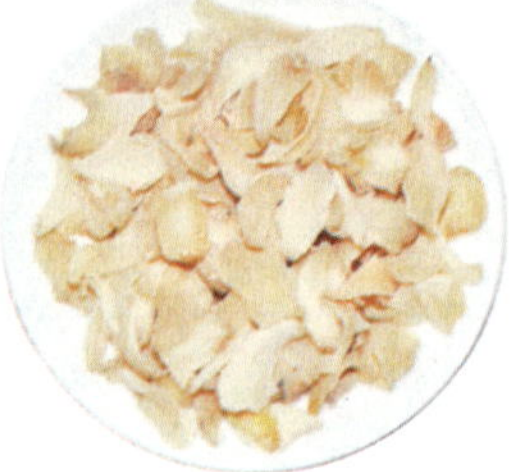
百合

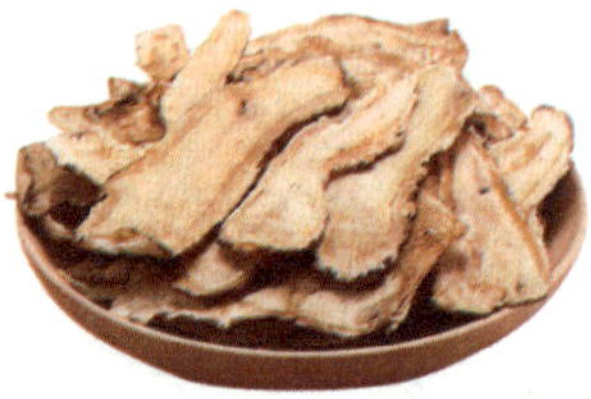
当归

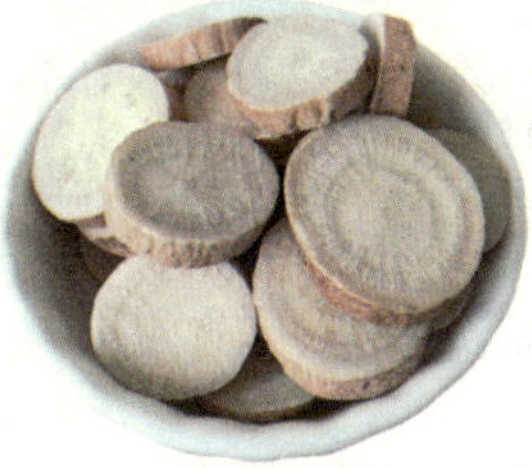

白芍

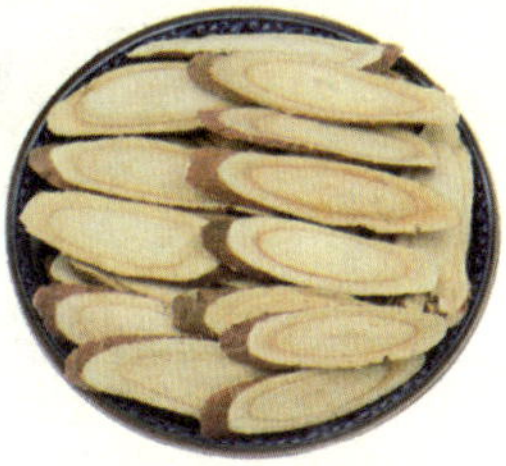

甘草

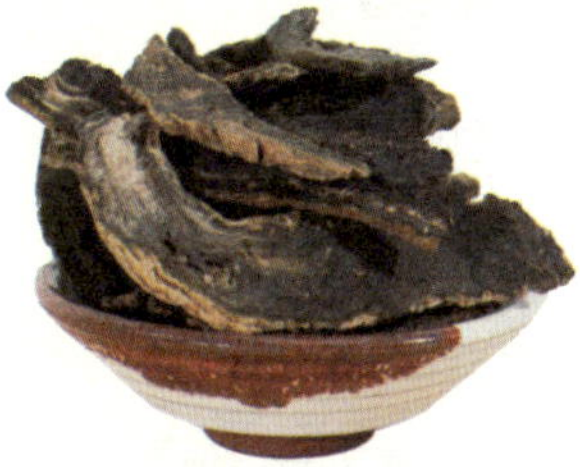

玄参

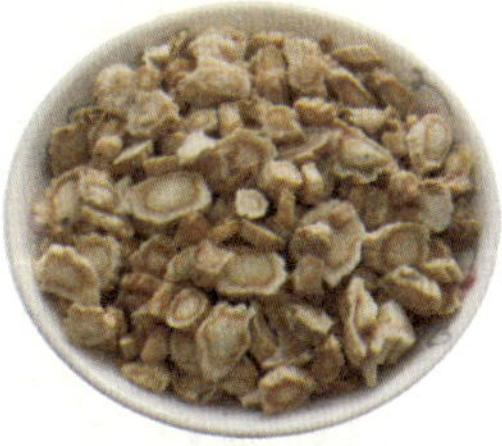

桔梗

组成:生地黄6g,熟地黄9g,麦冬5g,贝母3g,百合3g,当归3g,白芍3g,甘草3g,玄参3g,桔梗3g。

用法:水煎服。

主治:肺肾阴亏,虚火上炎证。

症状:咽喉燥痛,咳嗽痰血,手足心烦热。

方解:生地黄、熟地黄滋阴补肾。生地黄又能凉血止血。麦冬、百合、贝母润肺养阴,且能化痰止咳。玄参滋阴凉血清虚火。当归养血润燥。白芍养血益阴。桔梗宣利肺气而止咳化痰。甘草调和诸药,与桔梗合用,更利咽喉。诸药合而用之,可使阴液渐充,虚火自清,肺肾得养,诸症自愈。

73 增液汤歌诀

增液汤用玄地冬，
滋阴润燥有殊功，
热病津枯肠燥结，
增水行船便自通。

注

增液汤出自清·吴鞠通《温病条辨》，后人据此编成《增液汤歌诀》。

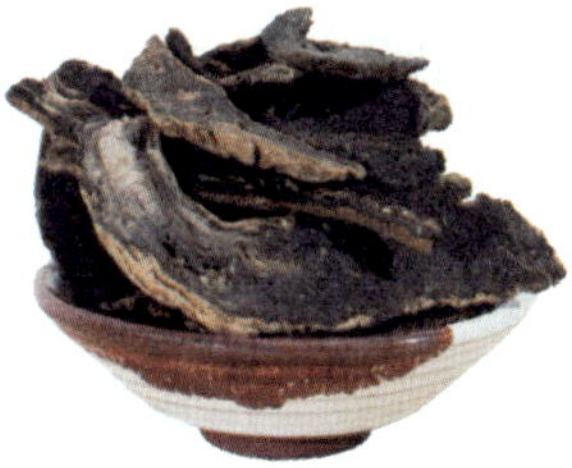

玄参

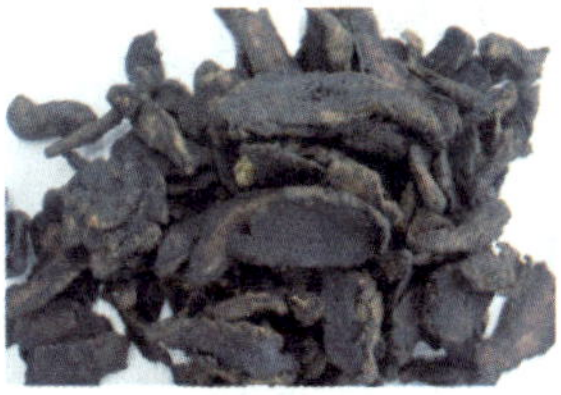

细生地

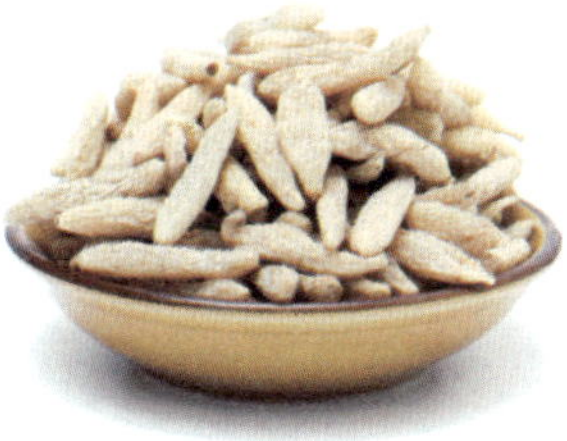

麦冬

组成：玄参30g，麦冬24g，细生地24g。

用法：水煎服。

主治：阳明热结阴亏症。

症状：津液不足，大便秘结，下之不通，脘腹胀满，口干舌燥。

方解：玄参咸寒润下。麦冬之甘寒滋润。细生地之滋阴壮水。三药合用，共奏滋阴清热、润肠通便之效。

74 清燥救肺汤歌诀

清燥救肺参草杷，
石膏胶杏麦胡麻，
清宣增入冬桑叶，
清燥润肺效堪夸。

注

清燥救肺汤出自清·喻昌《医门法律》，后人据此编成《清燥救肺汤歌诀》。

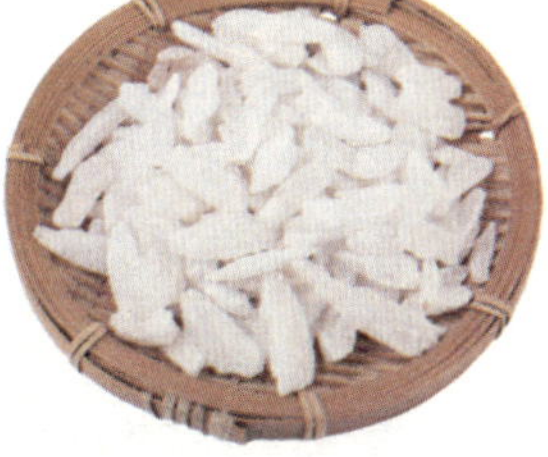

石膏

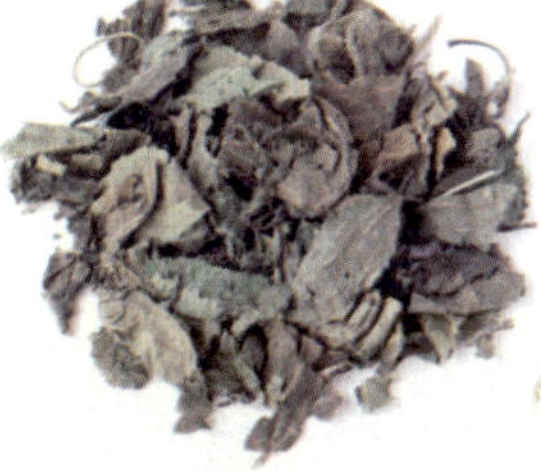

桑叶

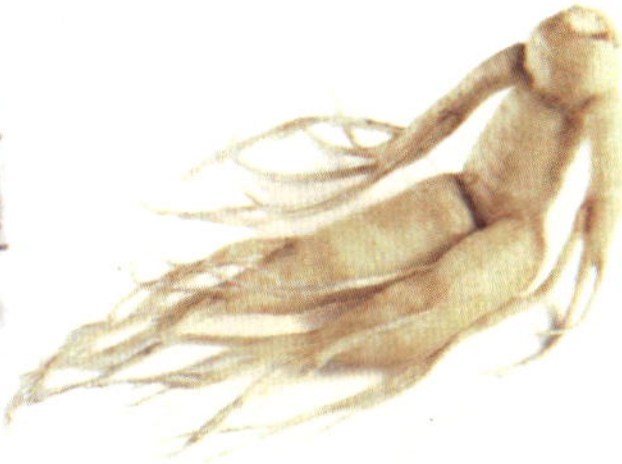

人参

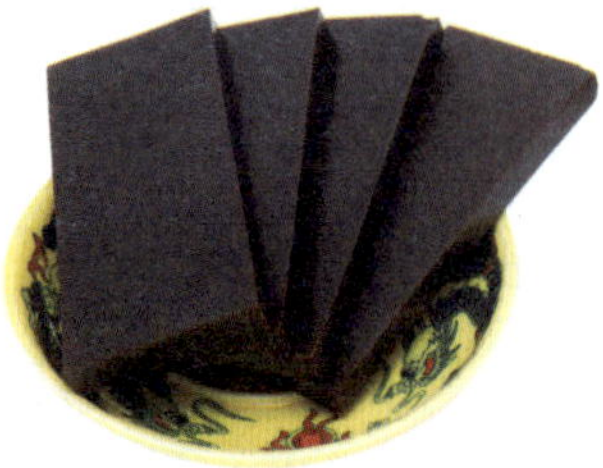

阿胶

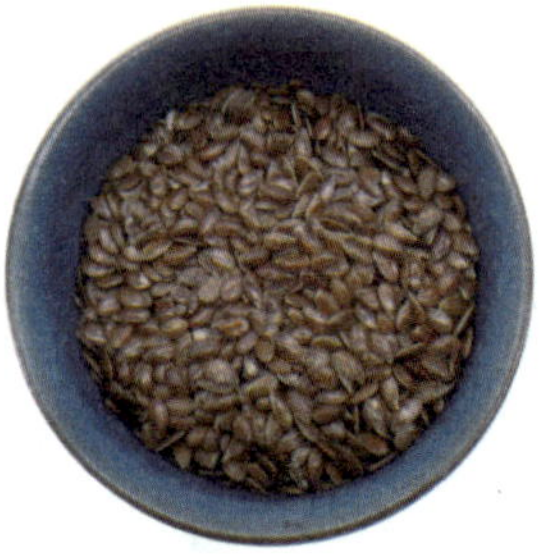

胡麻仁

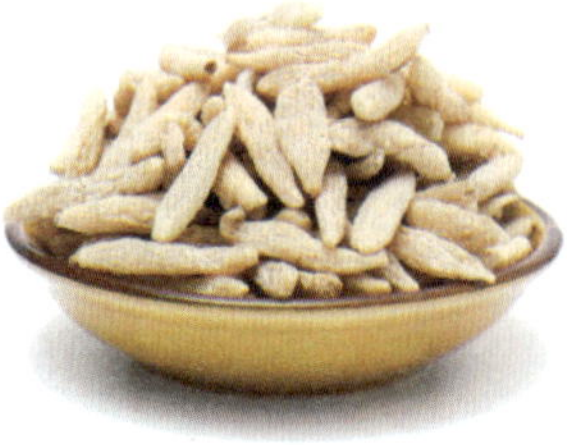

麦冬

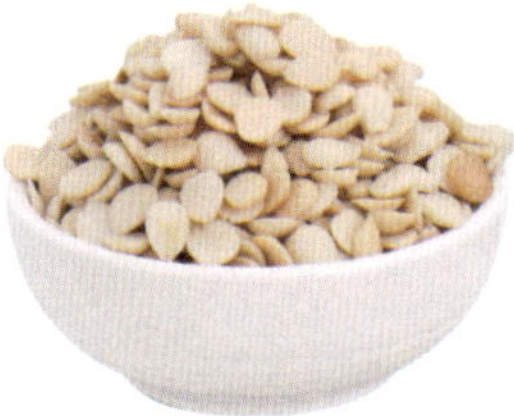

杏仁

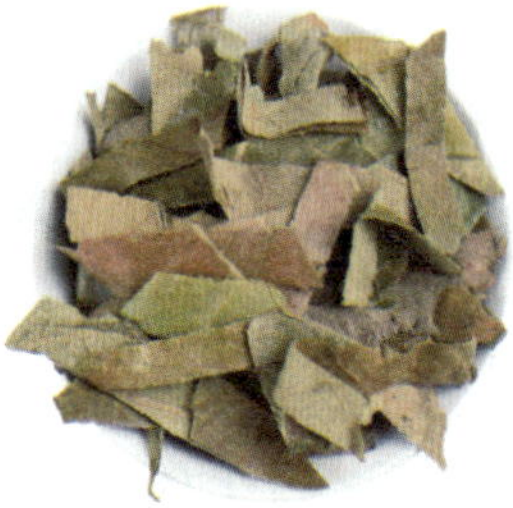

枇杷叶

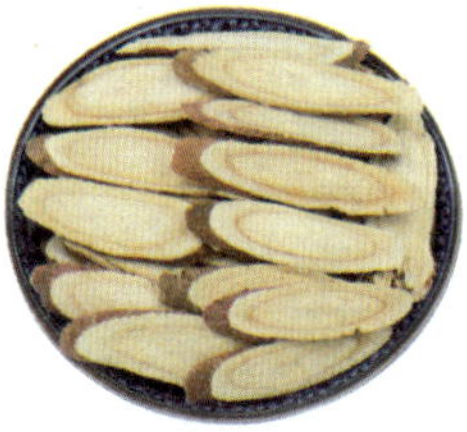

甘草

组成：石膏6g，桑叶9g，人参2g，胡麻仁3g，阿胶3g，麦冬3g，杏仁2g，枇杷叶3g，甘草3g。

用法：水煎服。

主治：温燥伤肺证。

症状：头痛身热，干咳无痰，气逆而喘，咽干鼻燥，心烦口渴。

方解：石膏、麦冬甘寒清肺燥，润肺津。桑叶、杏仁、枇杷叶宣肺。阿胶、胡麻仁润肺滋液。人参、甘草益气生津。

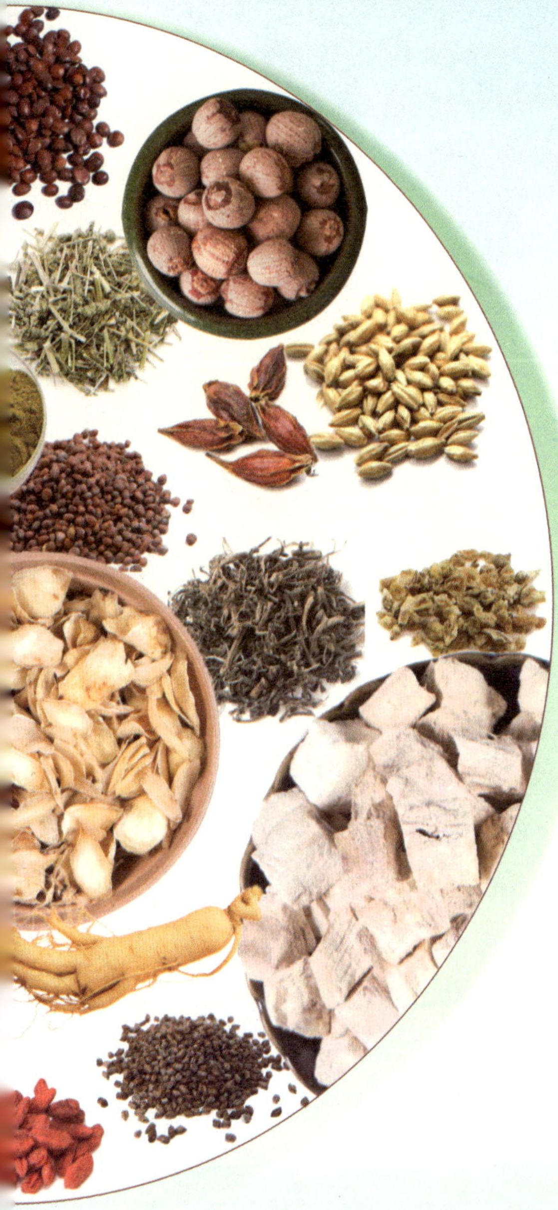

十四、祛湿剂

★ 概念

凡以祛湿药物为主组成，具有化湿利水、通淋泄浊作用，治疗水湿病证类的方剂，统称祛湿剂。

★ 适应病症

水湿邪气导致的病症。湿邪为病，包括外湿和内湿两类病症。

★ 临床应用

湿病范围广泛，可泛滥各处而有湿滞脾胃、小便不利、水肿、淋浊、痰饮等不同病证，又因体质不同，湿证可有兼寒兼热之不同。湿邪在上在外者，宜微汗以解之；湿邪滞于脾胃者，宜芳香化湿或健脾除湿；小便不利、水肿、淋浊诸证，宜利水渗湿法；湿兼热者，宜清热利湿法；兼寒者，宜温化寒湿法。

75 平胃散歌诀

平胃散用朴陈皮，
苍术甘草四味宜，
燥湿散满消腹胀，
既能行气又健脾。

注

平胃散出自宋·陈师文《太平惠民和剂局方》，后人据此编成《平胃散歌诀》。

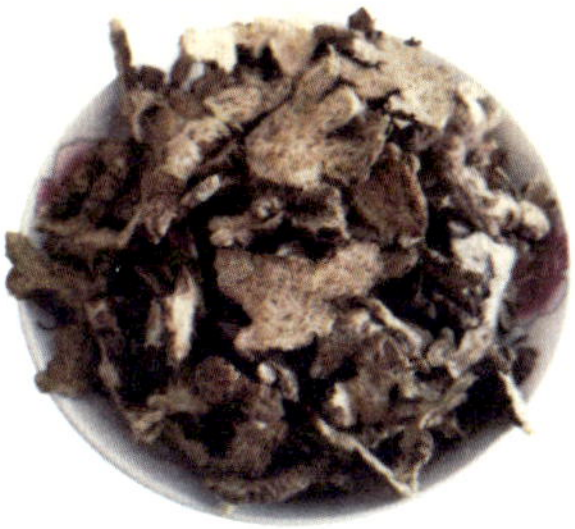

苍术

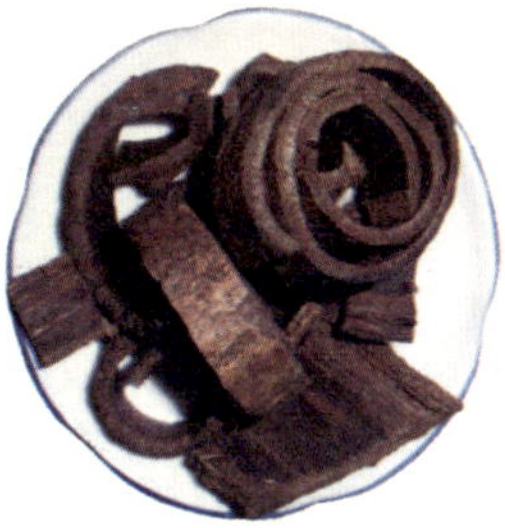

厚朴

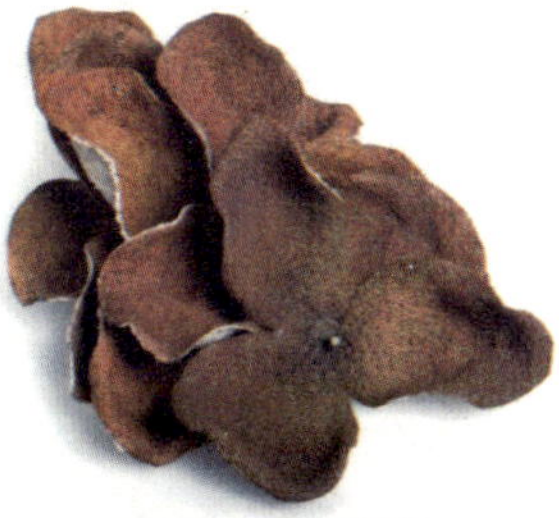

陈皮

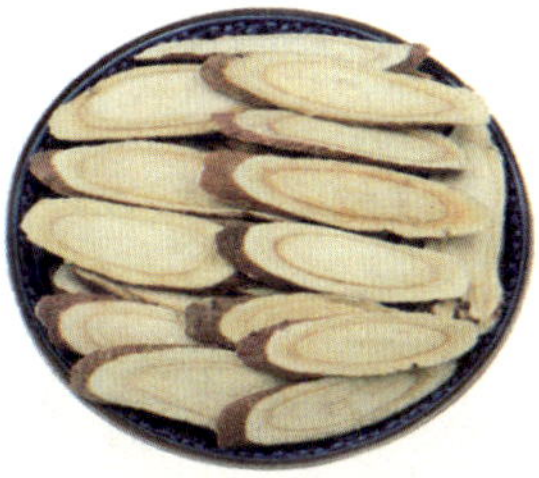

甘草

组成：苍术15g，厚朴10g，陈皮10g，甘草5g。

用法：水煎服。

主治：痰湿积滞，阻于脾胃。

症状：脘腹胀满疼痛，恶心呕吐，肢体倦怠，大便稀烂。

方解：苍术燥湿健脾。厚朴除湿散满。陈皮理气化痰。甘草调和脾胃。四药合用则有健脾燥湿、行气导滞作用。

76 藿香正气散歌诀

藿香正气芷陈姜，
甘桔苓苏术朴襄，
夏曲腹皮加大枣，
风寒湿浊此方良。

注

藿香正气散出自宋·陈师文《太平惠民和剂局方》，后人据此编成《藿香正气散歌诀》。

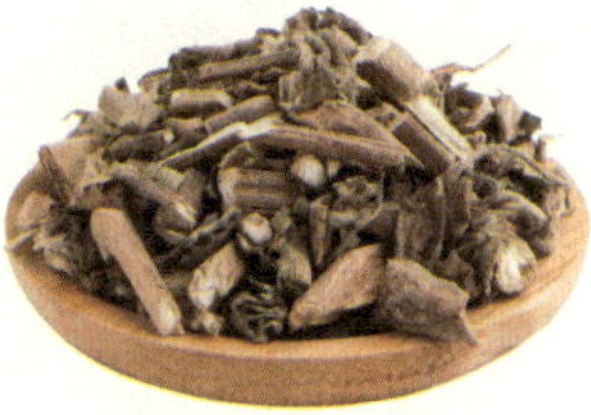
藿香

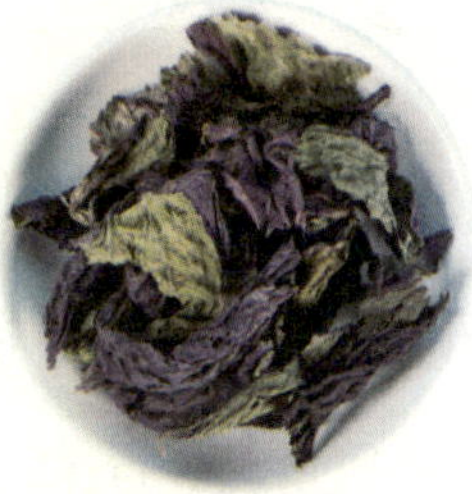
紫苏

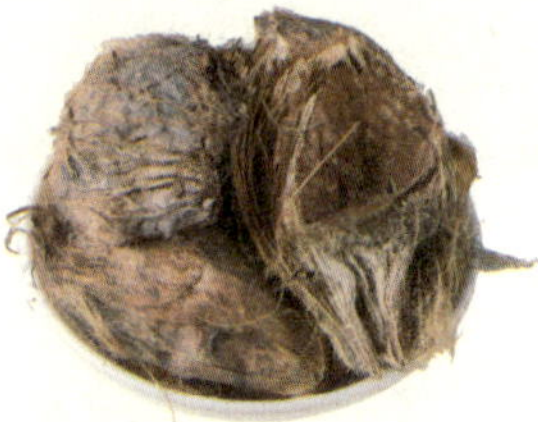
大腹皮

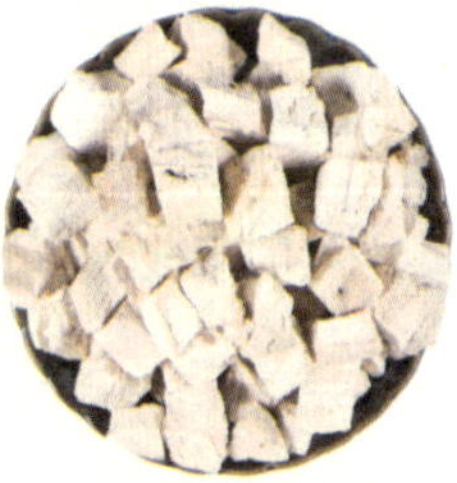
茯苓

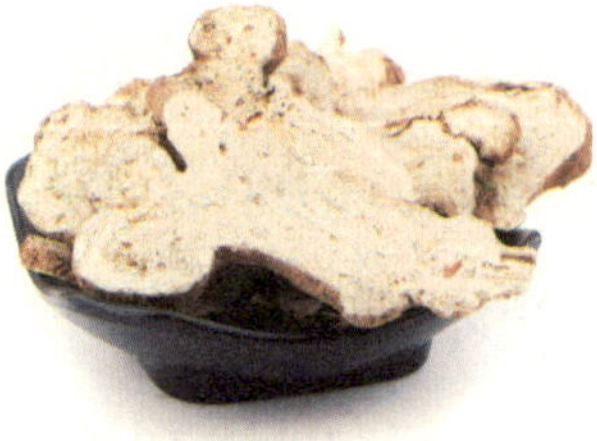
白术

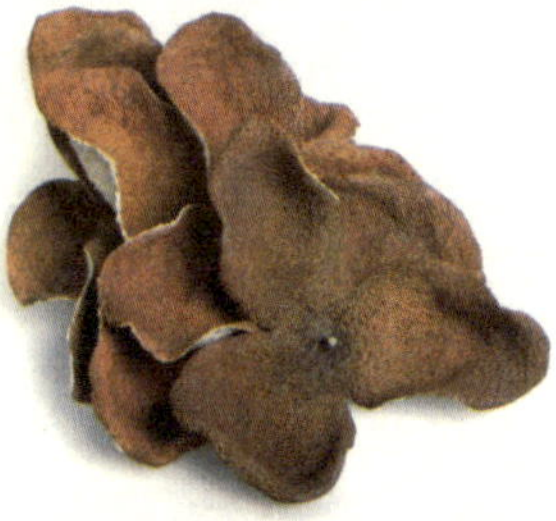
陈皮

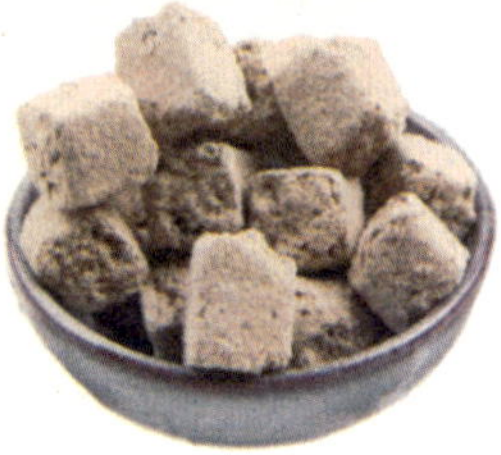
半夏曲

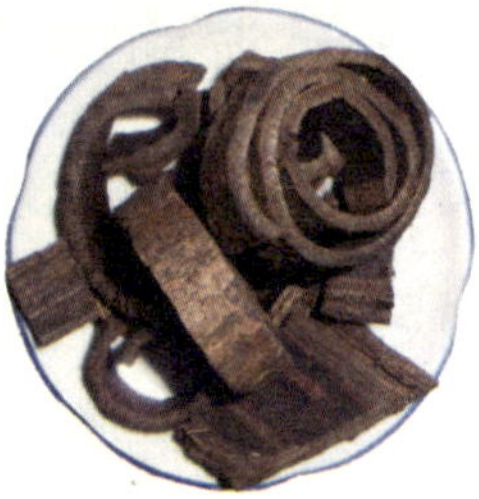
厚朴

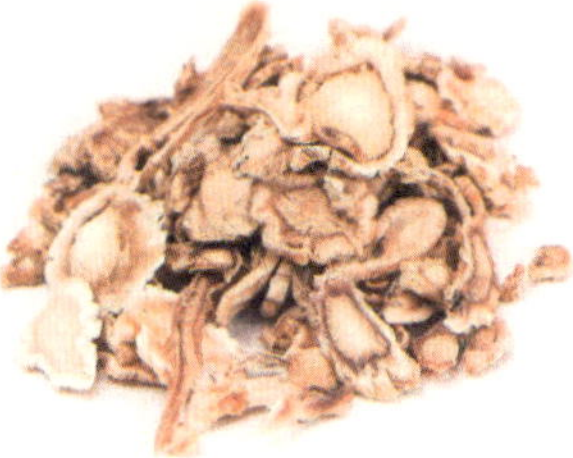
桔梗

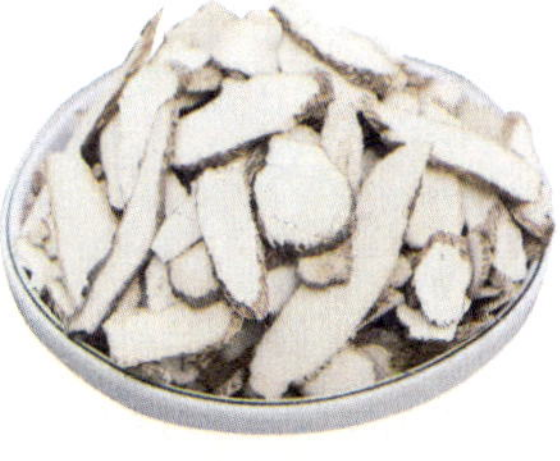
白芷

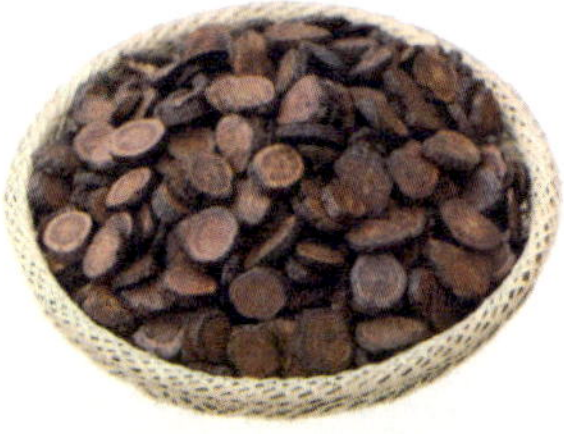
炙甘草

组成：藿香90g，紫苏30g，大腹皮60g，茯苓30g，白术60g，陈皮60g，半夏曲60g，厚朴60g，桔梗60g，白芷30g，炙甘草75g。

用法：以上诸药，共研细末。1次6克，1天3次，开水冲服。

主治：外感风寒，内伤湿滞之感冒，腹痛，呕吐，腹泻。

症状：恶寒发热，头痛胸闷，腹痛，恶心呕吐，肠鸣泄泻，口淡不渴。

方解：藿香芳香化湿，理气和中而略兼解表。紫苏、白芷解表散寒而兼祛湿。三药气味辛香，相得益彰。湿阻于中则气滞痰生，故辅以厚朴、大腹皮去湿消滞。半夏曲、陈皮、桔梗理气化痰。茯苓、白术、炙甘草和中建脾化湿。诸药合用，使风寒得解则寒热除，气机通畅则胸膈舒，肠胃调和则吐泻止。

77 茵陈蒿汤歌诀

茵陈蒿汤治阳黄，
栀子大黄组成方，
湿热蕴结在肝胆，
清热利湿退疸黄。

注

茵陈蒿汤出自东汉·张仲景《伤寒论》，后人据此编成《茵陈蒿汤歌诀》。

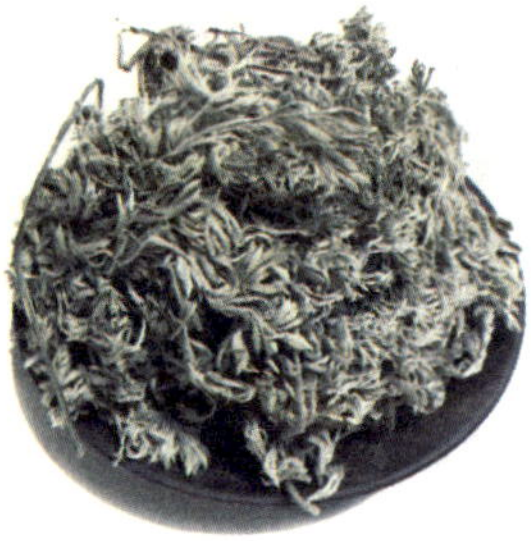

茵陈

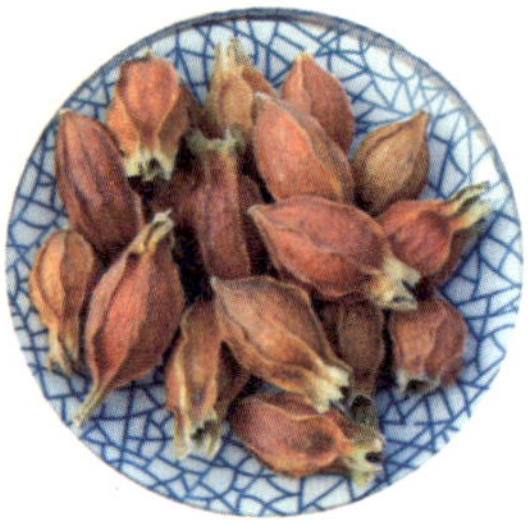

栀子

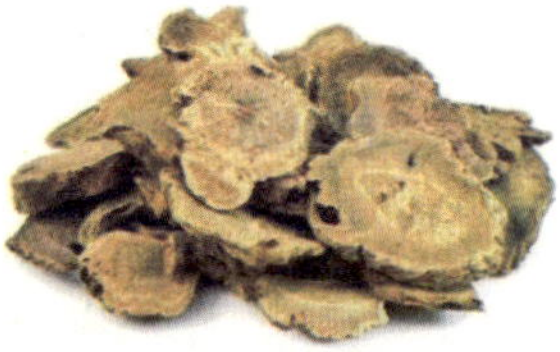

大黄

组成：茵陈30g，栀子15g，大黄9g。

用法：水煎服。

主治：湿热黄疸。

症状：周身面目皆黄，黄色鲜明，小便短赤，腹微满，大便秘结，口渴。

方解：茵陈清利湿热以退黄疸。栀子清利三焦湿热。大黄通泄瘀热。三药相配，使湿热之邪得以从下而解。

78 三仁汤歌诀

三仁杏蔻薏苡仁，
朴夏通草滑竹伦，
湿重热轻留气分，
清宣淡渗此方珍。

注

三仁汤出自清·吴鞠通《温病条辨》，后人据此编成《三仁汤歌诀》。

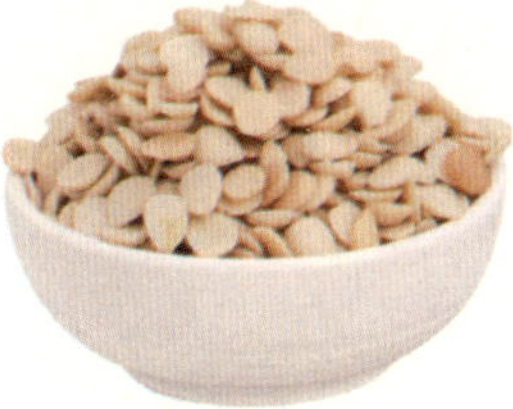

杏仁

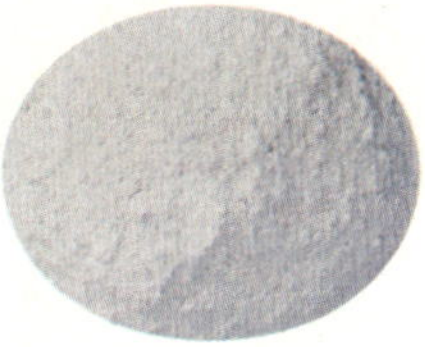

滑石

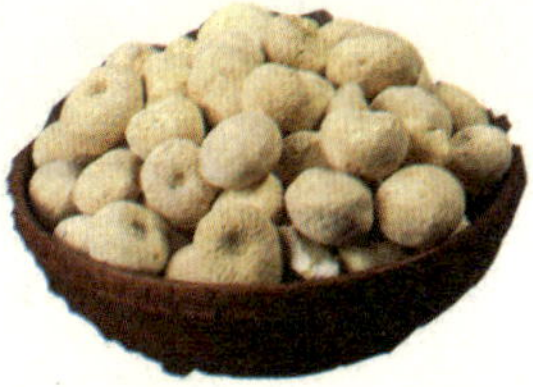

半夏

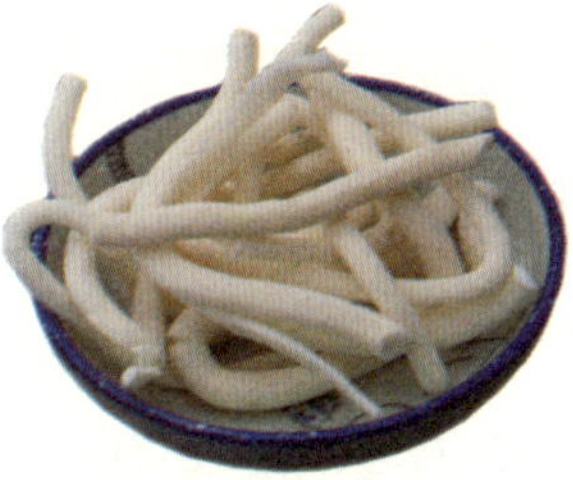

通草

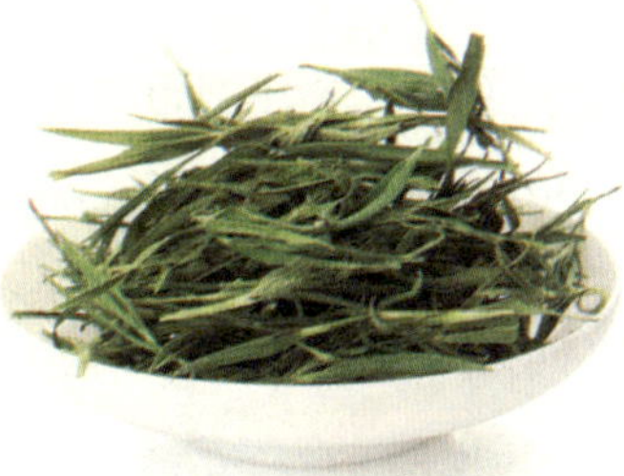

淡竹叶

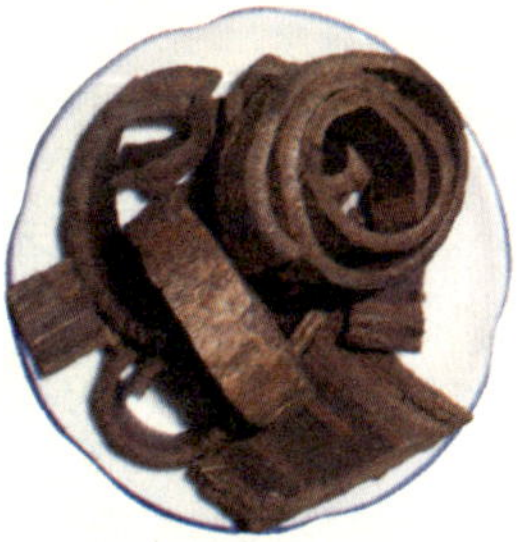

厚朴

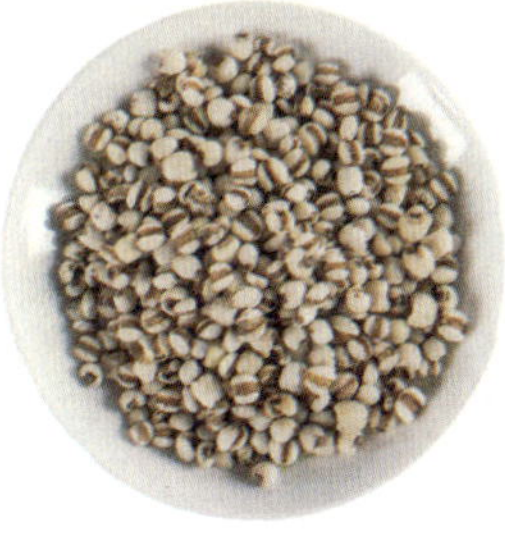

薏苡仁

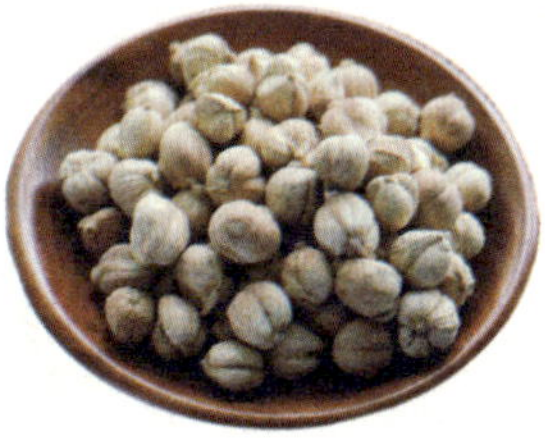

白蔻仁

组成：杏仁15g，滑石18g，半夏10g，通草6g，淡竹叶6g，厚朴6g，薏苡仁18g，白蔻仁6g。

用法：水煎服。

主治：湿温初起或暑温夹湿，湿重热轻。

症状：头痛身重，面色淡黄，胸闷不饥，午后身热，口淡不渴。

方解：杏仁苦温微辛，宣通肺气以开上焦。白蔻仁芳香苦辛，行脾化湿以宣畅中焦。薏苡仁甘淡渗湿利水，以疏导下焦。半夏、厚朴之苦温除湿。淡竹叶、通草、滑石之甘寒清热利湿。诸药合用，使上通下泄，三焦分消，湿热得以宣化通利而解。

79 八正散歌诀

八正木通栀滑研，
大黄萹蓄与车前，
草梢瞿麦灯芯草，
湿热诸淋此方先。

注

八正散出自宋·陈师文《太平惠民和剂局方》，后人据此编成《八正散歌诀》。

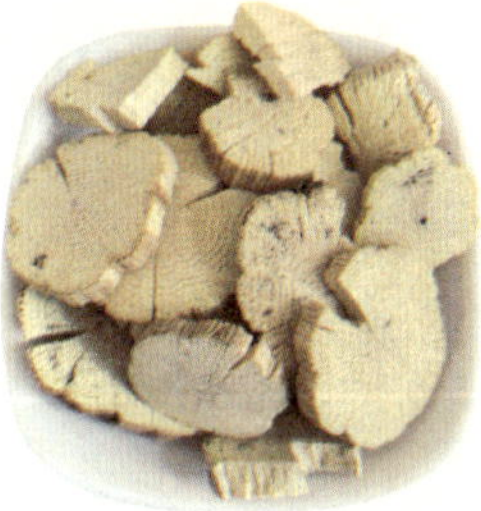

木通

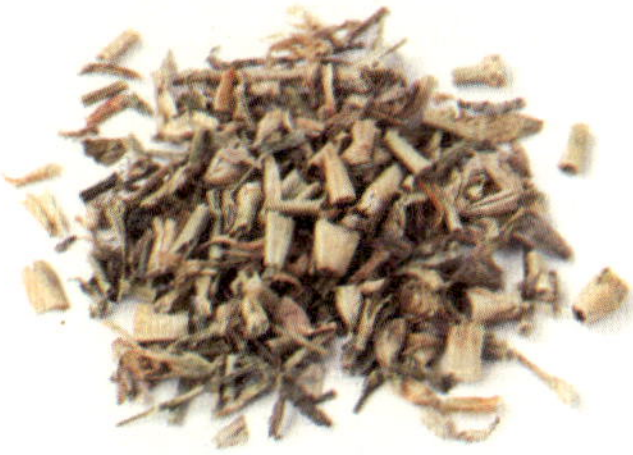

瞿麦

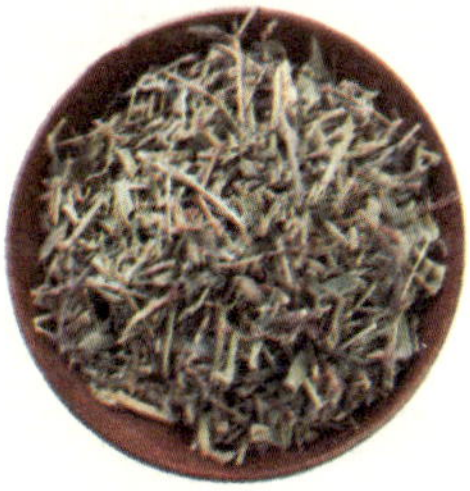

萹蓄

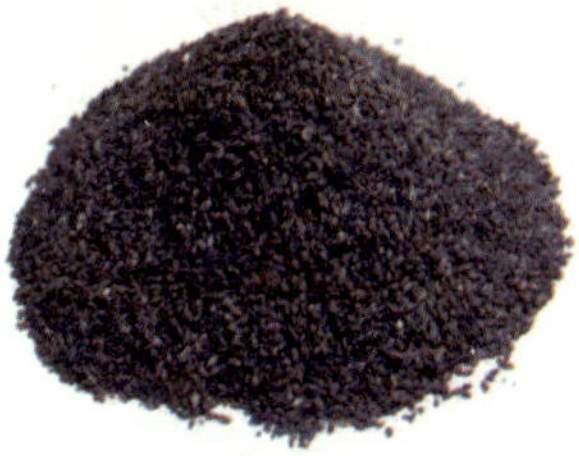

车前子

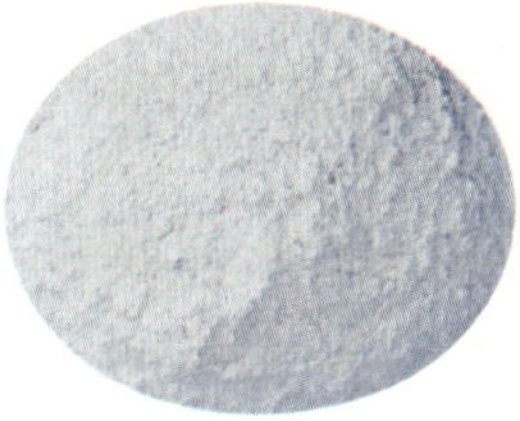

滑石

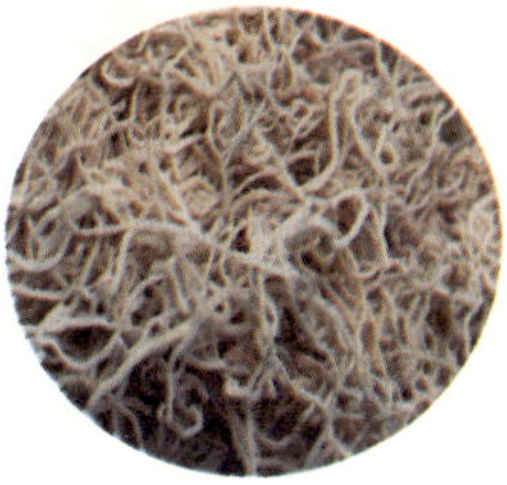

灯心草

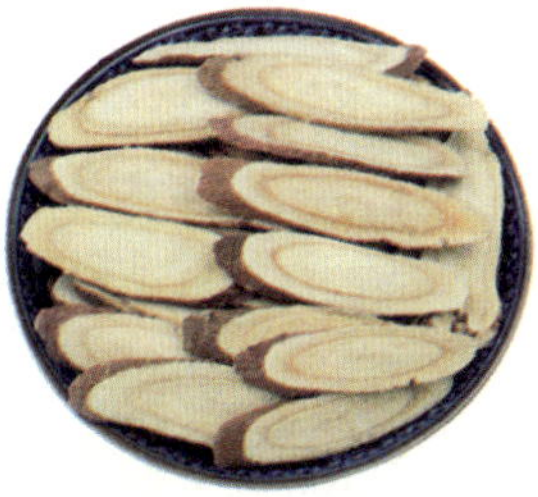

甘草

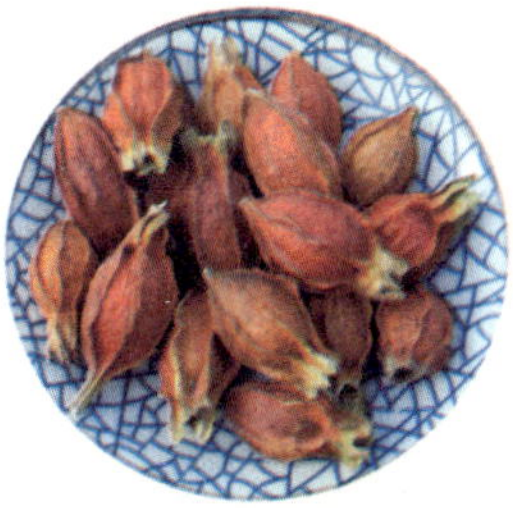

栀子

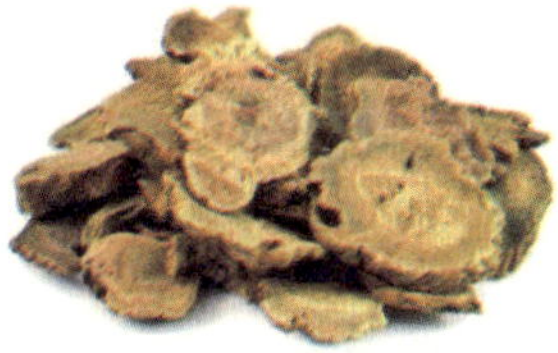

大黄

组成：木通30g，瞿麦50g，萹蓄50g，车前子50g，滑石50g，灯心草3g，甘草50g，栀子50g，大黄50g。

用法：以上诸药，共研细末。1次6克，1天3次，开水冲服。

主治：湿热下注证。

症状：小腹急痛，小便混赤，溺时涩痛，淋沥不畅，甚或癃闭不通，咽干口燥，渴欲饮冷。

方解：瞿麦利水通淋，清热凉血。木通利尿降火。助以萹蓄、车前子、滑石、灯心草，则清热除湿、利尿通淋的作用更强。并以栀子、大黄清热泻火。甘草调和诸药，并能缓解尿道涩痛。诸药合用，具有清热利湿止痛之效。

80 甘露消毒丹歌诀

甘露消毒蔻藿香，
茵陈滑石木通菖，
芩翘贝母射干薄，
暑疫湿邪可煎尝。

注

甘露消毒丹出自清·王士雄《温热经纬》，后人据此编成《甘露消毒丹歌诀》。

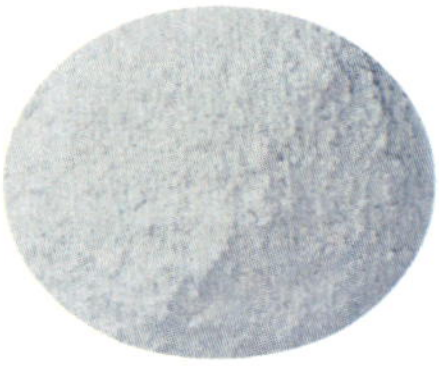

滑石

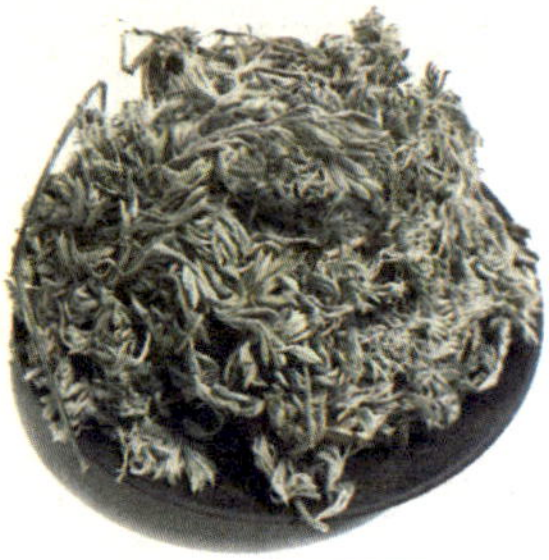

茵陈

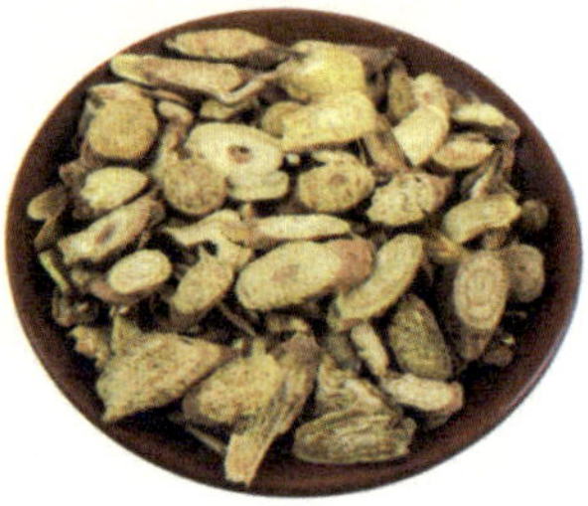

黄芩

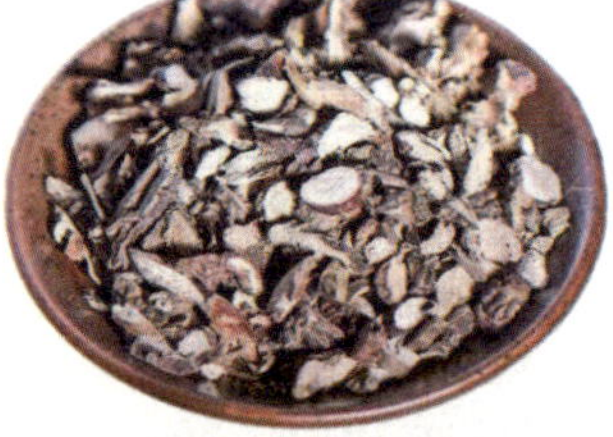

石菖蒲

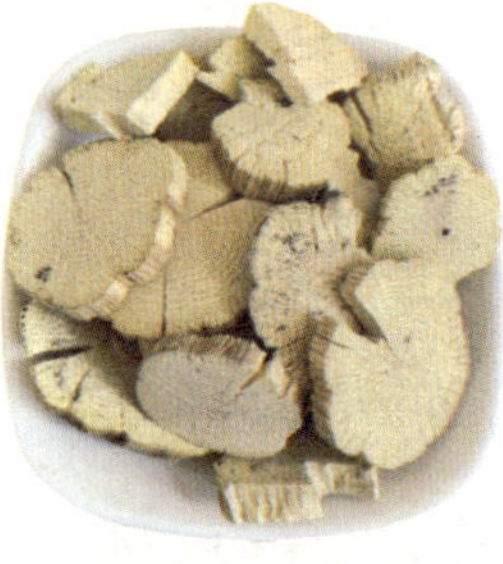

木通

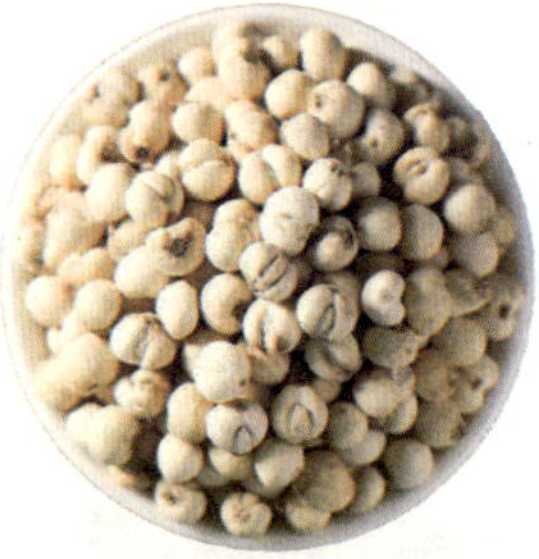

贝母

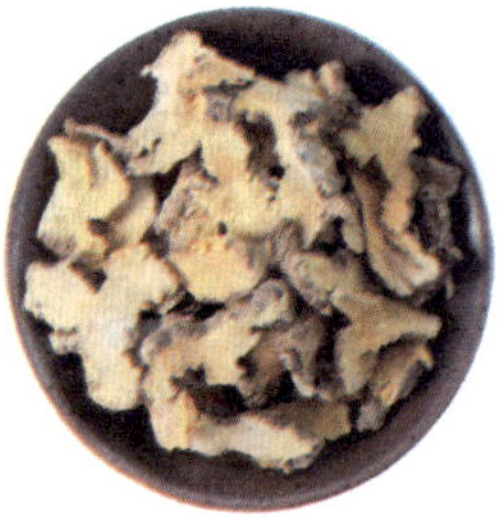

射干

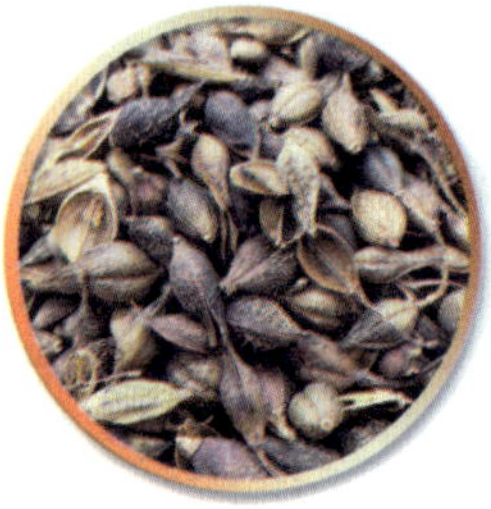

连翘

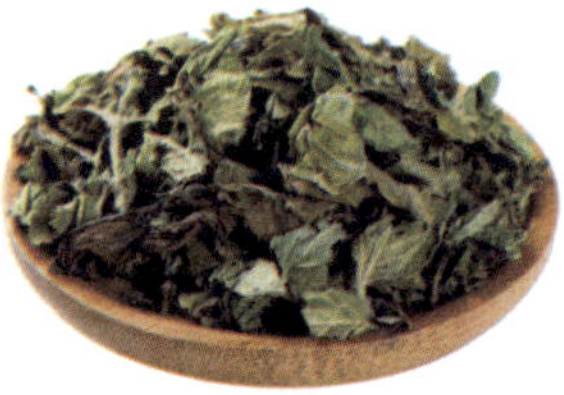

薄荷

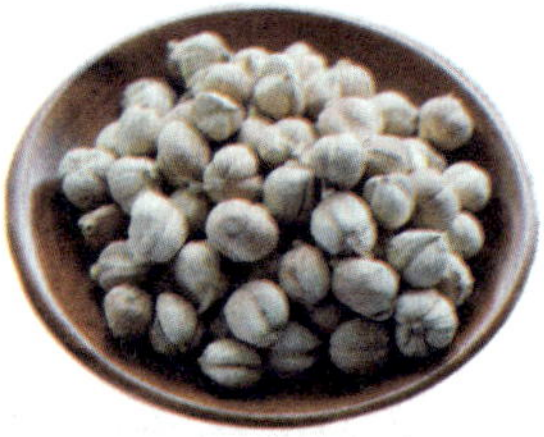

白蔻仁

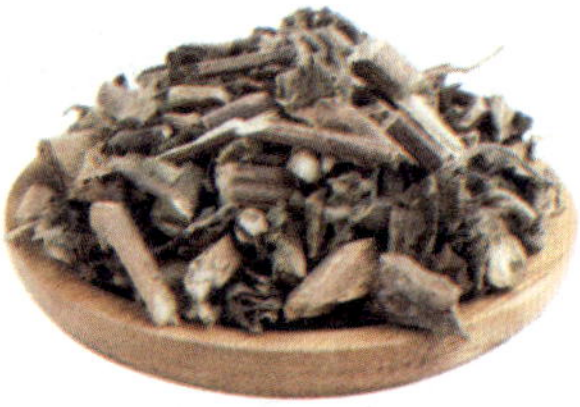

藿香

组成：滑石450g，茵陈330g，黄芩300g，石菖蒲180g，木通150g，贝母150g，射干120g，连翘120g，薄荷120g，白蔻仁120g，藿香120g。

用法：以上诸药，共研细末，做成水丸。1次9克，1天3次，开水送服。

主治：湿温时疫，邪在气分证。

症状：发热困倦，胸闷腹胀，肢酸，咽肿，身黄，腮肿口渴，小便黄赤，吐泻。

方解：藿香、白蔻仁、石菖蒲芳香辛燥以化湿浊。

黄芩、连翘苦寒降泄以清热解毒。薄荷、射干、贝母以清咽化痰。茵陈、滑石、木通以清利湿热，使湿热从小便而解。

81 四妙丸歌诀

二妙散中苍柏兼，
若云三妙牛膝添，
四妙再加薏苡仁，
湿热下注痿痹痊。

注

二妙散出自元·朱震亨《丹溪心法》；四妙丸出自清·张秉成所著的《成方便读》，后人据此编成《四妙丸歌诀》。

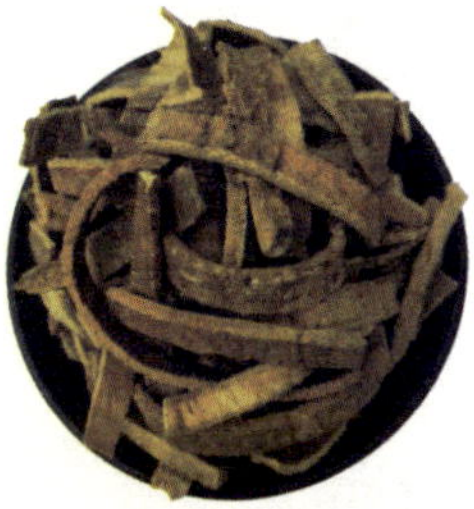

黄柏

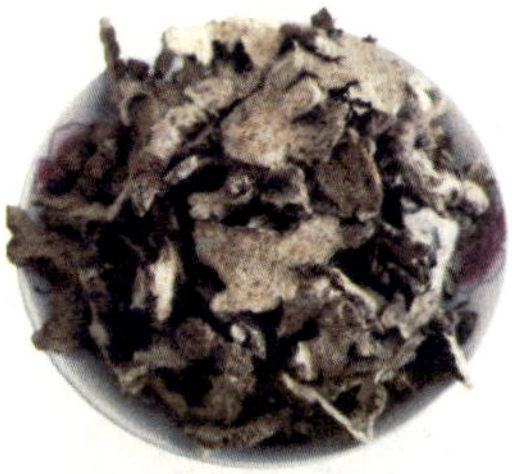

苍术

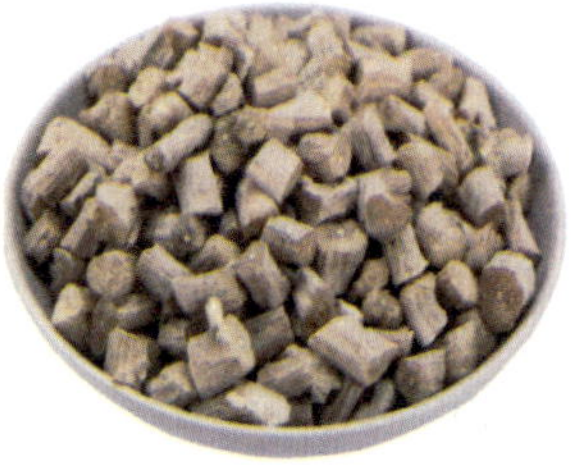

牛膝

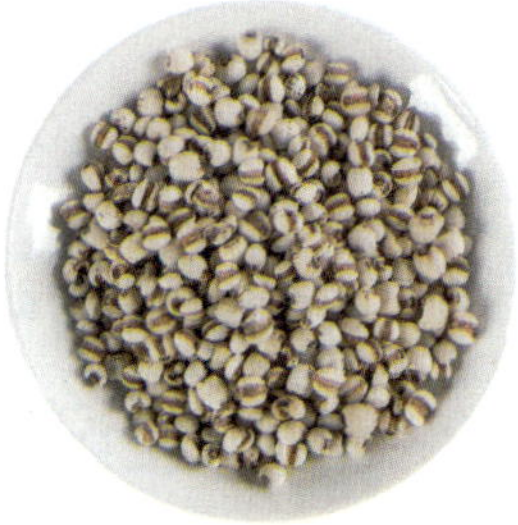

薏苡仁

组成：黄柏200g，苍术120g，牛膝120g，薏苡仁200g。

用法：上药共研细末。1次6克，1天3次，开水送服。

主治：湿热下注证。

症状：足膝红肿，筋骨疼痛。

方解：黄柏取其寒以胜热，苦以燥湿，且善除下焦之湿热。苍术苦温燥湿。薏苡仁健脾燥湿除痹。牛膝活血通经络，补肝肾，强筋骨，且引药直达下焦。

82 五苓散歌诀

五苓散治太阳腑，
泽泻白术猪茯苓，
温阳化气添桂枝，
利尿解表治水停。

注

五苓散出自东汉·张仲景《伤寒论》，后人据此编成《五苓散歌诀》。

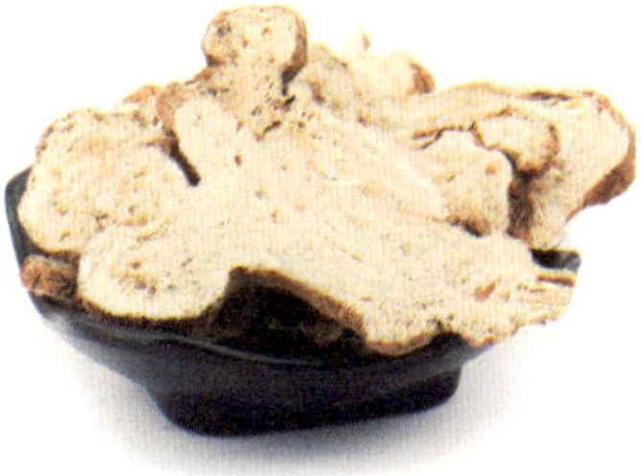

白术

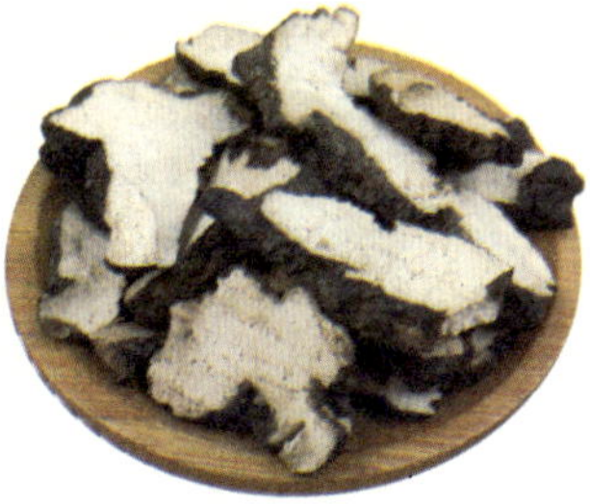

猪苓

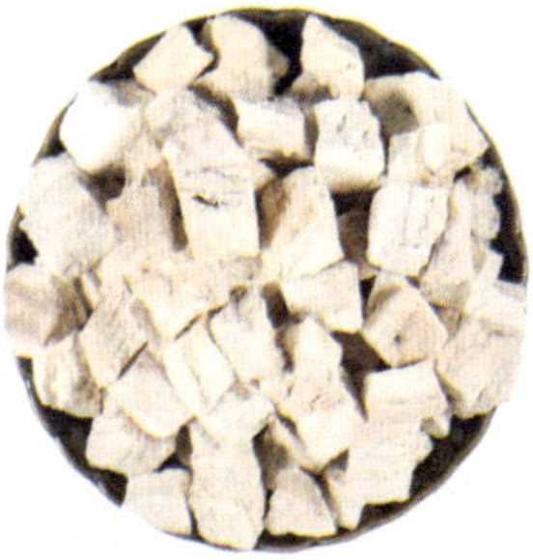

茯苓

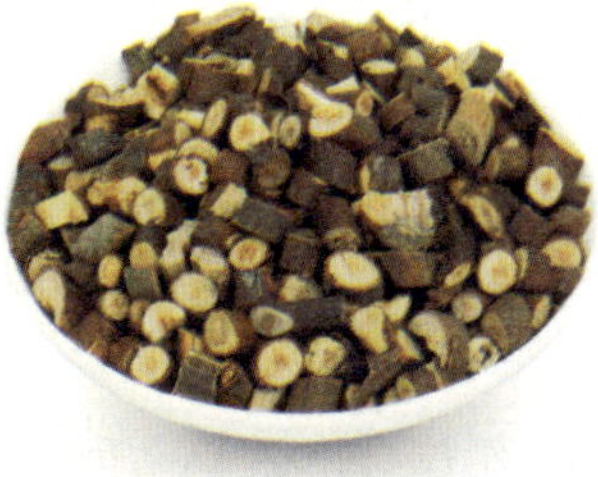

桂枝

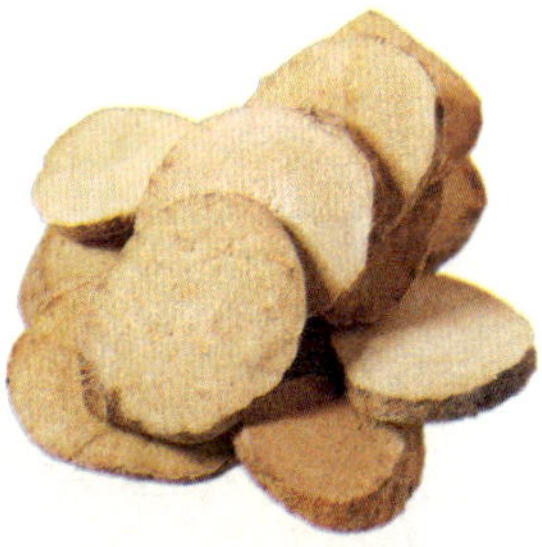

泽泻

组成：白术9g，猪苓9g，泽泻15g，茯苓9g，桂枝6g。

用法：以上诸药，共研细末。1次6克，1天3次，开水冲服。

主治：水湿内停证；内停水湿，外有风寒的蓄水症。

症状：水肿，身重，小便不利或泄泻；头痛，微热，小便不利，烦渴欲饮，水入即吐。

方解：猪苓、茯苓淡渗利水。泽泻通利小便。白术健脾祛湿。桂枝通阳利水，兼以解表。

83 苓桂术甘汤歌诀

苓桂术甘化饮剂，
健脾又温膀胱气，
饮邪上逆气冲上，
水饮下行眩晕止。

注

苓桂术甘汤出自东汉·张仲景《伤寒论》，后人据此编成《苓桂术甘汤歌诀》。

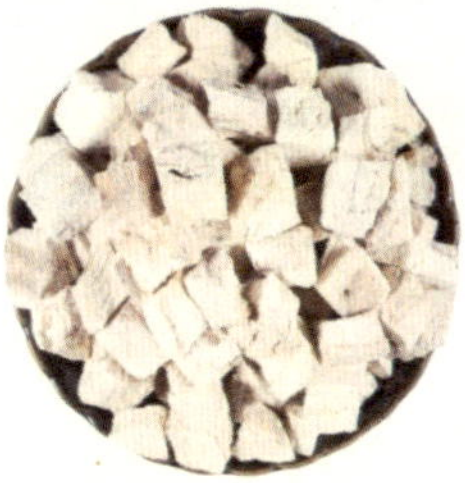

茯苓

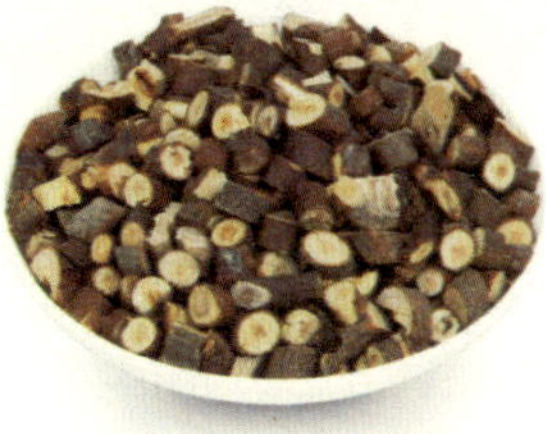

桂枝

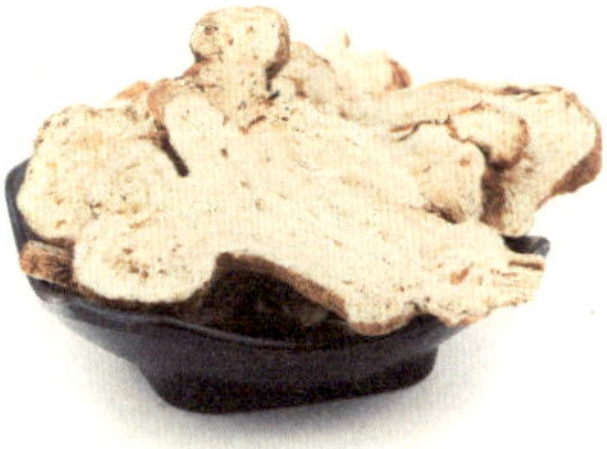

白术

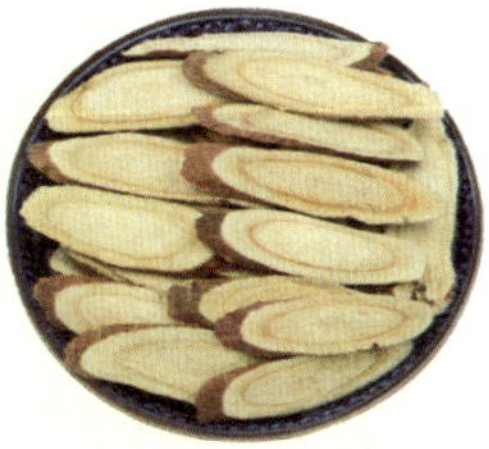

甘草

组成:茯苓 12g,桂枝 9g,白术 6g,甘草 6g。

用法:水煎服。

主治:痰饮病。

症状:心悸,眩晕,气短,咳嗽,胸胁胀满。

方解:茯苓健脾利水。桂枝温阳化气。白术健脾燥湿。甘草调和脾胃。四药共奏健脾渗湿、温化痰饮之效。

84 猪苓汤歌诀

猪苓汤内有茯苓，
泽泻阿胶滑石并，
小便不利兼烦渴，
滋阴利水症自平。

注

猪苓汤出自东汉·张仲景《伤寒论》，后人据此编成《猪苓汤歌诀》。

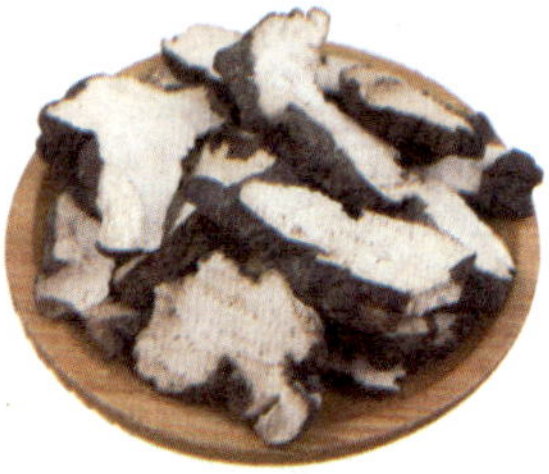

猪苓

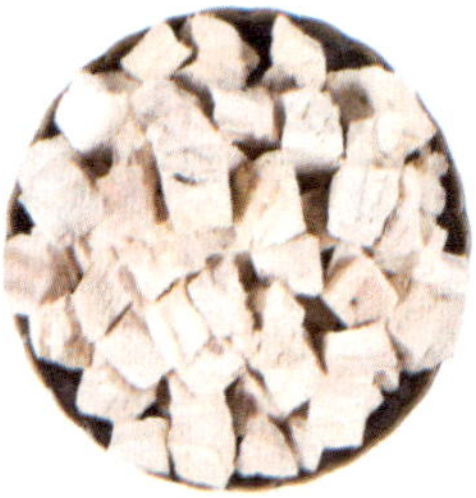

茯苓

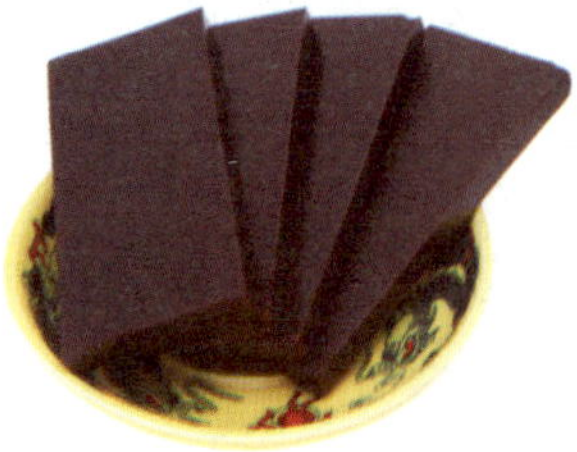

阿胶

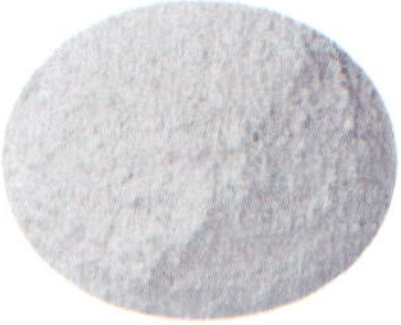

滑石

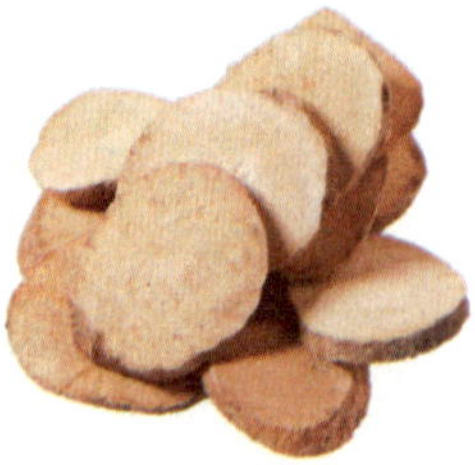

泽泻

组成：猪苓9g，茯苓9g，泽泻9g，阿胶9g，滑石9g。

用法：水煎服。

主治：水热互结，内热伤阴证。

症状：阴虚发热，烦渴欲饮，小便不利，或下利伤阴，咳而喘渴，心烦不得眠，或血淋、尿血。

方解：猪苓、茯苓、泽泻渗利小便。滑石清热通淋。阿胶滋阴润燥。

85 萆薢分清饮歌诀

萆薢分清石菖蒲，
草梢乌药益智俱，
或益茯苓盐煎服，
通心固肾浊精驱。

注

萆薢分清饮出自宋·杨倓《杨氏家藏方》，后人据此编成《萆薢分清饮歌诀》。

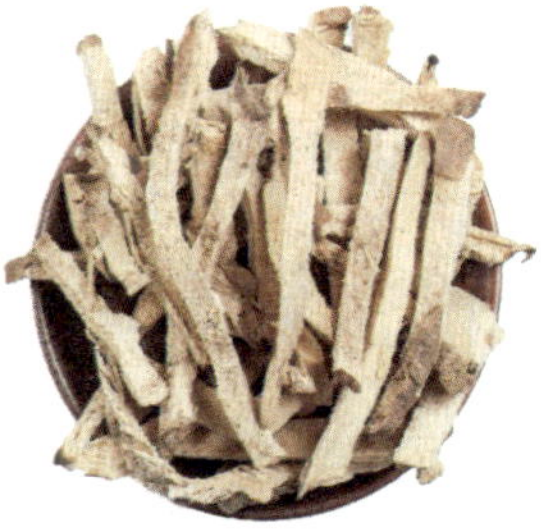
萆薢

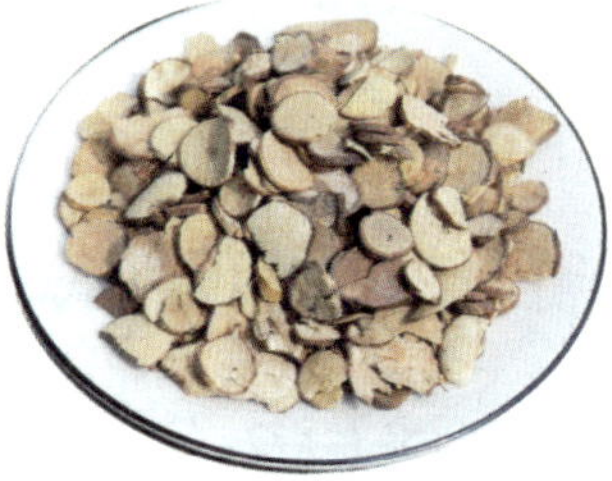
乌药

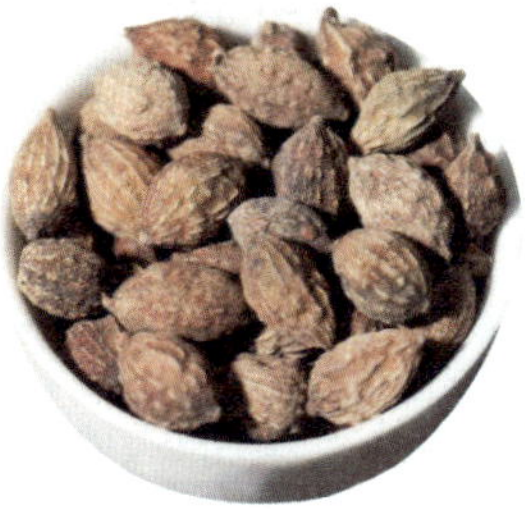
益智仁

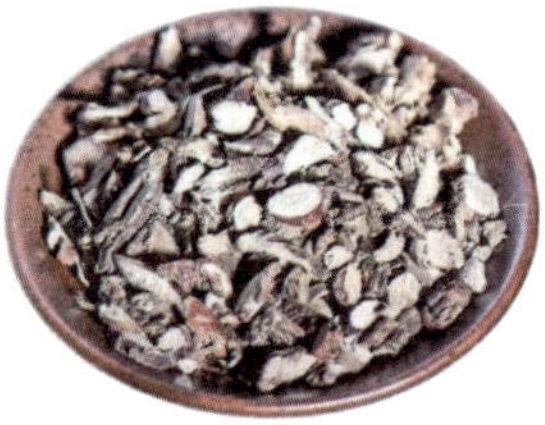
石菖蒲

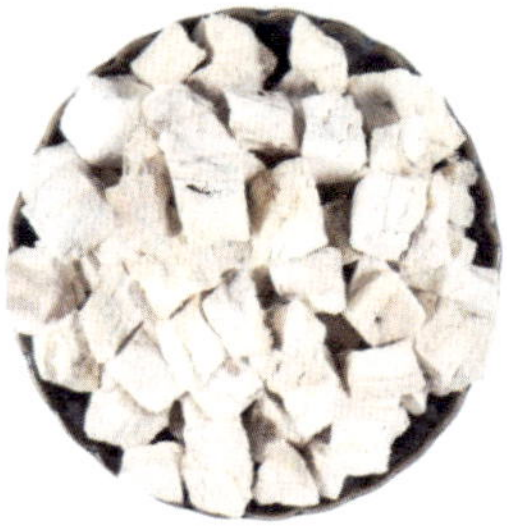
茯苓

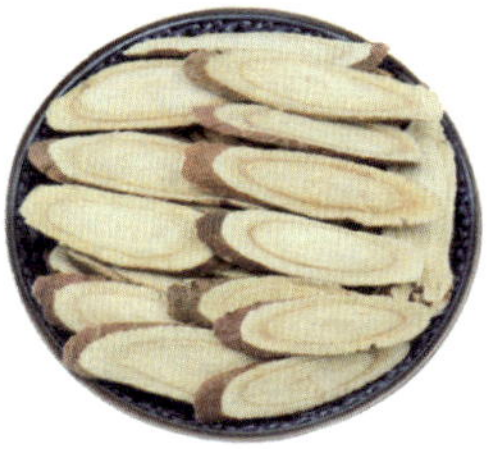
甘草

组成：萆薢10g，乌药10g，益智仁10g，石菖蒲10g，茯苓9g，甘草3g。

用法：水煎服。

主治：肾虚而湿浊下注证。

症状：小便混浊，凝如膏糊，或小便频数。

方解：萆薢清泄湿热，去浊分清。乌药疏气，逐寒温肾。益智仁温固肾气。石菖蒲化浊开窍。茯苓、甘草，利湿清热。诸药合用，则共奏温暖下元、分清化浊之效。

86 独活寄生汤歌诀

独活寄生艽防辛，
芎归地芍桂苓均，
杜仲牛膝党参草，
冷风顽痹难屈伸。

注

独活寄生汤出自唐·孙思邈《备急千金要方》，后人据此编成《独活寄生汤歌诀》。

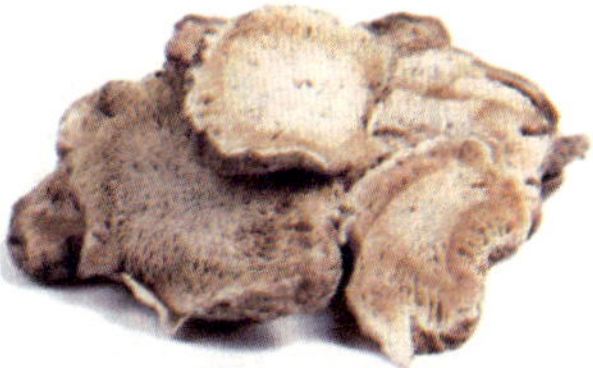

独活

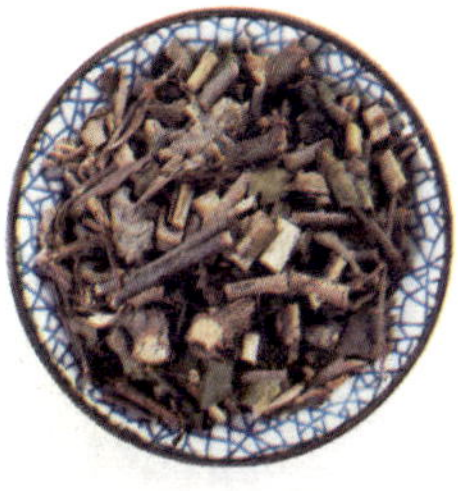

桑寄生

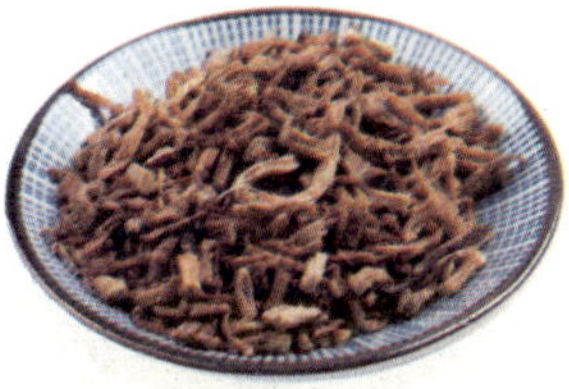

秦艽

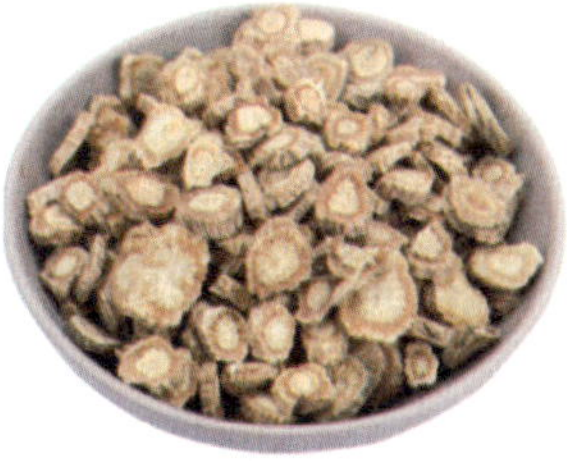

防风

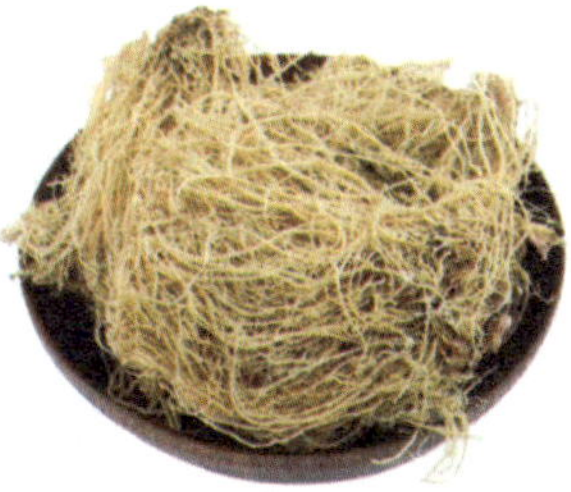

细辛

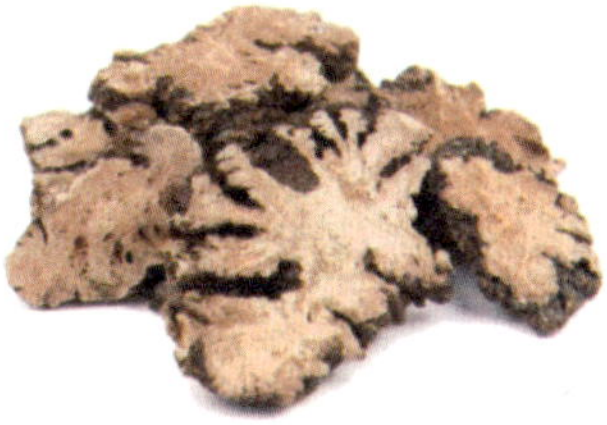

川芎

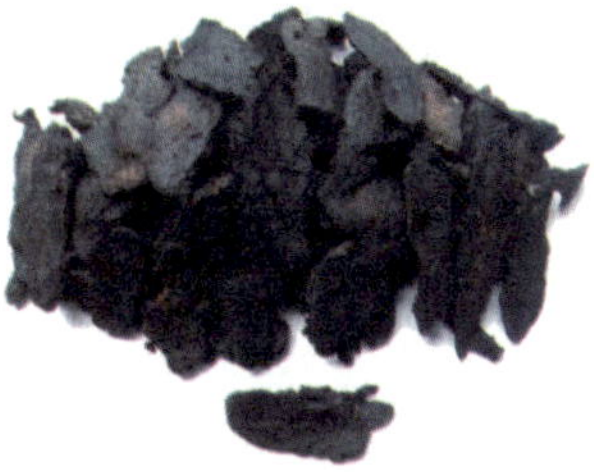

熟地黄

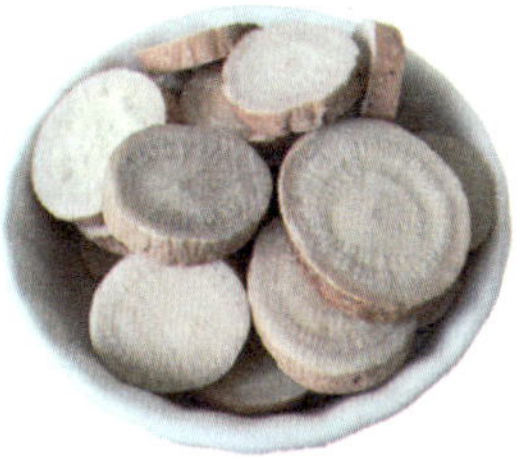

白芍

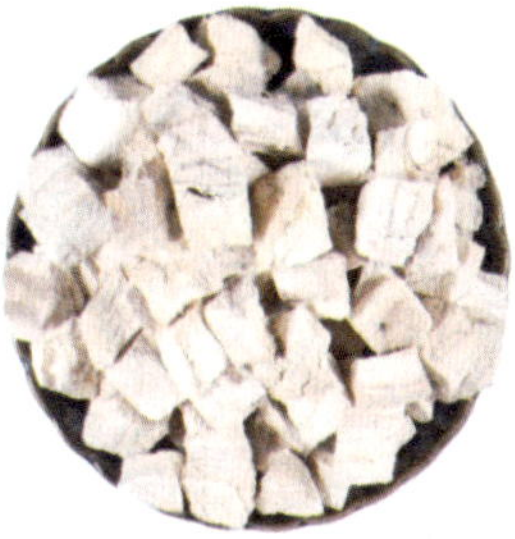

茯苓

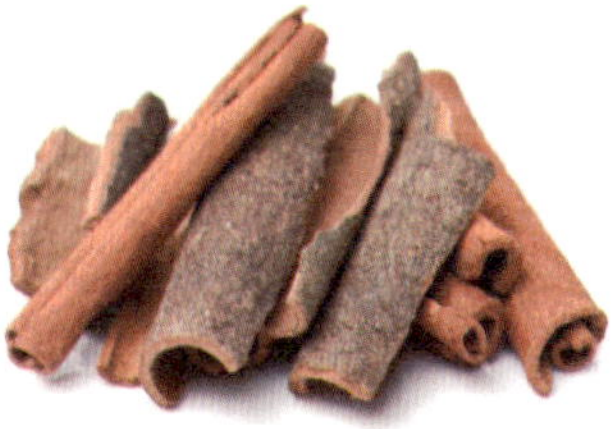

肉桂

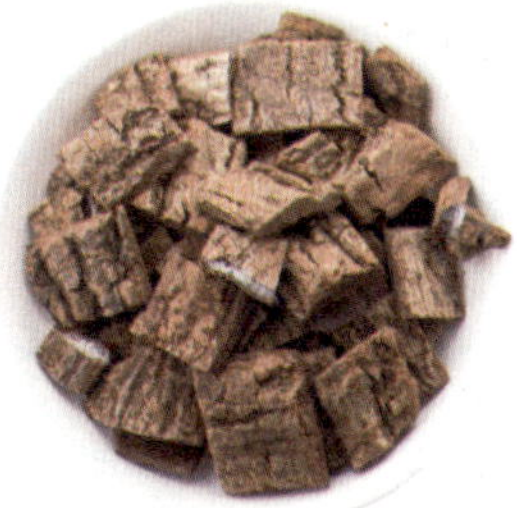

杜仲

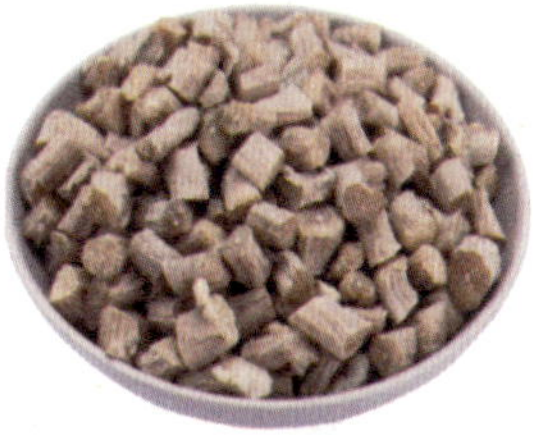

牛膝

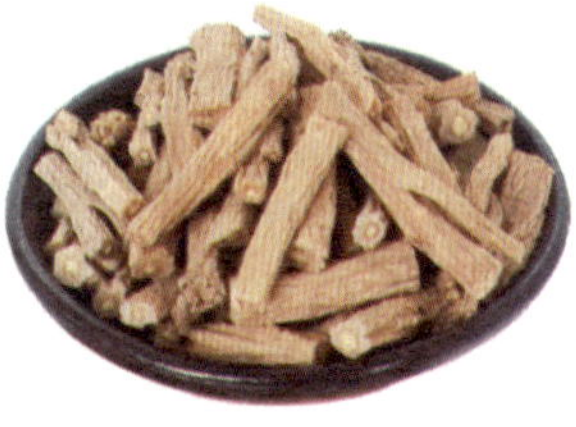

党参

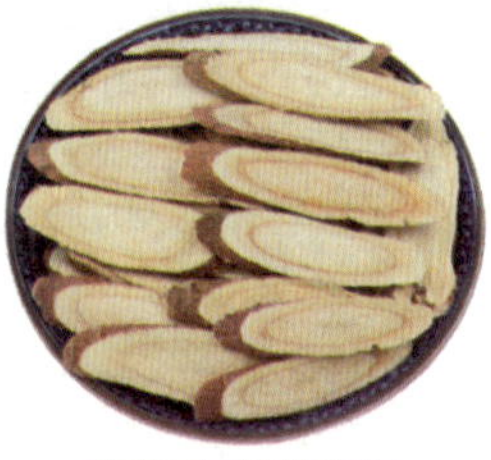

甘草

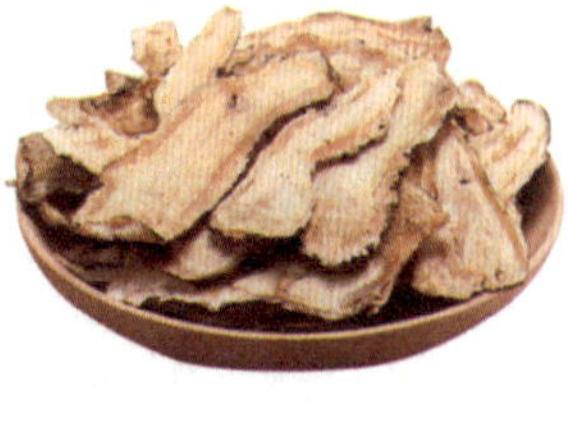

当归

组成：独活9g，桑寄生6g，秦艽6g，防风6g，细辛6g，川芎6g，熟地黄6g，白芍6g，茯苓6g，肉桂6g，杜仲6g，牛膝6g，党参6g，甘草6g，当归6g。

用法：水煎服。

主治：肝肾两亏，风寒湿痹。

症状：腰膝冷痛，腿足屈伸不利，或麻痹、肢体酸困沉重。

方解：独活祛风胜湿。桑寄生补肝肾，强筋骨，利关节，除风湿。杜仲、熟地黄、牛膝协同桑寄生强腰肾，壮筋骨。当归、白芍、川芎补血活血。党参、茯苓、甘草益气健脾，使气血充足则邪自除。细辛协同独活入肾经，搜风逐痹止痛。肉桂入肾经血分而祛寒止痛。秦艽、防风祛风邪，走肌表，且能胜湿。

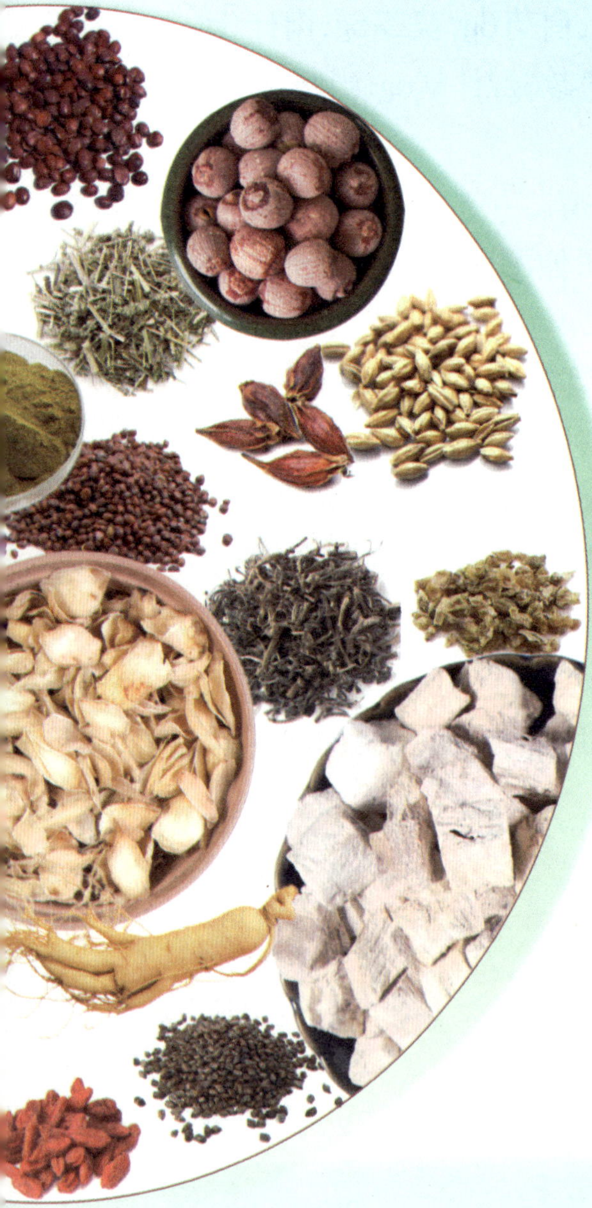

十五、祛痰剂

★ 概念

凡以祛痰药物为主组成，具有消除痰饮作用，治疗各种痰病的方剂，统称祛痰剂。

★ 适应病症

各种痰饮病证。如咳嗽、喘促、头痛、眩晕、胸痹、呕吐、中风、痰饮、癫狂、惊痫，以及痰核、瘰疬等病证。

★ 临床应用

痰的成因很多，治法也各有不同。如脾失健运，湿聚成痰者，治宜燥湿健脾化痰；火热内郁，炼液为痰者，治宜清热化痰；肺燥阴虚，虚火灼津为痰者，治宜润肺化痰；脾肾阳虚，寒饮内停，或肺寒留饮者，治宜温阳化痰；肝风内动，挟痰上扰者，治宜息风化痰；若外邪袭肺，肺失宣降，聚液为痰者，治宜宣肺化痰。

87 二陈汤歌诀

二陈汤用半夏陈，
益以茯苓甘草成，
利气祛痰兼燥湿，
湿痰为患此方珍。

注

二陈汤出自宋·陈师文《太平惠民和剂局方》，后人据此编成《二陈汤歌诀》。

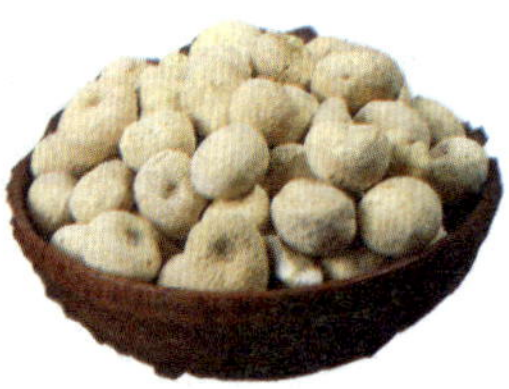

半夏

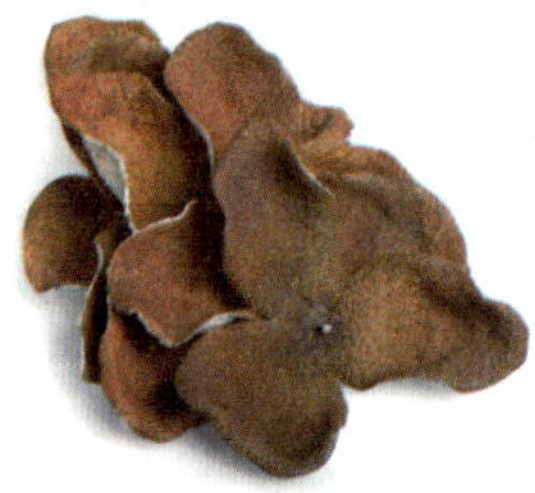

陈皮

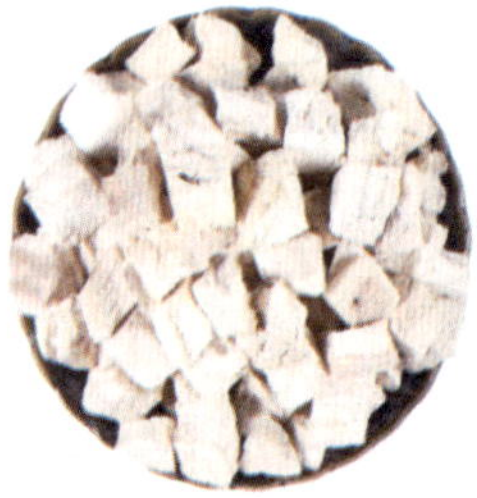

茯苓

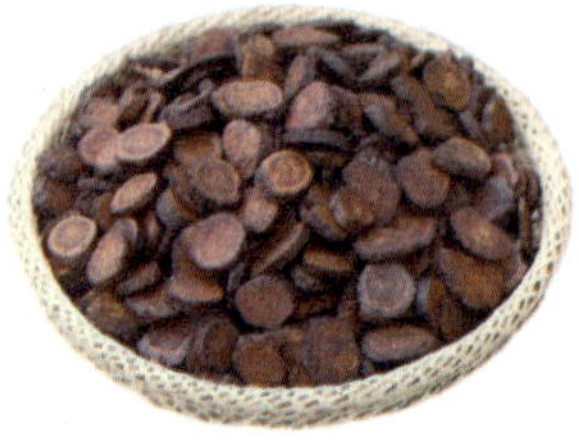

炙甘草

组成：半夏15g，陈皮15g，茯苓9g，炙甘草6g。

用法：水煎服。

主治：痰湿咳嗽。

症状：痰多色白，胸隔胀满，恶心呕吐，肢体困倦，头眩心悸。

方解：半夏、陈皮燥湿化痰，和中止呕。茯苓健脾渗湿。炙甘草和中。各药合用，使脾得健运，则痰湿去而胸膈舒，胃得和降则呕止。

88 温胆汤歌诀

温胆汤中苓半草，
枳竹陈皮加姜枣，
虚烦不眠症多端，
此系胆虚痰上扰。

注

温胆汤出自宋·陈无择《三因极一病证方论》，后人据此编成《温胆汤歌诀》。

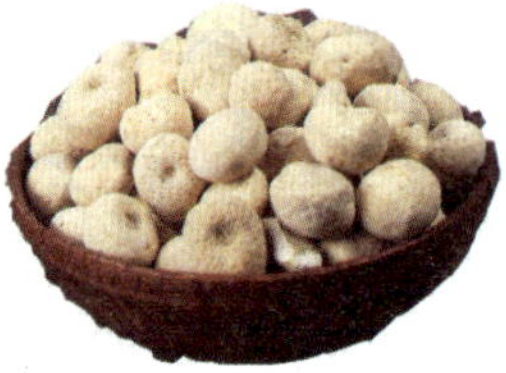

半夏

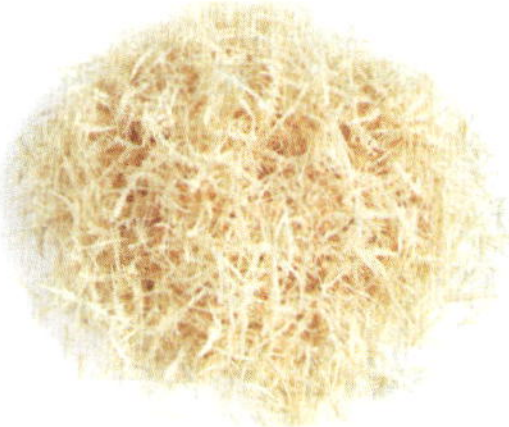

竹茹

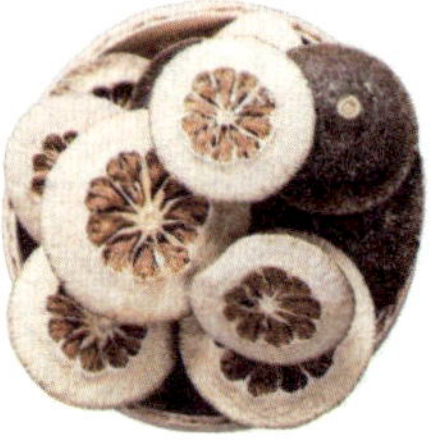

枳实

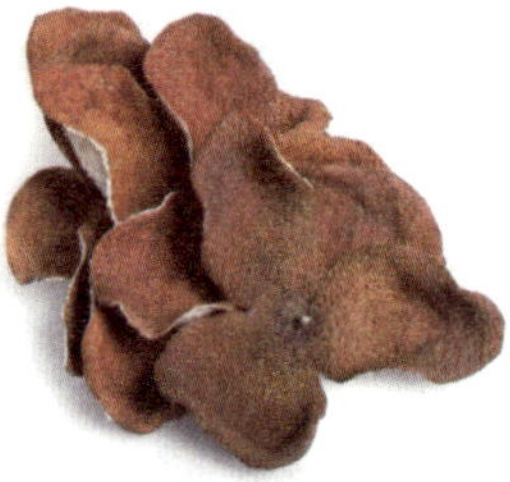

陈皮

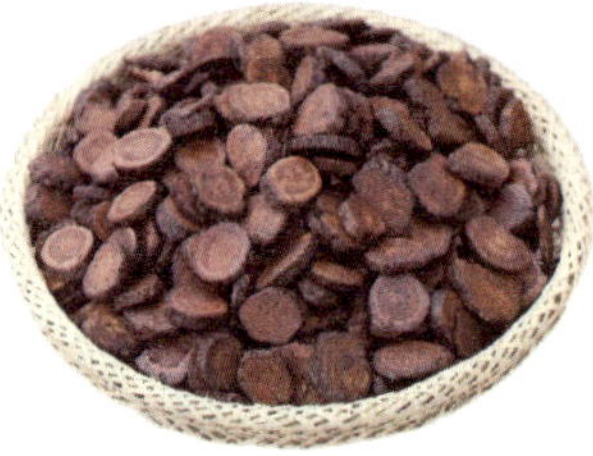

炙甘草

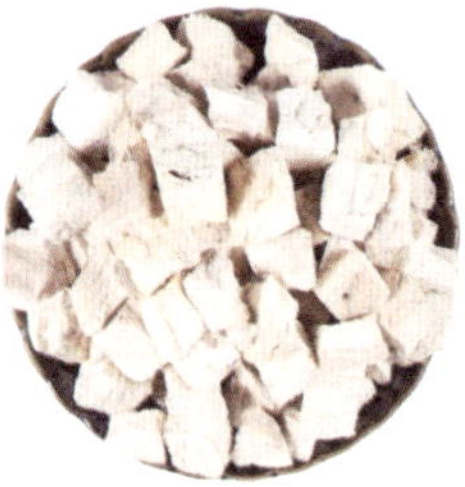

茯苓

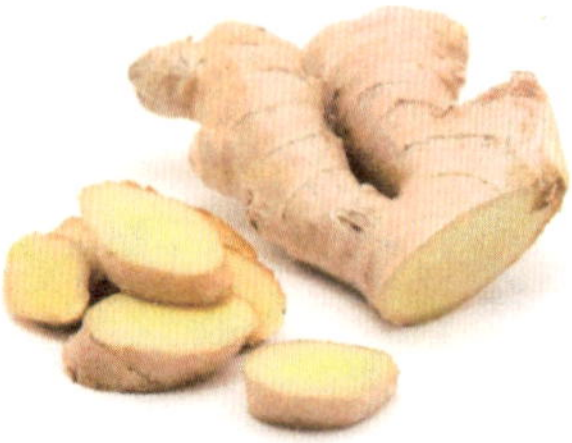

生姜

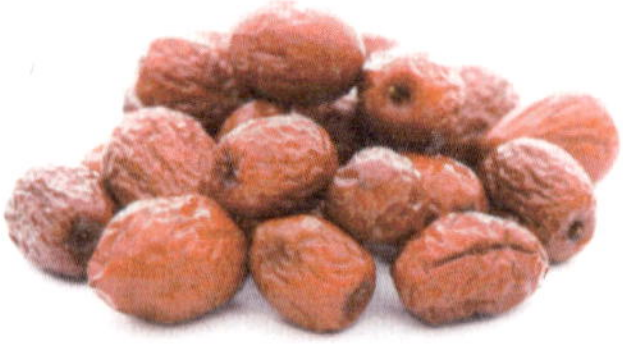

大枣

组成：半夏6g，竹茹6g，枳实6g，陈皮9g，炙甘草3g，茯苓5g，生姜5片，大枣5枚。

用法：水煎服。

主治：肝胃不和，痰热上(内)扰证。

症状：虚烦不眠，胸闷，口苦，或呕吐者。

方解：半夏降逆和胃，燥湿化痰。竹茹清热化痰，止呕除烦。枳实行气消痰，使痰随气下。陈皮理气燥湿。茯苓健脾渗湿，脾湿去痰消。生姜、大枣、炙甘草益脾和胃而协调诸药。诸药合用，共奏理气化痰、清胆和胃之效。

89 礞石滚痰丸歌诀

滚痰丸用青礞石，
大黄黄芩与沉香，
百病皆因痰作祟，
顽痰怪证力能匡。

注

礞石滚痰丸出自元·王隐君《泰定养生主论》，后人据此编成《礞石滚痰丸歌诀》。

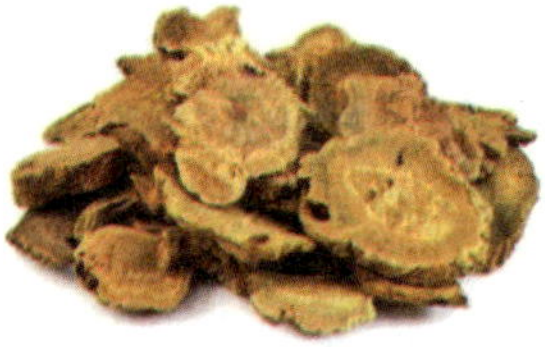
大黄

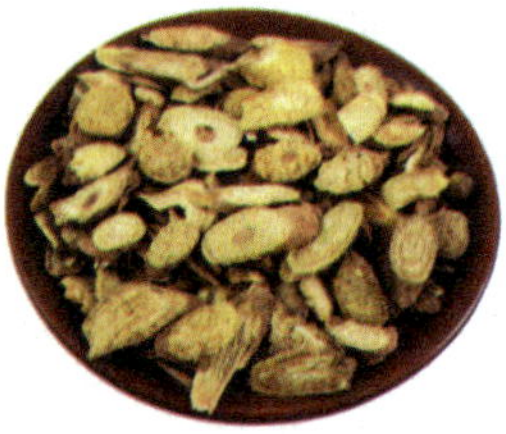
黄芩

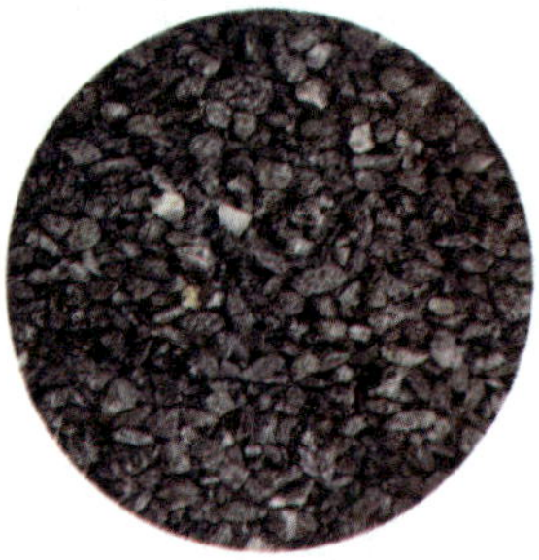
煅礞石

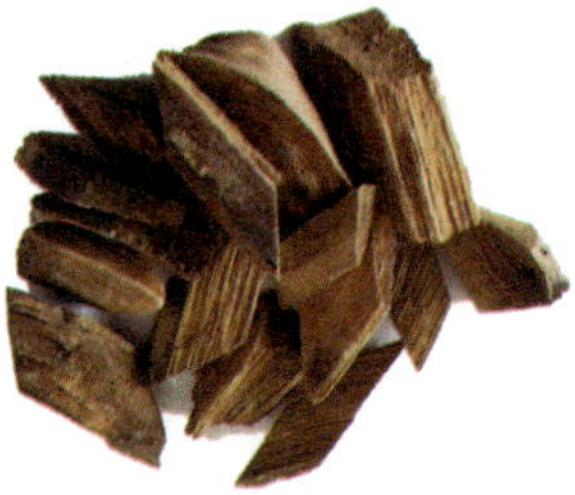
沉香

组成：大黄9g，黄芩9g，煅礞石12g，沉香6g。

用法：以上诸药，共研细末，做成水丸。一次9克，1天3次，开水送服。

主治：实热老痰证。

症状：癫狂惊痫，或喘咳痰黄稠而多，或胸痞眩晕、大便秘结。

方解：大黄苦寒直降，荡涤积滞，祛热下行。黄芩苦寒清肺。煅礞石攻逐顽痰。沉香疏畅气机，为诸药开导，引痰火易于下行。诸药合用，共奏降火逐痰之效。

90 三子养亲汤歌诀

三子养亲痰火方，
芥苏莱菔共煎汤，
大便实硬加熟蜜，
冬寒更可加生姜。

注

三子养亲汤出自明·韩懋《韩氏医通》，后人据此编成《三子养亲汤歌诀》。

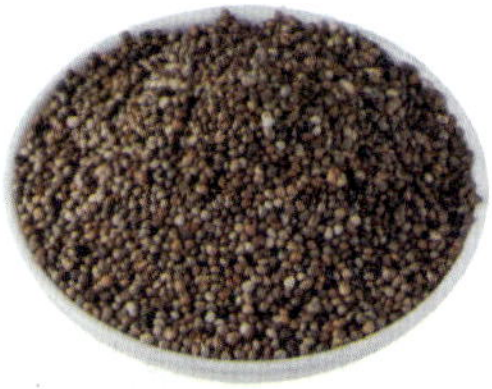

苏子

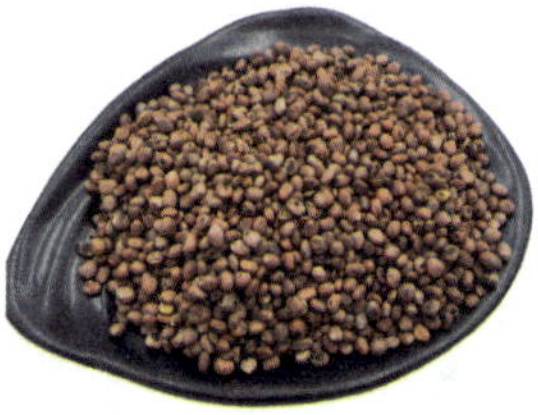

莱菔子

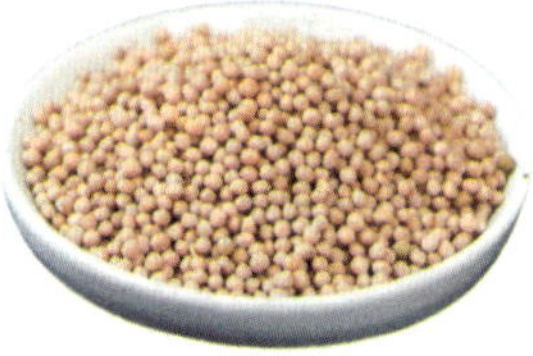

白芥子

组成：苏子9g，莱菔子9g，白芥子6g。

用法：水煎服。

主治：痰壅气逆食滞证。

症状：咳嗽气逆，痰多胸痞，食不振等症。

方解：白芥子温肺化痰，理气畅膈。苏子降气消痰，止咳平喘。莱菔子消食导滞，降气祛痰。诸药合用，可使气顺痰消，食积得化，咳喘自平。

91 小陷胸汤歌诀

小陷胸汤连夏蒌，

宽胸散结涤痰优，

痰热互结痞满痛，

按之疼痛此方求。

注

小陷胸汤出自东汉·张仲景《伤寒论》，后人据此编成《小陷胸汤歌诀》。

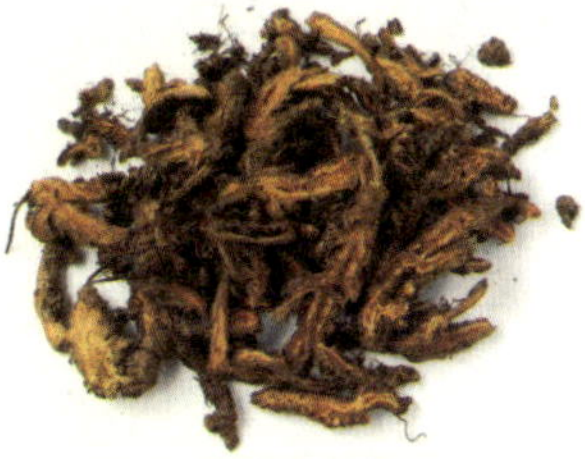

黄连

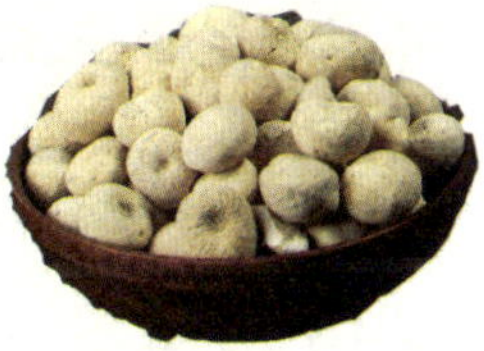

半夏

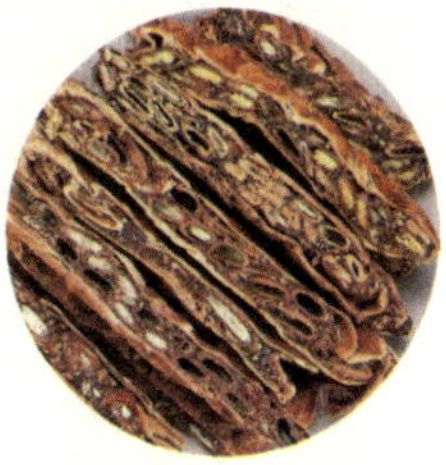

瓜蒌

组成：黄连6g，半夏12g，瓜蒌30g。

用法：水煎服。

主治：痰热互结之证。

症状：心下痞满，按之则痛，或心胸闷痛，或咳痰黄稠。

方解：黄连苦寒清热。半夏散结化痰。二药合用，苦降辛通，能泄热和胃，开胸除痰。瓜蒌则化痰清热之力更强。三药合用，有清热涤痰、宽胸开结的作用，为善治痰热互结的方剂。

92 止嗽散歌诀

止嗽散中用白前，
陈皮桔梗草荆添，
紫菀百部同蒸用，
感冒咳嗽此方先。

注

止嗽散出自清·程钟龄《医学心悟》，后人据此编成《止嗽散歌诀》。

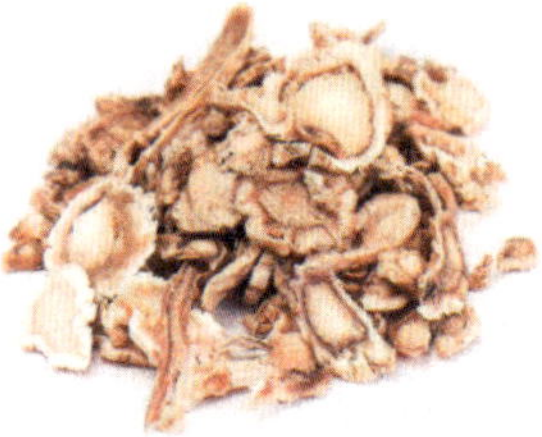

桔梗

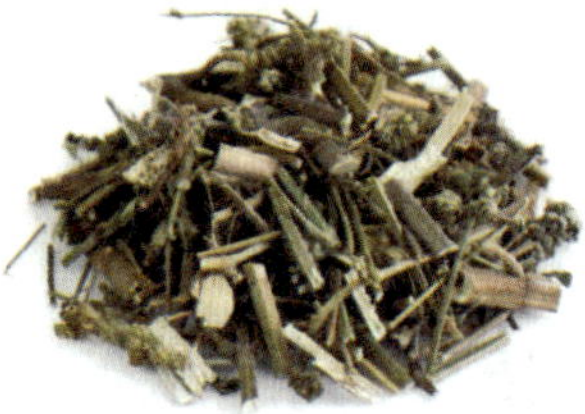

荆芥

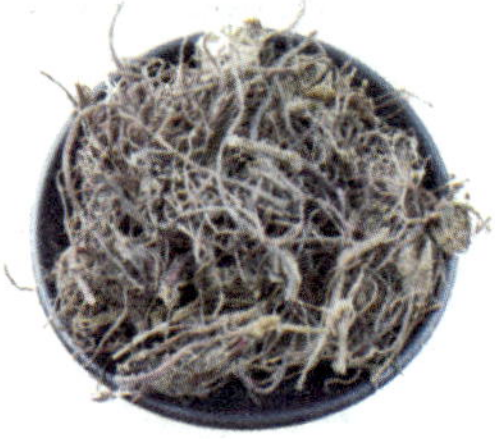

紫菀

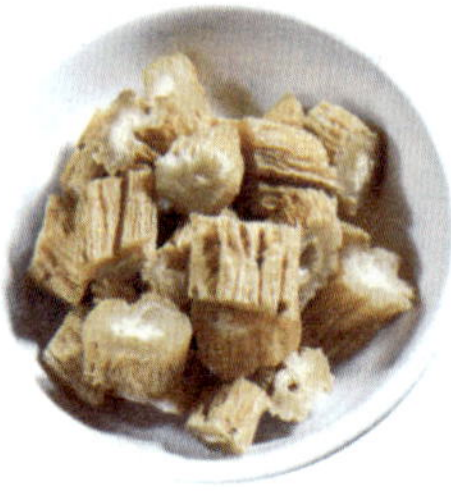

百部

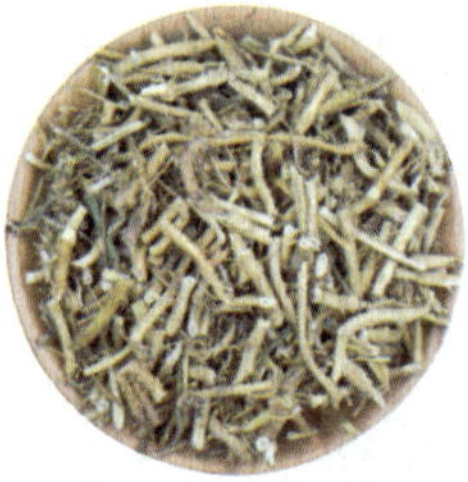

白前

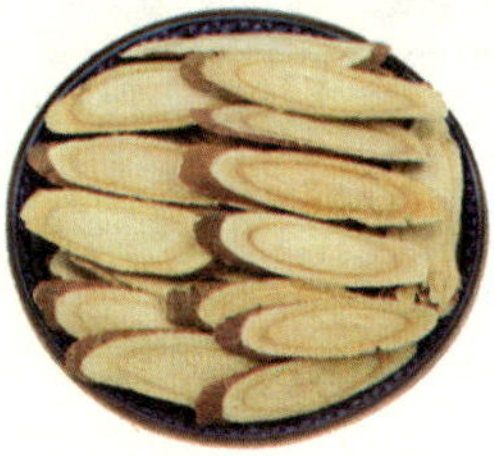

甘草

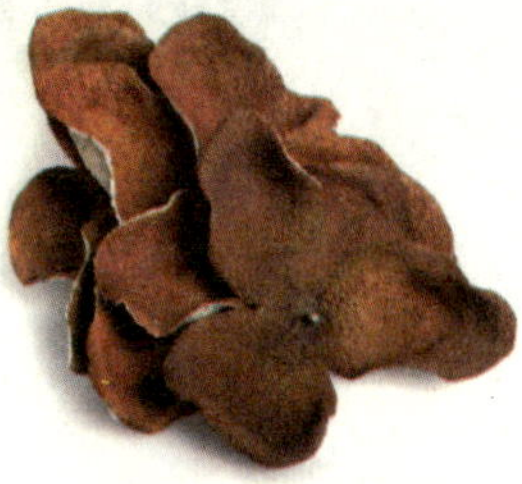

陈皮

组成:桔梗9g,荆芥6g,紫菀9g,百部9g,白前9g,甘草3g,陈皮3g。

用法:水煎服。

主治:风邪犯肺之咳嗽证。

症状:咳嗽咽痒,咯痰不爽,或微有恶风发热。

方解:荆芥疏风解表。百部、紫菀理肺止咳。白前、陈皮、桔梗理气化痰。甘草调和诸药,与桔梗同用,可以开上宣肺。

93 定喘汤歌诀

定喘白果与麻黄，
黄芩半夏款冬商，
杏苏桑白兼甘草，
里热外寒痰喘尝。

注

定喘汤出自明·张时彻《摄生众妙方》，后人据此编成《定喘汤歌诀》。

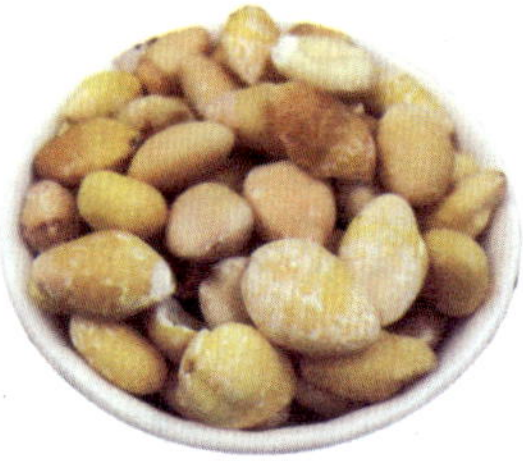

白果仁

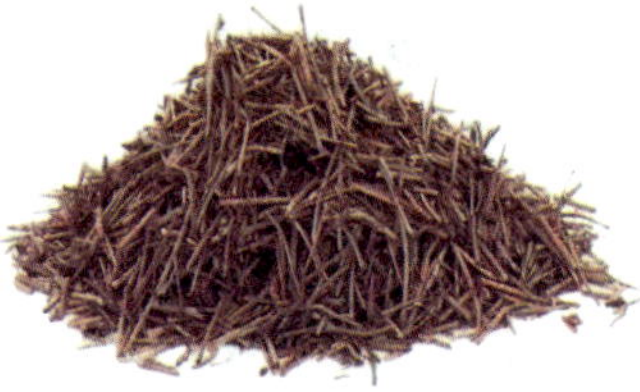

麻黄

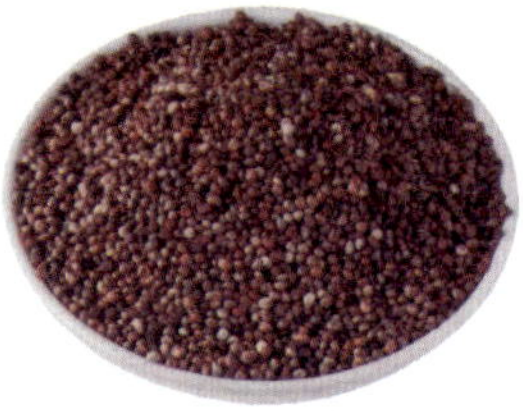

苏子

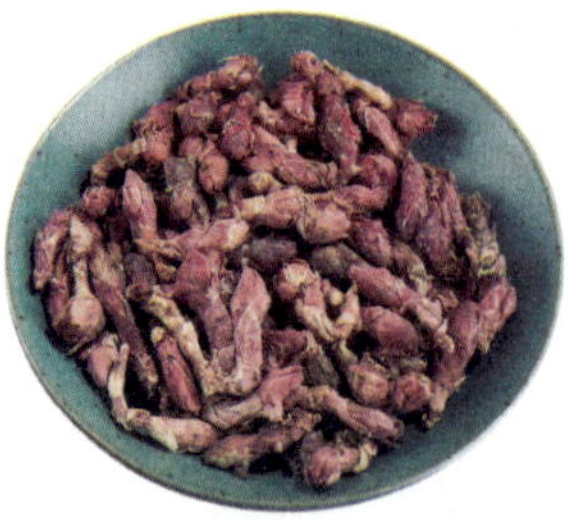

款冬花

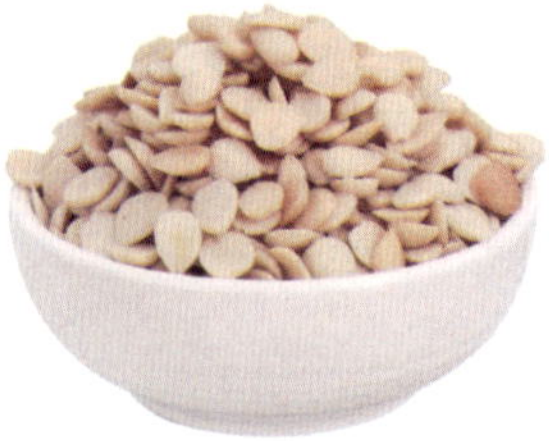

杏仁

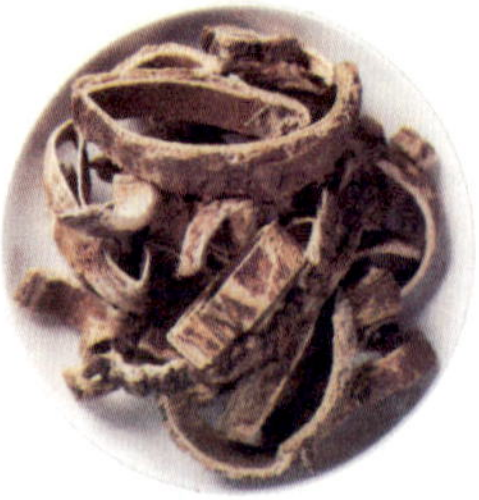

桑白皮

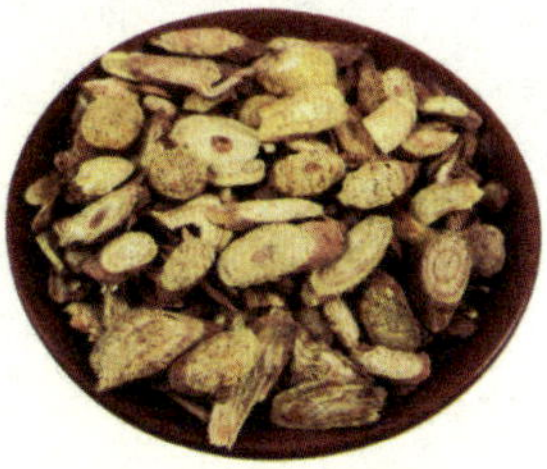

黄芩

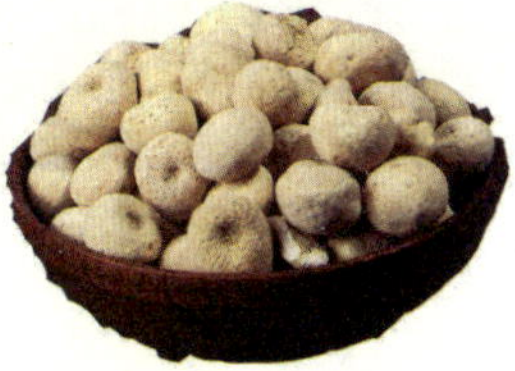

半夏

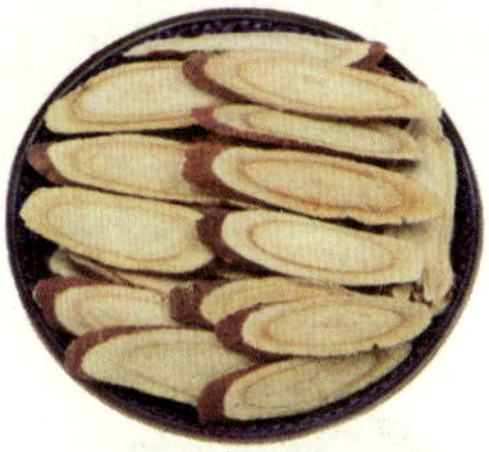

甘草

组成：白果仁9g，麻黄9g，苏子6g，杏仁9g，款冬花9g，桑白皮9g，黄芩6g，半夏9g，甘草3g。

用法：水煎服。

主治：外感风寒，内蕴痰热之咳喘证。

症状：咳嗽痰多，气促，或哮喘。

方解：麻黄宣肺平喘。桑白皮清肺降气以平喘。杏仁、苏子、白果仁降肺平喘，与麻黄合用，一通一降，加强宣肺定喘作用。半夏合款冬花以除痰。黄芩配桑白皮以清热。甘草调和诸药。

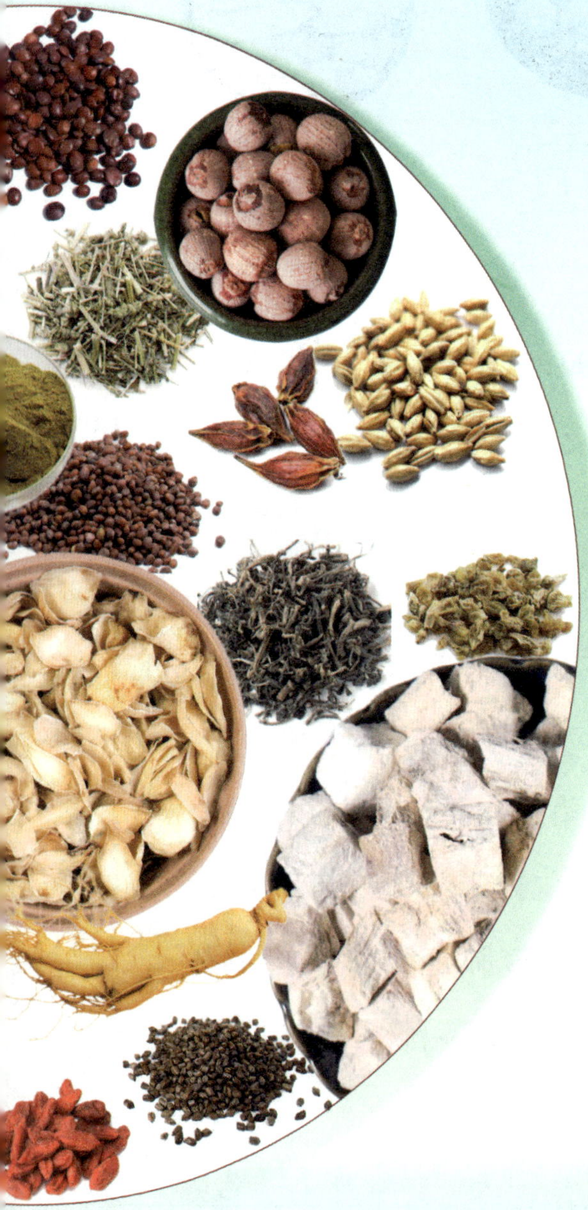

十六、消食剂

★ 概念

凡以消食药物为主组成，具有消食运脾、化积导滞作用，治疗各种食积证的方剂，统称消食剂。

★ 适应病症

各种饮食停滞所致的病证，症见胸脘痞闷、嗳腐吞酸、恶食、呕逆、腹痛泄泻等。凡由气、血、痰、湿、食、虫壅滞而成的积滞痞块，都可以应用消食剂治疗。

★ 临床应用

食积停滞，治宜消食化滞；食积内停，易伤脾胃，脾胃虚弱，运化无力，又可导致食积内停，脾虚食滞，治当健脾消食，消补兼施。

94 保和丸歌诀

保和神曲与山楂，
陈翘莱菔苓半夏，
消食化滞和胃气，
煎服亦可加麦芽。

注

保和丸出自元·朱震亨《丹溪心法》，后人据此编成《保和丸歌诀》。

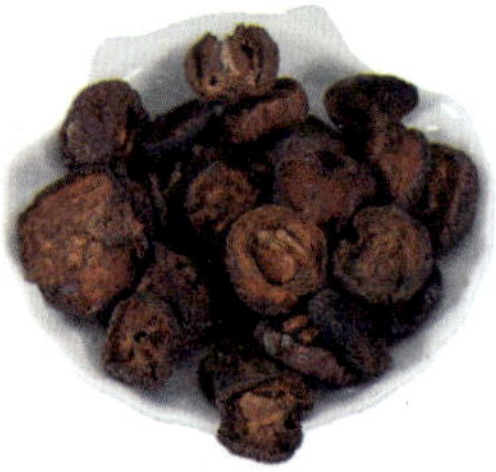

焦山楂

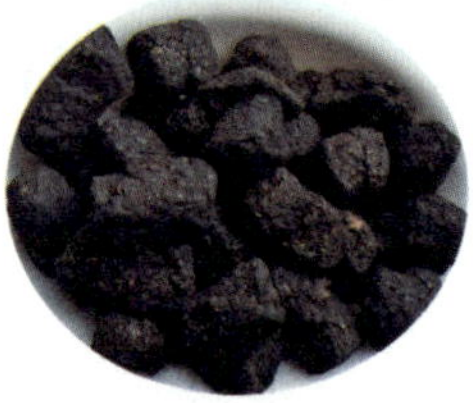

焦神曲

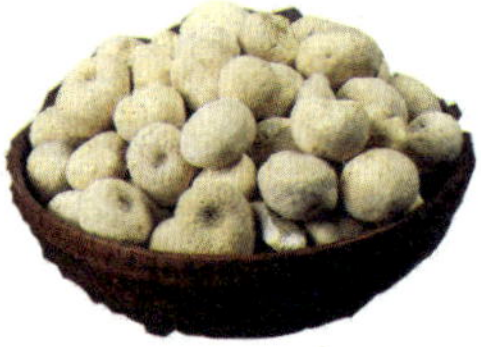

半夏

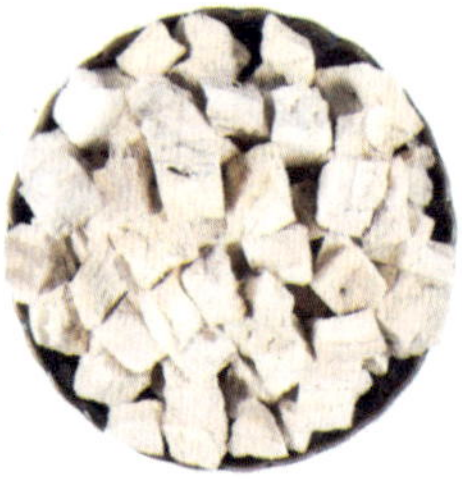

茯苓

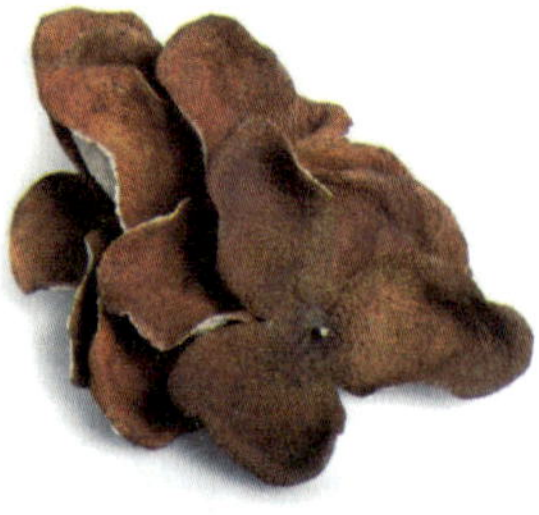

陈皮

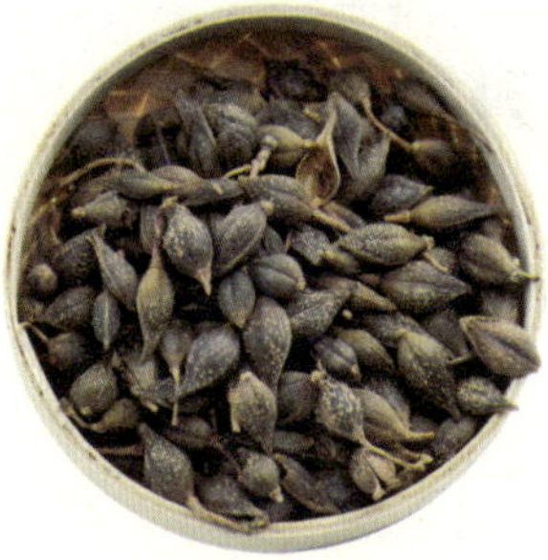

连翘

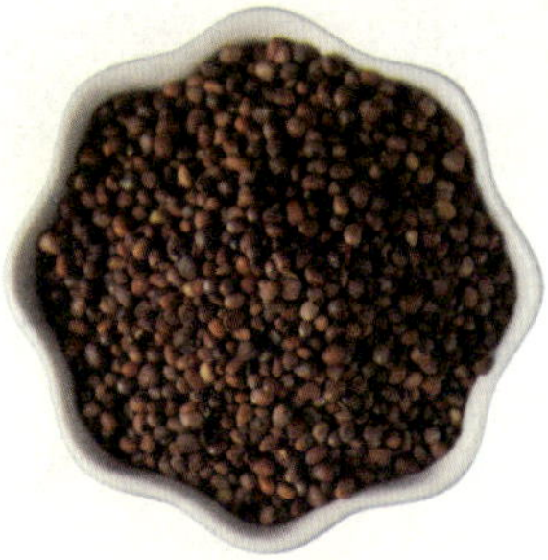

炒莱菔子

组成：焦山楂180g，焦神曲60g，半夏90g，茯苓90g，陈皮30g，连翘30g，炒莱菔子30g。

用法：以上诸药，共研细末，炼蜜为丸。1次1丸，1天3次，开水送服。

主治：食积停滞，消化不良。

症状：脘腹胀满，腹中时痛，嗳气酸臭，或大便泄泻。

方解：山楂、神曲、莱菔子消食除满，下气导滞。半夏、茯苓、陈皮和胃利湿。连翘散结清热。诸药共用，则有和胃消食的作用，是消积导滞的基本方剂。

95 枳实导滞丸歌诀

枳实导滞曲连芩，
大黄术泽与茯苓，
食湿两滞生郁热，
湿热积滞此方寻。

注

枳实导滞丸出自金·李东垣《内外伤辨惑论》，后人据此编成《枳实导滞丸歌诀》。

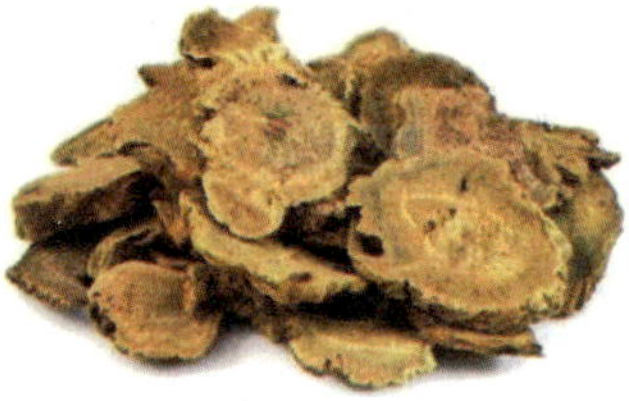

大黄

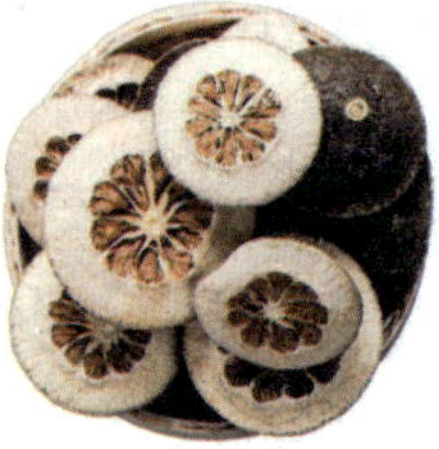

枳实

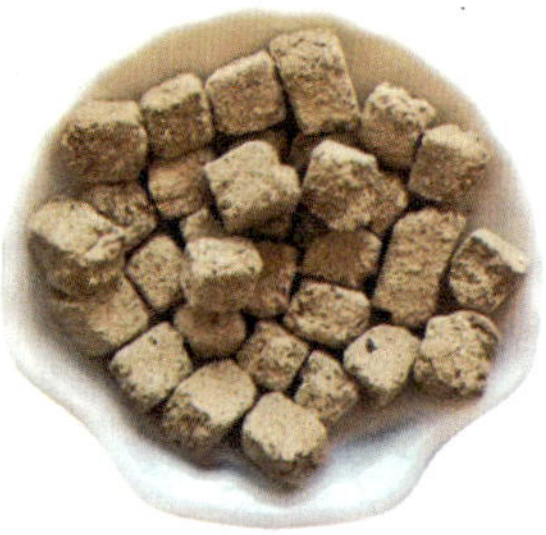

神曲

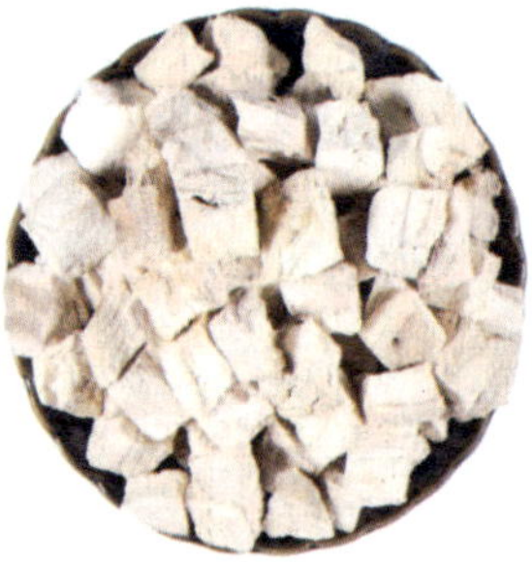

茯苓

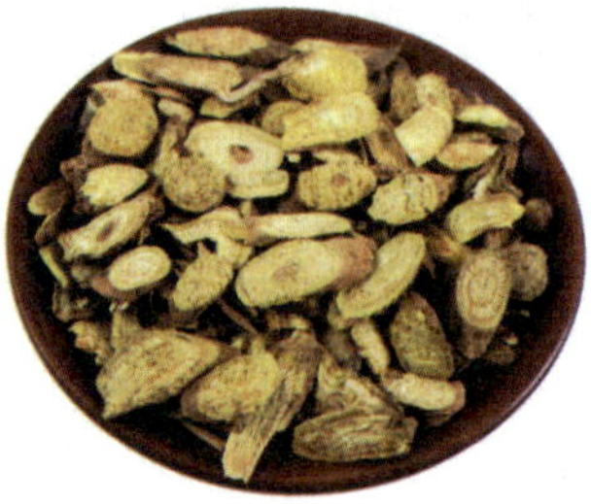

黄芩

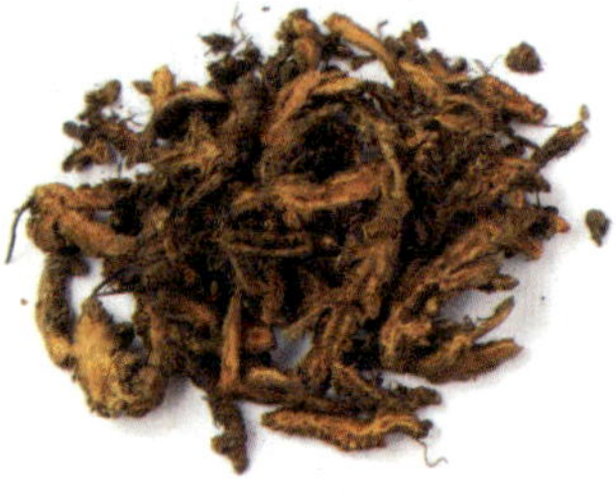

黄连

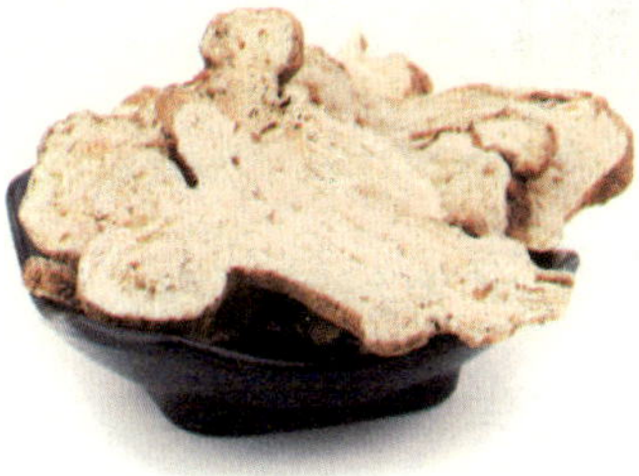

白术

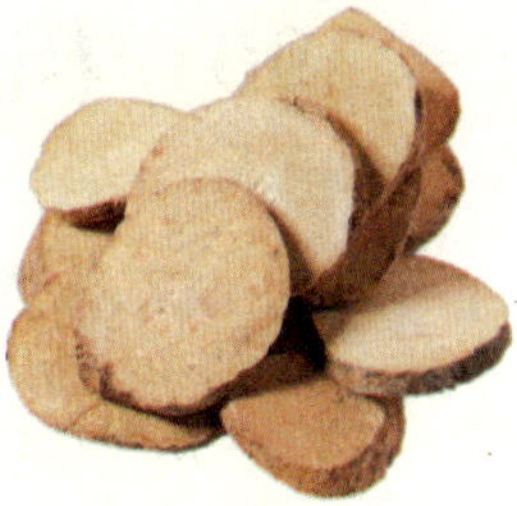

泽泻

组成：大黄30g，枳实15g，神曲15g，茯苓9g，黄芩9g，黄连9g，白术9g，泽泻6g。

用法：以上诸药，共研细末，做成水丸。1次9克，1天3次，开水送服。

主治：肠胃积滞，湿热内郁证。

症状：胸脘痞闷，泻痢，腹痛，下腹部不舒服，排便不爽，肛门下坠，或大便秘结，小便黄。

方解：枳实降气消痞。大黄荡涤积滞，泻下湿热。黄芩、黄连清热燥湿。茯苓、白术、泽泻健脾利湿。诸药合用，具有消食导滞、清利湿热之效。

96 枳术丸歌诀

枳术丸是消补方，
荷叶烧饭作丸尝，
若加麦芽与神曲，
消食化滞力更强。

注

枳术丸出自金·李东垣《内外伤辨惑论》，后人据此编成《枳术丸歌诀》。

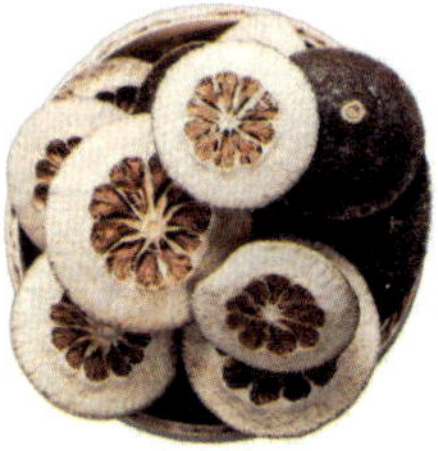

枳实

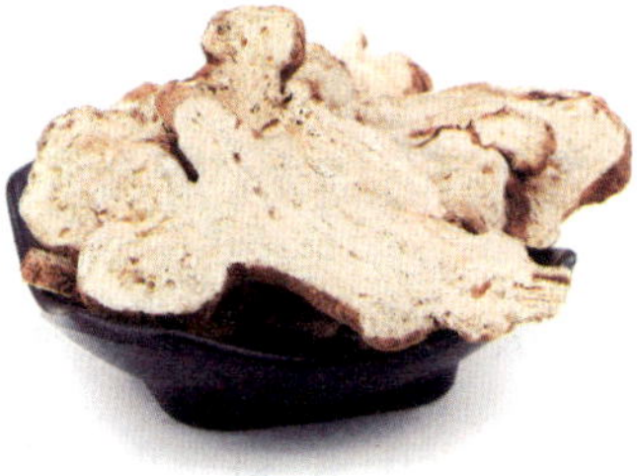

白术

组成：枳实30g，白术60g。

用法：以上诸药，共研细末，做荷叶烧饭为丸。1次9克，1天3次，开水送服。

主治：脾虚消化不良，饮食停滞证。

症状:脘腹胀满,不思饮食。

方解:白术重在健脾益气,以助脾之运化。枳实破气化滞,消痞除满。白术用量为枳实的两倍,意在以补为主,寓消于补之中。更以荷叶烧饭为丸,取其能升清阳,以助白术健脾益胃。

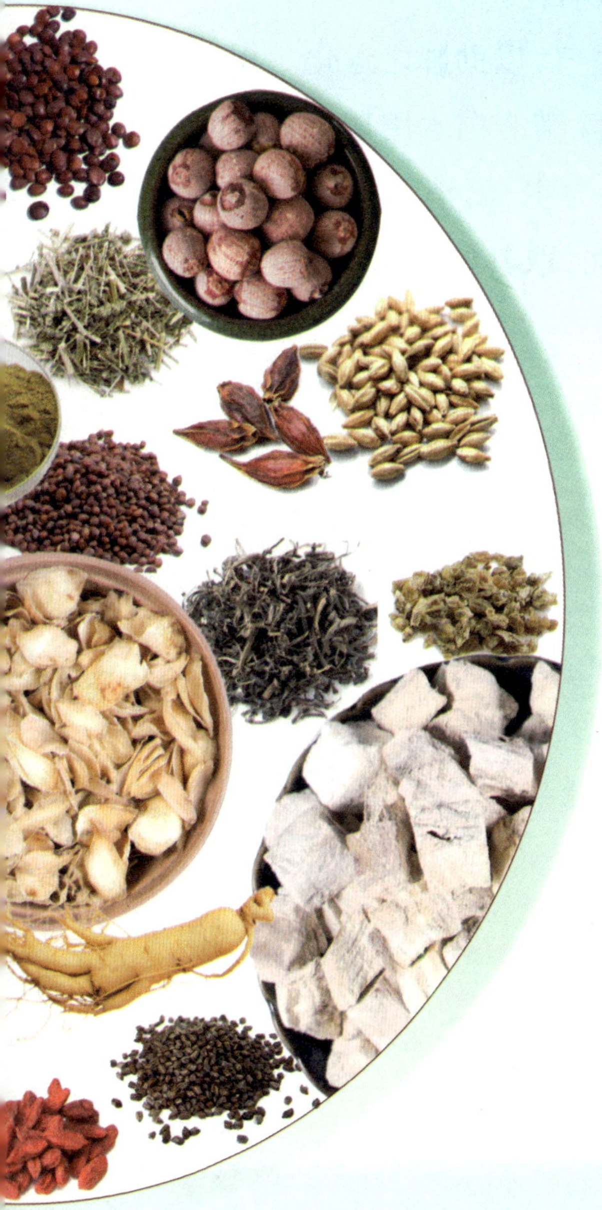

十七、驱虫剂

★ 概念

凡以驱虫药物为主组成，具有祛虫、杀虫或者安蛔作用，治疗人体寄生虫病的方剂，统称驱虫剂。

★ 适应病症

寄生虫侵犯人体所致的病证。常见有蛔虫、蛲虫、钩虫、绦虫等消化道寄生虫病证。临床表现多见脐腹作痛，时发时止，面色萎黄，或青或白，或生虫斑，舌苔剥落。

★ 临床应用

首先辨别寄生虫的种类，根据病人体质的强弱，病情的缓急，分别选用和配伍适当的方药。如有积滞者，可配伍消导药；脾胃虚弱者，兼补脾胃；对于体弱的患者，应先补后攻，或攻补兼施。虫症在腹痛较剧时，通常以安虫主，在疼痛缓解之后，再行驱虫。

97 乌梅丸歌诀

乌梅丸用细辛桂，
人参附子及当归，
蜀椒干姜与连柏，
能疗久痢又安蛔。

注

乌梅丸出自东汉·张仲景《伤寒论》，后人据编成《乌梅丸歌诀》。

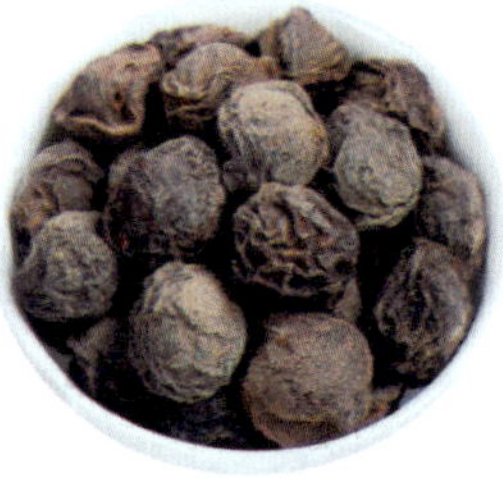
乌梅

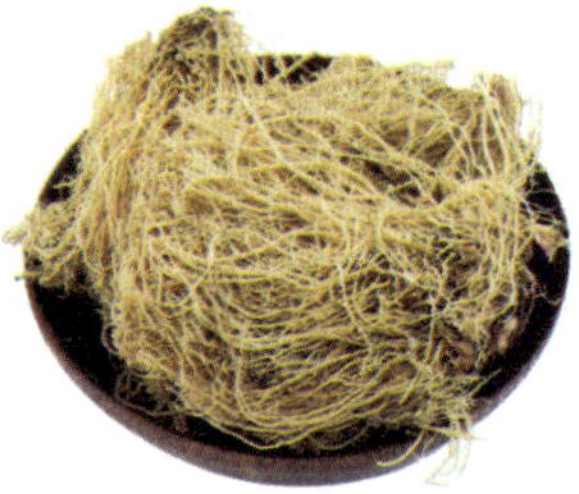
细辛

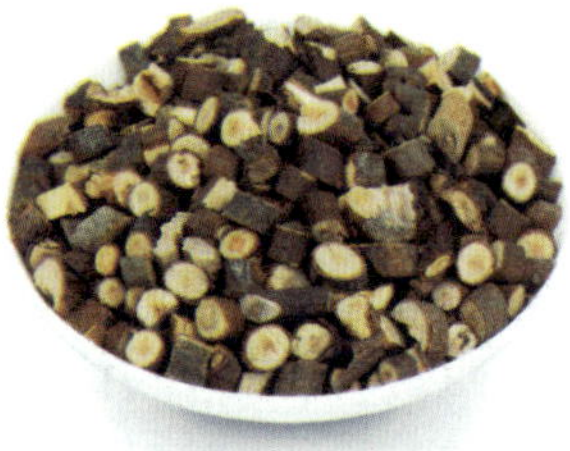
桂枝

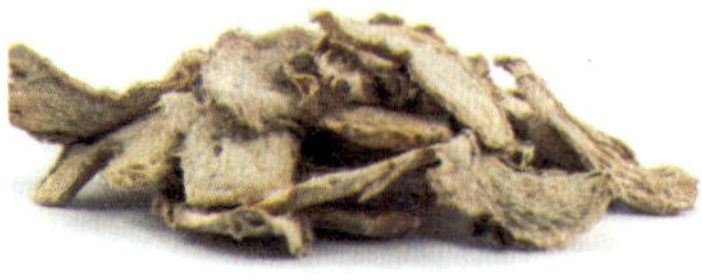
干姜

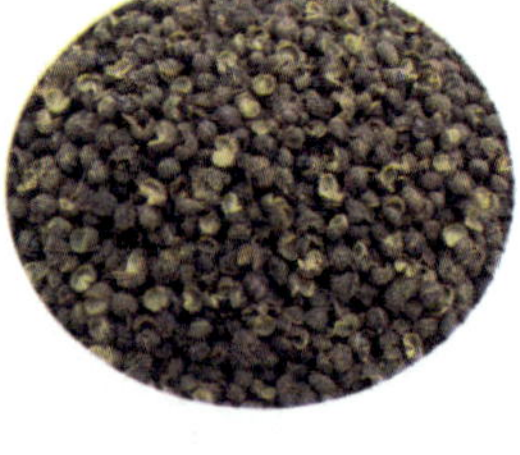
蜀椒

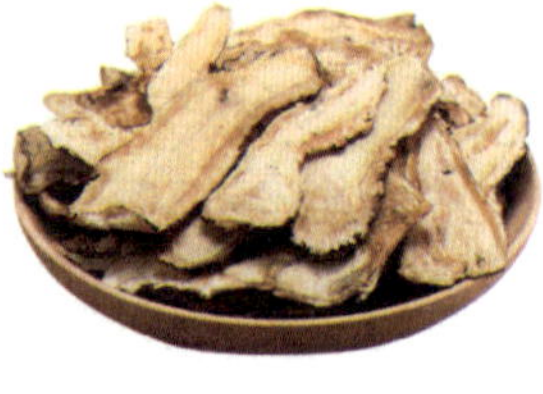
当归

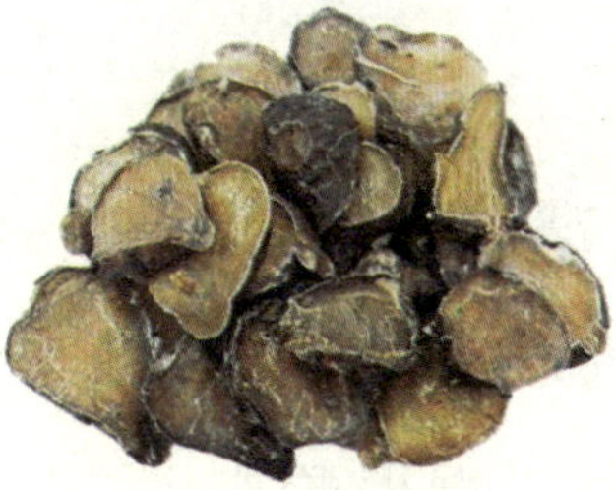

熟附子

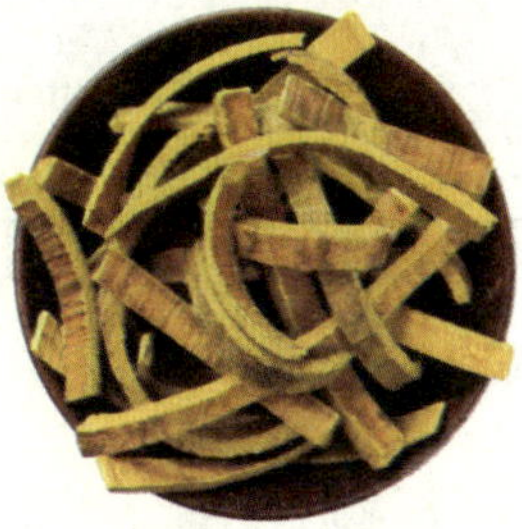

黄柏

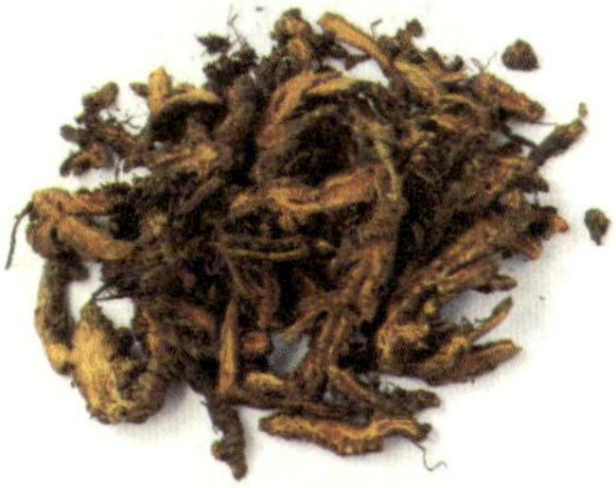

黄连

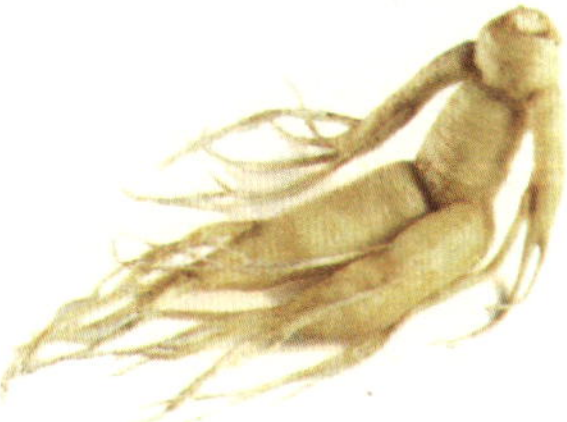

人参

组成：乌梅480g，细辛180g，桂枝180g，干姜300g，蜀椒120g，当归120g，熟附子180g，黄柏180g，黄连480g，人参180g。

用法：以上药物，共研细末，炼蜜为丸。1次1丸，1天3次。

主治：厥阴病，蛔厥证。

症状：腹痛时作，烦闷呕吐，得食则吐呕，甚至吐出蛔虫，四肢发凉，冷到肘窝和膝盖，或久痢及反胃呕吐。

方解：乌梅味酸能止蛔虫蠕动。辅以蜀椒、细辛，辛能驱虫，且治脏寒。黄连、黄柏苦能下蛔。前人经验认为："蛔得酸则静，得辛则伏，得苦则下。"本方味酸苦辛俱备，并配合干姜、桂枝、熟附子以温脏祛寒；人参、当归补养气血，寒热并用，邪正兼顾，对属寒热错杂而正气虚者，极为适合。

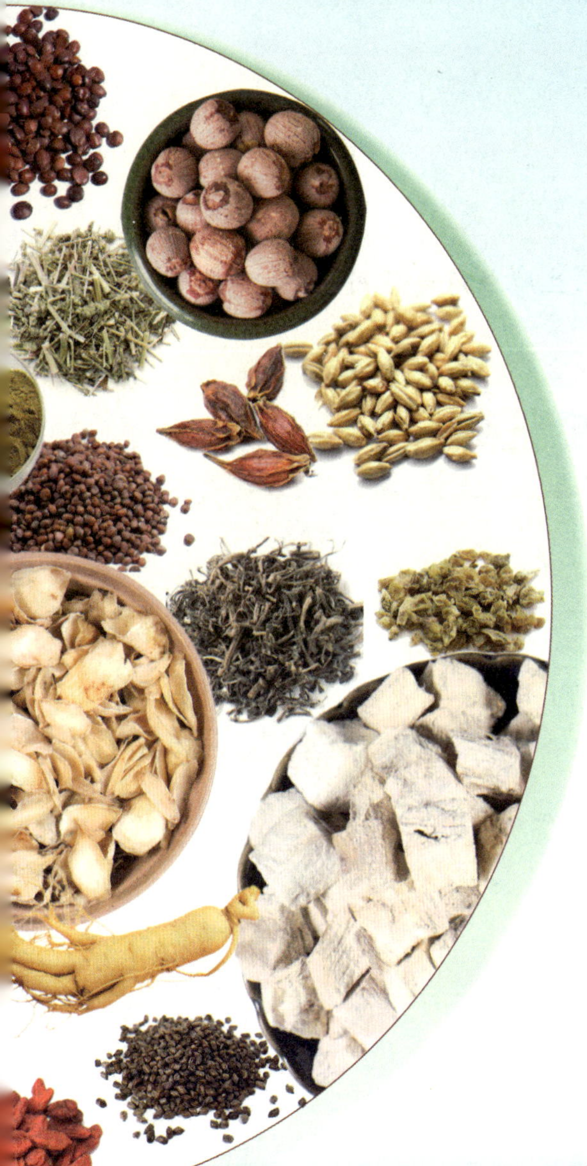

十八、痈疡剂

★ 概念

凡具有散结消痈、解毒排脓、生肌敛疮等作用，治疗痈疽疮疡证的方剂，统称痈疡剂。

★ 适应病症

常用于体表痈、疽、疔、疮、丹毒、流注、瘤、瘰疬等，以及内在脏腑的痈疽等病症。

★ 临床应用

治疗痈疡，首先辨明痈疡的阴阳、表里、寒热属性，特别是要辨明到底是阳疮还是阴疮，这样才能对证下药。治疗痈疡多以散结消痈、托里透脓、补虚敛疮为法。

98 五味消毒饮歌诀

五味消毒蒲公英，
野菊银花紫地丁，
更有天葵解热毒，
疮疡疔毒总能平。

注

五味消毒饮出自清·吴谦《医宗金鉴》，后人据此编成《五味消毒饮歌诀》。

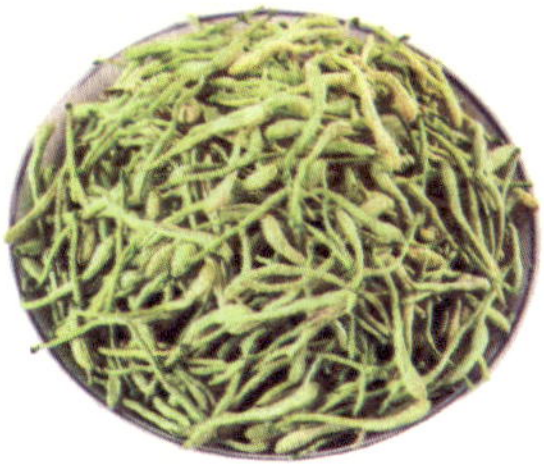

金银花

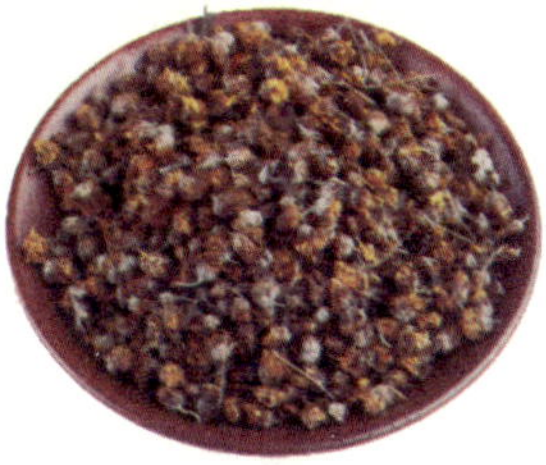

野菊花

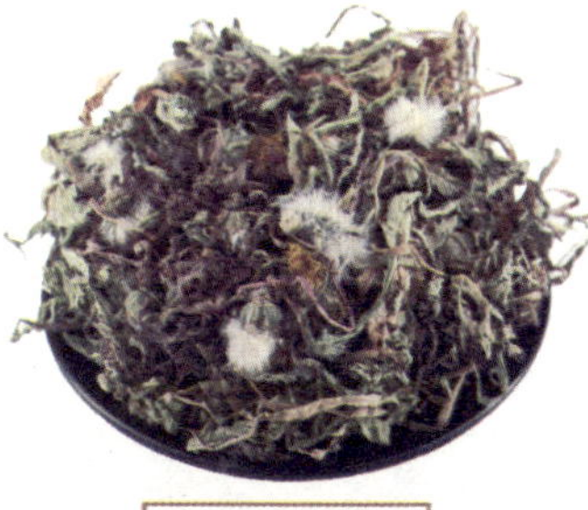

蒲公英

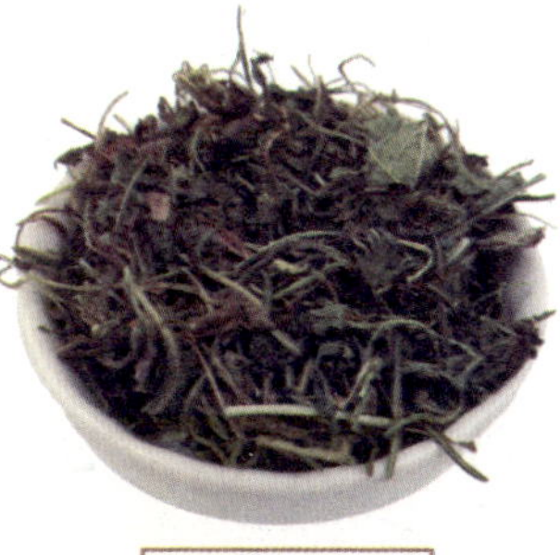

紫花地丁

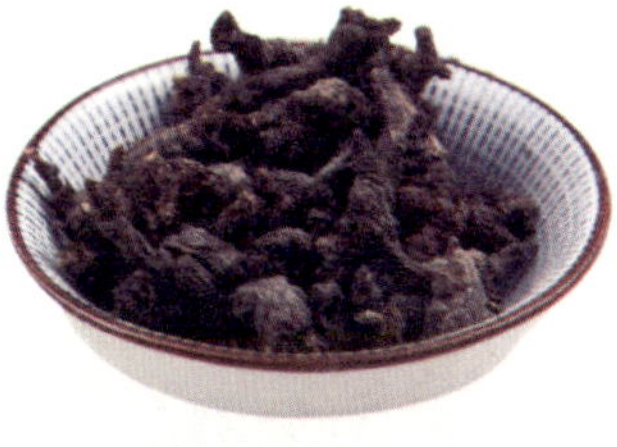

天葵子

组成：金银花20g，野菊花15g，蒲公英30g，紫花地丁30g，天葵子10g。

用法：水煎服。

主治：火毒结聚的痈疮疖肿。

方解：本方五味药，都能清热解毒。其中紫花地丁、天葵子、野菊花对疔毒有较好疗效，各药相须为用，效力更强。如加入少量酒，有通血脉，助药力，加强消肿的作用。

99 阳和汤歌诀

阳和汤能解寒凝，
体属虚寒症不轻，
熟地鹿胶姜炭桂，
麻黄甘草白芥子。

注

阳和汤出自清·王维德《外科证治全生集》，后人据此编成《阳和汤歌诀》。

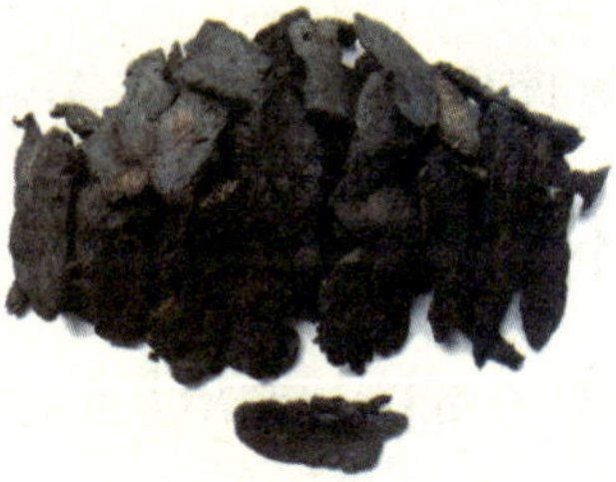

熟地黄

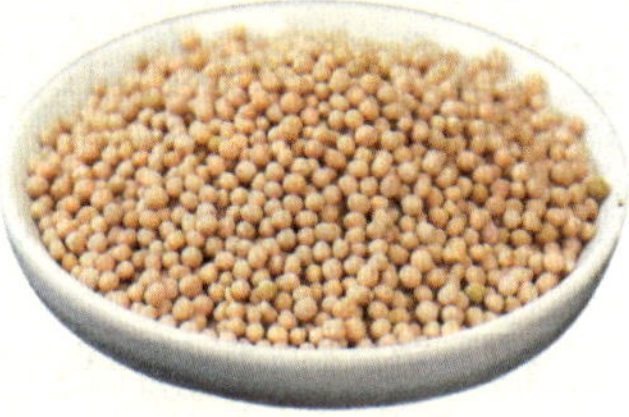

白芥子

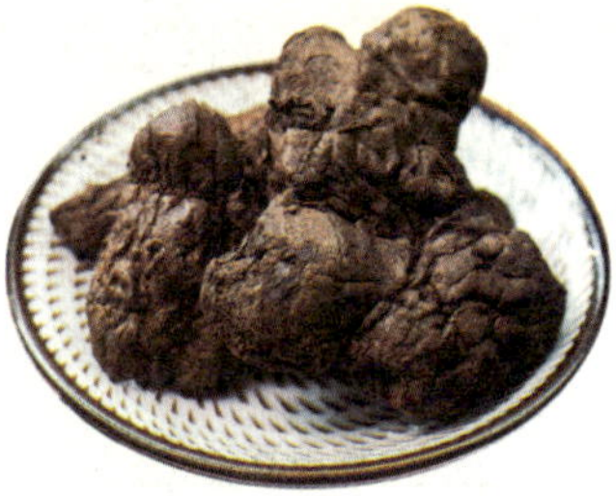

炮姜炭

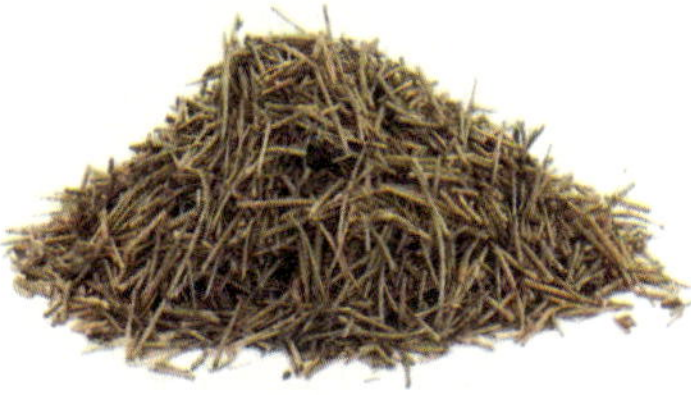

麻黄

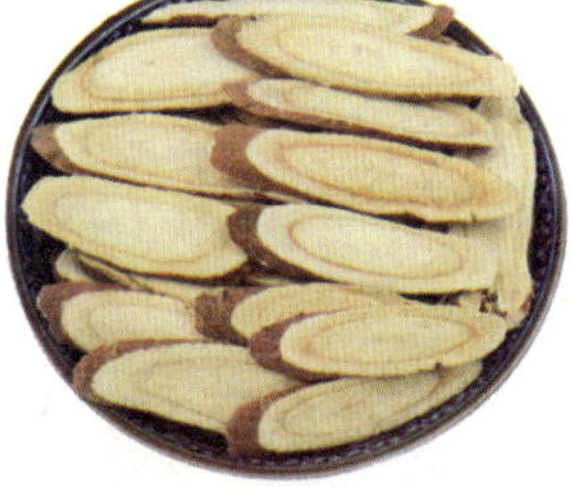

甘草

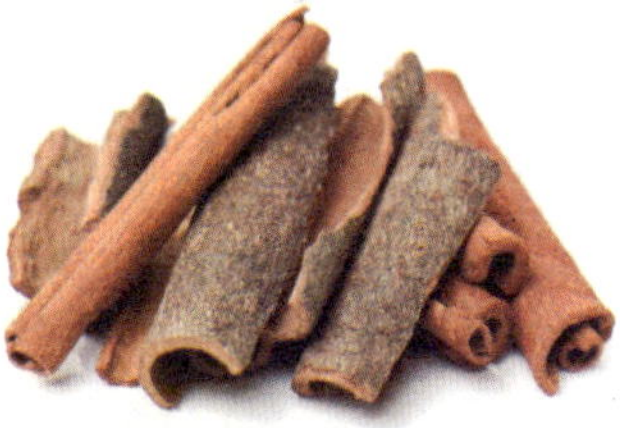

肉桂

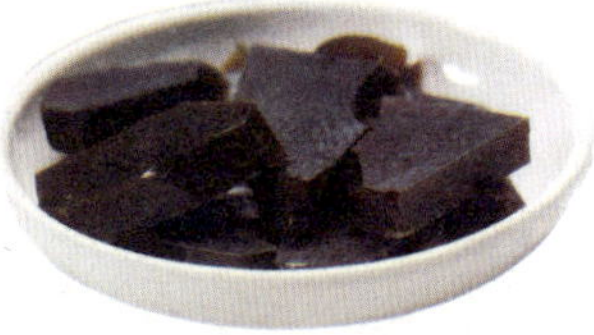

鹿角胶

组成:熟地黄30g,白芥子6g,炮姜炭2g,麻黄2g,甘草3g,肉桂3g,鹿角胶9g。

用法:水煎服。

主治:阴疽,贴骨疽,流注,鹤膝风,寒性脓疡等病症。

症状:局部漫肿无头,皮色不变,不热不痛。

方解:本方重用熟地黄补血。辅以鹿角胶生精益髓,补血助阳,强筋壮骨。炮姜炭温阳散寒。桂肉温通血脉。麻黄、白芥子助姜桂以温通寒凝,并与熟地黄、鹿角胶互相制约和协同,使补而不滞,通而不散。甘草调和诸药,并能解毒。

100 四妙勇安汤歌诀

四妙勇安治脱疽,
当归甘草玄参俱,
银花解毒又清热,
气血流通痛自除。

注

四妙勇安汤出自清·鲍相璈《验方新编》，后人据此编成《四妙勇安丸歌诀》。

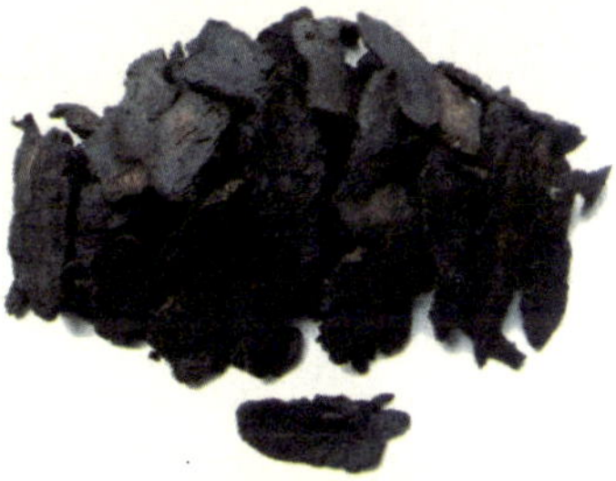

玄参

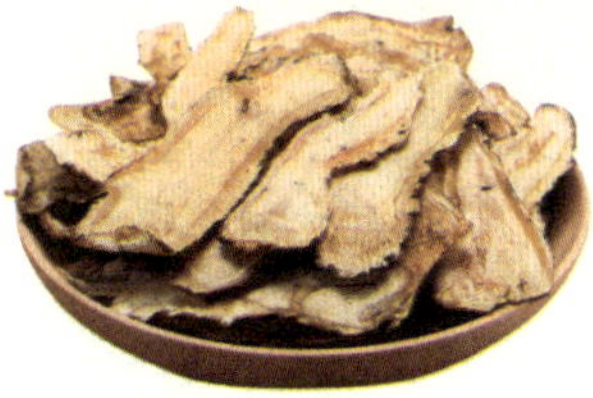

当归

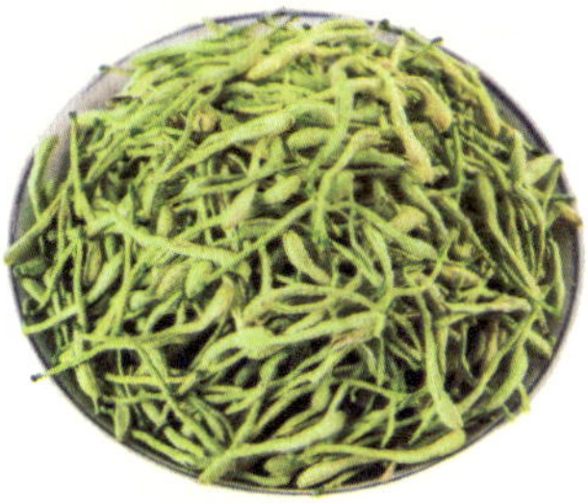

金银花

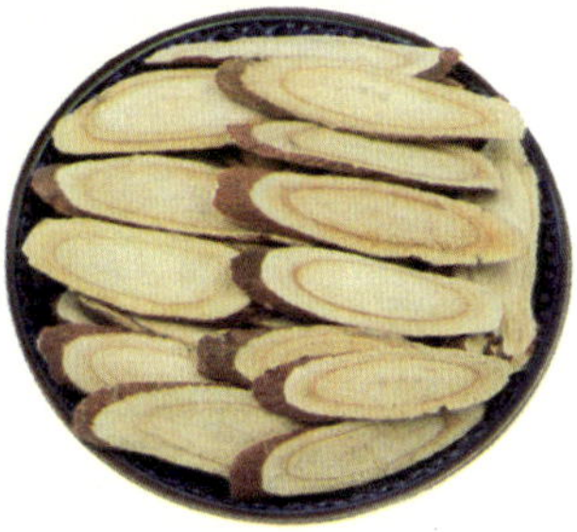

甘草

组成：玄参15g，当归20g，金银花30g，甘草10g。

用法：水煎服。

主治：脱疽。

症状：患肢局部红肿热痛。

方解：当归活血行气。玄参养血凉血解毒。金银花、甘草清热解毒。甘草并能缓急止痛。诸药共用，使热毒得解，气血流通，疼痛自止。

生活必备中医药常识3

主　编　郝献军

副主编　吴媛媛　郝颖煦

郝林曦　武　勇

吴永明　杨秀红

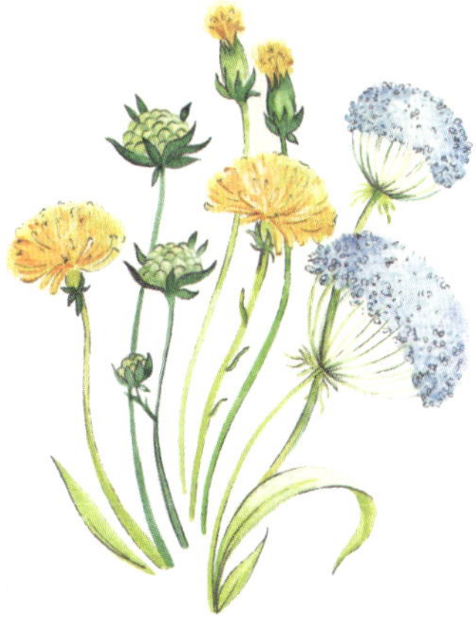

天津出版传媒集团

天津科学技术出版社

中医经典名言100句

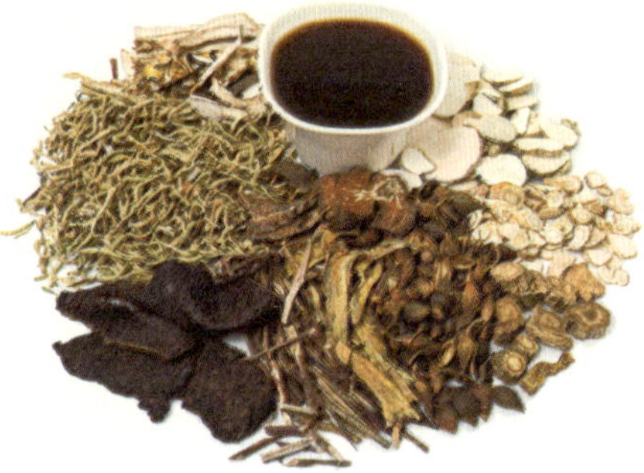

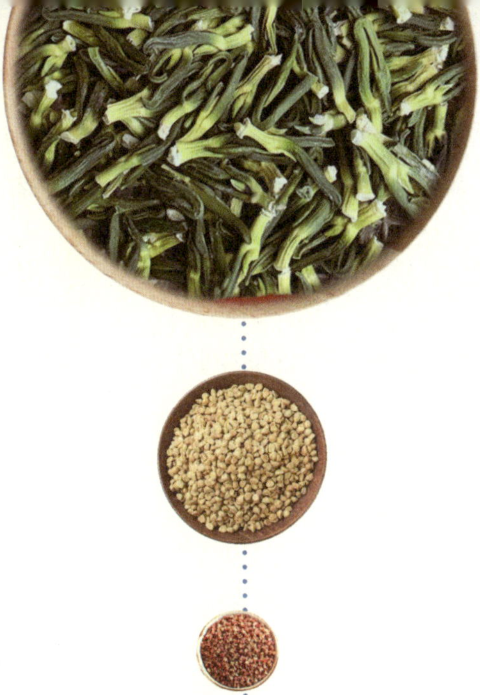

前言

中医即中华民族传统医学，这一中华民族五千年的医学瑰宝，不仅是我们中华民族独特的医疗体系，更是世界上最早、最系统、最具智慧的生命医学，具有鲜明的中国特色。中医药文化作为中华优秀传统文化的重要组成部分，蕴含着极其宝贵的精神财富和物质财富。它既体现了中华民族的哲学思想和思维模式，又体现了中华民族长期的生活习惯和健康意识，也体现了对人自身、人与客观世界关系的深刻认识。

当前，我国对中医学的重视与日俱增，提倡和推动普及中医学知识，开展中小学生中医学知识普及教育，有利于中小学生在中医学文化熏陶下，能够身心健康，茁壮成长，这是一件功在当代、惠及全民、泽被后世的长期工程，旨在让更多的人了解、认同并受益于中医的智慧。

作为一名从医四十多年的一线老中医，我秉承“医者仁心”的宗旨和“大医精诚”的理念，一方面不断研读中医典籍，另一方面不断总结临床经验，为普及中医知识、救治更多的患者，还专门开设了微信公众号，用通俗易懂的语言讲述中医药基础理论、中草药知识、防病治病和养生保健方法，取得了明显的成效。

为更广泛地普及中医药健康知识，提高全民健康意识，带动健康行为，让中医药为广大人民服务，教会人们更便捷地自我保健养生方法，经反复商议，我和同仁们计划撰写《生活必备中医药常识(全3册)》，包括“常见中草药100种”“常用方剂歌诀100首”“中医经典名言100句”。

第一册主要介绍常见中草药100种，书中选取了人们日常生活中经常食用或经常见到的100种植物草药。内容包括简单介绍、使用方法、功效、强化记忆4个部分。“简单介绍”

部分语言通俗，介绍了该草药的名称、形状、颜色、采摘时期、味道、性状等。“使用方法”部分介绍了该种草药最常用的使用方法。“功效”部分介绍了该种草药的药用或食用功效。“强化记忆”部分收录了涉及该种草药的“民间谚语”“古诗词”“中医顺口溜”等。该书语言简练，配有大量的图片，以利于辨识、记忆。

第二册主要介绍常用方剂歌诀100首，书中选取了中医最常用的100首方剂歌诀，共分“解表剂”“泻下剂”“和解剂”“清热剂”“温里剂”“表里双解剂”“补益剂”“安神剂”“固涩剂”“理气剂”“理血剂”“治风剂”“治燥剂”“祛湿剂”“祛痰剂”“消食剂”“驱虫剂”“痈疡剂”等18类。每类下列有若干四句方剂歌诀，下列“注”说明该方剂歌诀的出处，配有方剂中所含中草药的图片。之后，依次有“组成”“用法”“主治”“症状”“方解”。中医里的方剂歌诀是历代中医人实践经验的结晶，朗朗上口，易记好用。

第三册主要介绍中医经典名言100句，书中选取了我国中医典籍中最精华的100句经典名言，共分“养生保健”“医德医风”“医术要言”“阴阳藏象”“精神气血”“病因病机”“辨证论治”等7类。每类下列有若干句名言，并标明其出处。“译文”部分按照“信达雅”的标准进行翻译，语言顺畅。“释读”部分是对名言的深度解读、补充和延伸，以便于更全面、更深刻地理解名言，掌握其要点和精髓。“你的收获”部分侧重于读者与名言的互动，旨在让读者记录学习名言之后的感想和心得，以强化对名言的记忆。中医经典名言凝结了古代中医大家们智慧的结晶，句句精辟，字字珠玑，为我们学习中医知识提供了捷径和指导。

中医并不深奥，中医就在我们身边，生活中处处有中医。我们衷心地期望《生活必备中医药常识（全3册）》能受到广大读者的喜爱，尤其能激发中小学生的兴趣。希望阅读之后，让中医走进我们的生活，为大家的身心健康提供有益的帮助。

目录

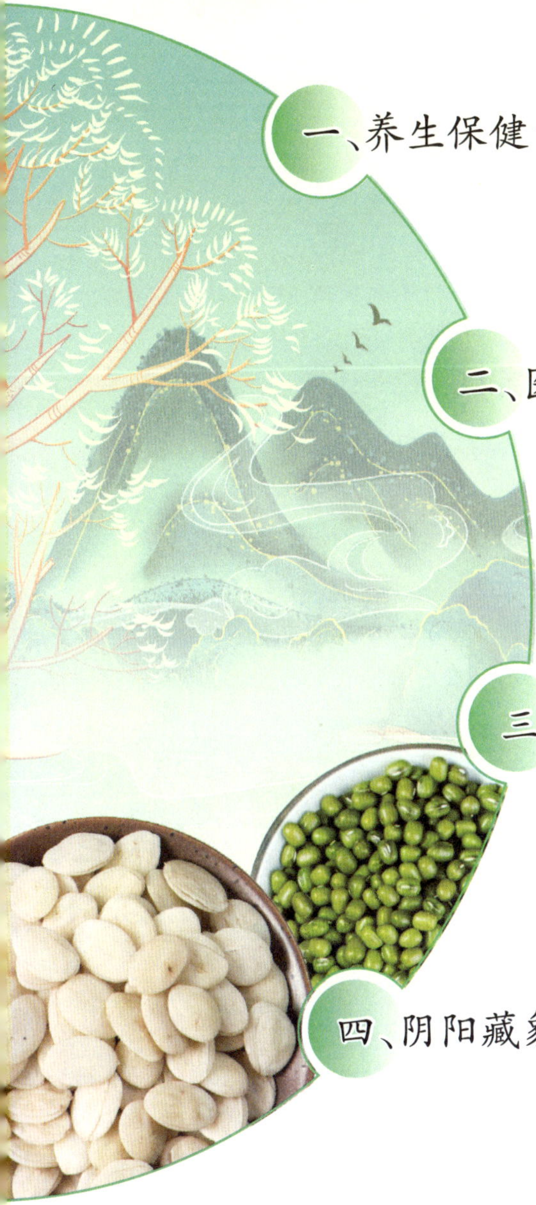

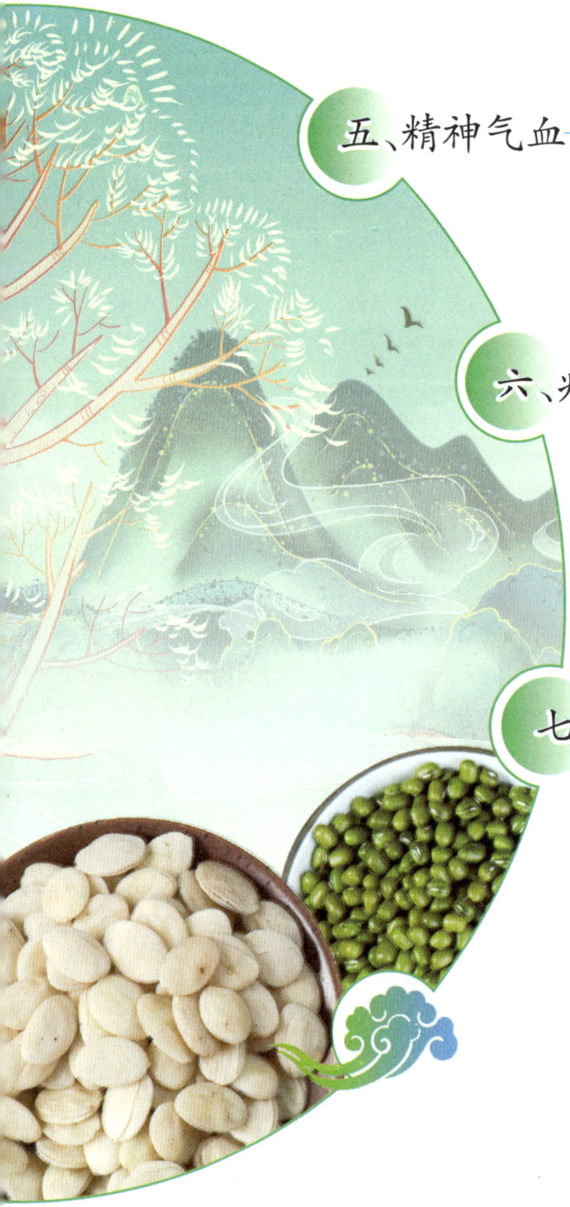

一、养生保健

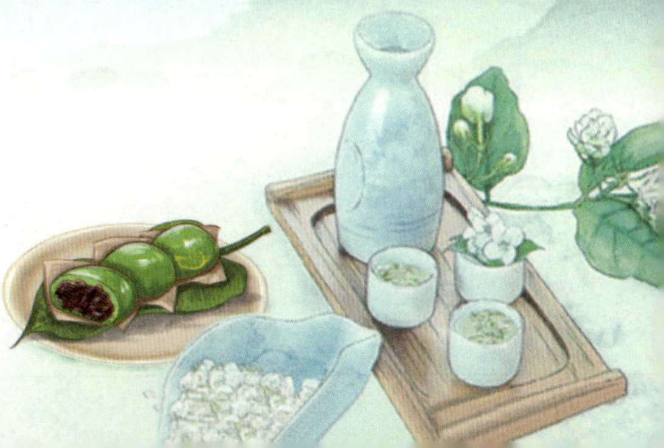

1

★形与气相任则寿，不相任则夭。

——选自《黄帝内经·灵枢·寿夭刚柔第六》

译文

形体与元气相称，内外平衡，就会长寿；相反，不相称、不平衡的，就容易夭亡。

释读

人是靠精气神活着的。形是人的形体。气是指人的神气和元气。形载气，气寓于形体之中。气充形，形之与气，以气为重。无论形体胖瘦、高矮，精气神充盛，均有益于长寿；如果精气神衰弱，则容易短寿。

你的收获

2

★人之情，莫不恶死而喜生，告之以其败，语之以其善，导之以其所便，开之以其所苦，虽有无道之人，恶有不听者乎？

——选自《黄帝内经·灵枢·师传第二十九》

译文

惧怕死亡，希望生存是人之常情。因此，医生应当对病人进行说服教育和开导，告诉病人，遵从医嘱会对恢复健康有好处，不遵守医嘱则对身体有危害，指导病人接受适宜的养生与保健方法。同时告诫病人，如果违背医嘱，不注意调摄，就会带来更大的痛苦和伤害。如果医生这样做了，即使再不通情达理的人，也很少有不遵从医嘱的。

释读

作为一名临床医生，一定要与病人建立良好的医患关系，进行有效的沟通交流，一定把注意事项交代清楚，把医生治疗的方法与好处，以及违背、不遵守医嘱所带来的后果，都要告知病人，这样才能取得病人的信任和配合，有利于病人的康复。

你的收获

3

★日出而作，日入而息。

——选自《击壤歌》

译文 太阳升起来的时候，天已经亮了，人就起床劳作；太阳下山，天就黑了，人就回家休息。

释读

这句话指的是古代人的生活规律。如此生活符合自然规律，天人相应。这样做，人更不容易得病。如今，由于电灯、电视、手机、夜生活等，人们特别是学生，常常黑白颠倒，夜里熬夜不睡觉，白天上课却补觉，这样做违背了自然规律，体质便会越来越差。很多神经衰弱、抑郁症的发生都与此有关。

你的收获

4

★天之大宝，只此一丸红日，人之大宝，只此一息真阳。

——选自明·张介宾《类经附翼》

译文

天上最为宝贵的就是这一轮太阳，它给大地以光明和热量；人体最为宝贵的就是这一口阳气，它给人以生命和能量。

释读

万物生长靠太阳，太阳在自然界中尤为重要。天上一个太阳，人体一团阳气。阳气对人的生存非常重要，人的生命依赖阳气。一个人衰老的过程，也是人体阳气逐渐减弱的过程。所以，养生和治病，扶助阳气最为重要。古代医家提出保命三法，一为艾灸，二为丹药，三为附子，都是扶助阳气的方法。

你的收获

5

★凡食之道，无饥无饱，是之谓五藏之葆。

——选自《吕氏春秋·尽数》

译文

吃饭的规矩是，不能过于饥饿，也不能吃得太饱。这样才是五脏六腑的福气。

释读

大家都知道“人是铁，饭是钢，一顿不食饿得慌”这句话。但是人长期饱食，不仅会导致消化不良，还使气血运行失常，出现食积、胃痛、腹泻等病证。如果人过度饥饿，脾胃无生化之源，又容易导致气血虚弱。脾胃虚损，五脏六腑没有营养来源，也会导致疾病。所以要养生，必须对饮食定时定量，这样才能健康长寿。

你的收获

6

★夫人生于地，悬命于天，天地合气，命之曰人。

——选自《黄帝内经·素问·宝命全形论》

译文

人生活在天地之间，与自然界密切相关。人是天地二气相感所生之物种。

释读

人的生命活动与天地有着广泛而密切的联系。一方面，人类必须依赖于自然界的天之气、地之物，才能生存；另一方面，自然界的阴阳消长、四时物候的变化，无时无刻不在影响着人类。所以，天气与地气相交融，才创造了人类生命活动的条件和环境。如果人类能够掌握自然规律，顺应天地阴阳四时的变化，采取积极措施，摄生保健，就能更长久地维持正常的生命活动。

你的收获

7

★人处疾则贵医。

——选自先秦《韩非子·解老》

译文

人生病了就会尊重医生。

释读

人只有在生病痛苦的时候才能充分认识到医生的重要作用。比如：病人腹痛，医生针灸足三里，疼痛很快消失；病人腰痛，医生针刺腰痛穴，腰痛迅速消失。这样，病人就非常感谢医生为他们解除了病痛。自古以来有这样一个顺口溜："医生门前过，快请屋里坐。"强调人们要时刻尊重医生。中国古代，有两个职业的人，被称为"先生"，一是老师，一是医生。我们应该继承和发扬尊重"先生"的优良传统。

你的收获

8

★匿病者不得良医，羞问者圣人去之。

——选自汉·董仲舒《春秋繁露·执贽》

译文

隐瞒病情的人是找不到良医的，羞于向人请教的人，即便遇到圣人，圣人也会离他而去的。

释读

这句话的前半句，奉劝病人在看病时，必须向医生真实地反映自己的病情，做到“病不讳医”，配合医生进行治疗。病人先向医生诉说自己真实的病情，然后，医生通过望、闻、问、切，四诊合参，找到疾病发生的原因。由此，医生再根据疾病不同情况进行辨证论治，疗效自然就好。

你的收获

9

★劳其形者长年，安其乐者短命。

——选自宋·欧阳修《删正黄庭经序》

译文

经常活动、劳作的人更容易长寿，安于逸乐、无所事事的人常会短命。

释读

这句话是说，劳动、运动有助于身体健康、延年益寿，不运动、不劳动、懒惰的人更容易短命。所以说：生命在于运动。有时即便患病也不能一味只躺在病床上休养。所谓活着，只有活动和劳动，才能好好活着。沉迷手机不是活动和劳动，更不是生活。

你的收获

10

★儿无冻饿之患，有饱暖之灾。

——选自清·吴瑭《温病条辨·解儿难》

译文

要想儿童健康，就要留三分饥与寒。让孩子吃得过饱或者穿得过厚过暖，都容易导致他患病。

释读

儿童喂食过饱，常会造成食积，易伤脾胃；穿衣过暖容易出汗，出汗则容易感染风寒。所以，养护儿童，饮食、衣服要及时调整。俗话说得好："要想小儿安，常带三分饥与寒。"

你的收获

11

★饱食即卧，乃生百病。

——选自唐·孙思邈《备急千金要方》

译文

一个人吃得过饱，然后马上卧床休息，就容易导致消化不良，从而诱发各种疾病。

释读

暴饮暴食之后，立刻躺下睡觉，会影响脾胃对食物的消化吸收。久而久之，就容易生出各种各样的疾病。俗话说："饭后百步走，能活九十九。"也是同样的意思。饭后散步，有助于脾胃的运化，这样对我们的身体大有益处。因此，孙思邈通过这句话想要告诉我们，吃过饭后，不要急于卧床睡觉，应该适当活动一下，有利于脾胃运化，避免食积。

你的收获

12

★善服药者，不如善保养。

——选自宋·陈直《养老奉亲书》

译文

善于服药的人，不如善于保养的人。

释读

俗话说："三分治疗，七分调养。"强调了养生保健的重要性。平时注意保健身体，预防疾病，远远要比生病之后再去吃药，效果要好得多，而且可以免遭服药之苦，是谓事半功倍。

你的收获

13

★养生之道，莫先于食。

——选自《嘉业堂丛书》

译文

养生的理论之中，没有哪一个会比饮食养生更为重要的了。

释读

人体气血的化生都来源于饮食。所以，饮食是最重要的养生。“得谷者昌，失谷者亡。”治疗疾病，应该是食疗第一。先进厨房，后进药房。

你的收获

14

★不治已病治未病，不治已乱治未乱。

——选自《黄帝内经·素问·四气调神大论》

译文

不要等到病情发作了才去治疗，要在尚未得病之前就注意预防；不要等到动乱发生了才去治理，要在尚未动乱之时就提前防范。

释读

对于疾病，早期预防比什么都重要，预防重于治疗。比如：学生平时坐姿端正，少看电脑、电视、手机等电子产品，就能预防近视眼、颈椎病和心理异常等疾病的发生。

你的收获

15

★物来顺应，事过心宁，可以延年。

——选自明·龚廷贤《寿世保元》

译文

我们面对现实事物要顺其自然，事情过后不要耿耿于怀，做到内心宁静，这样就可以延年益寿。

释读

想要延年益寿，就要学会放下。人生不如意的事情，十之八九。在人生的旅程中，不可能事事如意。有一副对联说得好："人生哪有全如意，万事只求半称心。"人生最大的幸福是永不后悔。

你的收获

16

★夫精神气志者，静而日充者以壮，躁而日耗者以老。

——选自《淮南子》

译文

养心贵在养神。心神安静的人，精气日渐充实，身体就健康壮实；心神躁动的人，精气日渐耗损，身体就容易衰老。

释读

养生最重要的是养自己的精、气、神，人活着就是活个“精、气、神”。心神安静，人的精力就能得到涵养，精神就会充足，身体自然安康。如果天天心情浮躁，精、气、神会被不断地损耗，人自然就容易衰老。

你的收获

17

★药补不如食补，食补不如精补，精补不如神补。

——选自清·程国彭《医学心悟·论补法》

译文

人患虚证，需要补养时，用药物补养不如用食物补养，用食物补养不如用阴精补养，用阴精补养不如用神气补养。

释读

补法是针对虚弱所采用的治法，有药补、食补、精补、神补数种。药补，是针对脏腑气血阴阳的不足，采用具有滋养人体阴阳、气血、津液，以及增强脏腑功能的药物进行治疗的方法。食补，就是通过饮食进行补益的方法，中医有“药食同源”之说。对虚证，用食补之法常常可以避免药补的种种弊端，同样能达到调养的目的。精补，是通过养生保养阴精的一种方法。精是人体赖以生存的基本物质，人身阴精难成易亏，劳顿、思虑、情欲，皆可伤精。食补固可益精血、养脏腑,但通过养生来保护人体既存之阴精,不致妄耗,从这一意义说,食补确实不如精补。神补是指精神调摄,强烈的精神创伤容易导致虚证。出现虚证时,能保持清明的精神、安静的情志,可使气血流畅,脏腑和调,自能保健却病。

你的收获

18

★嗜欲不能劳其目，淫邪不能惑其心。

——选自《黄帝内经·素问·上古天真论》

译文

任何不正当的嗜好都不能使他们的视力过度疲劳，任何淫乱邪僻的事物也都不能惑乱他们的心性。

释读

知足常乐，一定要控制自己的欲望。人都有自己的爱好。对于自己的爱好，要做到有度有节。例如：有人喜爱读书，常常爱不释手，以致连续几个小时都聚精会神、目不转睛，这样就会造成眼睛过度疲劳，从而导致视力下降。所以，凡事皆有度，这样才是正确的养生之道。

你的收获

19

★多思则神殆，多念则志散，多欲则志昏，多事则形疲。

——选自唐·孙思邈《备急千金要方》

译文

想得太多的人，心神就会损耗，精力就会消耗。念头过多的人，就没法专心致志，不能聚精会神于一件事情，反而什么事情都做不好。欲望过多的人，往往内心夹杂过多的私欲和喜恶，很难理智、客观地判断事情，其智慧就会被蒙蔽。事情过多，过度的操劳，身体得不到很好的休息，也会让人筋疲力尽。

释读

这段话强调，减少过多思虑和过高的欲望，对养生非常重要。古人说："嗜欲深者天机浅。"人不能过于安逸，但是也不能劳累过度、欲望过高。凡事都要有一个度，这样才能健康长寿。

你的收获

20

★乳贵有时，食贵有节。

——选自清·吴谦等《医宗金鉴·幼科心法要诀》

译文

给孩子喂奶要有规律，成年人要按时吃饭，同时吃饭时要有节制，不要吃得过多。

释读

给孩子喂奶要有规律、有节制。切不可孩子一哭闹就喂奶。饮食不规矩，饥一顿饱一顿，皆可导致脾胃损伤。有句俗话说得好："生活有节，大于一切。"

你的收获

21

★读书悦心，山林逸兴，可以延年。

——选自明·龚廷贤《寿世保元》

译文

读书可以使人心情愉悦，游山玩水可以使人超脱放松，这样就能够达到延年益寿的目的。

释读

读书可以增长知识，增加见识，陶冶情操，使人心胸豁达开朗，身心都受益。游山玩水，不仅有助我们开阔眼界，放松心情，而且我们的身体也得到了锻炼。心情好，身体好，才能延年益寿。读万卷书，行万里路，读书和旅游是养生不可缺少的活动。

你的收获

22

★病而服药，须守禁忌。

——选自元·朱震亨《格致余论·大病需守指忌》

译文

患病吃药时，要注意饮食和调摄的禁忌。

释读

服药有饮食禁忌，这是患者必须遵守的。如果服药不遵守饮食禁忌，就会影响治疗效果。俗话说："病人不忌嘴，医生跑断腿。"

你的收获

23

★善养生者，先寝食，后医药。

——选自清·黄凯均《友渔斋医话·一览延龄》

译文

善于养生的人，首先应该睡好和吃好。睡好了，吃好了，身体自然健康无病。如果人病了，睡眠和饮食正常，就要考虑服药调养。

释读

能正常吃饭和睡眠是人体日常生命活动的基本条件。药王孙思邈在《备急千金要方》中说："安身之本，必资于食……食能排邪而安脏腑，悦神爽志，以资血气……"胃气强盛，则气血生化有源。睡眠充足能使体力和精神得到及时恢复。睡眠好也是一味大补药！能吃、能喝、能睡是健康和长寿的基本保证，其养生防病的功效远胜于药食进补，希望大家重视。

你的收获

二、医德医风

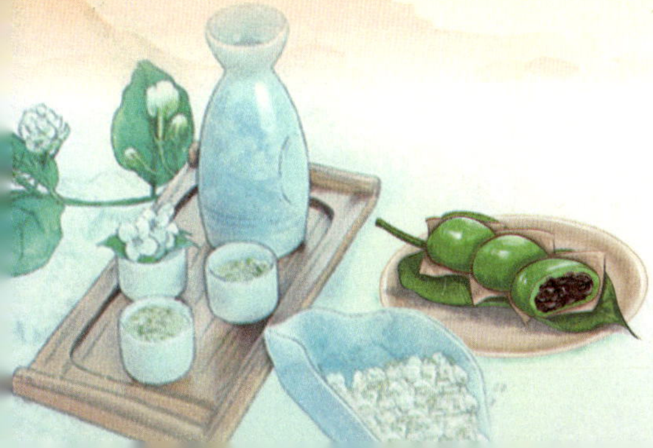

24

★夫医者，非仁爱之士不可托也，非聪明理达不可任也，非廉洁淳良不可信也。

——选自西晋·杨泉《物理论》

译文

对于医者，如果不是仁爱之人，不可以将性命托付给他；如果不是耳聪目明、通达事理之人，不可以任用他；如果不是廉洁、淳朴、良善之人，不可以信任他。

释读

早在数百年前，先人们已认识到必须是朴素、仁爱的人才能悬壶济世、治病救人。医者父母心，医务工作是崇高的职业，职责是为人们送去生命的希望。医者必须具有仁恕博爱的修养，高超惊人的医术，细心谨慎的态度，才能辨证论治，认识深入，不会疏忽细小的病情。也只有这样的医者才能被称为良医。

你的收获

25

★不知为不知，亦良医也。

——选自清·程国彭《医学心悟》

译文

医生面对自己不懂的医理，不会治的疾病，就要承认不知道，这也是良医修养的一种表现。

释读

知道就是知道，不知道就是不知道。勇于承认自己知识的不足，这种坦然和诚实是每个医生应该具备的、不可或缺的品德。任何医生都不是全才，都有知识盲区存在。所以说，“学然后知不足”“学无止境”。

你的收获

26

★凡大医治病，必当安神定志，无欲无求，先发大慈恻隐之心，誓愿普救含灵之苦。

——选自唐·孙思邈《备急千金要方·大医精诚》

译文

凡是品德高尚、医术精湛的医生，为老百姓看病时，必定会安定神志，无欲念，无希求，无贪心，先生发慈悲同情怜悯之心，立誓发愿解除老百姓的痛苦。

释读

这段话是对药王孙思邈高尚医德的真实写照，同时也是对所有医务人员从医的职业道德要求。作为一名救死扶伤的医生，要时刻牢记自己的职责，尽全力缓解病人的痛苦，不图名利，尽职尽责。所谓“才不近仙，不可为医；心不近佛，不可为医”。珍惜生命，健康无价。

你的收获

三、医术要言

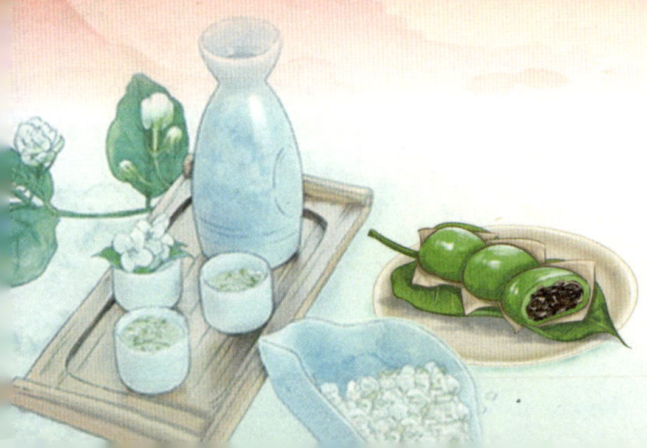

27

★医不贵于能愈病，而贵于能愈难病。

——选自明·张介宾《景岳全书》

译文

医生治好一般的疾病并不是什么了不起的事情，医生最可贵的是能治愈疑难重病。

释读

能治好一般疾病的医生不要觉得自己了不起，能治好疑难重病的医生才是难得的。一般比较轻的疾病，你会治，别人也会治，这样的医生非常多。对于疑难重病，一般医生由于医术比较低，往往束手无策，而高明的医生能凭借自己广博的知识、丰富的临床经验，独创疗法，药到病除。由此可见，医生若想精进自己的医术，努力攻克疑难重病，需“勤求古训，博采众方”。

你的收获

28

★夫道者，上知天文，下知地理，中知人事，可以长久。

——选自《黄帝内经·素问·气交变大论》

译文

研究医道之人，必须上通天文，下知地理，中晓人事。只有这样，医学理论才能发扬光大，长存不亡。

释读

中医学是一门载道的学问。道即为行得通，有成效。中医的本质就是让人心情好，血脉通，活得长。很多人只是把中医学当作医学来学习，这是狭隘的。做中医医生，不仅要学好中医基本理论，而且要对与医学相关的天文、地理及人事都要熟悉与了解。只有这样，行医的水平才能达到一定高度。中医不仅仅是靠医术看病，有时还要求医生有哲学和文化方面的储备。

你的收获

29

★疾虽久，犹可毕也。言不可治者，未得其术也。

——选自《黄帝内经·灵枢·九针十二原》

译文

疾病虽然得了很长时间，仍然是可以被治愈的。说久病不可治者，那是因为这个医生还没有掌握治愈此疾病的治疗技术。

释读

我们认为很多疾病无法治好，可到了别的医生手中就妙手回春了，这说明我们还没有掌握这些疾病的治疗方法。由于现代医学的飞速发展，被诊断出来的疾病越来越多，但医疗水平远远跟不上诊断技术的发展。这就要求医生必须不断学习医学知识，拓宽视野，努力搞清楚疾病发生的原因，探索出根治疑难重病的方法。

你的收获

30

★入国问俗，入家问讳，上堂问礼，临病人问所便。

——选自《黄帝内经·灵枢·师传》

译文

当进入一个国家的时候，首先应了解当地的风俗人情；到了一个家庭，应当了解这个家庭有什么忌讳；进入别人的居室，就要先问清礼节；临床看病的时候，则要问清病人的喜好，以便更好地诊治疾病。

释读

这段话对于临床工作者来说，是非常重要的。一名医生到了一个新地方、新环境，要及时了解当地的风俗、人情、习惯，特别要了解一些病人的特殊家庭背景，以及居住环境和个人嗜好，这些情况对诊治疾病非常重要。

你的收获

31

★上工之取气，乃救其萌芽；下工守其已成，因败其形。

——选自《黄帝内经·灵枢·官能》

译文

高明的医生，根据脉象的变化，能在疾病处于萌芽状态时就给予治疗；不高明的医生掌握不了这种方法，只会等到疾病形成之后，才开始治疗，这无疑会耽误病情，病人的身体也会因此受到损害。

释读

高明的医生会随时发现病人病情的细微变化，并及时进行调治，能有效防止病情发展。所以，“未病先防”“既病防变”“轻病防重”“治未病”的预防思想非常重要。

你的收获

32

★各得其能，方乃可行，其名乃彰。不得其人，其功不成，其师无名。故曰：得其人乃言，非其人勿传，此之谓也。

——选自《黄帝内经·灵枢·官能》

译文

每个医生按照自己的才能，发挥特长，各种治疗方法就能推行。这样，才能治好病，名声就会流传下来。如果老师带的徒弟平庸无能，治不好病，老师的医术就不能发扬光大，名声也不会传承下去。所以说，老师遇到合适的人，才能传授给他医术；不是合适的人，便不能轻易教给他医术，就是这个道理。

释读

中医不是每个人都能学好的，只有聪慧、悟性较高的人，才能学好中医，特别是国学文化底蕴深厚之人，才能真正传承中医，发扬中医。所以，想做好中医医生的人，除了要掌握中医基本理论知识外，还须通晓文、史、哲等学科的知识。他山之石，可以攻玉。

你的收获

33

★夫候之所始，道之所生，不可不通也。

——选自《黄帝内经·素问·五运行大论》

译文

疾病表现于外的各种现象，是有规律可循的。所以，做医生的不能不知道。

释读

这句话的原意是说：因为任何疾病的发生，都有一定的规律可循，只要我们在复杂多变的症状中，找出发病的根本和发病的规律，就能制订出正确的诊疗方案，尽快治愈疾病，减轻或消除病人的痛苦。

你的收获

34

★攻不可以收缓功，补不可以求速效。

——选自明·张介宾《景岳全书·论治篇》

译文

应用攻法的时候，不能缓图，因为发病危急，缓则不治。应用补法的时候，不能盲目追求速效，因为欲速则不达，慢性病需要慢慢调理才能治愈。

释读

一般攻法用于病情危重的情况，需要速战速决，否则可能危及生命。而治疗慢性病，则要采用缓慢的调理方法，循序渐进才能治愈。所谓“王道无近功，久服自有益”。

你的收获

35

★胆欲大而心欲小，智欲圆而行欲方。

——选自《旧唐书·孙思邈传》

译文

医生看病时要胆大心细，临床发挥的时候虽然有很多的规矩，但应用的时候一定要根据病情，灵活变通。

释读

智欲圆，思虑应圆通灵活。行欲方，行为应方正不苟。这是孙思邈为医生制定的修养准则。胆大则处治果断，而不致延误病情；心细则诊察入微，而不致盲目从事；智圆则辨证精确，而不致拘泥墨守；行方则品行端正，而不致见利忘义。这句话从德、才两个方面对医生提出较高的要求。胆大、心小、智圆属于才的方面，行方属于德的方面。

你的收获

36

★外感法仲景，内伤法东垣，热病用河间，杂病用丹溪。

——选自明·王纶《明医杂著·医论》

译文

治外感疾病，可借鉴张仲景的方法；治内伤疾病，可借鉴李东垣的方法；治热性病，可借鉴刘河间的方法；治疗杂病，可借鉴朱丹溪的方法。

释读

这句话提醒我们，在临床上学习某一位中医学家，只要把他的学术特点领悟了，就是我们最大的收获。每一位中医学家的学术思想和特色，都与其所处的自然环境、社会环境和成长经历有关。

你的收获

37

★医学一途，不难于用药，而难于识症。亦不难于识症，而难于识阴阳。

——选自清·郑钦安《医理真传·原序》

译文

中医看病，用药并不困难，更困难的是辨识疾病的症状，找到疾病发生的原因。有时候症状也不难于辨识，而更困难的是如何辨别疾病的阴阳属性。

释读

中医有阴阳五行学说，阴阳是辨证大纲。为什么对有的病治疗没有效果？就是因为对这些病的阴阳辨证没有辨别清楚。治疗疾病，首先辨别疾病的阴阳属性，这样治疗才有方向，不至于走弯路。

你的收获

38

★良药苦于口，而智者劝而饮之，知其入而已己疾也。

——选自战国·韩非《韩非子·外储说左上》

译文

有效的药剂喝起来虽然苦口，但明智的人会劝人喝下它，他知道这种药喝下后能治愈病人的疾病。

释读

虽然药的味道很苦，难以下咽，但可以治疗疾病。如：黄连味很苦，但可以治疗口腔溃疡、失眠、青春痘等。所谓“良药苦口利于病，忠言逆耳利于行”。实际上，很多患者喝起中药来，只要有效果，他们是感觉不到特别难喝的。

你的收获

39

★望而知之谓之神，闻而知之谓之圣，问而知之谓之工，切脉而知之谓之巧。

——选自《难经·六十一难》

译文

通过望诊而得知病情的称为神，通过闻诊而得知病情的称为圣，通过问诊而得知病情的称为工，通过切脉而得知病情的称为巧。

释读

医生看病，必须四诊合参来诊断疾病。但有时候，医生会以某一种诊法为主。如有的时候医生仅通过脉诊，基本就能诊断清楚病人的病情，也就不需要其他诊断方法了。不过若想达到此境界，就需要医生不断提高诊断技术，且悟性要高，能够抓住疾病独特的症状和病变的实质，对症下药，才可治愈疾病。

你的收获

40

★见病医病，医家大忌。

——选自明·周之幹《慎斋遗书·辨证施治》

译文

病有标本。临床症状是标，产生这些症状的病机是本。见到临床症状，必须辨明产生这些症状的病因、病机。如果见到一个症状，而不探究出现这个症状的病机，用药治疗就不会见效，这是医生临床诊病时必须谨慎的事情。

释读

中医认为，治病必须求其根本。医生要做的并不只是"头痛医头，脚痛医脚"。作为医生，要在患者错综复杂的症状中，透过表面现象看到疾病的本质，找出疾病的关键，这样对症治疗，才能有效。这样的医生才算是"明医"。

你的收获

41

★知其要者，一言而终，不知其要，流散无穷。

——选自《黄帝内经·灵枢·九针十二原》

译文

知道要点的，一句话就能够把问题说清楚。如果不知道要点，说得再多也没有任何用处。

释读

如果你知道问题的核心和要点，一句话就能把问题说清楚了。如果你不知道问题的要点，就是说得再多，仍会散漫杂乱，抓不住要点。所以，无论是工作还是学习，把握要点非常重要。此即“提纲挈领”。

你的收获

四、阴阳藏象

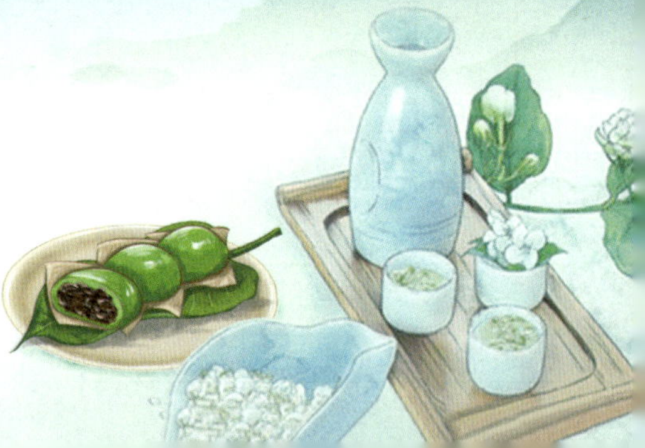

42

★阳气者若天与日，失其所，则折寿而不彰。

——选自《黄帝内经·素问·生气通天论》

译文

人体中阳气的作用就好像天空中的太阳一样重要。如果太阳不能正常运行，自然界中一切生物的生存都会受到严重影响。人体内的阳气如果运行失常，功能不足，不能正常温煦气化，发挥不了正常作用，人就会短寿。

释读

《黄帝内经》中的这句话强调了阳气在人体生命活动中起主导作用。同样，在病理情况下，阳气损耗了，必须及时温补阳气，时时顾护阳气。临床上往往把艾灸关元、神阙作为温补阳气的首要治疗方法。阳气不足，人就会生病。阳气耗尽，人就会死亡。

你的收获

43

★肝者，将军之官，谋虑出焉。

——选自《黄帝内经·素问·灵兰秘典论》

译文

肝脏就好比人体的“将军”，将军具有出谋划策、指挥打仗的作用。深谋远虑也是肝的功能之一。

释读

肝主疏泄，喜升发和条达，情志不畅会影响到肝的气机调节作用。所以，治疗久治不愈的疑难杂症时，调理气机往往能取得良好的疗效。疏肝理气、调节气机，对治疗临床疑难杂症具有重要意义。

你的收获

44

★脾胃者，仓廪之官，五味出焉。

——选自《黄帝内经·素问·灵兰秘典论》

译文

脾胃就好像是管理粮食的官员，是五味出于地。而这五味都是通过脾胃受纳运化才能为人体所用。

释读

脾胃为后天之本。在临床上，不管遇到任何病症，只要脾胃功能良好，能吃能喝，就有治愈的希望。所以，在临床上要随时保护病人的脾胃功能。所谓“百病不愈，治其中”，“中”就是指中焦脾胃。

你的收获

45

★肝受血而能视，足受血而能步，掌受血而能握，指受血而能摄。

——选自《黄帝内经·素问·五脏生成》

译文

肝得到血液的濡养后，就能视物清晰；腿脚得到血液的濡养后，就能徒步耐劳；手掌得到血液的濡养后，就能抓握东西；手指得到血的濡养后，就能手巧灵活。

释读

人体通过血液的运行，把饮食中的精微物质运送到全身。血液是维持人体各个脏腑组织器官正常运行的物质基础。心主血，肝藏血，夜卧血归于肝。脾统血，脾胃为气血生化之源。只有血液充足，人体各个器官组织的功能才能正常工作。所以我们必须保证血液化生有源，血脉运行通畅。作为青少年：第一，必须一日三餐吃好，使气血有来源；第二，不能熬夜，熬夜或者失眠最伤肝血，容易导致抑郁；第三，不能用脑过度，不能心烦急躁，用脑过度和烦躁会导致神经衰弱、抑郁。

你的收获

46

★阳加于阴谓之汗。

——选自《黄帝内经·素问·阴阳别论》

译文

“阳”指的是人体的阳气。“阴”指的是人体的阴液。当阳气作用到阴液上时，会导致阴液转化为汗液而排出体外。

释读

这句话强调的是阳气与阴液相互作用产生汗液的现象。阳气过盛能导致阳热邪气，使津液外泄而汗出；阳气虚弱能导致卫阳不固，腠理疏松，从而出现自汗。这些情况都是阳气和阴液相互作用的结果。《黄帝内经》曰“阴平阳秘，精神乃治”。

你的收获

47

★酸入肝，辛入肺，苦入心，咸入肾，甘入脾。

——选自《黄帝内经·素问·宣明五气》

译文

酸味入肝，辛味入肺，苦味入心，咸味入肾，甘味入脾。

释读

五味入五脏。在临床上，如果病人的某个脏腑患病，就要服用入这个脏腑经的食物和药物，从而促进这个脏腑发挥正常功能。临床中，益肝食品有乌梅果脯，益肺食品有生姜和百合，益心食品有苦瓜和莲子心，益肾食品有鳖肉和核桃，益脾食品有小米、高粱饴糖和板栗。

你的收获

48 ★肾为先天之根，胃为后天之本。

——选自清·沈金鳌《杂病源流犀烛·胃病源流》

译文

肾藏的精气，与生俱来，为先天之精。所以，肾为先天之根。胃主受纳而为水谷之海、气血生化之源。所以，胃为后天之本。

释读

肾为先天之根，也包含人体发育成熟后，自身形成的生殖之精，所以被历代医学家和养生家所重视。胃气强健，受纳腐熟水谷正常，则人体气血化源充足。人出生后，每时每刻不可无胃气。先天之根能激发后天之本的功能活动，后天之本又能不断为先天之根的化生提供精微物质，二者对人体生命活动都不可缺少。“先天在肾，后天在胃”的认识，对临床诊治疾病有重要意义。

你的收获

49

★五脏六腑皆令人咳，非独肺也。

——选自《黄帝内经·素问·咳论》

译文

咳嗽虽然来源于肺脏，但五脏六腑患病都会影响到肺而产生咳嗽。

释读

肺主宣肃。咳嗽是临床常见的肺部症状，但是咳嗽并不都是由肺病引起的，其他脏器的病变也会影响到肺，进而产生咳嗽这个症状。从五行来说，“肺属于金，肾属于水，金能生水。肺主呼吸，肾主纳气”。所以治疗咳嗽，必须注意补肾。感冒和流感，以发热、咳嗽为主要症状。正气不足，免疫力下降，是流感病毒容易乘虚侵入人体的主要原因。所以防治流感咳嗽，必须注重提高人体免疫力。生活上注意保暖，饮食上要适当吃些补肾、补肺、增强免疫力的食品，如大枣、黑巧克力、核桃仁、葡萄干、铁棍山药、百合、银耳等。

你的收获

50

★诸阳之会，皆在于面。

——选自《黄帝内经·灵枢·邪气脏腑病形》

译文

手足三阳经的会合之处，都在头的面部。

释读

人体的所有阳经都到达头面部，也就是说头面部是人体阳气积聚的地方。《黄帝内经》中提到“头为精明之府”。头面部乃人体精、气、神最为集中的地方，所以说阳气在这里也最为旺盛。这也是人体的头面部最不怕冷的原因。小儿是稚阳之体，晚上睡眠时经常会头部出汗，这是正常生理现象。

你的收获

51

★诸风掉眩，皆属于肝。诸寒收引，皆属于肾。诸气膹郁，皆属于肺。诸湿肿满，皆属于脾。诸痛痒疮，皆属于心。

——选自《黄帝内经·素问·至真要大论》

译文

凡是因风邪引起的肢体摇动、头晕目眩，大都与肝脏有关；凡是因寒邪而导致的收缩牵引的病症，大都与肾脏有关；凡是因气导致的咳喘、咯痰、胸闷、气短等病症，大都与肺有关；凡是因湿邪引起的水肿、胀满病症，大都与脾有关；凡是疼痛、瘙痒、疮疡等病症，大都与心有关。

释读

凡是与风邪有关的病症，要考虑从肝论治；凡是与阴寒有关的病症，要考虑从肾论治；凡与气有关的病症，要考虑从肺论治；凡是肿满有关的病症，要考虑从脾论治；凡与痛痒有关的病症，要考虑从心论治。一些青少年发胖，属于脾气虚，水湿不化引起的，治疗上以健脾益气、化湿利水为法，可用芡实、薏仁、山楂、红豆、泽泻、荷叶、生绿豆等熬水喝。

你的收获

52

★五脏不和，则七窍不通；六腑不和，则留为痈。

——选自《黄帝内经·灵枢·脉度》

译文

五脏的功能失于调顺，与其对应的七窍就不能正常地发挥作用；六腑的功能失于通畅，那邪气就会滞留结聚而生成痈肿。

释读

根据中医理论，五脏开窍部位分别是：肝开窍于目，肺开窍于鼻，心开窍于舌，脾开窍于口，肾开窍于耳。当人体七窍出现问题的时候，根据各窍的表现可推测与其对应的脏器上发生了病变。这对临床诊断有很大的帮助。如肝开窍于目，青少年眼睛近视，多是由于用眼姿势不对，肝血不足引起的。预防和治疗近视，除了改善用眼习惯，还应该多吃桂圆、荔枝、胡萝卜、莲藕、首乌、大枣、核桃、葡萄干等，尤其是长期吃桂圆肉有利于视力的恢复。由于六腑以通为顺，以通为用，一旦出现不通，积聚在体内的食物就会结聚堵塞，化热腐败而发生痈肿。

你的收获

53

★人与天地相参也，与日月相应也。

——选自《黄帝内经·灵枢·岁露论》

译文

人生存于天地之间，与天地自然变化密切相关。天地自然、日月星辰的运动变化，时刻影响着人体的生命活动。

释读

《黄帝内经》认为，人是天地自然之气所化生的，所以天地自然的变化时时刻刻都影响着人类健康。因此，为了健康，人们要顺应自然、适应自然，不能违背自然、破坏自然。

你的收获

54

★目者，五脏六腑之精也，营卫魂魄之所常营也，神气之所生也。

——选自《黄帝内经·灵枢·大惑论》

译文

人的眼睛，由脏腑的精气所形成，是营、卫、气、血、精、神、魂、魄通行和蕴藏的所在，其精明视物的功能，是以神气为基础的。

释读

人的精神面貌，主要体现在双眼之中。中医认为人的精、气、神都是透过眼睛而流露在外的。眼睛既可反映五脏六腑、营卫气血的活动状况，又能表露人的某些精神情绪变化。如果一个人的眼神萎靡不振，病情就比较严重。人在精神过度疲劳的时候，就会出现魂魄失守，意志散乱，眼睛迷离而无神气。望眼之神气是医生了解人体脏腑、气血、神志的重要途径。

你的收获

55

★肺者，相傅之官，治节出焉。

——选自《黄帝内经·素问·灵兰秘典论》

译文

肺脏在心脏的旁边，就像辅佐君王的“宰相”一样，协助心脏发挥正常功能，沟通全身脏腑功能。“治节”就是治理调节的意思。脏腑的营卫气血，都依靠肺来调节。

释读

肺居膈上，主一身之气，司呼吸，朝百脉，能调节全身营卫气血津液的运行，营养脏腑百骸，使人体气机升降有序。心为君主之官，肺主治节，就像辅佐君王治理国家的宰相。君有良相，治国有方，则国泰民安；若有明君而无良相，国家也难以强盛。对人来说，肺的功能正常，则气血调畅，心君泰然；若肺的功能失常，便会影响营卫气血的运行，甚至病及心君，出现气逆咳喘等种种病证。

你的收获

56

★夫四时阴阳者，万物之根本也。

——选自《黄帝内经·素问·四气调神大论》

译文

四时阴阳的变化，是万物生命的根本。

释读

一年有四季，春暖、夏热、秋凉、冬寒，四季变化是天地间万事万物生存的根本。人是天地间造化而成，不仅春夏秋冬四季被阴阳二气所掌握，包括人类在内的所有生命与生物，都是由天地间阴阳二气所主宰。

你的收获

57

★阳气者，精则养神，柔则养筋。

——选自《黄帝内经·素问·生气通天论》

译文

阳气对人体十分重要。阳气能够温阳精神，使人保持精明聪慧。同时，阳气还能滋养筋脉，使人诸筋柔韧灵活，从而维持正常的运动功能。

释读

精即精明，谓精神爽慧。柔即柔和，谓肢体活动自如。这句话提出阳气有气化温养的功能。人体的神，赖阳气以温养，才能保持正常的精神、意识、思维活动。人体的筋，也需要阳气的温养，才能屈伸自如。不只是筋须赖阳气以温煦，整个人体皆离不开阳气的温煦。临床上，阳气亏虚的患者常见精神萎靡、思维迟钝、倦怠乏力、四肢不温、形寒蜷缩。可见无论人之形或神，时时刻刻都离不开阳气。

你的收获

58

★心者，君主之官也，神明出焉。

——选自《黄帝内经·素问·灵兰秘典论》

译文

人体的心脏就好像地位最高的“君主”，主宰全身五脏六腑的功能活动。心主神志，人的精神意识、思维活动和聪明才智也由心产生。

释读

心在生命活动中至关重要。心为形体之主，主神明，犹如一国之君，令行天下，而不听命于他人。所以说，心为君主之官。人体五脏六腑组织器官之所以能发挥各自的功能，都离不开“心主血脉”“心主神志”。在临床上，不管病人的病情多么复杂，只要不伤及心脏，就有治愈的希望。如果病情危重，危及心脏，生命就有危险了。

你的收获

59

★膻中者，臣使之官，喜乐出焉。

——选自《黄帝内经·素问·灵兰秘典论》

译文

膻中即心包，是人体心脏所居之处。它保护心脏，好像心之宫城与臣使，能够传达君主之命令和意志。而且心的喜乐也由膻中传出。

释读

心为君主之官。由于心包是心脏之外城，有保护心脏的作用，所以外邪侵袭时首先犯心包。如果出现心神失常的病症，就表明心包受到侵袭，必须积极治疗心包病症，防止病情加剧而影响到心脏。叶天士说过："温邪上受，首先犯肺，逆传心包。"

你的收获

60

★大肠者，传道之官，变化出焉。

——选自《黄帝内经·素问·灵兰秘典论》

译文

大肠是负责传导的器官。它将饮食糟粕转化为粪便，并将之排出体外。

释读

腹泻与便秘等比较多见的症状，与大肠关系密切。大肠功能紊乱，就会出现排便异常。腹泻是因为大肠传导过快所导致的；而便秘则是大肠传导过慢所导致的。虽然两者病变不同，但其病本都在于大肠的传导失职。糖尿病患者经常出现便秘和腹泻交替发生的情况，说明糖尿病与脾胃的关系很大。因此，治疗糖尿病，必须注意调理脾胃功能。

你的收获

61

★清阳为天，浊阴为地；地气上为云，天气下为雨；雨出地气，云出天气。

——选自《黄帝内经·素问·阴阳应象大论》

译文

清阳之气上升蒸腾而为天，浊阴之气下降凝聚而为地。地气蒸发，水分上升而成为云，天气凝聚下降而成为雨。雨从天而降，但却出自地气，云由地气形成，却出自天。

释读

这段话说明，无论事物的变化有多么复杂，我们必须透过现象，看到事物的本质。这样看待一切问题，就可以简驭繁了。

你的收获

五、精神气血

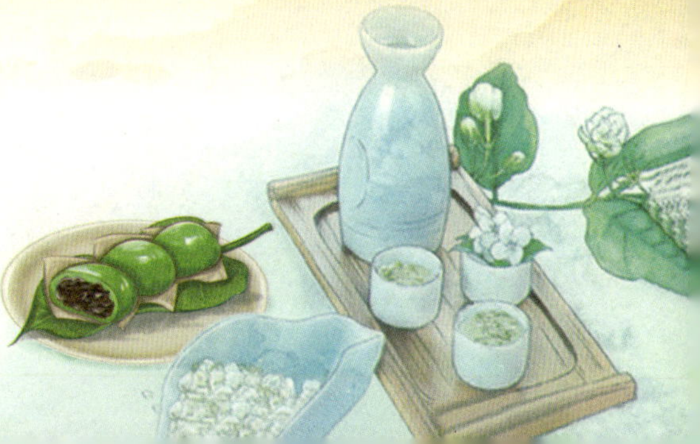

62

★得神者昌，失神者亡。

——选自《黄帝内经·素问·移精变气论》

译文

如果一个病人的精、气、神都很好，这种状态叫作“得神”，表示人体的昌盛，意味着健康；如果一个病人的精、气、神都很差，这种状态叫作“失神”，表示神的消失，意味着病重或死亡。

释读

神的存在标志着人体的昌盛，而神的消失则预示人体的死亡。可见，神与人体的生死盛衰有着非常密切的关系。得神，即有神；失神，即无神。临床上，不管病症多么复杂，只要病人的神气存在，该病症就易治。反之，在病人失神的情况下，即使采取了有效的疗法，也未必能把病人的生命挽救回来。因此，日常生活中我们必须注重对精、气、神的保养。

你的收获

63

★久视伤血，久卧伤气，久坐伤肉，久立伤骨，久行伤筋，是谓五劳所伤。

——选自《黄帝内经·素问·宣明五气》

译文

长久用眼睛容易伤血；长久卧睡容易耗气；长久坐着不动容易损伤肌肉；长久站着容易损伤骨骼；长久行走容易损伤筋骨。这就是所谓的“五劳所伤”。

释读

中医强调“中、平、和”。所以，我们无论做什么事情，都不能过度，否则对人体有害。所谓“过犹不及”就是此义。

你的收获

64

★神犹火也，精犹油也。油尽则灯灭，精竭则神亡。

——选自清·尤乘《寿世青编》

译文

一盏点燃的灯，有油有火苗。神气就像火，精血就像油，油耗完了，火苗就熄灭了。人的精血耗尽了，生命也就结束了。

释读

这段文字，以“火”与“油”的关系，说明精与神之间的关系。油是火燃烧的物质基础，火是油燃烧的表现形式。火太旺则油易干。精是产生神的物质基础，神是人体生命活动的集中表现。人体生命活动属阳，产生生命活动的物质基础属阴。阳盛则阴衰，神用太过，则火旺耗油而精气易竭。所以，养生重在保精，保精要在省神。

你的收获

65

★气血冲和，万病不生，一有怫郁，诸病生焉。

——选自《丹溪心法·六郁》

译文

人体内的气血通畅调和，则任何疾病都不会发生。一旦人体的气血郁滞不通，则会百病丛生。

释读

这段话的意思是说，人身上的气血达到一种平衡、协调、通畅、有序的冲和平衡状态时，人就能保持精力充沛，身心舒畅，体魄强健，不容易生病，从而延年益寿。血与气是组成人体的基本物质，血气不能正常循行，人体就会产生各种疾病。所以，人体以血气流通为贵。血气流通，是健康的常态，也是治疗的目的。

你的收获

66

★良医不能措其术，百药无所施其功。

——选自宋·欧阳修《祭刘给事文》

译文

最好的医生也施展不了他的医术，所有的药物都无法发挥功效。这是说疾病严重得已经无可救药了。

释读

对于不治之症，即使是最好的医生，用最好的药物也不能治疗好。这是宋朝文人欧阳修对医学的认识。现在更多人认为，世界上没有治不好的疾病，只有运用现有医疗技术治不好的病，不等于以后我们治不好这个病。

你的收获

67

★血气者，人之神。

——选自《黄帝内经·素问·八正神明论》

译文

气血是人体生命活动的物质基础。

释读

神是人体生命活动的集中概括。神的物质基础是气血，气血又是构成和维持人体各种生理活动的基本物质。神是气血功能的外在表现。气血充盈，则脏腑、经络等各个组织器官的活动就旺盛。所以，善于养神者，必须先保护气血。神藏于气血之中，气血耗尽，则神消亡。

你的收获

六、病因病机

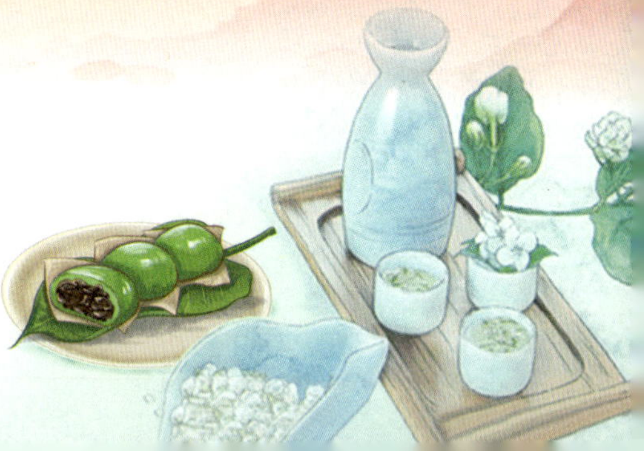

68

★病为本，工为标，标本不得，邪气不服，此之谓也。

——选自《黄帝内经·素问·汤液醪醴论》

译文

疾病的性质和病人自身是“本”，医生的治疗方法和药物为“标”。病人和医生若不能很好地配合，那病邪就难以被驱除。

释读

在临床实践中，医生要与患者进行交流和沟通，取得病人的信任与配合，只有这样，才能取得良好的治疗效果。特别是治疗一些慢性疾病，需要守方用药，才能根治。如果病人对医生缺少信任，不配合医生的治疗，就不可能有良好的治疗效果。正所谓“医生医治有缘人”。

你的收获

69

★生病起于过用。

——选自《黄帝内经·素问·经脉别论》

译文

人体之所以生病，大都是因为饮食过饱、劳累过度以及精神压力太大，身心过用，超过生命极限而造成的。

释读

这句话的实际意义很大，因为许多疾病都是因为过食肥甘厚味、过度劳累以及七情过激所造成的。感染病毒痊愈以后绝大多数人会元气大伤，体质下降，这时再经常熬夜就容易超出生命极限而引发猝死。所以，我们在平时的生活中，要注意节制饮食，不要过度劳累，保持心情舒畅，心态平和，这样就能少生病。

你的收获

70

★邪之所凑。其气必虚。留而不去，为病则实。

——选自南宋·许叔微《伤寒九十论·伤寒表实证》

译文

邪气之所以能侵袭人体而引起疾病，根本原因在于人体正气虚弱。外感邪气为病，往往多为实证。

释读

这句话常用来解释中医发病学的观念，强调如果人体正气充沛，气血调和，阴阳平衡，脏腑经络功能正常，虽然有外来邪气侵袭，一般也不会发病。所谓“正气存内，邪不可干”。这是从发病学的角度强调了正气的重要性。

你的收获

71

★胃不和则卧不安。

——选自《黄帝内经·素问·逆调论》

译文

饮食不节，肠胃受伤，宿食停滞，胃气不和，壅遏中焦，则睡眠不安稳。

释读

在临床上，胃气上逆，导致胃气不和。凡是脾胃不和，就会导致胃脘胀满、嗳气、恶心呕吐、嘈杂吞酸、不思饮食等，这些情况都能影响到睡眠。这种前提下想解决睡眠问题，需要先治疗中焦脾胃病变，脾胃功能恢复了，也就睡眠安稳了。现代人夜晚睡眠不安，大多数与其晚饭过饱有关，饱食睡觉，人体平卧，脾胃升降受到影响，从而影响睡眠。所以晚饭少吃点，有利于睡眠。

你的收获

72

★故风者，百病之长也；至其变化，乃为他病也，无常方，然致有风气也。

——选自《黄帝内经·素问·风论》

译文

风邪为六淫之首，是外感疾病的主要致病因素。风邪作为外邪致病的先导，常兼夹其他邪气侵犯人体。至于风邪侵入人体所引起的不同变化，造成的不同疾病，没有固定规律，但这些病的发生发展都要考虑风邪夹杂其中的情况。

释读

长，即先导的意思。风，四季皆有，而以春季为多，其致病者，谓之风邪。风邪是引起多种疾病的重要因素，而且风邪侵入人体后，变化多端，无固定表现。因此，在一些疑难杂病的治疗上，要考虑风邪的致病因素。这一观点，对中医疗效的提高尤为重要。

你的收获

73

★饮食自倍，肠胃乃伤。

——选自《黄帝内经·素问·痹论》

译文

如果饮食过量，超出脾胃的受纳和运化能力，肠胃就会受到损伤。

释读

目前由于生活水平的提高，青少年吃得过饱已成为常态，特别是遇到自己爱吃的食品，更是暴食暴饮，进而导致积食，脾胃的受纳和运化受到影响，出现胃脘食积、腹部胀满、厌食、呕吐、腹泻等症状。所以，家长必须高度重视，帮助青少年养成饮食有节的习惯，守护孩子的肠胃健康。

你的收获

74

★习闲成懒，习懒成病。

——选自北齐·颜之推《颜氏家训·养生篇》

译文

闲散成性，就变得懒惰了；懒惰成性，就导致疾病了。

释读

俗话说“懒人多病”。生命在于运动，人如果长期不活动，组织器官的功能就会衰退，导致多病或早夭。所以，懒人很难长寿。懒惰和“静养”不一样。人活着必须活动、运动和劳动；人一直闲着无事干，不是“生非”，就是“生病”。正所谓“无事生非”。

你的收获

75

★胃气一败，百药难施。

——选自明·李中梓《医宗必读·肾为先天本脾为后天本论》

译文

人体的脾胃之气一旦衰败了，吃任何药物都不会有效。

释读

胃气指脾胃的生理功能。脾胃为后天之本。五脏六腑皆禀气于胃，人以胃气为本。患者胃气的盛衰反映了人体正气的盛衰，直接关系到疾病发展的吉凶。脾胃犹兵家之饷道，胃气败伤，消化吸收的功能也随之衰弱。这个时候，饮食都难以消化吸收，同样投药入胃，更难以消化吸收，药物几乎不可能发挥作用。药物必须在有胃气的情况下，才能吸收为人体所用。胃气壮，则五脏六腑皆壮。所以，我们在临床中，首先要顾护胃气，胃气盛，则易于康复。

你的收获

76

★肥人湿多，瘦人火多。

——选自元·朱震亨《格致余论·治病先观形色然后察脉问证论》

译文

一般来说，形体肥胖的人，体内湿浊比较重；形体消瘦的人，体内火气比较盛。

释读

这句话说明，形体肥胖，并非健壮；形体消瘦，也不一定正常。形体过于肥胖，生命耗能较多，全身脏器多处于虚弱状态，以至身体困重，行动迟缓，动辄气喘吁吁。气虚不能运化水湿，就容易产生湿浊痰饮，这就有了"肥人多痰多湿""肥人多气虚"的说法。形瘦能食，多为中焦有火。瘦人又多阴虚，阴虚则相火易亢，或虚火内生。

你的收获

77

★人不病卒死，何以知之？……大气入于脏腑者，不病而卒死矣。

——选自《黄帝内经·灵枢·五色》

译文

一个人平时没有症状却突然死亡，这是为什么呢？这是由于这个人正气不足，暂时没有表现出来症状，当有剧烈的邪气乘虚入侵脏腑，则会导致其病情突然加重而死亡。

释读

一个人平时未发现患有明显的疾病，却突然死亡。这是因为外来的邪气非常强烈，而其体内的正气难以抗衡，就有可能导致其突然死亡。作为一名医生，看待这类问题，肯定与常人不一样。一个平常没有症状的人，不一定没有病，而可能是他的病没有表现出来，若遇到邪气入侵，他的病症就会突然加重，甚至会死亡。所以，未病先防，中医治未病，非常重要。

你的收获

78

★同时而伤，其身多热者，易已；多寒者，难已。

——《黄帝内经·灵枢·论痛》

译文

一种邪气，同时伤害了两个人。其中，表现为身体发热的人，就容易康复；而表现为身体怕冷的人，就不容易康复。

释读

在同样的致病因素作用下，为什么有的人表现为热证，有的人表现为寒证；有的人容易痊愈，有的人却难以康复呢？这是由于每个人的体质不同造成的。体质是指个体在结构与功能上的特异性。在病理情况下，不同的体质所表现的发病倾向不同。比如，同为寒邪伤人，体质偏于阳盛者，多出现发热，发热是邪正斗争剧烈的表现，也提示正气较盛，抗病力强，预后较好；体质偏于阳衰阴盛者，多出现寒证，人体对致病邪气的反应不太剧烈，提示正气偏衰，抗病力低，预后较差。可见，体质不同，对致病因素反应不同，患病之后出现的证候性质也不同，治疗方案和预后也各不相同。

你的收获

79

★人卒然无音者，寒气客于厌，则厌不能发，发不能下，至其开阖不致，故无音。

——选自《黄帝内经·灵枢·忧恚无言》

译文

如果一个人突然失音，这是因为风寒之邪侵入会厌，致气道不利。会厌开合失责，气机不畅，发声功能出现障碍，于是说话无音。

释读

患者感受风寒之后突然出现失音，即发不出声音，就用发散风寒、开窍的药物治疗。为了保护嗓子，我们平时要注意保暖，避免寒气内侵。

你的收获

80

★正气存内，邪不可干。

——选自《黄帝内经·素问·遗篇·刺法论》

译文

只要人体正气充足，外来之邪气就难以侵犯人体。

释读

这句话说，如果一个人正气旺盛，即使有外来之邪，也不能轻易导致其生病。在感冒流行期间，一些身体强壮的人，一般都不会发病，即使发病，病症也很轻微；而身体虚弱的人，即使只得了轻微的感冒，也很难治愈。所以治病养生必须注重扶助正气，这样病人才能尽早痊愈。

你的收获

81

★瘀血不去，则新血不生。

——选自清·唐宗海《血证论》

译文

如果瘀血存在于人体，没有清除，则新血难以化生。

释读

这句话提醒我们：在临床中，贫血的病人除了有贫血的症状外，如果还有瘀血存在，我们就要先对其活血化瘀，清除瘀血后再行补益气血，这样才能尽快治愈贫血。用中药三七活血化瘀，补气补血，最为适宜。

你的收获

82

★膏梁之变，足生大丁。

——选自《黄帝内经·素问·生气通天论》

译文

经常吃肥肉、精米等美味佳肴的人，最容易生出严重的疮疡。

释读

如果人经常吃大鱼大肉，鱼和肉在体内运化过程中容易产生“毒素”，这样，体内的“毒气”不易发散出来，聚集体内产生内热，身上就容易生成疮疡。所以，我们吃大鱼大肉等荤食要有所节制。例如糖尿病、痛风这些现代社会的“富贵病”，大都是因为大鱼大肉食物吃多了导致“毒气”内聚的结果。因此，青少年一定要注意荤素搭配，不能偏食，这样身体才能健康成长。

你的收获

83

★通则不痛,痛则不通。

——选自明·李中梓《内经知要·病能》

译文

人体气血调和、经络通畅,就不会出现疼痛;人体出现疼痛症状,就是因为气血、经络不通畅导致的。

释读

疼痛往往是由于脏腑、经脉的气血不通引起的。如足关节扭伤疼痛,局部肿胀疼痛,活动受限,医生采取局部针灸、刺血放血,或者采用活血化瘀药物,使气血通畅,则肿胀疼痛等症状立即减轻。这就要求医生在治疗疼痛时,注重使用活血通络的方法。

你的收获

84

★百病皆生于气。

——选自明·张介宾《景岳全书·诸气》

译文

大部分疾病的发生，都与气的变化(比如气虚、气滞、气陷、气逆等气机紊乱)有关。

释读

引起气机失调的原因很多，或者因内伤七情，或者因外感六淫。有些病仅仅依靠吃药，是不能解决根本问题的。情志受到刺激，容易导致肝气郁结。服用疏肝理气的药物虽可缓解症状，但往往难以根治。因此，面对这类患者除了用药治疗，还要进行心理治疗，所谓“心病还须心药医”。即使对某些并非直接由情志因素所致的疾病，在治疗其躯体疾病的同时，也要做好其心理疏导，摒弃不良情绪，才能提高疗效。总之，既知疗人之疾，又善疗人之心，才是高明的医生。

你的收获

85

★暴喜伤心，暴怒伤肝，暴恐伤肾，过哀伤肺，过思伤脾。

——选自《养生四要》

译文

过度欢喜会导致心神不安，过度愤怒会影响肝脏的健康，过度恐惧会导致肾气大伤，过度忧伤会导致肺气受伤，过度思虑会影响脾胃的运化功能。

释读

这句话描述了情绪与脏腑之间的关系，强调了情绪对身体健康的影响，并提醒人们注意情绪的调节。值得注意的是，情绪不是单一影响某个脏腑，而是对人的整体健康有影响。因此，养生特别要注意情绪的稳定。加强精神修养，保持乐观自信、积极向上的心态。心态好，精神好，睡眠就好，身体自然会健康。

你的收获

七、辨证论治

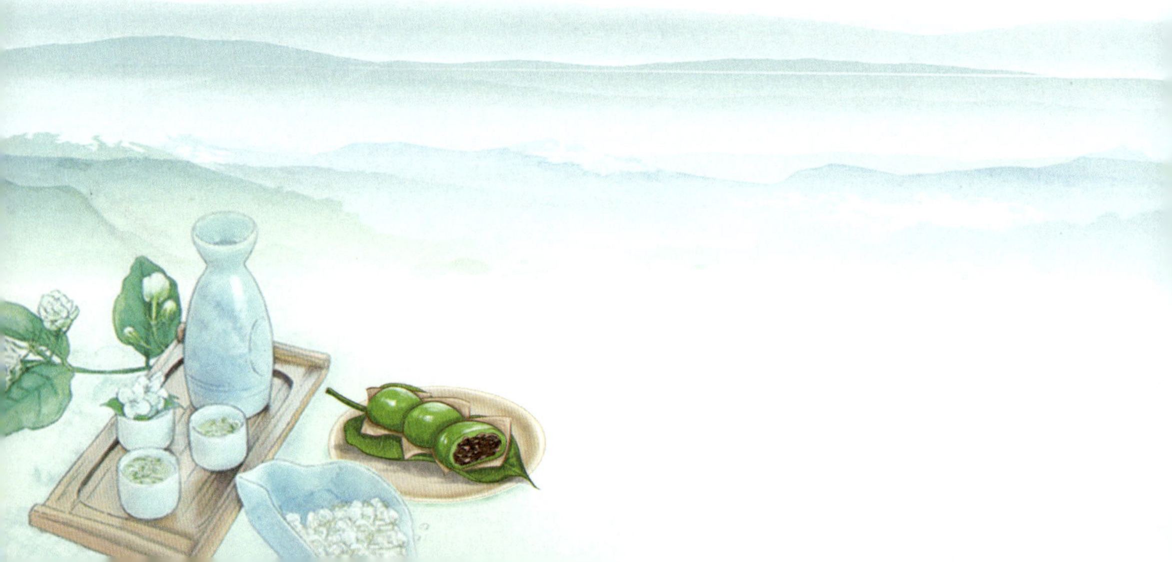

86

★善诊者，察色按脉，先别阴阳。

——选自《黄帝内经·素问·阴阳应象大论》

译文

善于诊断疾病的高明医生，无论病人的病情多么复杂，不管是先观察病人的气色、声音、气味，还是切触病人脉搏、肌肤，都需要先辨明人体阴阳证候的属性。

释读

中医有八纲辨证之说。八纲是：阴、阳、表、里、寒、热、虚、实。阴阳是八纲的总纲。在诊断疾病时，不管疾病多么复杂，其诊断的关键环节都是鉴别阴阳的虚实盛衰。所以，在临床上，只有紧紧抓住阴阳辨证之法则，才能在面临病症治疗时提纲挈领，精准施策。

你的收获

87

★善治者治皮毛，其次治肌肤，其次治筋脉，其次治六腑，其次治五脏。

——选自《黄帝内经·素问·阴阳应象大论》

译文

善于治病的医生，在邪气刚进入皮毛的时候，就能及时地给予治疗；医术稍差的医生，至病邪侵入肌肤时，才知道给予治疗；医术再差一些的医生，邪气到了筋脉时才给予治疗；医术更差的医生，等到邪气到达六腑时才给予治疗；医术最差的医生，等到邪气进入五脏时才给予治疗。

释读

不要因为疾病轻微而不重视防治。因为一切疾病的开始都是比较轻微的。如年轻体壮者患感冒后，可能不药而愈；可对于老年体质弱的人，他们抵抗力低下，患感冒后容易缠绵难愈，甚至有些人由于治疗不及时，可能会危及生命。所以，我们对任何疾病，都不能掉以轻心，要积极防治，特别是虚人感冒，必须防止小病酿成大病。正如古人所说："伤风不醒便成劳。"

你的收获

88

★阳病治阴，阴病治阳，定其血气，各守其乡。

——选自《黄帝内经·素问·阴阳应象大论》

译文

病在阳的，也可治其阴；病在阴者的，也可治其阳。判断病邪在气还是在血，防止气血紊乱，血实的就用泻血法，气虚就用补气法。

释读

这句话提醒我们：当人体出现阳盛热象时，可通过补阴的方法进行治疗，如手足心热，可以用滋阴清热的药物治疗；当人体出现阴盛寒象时，可以通过补阳的方法进行治疗，如治疗水肿，可以通过辅助阳气，温化水湿，从而使水肿消退。这就是透过现象看到疾病的本质，达到治愈疾病的目的。在调整阴阳的时候，还要积极调理气血的运行状态，因为气血是生命的根本。

你的收获

89

★今之医者，唯知疗人之疾而不知疗人之心。

——选自清·程文囿《医述》

译文

当今的医生，只懂得治疗人身体和生理的疾病，而不知道治疗人心理和精神的疾病。

释读

有些疾病不是单单靠药物就能治愈的。如有些由于情志失常所造成的疾病，仅仅靠药物，确实难以治愈，必须配合心理疗法，进行心理疏导，改变认知，消除不良情绪的影响。这样的话，临床疗效才能进一步提高。正所谓“心病还须心药医”“解铃还须系铃人”。

你的收获

90

★有病不治，常得中医。

——选自《汉书·艺文志·方技略》

译文

人得了一般性的疾病，与其让庸医治坏，还不如不去治疗，这样等于得到了中等医术医生的治疗。

释读

一些程度较轻的疾病，不必用药治疗，单单依靠自身的抗病能力、修复能力就能自愈。这句话想表达的是人有病，与其被庸医误治，致使轻者加重，重者增剧，不如不去治疗，依靠自身的抗病能力战胜病邪，恢复健康，相当于达到中等水平医生的治疗效果。这个道理告诫我们，有病不能乱投医，选择医生要慎重。

你的收获

91

★大小不利治其标，小大利治其本。

——选自《黄帝内经·素问·标本病传论》

译文

任何疾病，如果出现大小便不通畅的情况，就必须首先解决大小便不利之标证，然后再治疗本病；如果大小便非常通畅，就可以直接治疗本病。

释读

在人的正常生理活动中，以下三条最为重要：第一是饮食，第二是睡眠，第三是大小便。若这三条都正常，说明这个人的身体基本没有大的问题，或者说有病也容易治疗。饮食、睡眠、大小便正常，这三条是人赖以生存的基本条件，这三个方面也是医生看病时，必须问到的内容。如果有其中一种情况不正常，医生必须先针对此情况予以解决，再解决其他问题。

你的收获

92

★能毒者以厚药，不胜毒者以薄药。

——选自《黄帝内经·素问·五常政大论》

译文

临床看病，必须根据病人的个人体质用药，因人而异。对于体质强壮，能够耐受“浓烈”药物的病人，可以给予气味厚且作用峻猛的药物进行治疗；对于那些体质虚弱，不能耐受“浓烈”药物的病人，则可以给予气味薄且作用缓和的药物。

释读

看病要因人制宜。对于体质强壮的病人，耐受力强，可以采用大剂、重剂进行治疗；而对于体质较差的病人，耐受力弱，就要采用小剂、小量缓慢调节治疗。也就是临床上用药，一定要视病人体质与病情的轻重缓急灵活用药，才能取得较好的疗效。

你的收获

93

★无盛盛，无虚虚。

——选自《黄帝内经·素问·五常政大论》

译文

医生临床看病，绝对不要犯实证用补法，虚证用泻法的低级错误。

释读

这句话告诉我们：在临床上，一定要分清病人到底是实证，还是虚证，辨证施治，这样才能取得良好的疗效，否则南辕北辙，越治越重。做一名医生，最低的要求是，即使治不好病人的疾病，也不能给病人添病。现实情况存在有些医生还没分清病证的虚实，就给病人治疗，致使病人越吃药，症状越严重。

你的收获

94

★大毒治病，十去其六，常毒治病，十去其七，小毒治病，十去其八，无毒治病，十去其九。谷肉果菜，食养尽之，无使过之，伤其正也。

——选自《黄帝内经·素问·五常政大论》

译文

凡用毒性大的药物治病，当病邪去除六成时就不用了；用一般毒性的药物治病，当病邪去除七成时就不用了；用毒性小的药物治病，当病邪去除八成时就不用了；即使是应用没有毒性的药物治病，也只能用到病邪去除九成时就不用了。随后，用五谷、肉类、果品、蔬菜等食物进行调养，使邪气尽去。用药及饮食都不要太过，否则会伤害人的正气。

释读

药物的偏性，就是药物的毒性，偏性越大，毒性越大。中医就是应用药物的偏性，来纠正人体的阴阳失调。一般情况下，毒性越大的药物，纠偏的能力越大，只要使用得当，治病的效果就会越好。这就是一些医术高超的医生善于用毒药取得较好治疗效果的原因。所以要依据药物毒性大小情况用药，千万不能过度应用有毒药物，以免造成过度用药而伤害患者正气。

你的收获

95

★见其色，知其病，命曰明。按其脉，知其病，命曰神。问其病，知其处，命曰工……知一则为工，知二则为神，知三则神且明矣。

——选自《黄帝内经·灵枢·邪气脏腑病形》

译文

通过观察病人气色就能得知病情者，称其为“明”；通过切脉就能得知病情者，称其为“神”；通过问诊就能得知病情者，称其为“工”。察色、切脉及问诊这三种方法，熟练掌握任一种者，可以称为“工”；能够掌握两种方法者，称其为“神”；能够完全掌握这三种方法并参合灵活运用者，就可以称为“神明”。

释读

临床看病，诊断最为重要。减少误诊，是所有医生和患者的愿望。中医的望诊、切诊、问诊这三种诊断方法，是现代检查仪器无法代替的，同时如何望诊、切诊、问诊反映了一个医生医术水平的高低。要想做一名医术高超的中医，一定要学会察言观色，切脉阴阳，问病缘由，抓住关键。

你的收获

96

★经脉者，所以决死生，处百病，调虚实，不可不通也。

——选自《黄帝内经·灵枢·经脉》

译文

经脉不仅能够运行气血，滋养周身，而且，通过寸口品脉，还能判断病人的预后，辨明疾病的虚实，为辨证治疗提供帮助。所以，做医生的，必须了解经脉知识。

释读

经脉被视为人体内运行气血、沟通内外、联络脏腑、贯穿上下的通路。经脉在人体中起着至关重要的作用，它们不仅维持着人体的正常生理功能，还是中医诊断和治疗的重要依据。学医不明经络，开口动手便错；医生不明经络，犹如夜行无烛。所以，作为医生必须通晓经脉理论。

你的收获

97

★有形之血不能速生，无形之气所当急固。

——选自清·程国彭《医学心悟·论补法》

译文

当一个人突然大出血时，他的血液不是马上就能补上去的。当务之急，是要用大剂量补气药，才能达到固血、止血、补血的目的。

释读

这是中医在治疗急性大出血（如产后出血、崩漏等疾病）时的治疗原则。大出血时，生命垂危，气随血脱，所以，当以峻补元气为主。大家都非常熟悉的独参汤为代表方剂，这也是中医理论"气能摄血（固血）、气能生血"在临床中的具体应用。

你的收获

98

★善补阳者，必于阴中求阳，则阳得阴助，而生化无穷；善补阴者，必于阳中求阴，则阴得阳升，而泉源不竭。

——选自明·张介宾《景岳全书》

译文

善于补阳的医生，要知道从阴中求阳，因为阳得到阴的滋养，才能生化无穷；善于补阴的医生，要知道从阳中求阴，因为阴得到阳气的化生，才能源源而来。

释读

肾虚分肾阳虚和肾阴虚。阴阳互根，阴阳消长，单纯补阳或补阴都不能顺利达到目的，只有阴阳双补，且各有侧重，才能尽快达到治疗目的。部分青少年身高长得慢，肾阳虚是主要原因。因为肾主骨，中医治疗身高问题，就是补阴药和补阳药同用，并配合食疗，可适量吃些黑巧克力、各种坚果、大枣、铁棍山药等补益食品。

你的收获

99

★急则治其标，缓则治其本。

——选自明·李时珍《本草纲目》

译文

病情危急的时候，要在第一时间减轻一些比较严重的症状；而治疗慢性疾病，就要治病求根，进行长期的调理。

释读

治病要分清轻重缓急。病情严重，应首先治疗比较重的病证。对于慢性病，则以祛除疾病的根本为主。比如，一个慢性胃痛的病人出现了发热外感症状，其治疗原则就是要先治疗好外感疾病，然后再行调理胃痛。新病为标，旧病为本。外感是标，胃痛是本。慢病慢治，欲速则不达。

你的收获

100

★治病必先识病，识病然后议药。

——选自清·喻昌《寓意草·先议病后议药》

译文

临床看病，品脉看舌，四诊合参，首先应认清疾病的证候。然后，才能根据病情，拟定方药。

释读

临床看病，要以望、闻、问、切四诊所收集的资料为依据，再以辨证的理论为指导，进行综合、分析、归纳，认清疾病的症候，然后才能开出对证的处方。辨证的过程就是认识疾病的过程。如果辨证还未明确，就遣方用药，盲目治疗，肯定不会有效果。所以，治病的关键在于辨证识病。如能把握疾病的本质，治疗用药就能有的放矢，取得较好的效果。医术高超的医生，一定是临床经验丰富，辨证论治准确，看病眼力独到，用药恰如其分。

你的收获